跟名师学临床系列丛书

焦树德

焦树德 著

焦艺苹 陈 勇
王伟钢 杜甫云 协助整理
阎小萍

中国医药科技出版社

U0207019

内 容 提 要

本书系焦树德教授临证经验选辑，全书分为"医理临床体验"、"用药经验挈要"、"成方活用浅悟"及"辨证论治心鉴"四部分，反映了焦教授临床诊疗的独到经验，尤对痹证独具特色，方药应用得心应手，独具匠心，可直接指导临床，启迪后学。全书内容丰富，理、法、方、药俱全，突出临床诊疗，所举医案各具特色。可供广大临床中医药工作者及中医院校师生阅读参考。

图书在版编目（CIP）数据

焦树德/ 焦树德 著 . —2 版 . —北京：中国医药科技出版社，2010.6（2025.3重印）（跟名师学临床系列丛书）

ISBN 978 – 7 – 5067 – 4646 – 5

Ⅰ.①跟…　Ⅱ.①焦…　Ⅲ.①中医学临床 – 经验 – 中国 – 现代　Ⅳ.①R249.7

中国版本图书馆 CIP 数据核字（2010）第 086626 号

美术编辑　张　璐
版式设计　郭小平

出版　中国医药科技出版社
地址　北京市海淀区文慧园北路甲 22 号
邮编　100082
电话　发行：010 – 62227427　邮购：010 – 62236938
网址　www.cmstp.com
规格　710×1020mm 1/16
印张　36
字数　465 千字
初版　1997 年 12 月第 1 版
版次　2010 年 6 月第 2 版
印次　2025 年 3 月第 2 版第 3 次印刷
印刷　河北环京美印刷有限公司
经销　全国各地新华书店
书号　ISBN 978 – 7 – 5067 – 4646 – 5
定价　**98.00 元**

本社图书如存在印装质量问题请与本社联系调换

再 版 前 言

中医药是我国的国粹之一，也是我国最具世界影响的文化标志，为人类的健康保健做出了卓越的贡献，其主要特点是讲究经验与传承。但随着岁月的流逝，名老中医的医学经验正面临失传的危险。1996 年 7 月，人事部、卫生部、国家中医药管理局联合印发了《全国老中医专家学术经验继承工作管理办法》，决定"九五"期间在全国开展老中医药专家学术经验继承工作。随后，各地也纷纷出台了相应的老中医学术经验继承和保护计划。为配合此项工作，我社于1998 年推出了《全国著名老中医临床经验丛书》。

本套丛书选取了邓铁涛、周仲瑛、焦树德、何任、张琪等国家第一批名老中医中的 30 余人，由其本人或亲传弟子收集整理他们在临床各科病证方面的独到辨治经验，尤其是立法、处方、用药经验；突出反映了这些著名老中医在中医药临床方面的精深造诣。丛书一经推出，便受到了广大读者的喜爱，并于 2001 年获得了第十届全国优秀科技图书奖三等奖。

此后十余年间，读者对本套丛书的关注有增无减，尤其近几年，中医药热如火如荼，读者的询问更是日益增多。有鉴于此，我们决定再版本套丛书。首批精选了 13 种反响最大的著作，在尽量保持原作风貌的基础上进行修订，并根据丛书特点，更名为《跟名师学临床系列丛书》。于此春暖花开之际推出，以飨读者。

中国医药科技出版社

2010 年 5 月

目　录

医理临床体验

用药经验挈要

成方活用浅悟

辨证论治心鉴

目

录

医理临床体验

中风的诊治和预防

中风的"风"字，是指本病来势急、发病快、变化多，突然昏仆，不省人事，口眼歪斜，半身不遂……犹如暴风之疾速、矢石之中的而言，与伤风受寒的"风"字意义不同，不可等同视之。

中医学的中风与西医学的缺血性脑血管病、出血性脑血管病、小卒中等疾病颇为相似，本文所谈的诊治方法和预防方法，可用于这些疾病的防治，并且很有效果。

中医学对中风的防治，积有丰富的理论和经验。例如《黄帝内经》中即有仆击、偏枯、薄厥、大厥等记载。仲景先师有中风四证的论述。后世医家更有心火暴甚、湿痰生热、肝风内动、内风旋越等的辨治。创有平肝、益肾、化痰、清心、泻火、熄风、通腑、活血、开窍等治法。我在长期临床中，曾深入学习与运用古今医理和方法，治疗许多中风病患者，今将个人一些心得体会，介绍如下，谨供同道参考。

一、病因病机括要

中风的病因病机虽然复杂，但总括起来看，以风、火、气、血、痰，五项最为多见。

（1）风：唐宋以前，多以外风立论，认为多是内虚而致外风入中。唐宋以后，主要是从内风立论，认为多由内风发动而致。我个人认为风中于络，口眼歪斜，余无他症者，也常有因卫气不固外风侵袭而成者，也常用祛风散邪之品而取效。

内风主要是肝风内动为主。多因怒郁伤肝，肝阳暴亢，肝风内动而致。年老之人，也可因肝肾阴虚，肝阳上亢而致。

（2）火：肝火常为情志不遂，肝气久郁，气郁化火，火升风动，气血逆乱而致。心火多因劳神过度，心血耗伤，心火旺盛；过度作劳，作强伤肾，肾水不足，不能上济而心火暴盛；木火燎心，心火偏旺。火性上炎，暴盛神昏而致。

（3）气：气逆者，多为气盛之人，情志不遂，气有余便生火，气火交加，气逆血乱而发。气虚者，多为年老气衰（40岁以上），精血不足，气虚血涩，经络阻滞，血郁生风而成。

（4）血：血菀（郁）者，如《素问·生气通天论篇》所说："大怒则形气绝，血菀于上，使人煎厥"。而发为中风。血瘀者，常由于跌仆、努责、久病、经产、手术等产生瘀血，血脉涩滞；经络失畅，发生中风。血虚者，由于血不荣肝，虚风上扰而致。

（5）痰：湿痰多由脾失健运，湿聚生痰，痰浊阻络，蒙蔽清窍而致。热痰多因心火暴盛，或气郁化火，灼液成痰，痰热化风，上蒙清窍而成中风。

以上五者，又可互为因果标本转化，在一定条件下突然发病。总之，本虚标实，上盛下虚是其总病机。

二、常见证候的诊治

1. 发病期

病发后，神志昏迷者与神志不昏迷者，其辨证与治法，有所不同。

（1）神志昏迷者：首先要分辨闭证、脱证。

①闭证：牙关紧闭，口噤不开，两手握固，大小便秘闭，肢体强劲，无汗神昏。兼面红身热，气粗口臭，躁扰不宁。舌苔黄腻，脉象弦数、滑数者，为阳闭。兼面白唇暗，静卧不烦，四肢不温，痰涎壅盛，

肢体软缓。舌苔白腻，脉象滑缓者，为阴闭。治闭证宜化痰开郁，活血熄风。阳闭佐以清热，阴闭加重化痰。

阳闭：先用针刺十宣穴出血，针百会、曲池、合谷、丰隆、涌泉、人中诸穴。然后鼻饲灌服安宫牛黄丸1~2丸；或牛黄清心丸、局方至宝丹。汤药方：羚羊角6~10g（先煎）、生石决明30g（先煎）、生赭石30g（先煎）、菊花10g、夏枯草10g、丹皮10g、赤白芍各12g、炙龟板20g（先煎）、钩藤30g、天竺黄10g、黄芩10g、菖蒲10g、远志10g、红花10g。水煎灌服。

阴闭：针十宣、曲池、合谷、百会、人中、丰隆、复溜等穴。再用汤药：半夏10g、化橘红12g、伏苓15g、制南星10g、炒枳实10g、菖蒲10g、郁金10g、天麻10g、钩藤30g、竹沥汁50ml（兑入姜汁4~5滴），分2次加入汤药内灌服。进汤药前，先急用苏合香丸1~2丸，温水化开，用鼻饲管灌服。

②脱证：人事不知，目合口张，鼻息微弱，手撒肢冷，大汗湿衣，大小便自遗，肢体瘫软，口角流涎。舌苔白，脉沉细微弱。急用针刺百会、人中、合谷、足三里等穴。灸气海、关元、膻中等穴。速用人参10~15g，制附片10~15g，山萸15~20g，生龙牡各20g。急煎灌服。

中医还把神志昏迷较轻者，称作"中腑"。神志昏迷重者称"中脏"。"中脏者，半死半生也"。

（2）神志不昏迷者：有中络、中经、失语等不同。

①中络：口眼歪斜，病侧面颊部麻木不仁，感觉迟钝，口角下垂，漱口水从口角外漏，神志正常。舌苔薄白或白，脉象或滑缓或浮滑。西医中的颜面神经麻痹属此证。治宜散风活络，疏解阳明。我的经验方是正颜汤：荆芥9g、防风10g、白附子6g、白僵蚕10g、全蝎6~9g、白芷10g、葛根12g、红花10g、桃仁10g、炙山甲6g、蜈蚣2~3条、钩藤20g。水煎服。针刺合谷、曲池、上关、下关、耳门、颧髎、足三里等

穴，轮换针之。隔日针1次患侧，隔二三日针1次健侧。

另用白芥子细末适量，浓茶水调为稀糊状。先让患者张开口，用针挑刺患侧颊内黏膜出血，挑刺部位为：①沿上齿处从内到外挑3针。②沿下齿处同样3针。③在上下齿中间1行也从内到外挑3针。每针挑刺见微量出血即可，不要刺血太多。然后将调好的白芥末糊，摊在纱布上，贴在患侧面部。10余小时后，药力已无，即可拿掉，注意避风数小时。隔二三日贴1次。经过一段时间治疗，绝大多数可以治愈。

注意，白芥子末糊摊在纱布上要薄薄一层，不可太厚，以防皮破。

②中经　神志正常，主要症状是半身不遂，大便秘结或正常，食纳亦可，舌苔多腻，脉象弦滑，或兼有口面歪斜，或兼有言语不利。此证属风痰阻滞经络所致。治宜熄风化痰，平肝潜阳，通经活络。笔者的验方是镇肝熄风复遂汤：生石决明20～30g（先煎）、生代赭石20～30g（先煎）、生牡蛎20～30g（先煎）、怀牛膝15g、赤白芍各12g、半夏10g、化橘红10g、茯苓15g、胆南星10g、郁金10g、节菖蒲10g、钩藤20～30g（血压高者可后下）、红花、桃仁各10g、桑枝30g、全蝎6～9g、炙山甲6g。水煎服。另用竹沥汁50～60ml，兑入生姜汁3～4滴，分2次随汤药服。

前人有"邪中于经，必归于腑"之论，证之于临床，确有不少病人，大便干结，数日不行，舌苔厚腻者。此证必须用通腑泻热，祛风化痰之法。笔者常用三化汤和搜风顺气丸方加减为三化复遂汤：生大黄3～10g，炒枳实10g，羌活、防风、半夏各10g，钩藤20～30g，全瓜蒌30g，桃仁泥10g，元明粉6～9g（分冲）。大便通畅后，往往肢体恢复明显加快，但无腑实证者，不能轻投通下药。

针刺肩三针（肩髃、肩髎、肩贞）、曲池（透少海）、合谷（透劳宫）、阳陵泉（透阴陵泉）、绝骨（透三阴交）、昆仑（透太溪）。还可与足三里、养老、列缺、丰隆、风市、委中等穴轮流配伍使用。患侧可隔日针 1 次, 如能隔二三日针健侧 1 次, 可以提高疗效。

③失语或言语不利　神志清楚, 主要是不会说话或说话不清。因为心脾肝肾四脏的经脉皆与舌本有关, 故治疗时注意调整这四脏的气血阴阳。此证属风痰上扰, 痰湿阻络, 舌本失利。治宜祛风除痰, 运脾清心, 活瘀开窍。笔者常用的处方是转舌解语汤: 半夏、橘红、菖蒲各 10g、茯苓、远志各 19g、羌活 6g、全蝎 9g、苍术 6~10g、红花 10g、炙山甲 6g。水煎服。兼有善忘、喜笑者, 可加川连 6g、连翘、木通各 6g、紫贝齿 6~9g。兼见唇缓、舌笨、流涎、喜卧倦怠, 脉滑苔厚腻者, 可加木香 6g、砂仁 6g、蝎尾 3g、焦三仙各 10g; 同时加重苍术、茯苓、化橘红、半夏的用量。兼见腿乏力、耳鸣、遗尿、舌短者, 可加山萸肉 10g、桑螵蛸 10~15g、紫肉桂 3~5g、益智仁 6~9g、巴戟天 10g。

针刺: 百会、风池、大椎、肩井、曲池、间使、足三里, 此十二穴可灸可针, 可治可防。也可行针风池、肩井、廉泉、天柱、大陵、合谷、通里。

2. 恢复期

中风经过急救治疗后, 大多数病人, 病情渐渐稳定进入恢复期。

(1) 半身不遂日较多时, 应加强活血通络之力。经验方是活瘀复遂汤: 桑枝 30~40g、红花、桃仁、赤芍、地龙各 10g、皂刺、地鳖虫各 6~9g、半夏 10g、化橘红 12g、茯苓 15g、川断、牛膝各 15g、蜈蚣 3~4 条、钩藤 30g、炙山甲 9g。病重难复者, 还可加水蛭 3~6g、僵蚕 3~5g (或龙虱)、生大黄 3~5g, 以破瘀生新。如日久, 患肢的脉象明显小于健肢者, 可加黄芪 15~30g, 符合补阳还五汤精神。如出现以下肢无力为主者, 还应加重补肝肾之品。如桑寄生、川续断、炒杜仲、生地、熟地、山萸肉、淫羊藿、巴戟天等。患肢疼痛者, 可加服小活络丹。不痛者可加服散风活络丸。

(2) 言语不利时日较久时, 也须加重活血之品。邪退正虚, 气血不足时，可适当加用补益气血之品。汤药中还应注意结合运用"转舌散"（全蝎6~9g，羌活6~9g）；"正舌散"（蝎尾梢15~20条，茯苓30g，共为细末，每服3g，温酒送下，或随汤药服）；"转舌膏"（凉膈散加菖蒲、远志各等份，为末，蜜丸每个重9g，朱砂为衣，薄荷汤送下，睡前服）之类的方药。

针灸可小心地针哑门。灸人中、大椎。针深刺上廉泉（针从下颌颏部下方1寸处，向上刺1.5~2寸，仰头取穴）、廉泉、风池、列缺等穴。

恢复期要注意治养结合，加强生活、起居、饮食、心身等的调养。

3. 验案举例和临床观察

（1）刘某某，男，57岁。突然头晕，左侧偏瘫半天而入院。神志清楚，言语不利，头晕，左半身不遂，面部有些歪斜，大便秘结，舌苔黄腻，脉象滑数有力。西医诊断为脑血栓形成。据其神志清楚，以半身不遂为主，诊为中风病中经证。又据便秘、苔黄腻、脉滑数，知为痰热上扰之证。治宜祛风化痰，通腑清热，活血通络。处方：菊花10g、钩藤15g、全瓜蒌30g、赤芍15g、红花15g、桃仁泥10g、鸡血藤30g、生大黄9g。服药1周，面歪斜已不明显。第2周即可搀扶下地行走，说话较前清楚，共服30剂，左手握力26kg，右手握力30kg。基本痊愈出院（曾配合使用4%碳酸氢钠，静脉点滴9次）。

（2）95例中风疗效观察（以中药为主、中西综合）：1976年我与协和医院神经内科共同治疗急性闭塞性脑血管病95例（表1）。属中经者83例，属中腑（有神志昏迷者）者12例。

表1　95例中风治疗结果

治疗时间	基本痊愈（%）	显效（%）	有效（%）	无效（%）	恶化（%）
半个月	11例（11.5）	31（32.6）	33（34.8）	15（15.8）	5（5.3）
3个月	34例（35.8）	27（28.4）	28（29.4）	5（5.3）	1（1.1）

总有效率：半个月77.9%，3个月93.6%。

3条经验：①用活血化瘀药不效时，须改用辨证论治，否则病情反而加重。②发病期多实证，恢复期后期可由实转虚。③与1940年以前住院病人统计疗效（总有效率47%）作比较，排除了完全是自然恢复之说。

（3）1977～1978年，我院我科又以中医为主中西综合治疗中风120例。共计中经98例，中腑17例，中脏5例。总有效率：半个月79.2%，出院时（平均25天）87.5%。经验：①实证较多，风痰上扰，痰热腑实89例，气虚血瘀17例，阴虚风动14例。②通腑泻热、化痰熄风法应用较多，但又不能认为通卜法为中风的普遍治法。

三、预防

中医学的中风病，与西医学的脑血管病颇为相似，其发病多与动脉硬化有关，是一种影响人类健康、危害人类生命的常见病，发病率高（约1%），致残率更高（约75%）。因此，积极预防中风，极为重要。兹将多年来预防中风的经验简介如下。

（1）年高之人要注意预防中风。40岁以上的人，阳气渐衰，血脉运行已不如以前。据统计40岁以后，每增10岁，中风发病数则成倍增长。70岁以上的发病率为50岁以下的20倍，所以年高之人，应注意预防中风，除在生活、工作、饮食等方面多加注意外，一般可用草决明3g、生山楂3g、桑叶3g、苦丁茶3g、菊花3g，煎水代茶饮，1日1剂，能降脂、保护血管、清肝明目、预防中风。另外，也可以学习气功，练静坐静养功。

（2）体肥胖、项短粗体质的人，要注意预防中风。中医有"肥人多痰"之说，如清代名医沈金鳌说："肥人多中风"，据统计，40～60岁的男性肥胖者，比正常体重者发病率高0.5倍。故而这种体质的人更应注意预防中风。一般可用半夏 5g、制南星 5g、番泻叶 2～3g、茯苓 6g，煎水服，每日 1 剂，有化痰、祛湿、降脂减肥、预防中风的作用。

（3）患高血压等慢性病的人要注意预防中风。素患高血压病者，虽常服多种降压药而血压仍不能保持正常者，以及患糖尿病、冠心病、风心病等疾病的人，都常有肝肾不足、痰血阻滞、肝风内动等情况，故应积极治疗原发病，以减少中风的发生。

（4）出现"风信儿"（中风先兆）的人，更要积极预防中风。关于中风先兆，在中医学中早有记载。例如金元时代医家朱丹溪指出："眩晕者，中风之渐也"。《河间六书》中也说："凡人如觉大拇指及次指麻木不仁，或手足不用，或肌肉蠕动者，三年内必有大风之至"。这些宝贵的临床经验，民间俗称为"风信儿"，即现代所说的中风先兆或发病信息。如能及时抓住这风信儿积极进行严防治疗，则可大为减少中风病的发生。常见的风信儿，有如下种种。

①有时突然感到半身麻木、无力、口角流涎，一会儿又恢复正常。这常常是经络气血流行失畅，肢体、九窍失养，血脉涩滞所致。西医学认为是对侧颈内动脉供血不足。可用红花 6～9g、桃仁 6～9g、丹参 15～20g、川芎 30g、桑枝 3g、半夏 9g、天南星 9g、防风 9g、当归 6g、炙山甲 6g。水煎服。针刺曲池、合谷、风池、足三里、风市、三阴交、昆仑等穴。

②近来与人交谈或做讲演时，常发生短时间内讲不出话来，或听不懂别人讲话的情况，这往往是痰浊阻滞，舌本失灵，痰浊蒙心，清窍不利；或肾虚不能上泽，虚风内动所致。西医学认为大多是大脑中动脉供血不足。可用半夏 10g、化橘红 12g、胆南星 10g、茯苓 15g、菖蒲 10g、远志 10g、全蝎 6g、羌活 6g、红花 10g、怀牛膝 10g、炒枳实 10g。水煎服。如有肾虚证者可兼服杞菊地黄丸。针刺可选百会、间使、曲池、合谷、天突、风池、足三里、阳陵泉、丰隆、复溜等穴。

③容易出现一过性视物不清或失明现象。这常是肝肾不足，精血不能上荣于目，虚风挟痰浊上扰，下虚上实所致。西医学多认为是大脑后动脉供血不足。可用红花 10g，钩藤 20～30g，生荆芥穗 6g，潼、白蒺藜各 10g，青葙子 10g，草决明 10g，煎水送服杞菊地黄丸，1 日 2 次，每次 1 丸。妇女可去红花，加香附 10g，送服归芍地黄丸，服法用量同上。针刺可选风池、大椎、丝竹空、光明、神庭等穴，也可配用肾俞、昆仑、三阴交等穴。或灸第 1 椎至第 5 椎。

④时常突然感到头晕，视物旋转，站立不稳，少时又好。这多为肾虚肝旺，肝风上扰，兼之髓海不足（髓海即脑部）所致。西医学认为是由于椎－基底动脉供血不足之故。可用生地、熟地、山萸、茯苓、防风、丹皮各 10g，山药 15g，泽泻 15～25g，钩藤 20～30g，天麻 6～10g，生石决明 20～30g（先煎），羚羊角粉 2g（分 2 次冲服）。水煎服。每日 1 剂。头晕甚者，可加全蝎 6～9g，蜈蚣 3 条，泽泻改 30g，钩藤天麻都适当增量。针刺可选用丝竹空、通里、大敦、申脉等穴。也可灸百会、曲池、关元、气海、足三里等穴。

⑤平日精力充沛、休息正常的人，突然变得嗜睡，白天也睡，唤醒问话，对答清楚，但答完即又睡下。这多因中焦脾虚，不能及时运化水湿，湿聚生痰，痰浊上犯，蒙蔽清窍所致。西医学认为这多是椎－基底动脉供血不足，影响了脑干的网状结构之故。可用苍术 10g，半夏 10g，茯苓 15g，猪苓 15g，泽泻 30g，防风、陈皮、红花各 10g，生荆芥穗、羌活各 6g，省头草 10g，菖蒲、远志各 10g。水煎服。甚者可兼服苏合香丸，每次 1 丸，1 日 2 次。针刺二间、三间、厉兑、脾俞、足三里、丰隆等穴。

⑥在性格、行为、智能方面，突现反常，变得孤僻，寡言、萎靡、抑郁、焦虑或轻浮、欣快，易发狂怒，智力减退，缺乏正常的判断力和理解力。这大多是肾不养肝，肝阳亢盛，肝火燎心；或心肾不交，心神

不能守舍所致。西医学多考虑是因颈内动脉供血不足，损害了大脑额叶的功能。可用生地 15～18g，生石决明 30g（先煎），珍珠母 20～30g（先煎），生赭石 20～30g（先煎），远志 12g，菖蒲 10g，郁金 10g，生明矾 3g，防风 10g，茯苓 15g，丹参 15～20g，川断 15g，桑寄生 20～30g。水煎服。针刺人中、间使、神门、曲池、少海、肝俞、风池、太冲等穴。

⑦突然出现难以忍受的头痛；或原有头痛病的人疼痛变的剧烈，间断性头痛变为持续性头痛，或伴有恶心、呕吐。如头痛以头顶和后头痛为主，多是肝肾不足，督脉失养，虚阳上越所致。如为偏头痛或两侧头痛，多是肝阳上亢，风火上冲所致。如兼眩晕、头重，多为风痰上扰。西医学多认为这可能是血压突然升高。可用生石决 30g（先煎），生代赭石 30g（先煎），玳瑁 10g（先煎），生龙牡各 30g（先煎），牛膝 20g，焦槟榔 10～15g，防风 10～12g，钩藤 30g，丹参 20～30g，桑寄生 30g，泽泻 30g，鸡血藤 15g。水煎服。肝阳亢盛，头晕目花者，还可加羚羊角粉 3g，分 2 次随汤药服。针刺可选百会、人迎、风池、脑空、头维、率谷、合谷、太冲、足三里、丰隆、昆仑等穴。虚证头痛还可补气海、关元、足三里；灸百会、大椎。

中风病虽然发病急、病情重、发病率高，对人类健康有很大影响。但如能注意上述诸种情况，早做预防、治疗，是可以防止和减少、减轻发病的。所以重视对中风病的预防，比治疗更为必要。

谈中医诊治急性病

中医对于急性病的诊治，有着悠久的历史，积累了丰富的理论和大量的宝贵经验。从周秦到明清都有治疗急性病的文献可考，历代均涌现过不少治疗急性病的医学专家，并著出了许多理论高深、方法简练、疗效卓著的急性病诊疗专书，流传至今，行之有效。雄辩地证明中医是能够而且有效地治疗急性病和难治病的。当前，积极开展中医治疗急性病的工作，扩大青中年中医的实践领域，学习老中医治疗急性病的宝贵经验。加强中医诊治急性病的研究观察，不断地总结提高，是继承发扬中医药学遗产的一个极其重要的方面。今结合几个有效的急性病例，谈谈个人对中医诊治急性病的体会和建议，仅供同志们参考。

一、有效病例分析

（1）郭某某，男，45岁，已婚，干部，江西籍，北京某医院会诊病例。初诊日期1982年6月14日。

主诉：腹部大手术后高烧咳嗽、呕血、黑便9天余。

现病史：患者1982年5月腹部肿瘤复发，于6月2日再次手术，切除肿瘤结节10余个，大者27cm×26cm×4cm，小者2.5cm×2.5cm。因肿物巨大，波及左肾和脾脏，而同时切除了左侧肾脏及脾脏。术中为了减少出血，曾向腹腔中灌入大量冰水。术后并在床下放置冰块，过了3天，患者开始高烧不退，体温39℃以上，曾使用青霉素、庆大霉素、氨基苄青霉素、新型青霉素Ⅱ、红霉素、氯霉素等多种抗生素治疗，仍高烧不退，病情危急，于6月14日邀余会诊。

现在症：发热恶寒、无汗、咳嗽、吐黄痰，心烦口渴，但不引饮，时有呕逆，吐血不止，便血每日6~7次，不进饮食，小便淡黄。

化验检查：血红蛋白103g/L，白细胞总数$41.7×10^9$/L，中性0.9，淋巴0.1。大便常规：酱色稀便，潜血（＋＋）。胸部X光拍片诊断为两侧肺感染。肿物活检诊断：（腹膜后）高分化的平滑肌肉瘤。

望诊：精神衰惫，形体消瘦（体重40kg），气短息微，意识尚清，面部虚浮，萎黄无华，腹部可见手术痕，愈合尚佳。舌质淡，苔黄腻。

闻诊：气息微弱，说话无声，附耳到口处，才能听清说话。

切诊：腹部未见癥、瘕、痞，有手术创痕，按之轻微疼痛，脉象数而濡软。

辨证：正虚邪盛，内热郁闷，肺失宣肃（详细辨证见"理论分析"）。

治法：益气清解，标本同治，参苏饮合麻杏石甘汤加减。

处方：生晒白人参9g（另煎兑入），苏叶10g（后下），桔梗6g，生麻黄6g，生石膏20g（先下），葛根9g，杏仁10g，生甘草5g，白及9g，茯苓15g，川黄连6g，生藕节20g，生白术9g，荆芥9g。2剂。

另：西黄丸12g（分4次随汤药送服，1日2次）；西洋参每日6g，煎水频服。次日，因大便次数仍多。呕逆频频，方内又加诃子肉10g，芡实10g，赤石脂15g，禹余粮20g，藿香10g，土炒白术10g，伏龙肝60g（煎汤代水）。嘱病人温覆取微汗出。

二诊（6月16日）：从15日停用一切西药，患者服中药后体温波动于37.4~39℃之间，已有汗，咳嗽减轻，偶有黄痰，气短声低，烦躁口渴减轻，食纳渐增，能喝些米汤及藕粉，已无呕逆。大便1日2次，为黑色水样便，小便微黄，舌苔微黄，右脉数而稍洪，寸大于尺，左脉数而略细，寸脉较长。此为表邪已解，上焦尚有郁热，肺失清肃，元气不振之证，再拟清宣肺热，益气扶元之剂。

处方：炙麻黄6g，生石膏35g（先煎），杏仁10g，生甘草6g，银花12g，连翘12g，生藕节15g，葛根9g，茯苓12g，玄参12g，生地15g，莲子肉10g，西洋参10g（另煎兑入），黄芩9g。3剂。另：生晒人参6g，煎水频服。6月18日来人代述：病情明显好转，胸痛减轻，体温下降至38.5℃以下，已经不吐，能进流质饮食，肺部听诊罗音明显减少，仍觉胃部发堵。即在原方中加入苏梗10g，厚朴10g，枳实

10g，清半夏10g。水煎服。

三诊（6月19日）：身热渐退（37.9~38.3℃）咳嗽，吐少量白黏痰，痰难咳出，夜间咳多，食纳不振，五心烦热，胸胁苦闷，时有呃逆，二便尚调。舌苔黄少津，脉沉细数，双尺脉弱，左尺尤甚。观此脉证知肺中郁热渐退，热邪伤阴，肺失肃降，胃气上逆。治以养阴清热，佐以和胃降逆，益胃汤合旋覆代赭汤加减。

另：西洋参合生晒参各6g，煎水频服（2日量）；6月21日来人代诉：发热及咳嗽均减，食纳尚差，偶有呃逆，又加陈皮12g、竹茹10g、生姜3片、香稻芽12g、玉竹6g、公丁香2g（后下）、柿蒂5个、苏梗10g，2剂。煎水兑入前药内服。

四诊（6月23日）、五诊（6月26日）、六诊（7月7日）、七诊（7月15日）、八诊（7月24日）、九诊（8月4日）：诸症日渐减轻，七诊以前，体温虽退，但有时下午寒热往来，食欲不振，七诊以后，体温完全正常，根据证情变化，曾运用小柴胡汤、藿香正气散、益胃汤、旋覆代赭汤等随证加减或合并使用，进行调治。

十诊（8月21日）：精神体力大增，言语已接近正常，呕吐呃逆均已止住。每日进食250g左右及1磅牛奶，已能下地行走。但两腿尚软，口中唾液较多。不欲下咽，痔疮出血，舌苔薄白，舌质略淡，脉象沉滑略弦数。据此脉症知中焦渐和，已能纳食，但脾气升发运化功能尚差，水谷精华未能充分布达，尚有湿邪中阻。再拟和中化饮，扶助中焦法，以固后天之本。用六君子汤加焦三仙、枇杷叶、槐角、猬皮、升麻等调理。

9月7日、10月12日，患者已能乘车来我院门诊治疗。10月28日痊愈出院，11月9日、11月26日，继续来我院门诊调治。体重已增加到55.5kg，化验血红蛋白120g/L，面色红润，精神佳良，说话声音洪亮，中药改为隔日1剂，进行调理。考虑到其腹中肿瘤结节10余个，为多发性，且于第 1 次手术后，很快又复发，故另用小金丹每日 2 次，每次 1~2 丸，解毒、活瘀、散结，以预防肿瘤复发。患者于 12 月 5 日和全家高高兴兴地安返四川。1983 年春节来信说，一切都很好。

理论分析：本例的西医诊断很明确，是一个大手术后，两侧肺炎，合并消化道出血，经用多种抗生素、止血药治疗，均无效果的危重病例。中医诊断这是什么病证呢？我当时认为：本患者在手术中，因肿瘤巨大而同时切除了左肾和脾脏，手术做了近 10 个小时，气血耗伤很重，而正气大虚。术中向腹腔灌注了大量冰水，术后床下放置了冰块，而致寒伤阳气，外寒、内寒之邪，乘虚侵入，感伤太阴。手太阴主肺，外寒束肺，肺气不宣，皮毛郁闭，邪不得外解，故邪郁而化热，致胸闷咳嗽，高烧无汗。足太阴主脾，内寒伤脾，中气凝滞，升降失职，湿浊不化，而致呃逆不食，口干不渴，脾不统血致呕血、便血。元气衰惫而见气短息微；肺气虚甚故言语无音。先师张仲景曾说："病有发热恶寒者发于阳也，无热恶寒者发于阴也"。清·吴仪洛说："伤寒郁而后能发热，伤风即能发热；伤寒无汗，伤风有汗，伤寒无涕，伤风有涕……"。结合前人论述，知此患者初为寒伤太阴，故术后 1~2 天时曾有恶寒而未见发热，此发于阴也。至术后第 3 天时，阳气渐复，欲抗邪外出，邪正相争而恶寒发热，此发于阳也。因未及时给予辛温解表之法，渐成寒郁化热之势。内伤之寒，欲从呕泄而出，但未投温中祛寒之剂。太阴与阳明相表里，寒邪从阳化热，郁而不解，而渐成高热不退之证。表寒未解，内寒化热，热性上炎，肺失宣肃，故转化为高热不退、咳嗽心慌，有时恶寒，无汗烦躁，口渴不欲多饮，呃逆呕吐，呕血、便血、舌苔黄腻，脉象濡数的正虚邪盛，肺失宣肃，内热郁闷，表寒里热之证。此证切忌投用大量苦寒清热或清热解毒之品，专去着眼于肺炎、高热、急于消炎退热，其结果将是寒剂伤阳，致热未退而阳已绝。此时急需投以扶助正气，以抗邪外出，宣清肺热，以解表达邪之法。故选用参苏饮法益气和中而宣肺，合麻杏甘石汤法散寒清热而解表，更佐用一些健脾益气、化痰除饮、活瘀止血之品。标本同治，方中用人参大补元气，以扶正匡邪为主药。苏叶、荆芥疏表和中，杏仁降气化痰，麻黄散寒发表为辅药。生石膏辛寒清热，葛根解肌热、升清阳，又能防止石膏寒抑中阳，甘草（配苏叶、白术、茯苓、黄连）和中焦，调百药；白术、茯苓益脾气，化痰饮；生藕节、白及活瘀止血、益脾肺为佐药。桔梗开宣肺郁，力如舟楫引药入肺，川黄连苦降清热、燥脾湿、厚肠胃为使药。共组成药性辛平，虚实表里兼治之剂。更配以西黄丸清热、活瘀、宣郁，西洋参清热、保肺、扶正，而取得了扭转局面的效果。次日，因大便次数仍多而便血，呕逆频频而吐血。故又加赤石脂、禹余粮汤固涩大肠，以急治下血之标。而关门之不闭，仍责在脾，故又加莲肉、土炒白术、芡实、藿香健脾扶中，以治统血之本。并遵仲景黄土汤意重用伏龙肝，温中止吐，益脾摄血。正如《本草汇言》论伏龙肝时说："脾胃因寒湿而致动血络，成一切失血诸疾，无用不宜尔"。药后呕血便血均止，此后，每次会诊均随证候的变化而变化，其立法、选方、用药自始至终严格遵循着辨证论治的总原则，运用中医理论深入审辨、指导临床，灵活施治，而达到了完全治愈的满意效果。不去一一详述。

（2）杨某某，男，47 岁，已婚，干部，北京某医院会诊病例。因患"胃癌、十二指肠球部溃疡"于 1983 年 3 月 3 日手术，3 月 30 日由静脉输注血浆 200ml，立即寒战心悸，恶心呕吐，高热，体温 40.5℃，脉搏 144 次/分钟，血压 60/30mmHg（8/4kPa）。诊断为"过敏性休克"。立即注射异丙嗪、肾上腺素、地塞米松、多巴胺、间羟胺进行抢救。化验白细胞总数 66.9×10^9/L，中性 0.98，淋巴 0.02，至 4 月 5 日时，仍需输送浓度很高的升压药维持血压。每 500ml 液体中加入多巴胺 10 支，间羟胺 2 支，滴速在 25 滴/分钟，血压可维持在 90/60～110/70mmHg（12/8～14.6/9.3kPa）之间，减慢升压药物的滴速或减低浓度，血压即

医理临床体验

下降，白细胞仍很高，尿量不能控制，每日 4600ml 以上，病情危急。于是请中医急会诊。

当时诊视病人恶寒喜暖，虽盖厚被仍觉发冷，喜闭目，口渴思热饮，无汗，饭后胃部有闷胀感，食思不振，大便尚可，小便清长量多，口唇及舌面布满疱疹，颊部及上腭均有口疮发白。脉象弱而迟缓舌苔白厚少津。据此脉症，诊为病入少阴，心肾两虚，虚火上炎之证。治法温肾助阳，引火归元，佐清心经毒热。方药：麻黄附子细辛汤加味。生麻黄 5g，制附片 3g，细辛 3g，紫肉桂 3g，木通 6g，生、熟地各 10g，连翘 12g，川黄连 6g，西洋参 10g，（另煎兑入），桑螵蛸 10g，覆盆子 10g，生白芍 10g，水煎，服 2 剂。

二诊（4 月 8 日）：服上次药后，次日，每 1000ml 液体中减为多巴胺 5 支，间羟胺 4 支，滴速亦减少在 20 滴/分钟，即可维持血压 90/60mmHg（12/8kPa）。口周疱疹已结痂，可进饮食。今日，病情更为稳定，每 1000ml 液体中仅加多巴胺 2 支，间羟胺 2 支，滴速只有 15 滴/分钟左右，血压即可稳定为 100/60mmHg（12/8kPa）。恶寒已除，吃饭喝水时已经有自然汗，小便量已明显减少，现每日 2300ml 左右，口舌生疮之势已见收敛，大便四日未行，饭量已增加到每日 300g 左右，脉象寸关略滑，缓和有力，尺脉尚无力而细。舌质略红，舌苔白，根部厚。据此脉症，知少阴阳气渐旺，心肾正气渐复脉症均见好转，用药有效，但考虑到病发于手术之后，今拟在温振心肾阳气的基础上，佐以活血祛瘀之品进之。处方如下：炙麻黄 3g，制附片 2g，细辛 2g，紫肉桂 2g，生、熟地各 12g，木通 5g，五味子 6g，桑螵蛸 10g，西洋参 12g（另煎兑入），连翘 15g，川黄连 6g，红花 6g，桃仁泥 10g，酒大黄 5g（另包），当归 6g，嘱服 3 剂。

4 月 13 日追访：服上药至 4 月 10 日，口舌疼痛明显减轻，结痂大部脱落，精神佳。每 1000ml 液体中只加入多巴胺 1 支，间羟胺 1 支，滴速仅仅 3 滴/分钟左右即可维持血压 90/60mmHg（12/8kPa）。4 月 11 日，停用升压药及输液，血压稳定，口腔溃疡愈合，饮食正常，病已痊愈，准备不久就出院。

理论分析：本患者五六日以前，曾有发热、恶寒、呕恶、心悸、脉数等症状，经西医抢救，已无发热。目前以恶寒，少神为主兼有口渴、尿多、口舌生疮等症，据其恶寒喜暖，盖被仍发冷，身无大热，喜闭目、无精神，脉沉细无力而迟缓诸症来看，符合《伤寒论》中"无热恶寒者发于阴也"；"少阴之为病、脉微细，但欲寐"的记载，而知其病在少阴。足少阴属肾。肾虚膀胱不能摄固，致尿量过多而津液耗伤，阳虚及阴，阴津不足，肾经虚热上浮于手少阴心，心属火，主疮疡。四诊合参诊为心肾阳虚，阳虚及阴，虚火上炎之证。治以温助肾阳，益阴清心，引火归元之法。故采用少阴病之主方麻黄附子细辛汤随证加减。方以附子壮少阴之阳、温少阴之经，以振肾之元阳。少阴与太阳相表里，少阴有患，事关密邻，故用麻黄温通太阳之经，以使少阴之邪从太阳外达，助以细辛（少阴本药）辛而能润斡旋于附子、麻黄之间。正合《内经》"寒淫于内，治以甘热，佐以苦辛，以辛润之"之旨。三药共济，呼吸相通，使温经而阳回，邪外出而真阳不损，以达温振少阴阳气之效，作为本方主药。但病已五六天，证情变化已较复杂，需有应证的辅佐药以治兼证，才能使主症更快消除。故辅以桑螵蛸、覆盆子补肾缩尿、固摄膀胱之气以保津液，与二地、白芍共济，以复肾阴而达阴中求阳之旨。西洋参扶正气、生津液、除烦渴、降虚火，紫肉桂补肾阳、守而不走，引肾中上浮之火下而归元，以治口舌生疮之本。佐以黄连、连翘，清心解毒以治口舌生疮之标；生白芍酸敛益阴，既能配熟地以生精复阴，又能柔肝以防肝火之动。更以生地、木通合用导心热下行而不伤阴，又治口舌生疮之标邪，用为使药。诸药共达温肾助阳，益阴清心，引火归元之效。

（3）荣某某，男，52岁，已婚。因"门脉性肝硬化，合并上消化道出血、腹水"，于1983年2月22日入院准备手术治疗。3月30日由静脉输注血浆200ml后，突发寒战，高热，体温40℃，大汗淋漓，头痛目眩，口干心悸，恶心呕吐，腹痛腹泻，血压60/20mmHg（8/2.7kPa），脉搏130次/分钟。化验白细胞总数27.5×10^9/L。中性0.81，淋巴0.16，单核0.03。诊断为"过敏性休克"。立即注射某海拉明、异丙嗪、肾上腺素、地塞米松、多巴胺、间羟胺等进行抢救。至4月5日，休克已近1周，仍需用升压药，每500ml液体中加5支多巴胺，4支间羟胺，滴速在25滴/分钟，才能维持血压在90/60mmHg（12/8kPa）。体温在36.3~37.5℃之间，口腔黏膜及舌面满布疱疹及溃疡。并且出现尿量增多，不易控制，病情危重，即请中医急会诊。

一诊（4月5日）：当时诊视病人，胸胁苦满，口苦咽干，寒热往来，头晕恶心，默默不欲饮食，口舌生疮，颊内及上腭均可见白色疮疹，小便黄而量多（尿量3170ml/日左右）舌苔白厚腻，脉象弦细无力。脉症合参，诊为邪据少阳，阴阳失调，虚火上炎之证（详细辨证见"理论分析"）。治法：和解少阳枢机，燮理阴阳，引火归元，佐清心热，方宗小柴胡汤加减：柴胡12g，黄芩10g，半夏10g，党参20g，沙参9g，生地10g，木通6g，紫肉桂2g，连翘10g，川黄连6g，升麻6g，地骨皮6g，水煎服。2剂。

二诊（4月8日）：服上药后，4月6日，升压药物即大为减少，每1000ml液体中加入多巴胺4支，间羟胺2支，滴速20滴/分，就可维持血压在100/70mmHg（13.3/9.3kPa）左右。呼吸平稳，口腔溃疡减轻。今日，每1000ml液体中加多巴胺4支，间羟胺2，滴速减为15滴/分钟左右，即可维持血压100/70mmHg（13.3/9.3kPa）左右。已能进饮食，每日牛奶1杯，面片汤1碗，蛋羹1碗。寒热往来已减少，昨天及今天各有1次，先冷后热时间缩短，程度减轻，头晕恶心已除，口苦咽干大减，胸闷已消，仍胃脘发胀，食欲尚不旺盛，大便昨日1次，色黄正常，口舌生疮已见结痂，小便明显减少，不黄不疼，尿量每日约1700ml左右，舌苔白厚，舌上有疮，脉象左手弦细、尺弱，右手弦略滑（正在输液），阳脉弱。据此脉症，知少阳之邪渐解，阴阳渐和，肾气渐振。再守前方稍事加减，柴胡12g，黄芩10g，半夏10g，党参20g，沙参10g，生地12g，木通6g，竹叶3g，连翘12g，川黄连6g，地骨皮9g，紫肉桂2g，佩兰10g。服3剂。

4月13日追访：服上药至4月10日，血压平稳，每1000ml液体中加多巴胺2支、间羟胺1支，滴速每分钟仅4滴左右，即能维持血压稳定。4月11日，即完全停用点滴液体及升压药，血压稳定在90/60~100/70mmHg（12/8~13.3/9.3kPa）之间，食欲佳精神好，口周溃疡仅少数未脱痂以外，其余均愈合，休克已经完全纠正。并已转入对肝硬化的治疗。

理论分析：此患者初起时头痛、发热、恶寒，知当时为伤寒太阳表证，现病已经6天，太阳证已无，但却出现了寒热往来、口苦咽干、胸胁苦满，默默不欲饮食、脉弦等的少阳证，故知邪已入半表半里，少阳为阳木，邪踞则枢机不利，阴阳失调。子病累母，而又致肾虚不能摄固膀胱，故尿多而伤津液。阴虚则虚火上炎，心属火，主疮疡，故口舌生疮。据此分析，知邪踞少阳是为主证，肾虚，虚火上炎，口舌生疮，是为兼证。治疗少阳证的大法是和解，主方是小柴胡汤。如《医宗金鉴》论小柴胡汤时说："治伤寒五六日，寒热往来，胸胁苦满，默默不欲饮食，心烦喜呕，口苦耳聋，脉弦数者，此是少阳经半表半里之证，宜此汤以和解之"。故用小柴胡汤为主，随证加减。方中以柴胡和解达邪，使半表之邪得从外宣，黄芩苦寒清火，使半里之邪得从内彻，作为主药。半夏豁痰浊、降里气之逆，党参补内虚，扶正气以抗邪气为辅药。又配以生地益肾养阴，沙参生津液，以复阴津；连翘、黄连清心解毒，以治口舌生疮之标；紫肉桂补肾固本，引火归元，以治虚火上炎、口舌生疮之本；升麻、地骨皮升清阳、降虚火，为佐药；更以木通导心热下行（配生地为导赤散），使上炎之火从小肠而去，为使药，诸药共成和解少阳，益肾育阴、燮理阴阳、引火归元之剂，而取得满意效果。

（4）张某某，女，67岁。初诊日期 1961 年 4 月 17 日。

主诉：下腹部剧痛已 10 天。10 天来下腹部剧痛，下腹偏右处有一个大痞块，肿痛拒按，曾于 4 月 12 日急诊住入旅大市某医院，诊断为"卵巢囊肿蒂扭转"已准备立即手术，但因患者拒绝手术，要求回北京而来我院急诊。

病人呈急性痛苦病容，虽坐卧不安但又不敢自由转侧，神态疲惫、气怯声低，微有呻吟。下腹部偏右处剧痛、拒按，有一大肿块呈茄形，约有儿头大小，压痛（＋＋＋）、腹肌紧张（＋＋）、反跳痛（＋）。夜间五心烦热，不能安睡，饮食减少，脘部闷胀，口干不能多饮，大便干结。体温 37.8℃，舌质红，舌苔自，六脉皆有弦象，以关尺较明显，稍数。据此脉症。诊为肝肾二经气血凝滞，发为癥瘕疝痛之证。急治以行气活血，调肝缓急之法，等痛减，正气渐复后，再给予消块除癥之剂。

处方：乌药 12.5g，白芍 25g，吴萸 3.5g，炒川楝子 12.5g，荔枝核（打）9g，青皮 6g，木香 4.5g，乳没各 6g，当归 12.5g，玄胡粉 4.5g（分 2 次冲服）。水煎服 2 剂。

二诊（4 月 19 日）：腹痛减轻，二便通畅，夜已安睡 1 小时以上，腹部渐软，周身乏力，说话气怯，查血白细胞 19.7×10^9/L，中性占 0.82，舌脉同前。上方去吴萸，加西洋参 4.5g、炙黄芪 9g，以扶正气。此方共进 6 剂，腹痛即消失，夜能安睡，已能自由坐卧，并能扶杖行走。仍以上方加减，共诊 5 次，肿块变软变小，腹部已无自觉症状。即改用攻补兼施之法，配制丸药常服，以消除癥块。上方加三棱、莪术、桃仁、红花、槟榔、焦三仙，共为细末水丸为绿豆大，每日 2 次，每次 3~6g，温开水送服。

1961 年 9 月追访：面色红润，行动如常人，癥块已如杏状大小。

1962 年 5 月追访：身体健康，癥块已全消。

理论分析：西医对本病主要是手术治疗，病人连夜返京要求中医治疗。当时观其疼痛以小腹为主，肿块波及右侧小腹，知病在肝肾二经。肝主筋，筋失和则腹筋弦急。《灵枢·经脉》说："肝足厥阴……是动则病……妇人少腹肿……"。《金匮翼》说："妇人亦有疝气，凡血涸不月，少腹有块等症皆是，要不离乎肝经为病"。据此认为此人之病以肝经为主。再据《证治汇补》"凡疝久成积、盘附脐之上下左右，为癥为瘕，作痛不已"的记载，和病人腹痛来势如此急骤来看，本病属于癥瘕疝痛之疾，再参其脉象两手皆弦，弦脉既主肝经病又主疼痛。四诊合参，确定其为癥瘕疝痛，本虚标实之证。

根据"急则治其标"的原则，先以乌苓通气汤和茴香橘核丸加减而治其疝痛。方中以乌药入肝肾，行腹部滞气，顺肾经逆气，行气治疝作为主药。当归、白芍入肝经，养肝活血、舒筋缓急为辅药。橘核、小茴香、荔枝核、胡芦巴、木香入肝肾两经，温散肝肾滞气，气行则血行；乳香没药、元胡活瘀舒筋，消肿定痛为佐药；吴萸、青皮主入肝经，疏肝开郁，理气破结为使药。川楝子主入肝经，舒筋行气为治疝要药，因其性苦寒，能清小肠、膀胱、肝肾之热，故在本方中既用之为治疝痛之品，又作为预防温药致热的反佐药。服后果然达到了满意的效果，后来又加消积散结药，配成丸药常服，癥块亦得以消除，追访数年，一直未发此病。

二、体会

（1）中医中药可以救治急性重病：如第 1 例，在请中医会诊后，停止了一切西药，连输液都停用，纯用中医中药治疗，结果圆满地抢救成功。负责这个病人的外科主任，在病情阶段小结上写道："1982 年 6 月 18 日：患者为术后第 17 天，术后合并双侧肺部感染，经照片证实。用青霉素加氯霉素 3 天，改为氨苄青霉素加新青霉素Ⅱ，再 3 天后改为红霉素加氯霉素 4 天均无效果，体温不退，罗音不吸收，呼吸发憋，同时伴发消化道出血，于 6 月 14 日开始用中药，15 日下午停用西药，停点滴，完全用中药治疗"。

"服中药 5 天半，体温由 39℃以上，下降到 38℃左右，肺部罗音消退，能进流食，疗效满意，继续中药治疗"。

第 2 例，西医诊断为"过敏性休克"，属急危重病，治疗不当，会引起严重后果。这个病例的病情很重，经运用中医辨证论治的方法治疗后，很快即撤除了升压药（中医治疗前需要的升压药浓度很高，滴速很快，只能增不能减，这样后果是严重的），病人情况很快好转口腔溃疡及口唇疱疹愈合，饮食增加，尿量得以控制，休克很快得以纠正。

第 3 例，在西医诊断也是休克，治法与 2 例相同。但中医诊断却与第 2 例完全不同，治法也各异，却同样取得了痊愈的疗效。可见辨证论治是十分重要的。

第 4 例，卵巢囊肿蒂扭转本来在大连某医院已经备了血、备了皮，准备立即手术。认为不手术则无法治疗。经中医治疗前，病人疼痛难忍，坐卧不安。仅服中药两剂即疼痛减轻夜能安睡，6~7 剂后，则疼痛完全消失，能饮能睡，能扶杖行走。最后完全治愈，囊肿完全消除，避免了手术之苦。经过追访，一直再未复发此病。

以上 4 例都是急性重病，经中医治疗，均得痊愈，事实证明，中医能治疗急性重病。

（2）要深研中医理论，学好辨证论治：要想取得治疗急难疾病的良好效果，医生必须深入研究中医理论，熟练掌握辨证论治，适当吸取近人的研究成果，理、法、方、药丝丝入扣，才能提高疗效，很好地完成中医治疗急性病的任务，笔者体会应注意以下几点：

①反复地研读《内经》、《难经》、《伤寒》诸书。打好基础，继而学习研究唐宋元明各家学说，清代的瘟疫理论温病学说，均应熟悉。总之辨证、立法、选方遣药，都要溯本探源，守规矩、成方圆，从根本上立于不败之地。千万不可只根据症状凑合几味药，或硬套西医病名，对症处理，这样辨证论治的水平就不能提高，失掉规矩，怎成方圆，疗效当然不会提高。

②抓重点，夺高效。目前开展急性病的治疗与研究，尚不可能全面展开，先可从常见的病证入手，如热、厥、风、痛、血、疸、喘等等，条件好的单位可选二三个病证，进行研究治疗。条件差一些的单位可先从一二个病证入手，通过几年的实践，一定能搞出成绩来。

（3）加强中药的供应和急救药品的研究，把研究、制造、成批生产、保证供应，紧密联系起来，成龙配套，以利于急性病诊治工作的开展。

（4）建立强有力诊治急性病的队伍。开展急性病的诊治工作，必须有一支强有力的急诊队伍，从行政领导到医护人员，要选拔一批热爱中医事业，有一定水平，有培养前途的骨干，组织成专门班子，同时还要有明确的急性病病床，有一定的医疗设备，有中医的急诊室，为开展中医诊治急性病奠定应有的基础，这样才能保证这项工作有领导有计划地顺利进行。

（5）加强领导管理消除顾虑，增强信心。开展诊治急性病的工作必须加强领导管理。制定一套相应的制度与法规，例如《急诊疗效评定标准》、《中医急诊管理法规》、《中医医疗事故鉴定和处理办法》等等，消除医护人员的自卑感和顾虑，提高治疗急性病的信念。领导部门对诊治急性病工作做出显著成绩的人员（包括医、护、药、行政领导）给予表扬和奖励，调动各方面的积极性，使工作顺利进行。

（6）中医、西医要取长补短。通过这些病例的治验，我们更进一步体会到中医具有自己独特的医疗体系，有着系统深邃的医学理论和辨证论治的医疗艺术。从诊治方法来看，中医确有不同于西医的特点有着自己的长处。但就1、2、3例病人整个治疗过程来说，西医也有着西医的长处：如用手术切除了复发的大肿瘤；输血、输液、升压、鼻饲、给氧等保住了病人的生命，为中医治疗打了基础。继之中医又发挥了用整体观进行辨证论治的长处，使患者在死亡边缘，又得重生。由此可见，中医、西医各有所长，各有特色，都要大力发展，而且必须加强团结，相互学习，取长补短，才能促进医学科学的迅速发展，为我国的四个现代化多做贡献。

简谈中医诊治疑难病

中医治疗疑难病，有着悠久的历史，并有不少文献传世，尤其在各医家的医案中，蕴藏着许多治疗疑难病的宝贵经验，我们应该很好地继承发扬，并积极开展中医诊治疑难病的工作，以利中医工作的发展。兹不揣浅陋，结合三个有效病例，谈谈中医诊治疑难病的体会，错谬之处，敬请指正。

一、验案摘要

（1）李某某，男，38岁，农民，朝鲜族。初诊日期：1987年8月下旬。

患者于 1987 年 7 月 23 日，劳动后自觉头晕，即去医院治疗，在就诊途中，突然昏倒，神志不清（但无抽搐及二便失禁），经当地医院治疗，约 4 个小时后，神志恢复。自此以后，每逢用力时即出现右侧偏头痛，呈阵发性胀痛，无复视、无恶心、无耳鸣。睡眠尚可，情绪不好时头痛亦发作，口苦，大便干，每日 1 次。经延边神经精神病防治院做 CT 扫描等检查，诊断为脑占位性病变，考虑为结核瘤。既往身体健康，这次不同意手术治疗。虽经多种药物及方法治疗，病情未见好转。1987 年 8 月下旬，我去延边地区讲学支边，在延边合龙县中医院接诊了这位患者，主诉同前，望其舌尖红、舌苔根部略黄，脉象弦，两寸较明显。辨为肝郁生风，痰血凝滞之证。治以调肝散郁，化痰消瘀之法。处方如下：白蒺藜 12g，当归 12g，赤芍 12g，红花 9g，地龙 6g，化橘红 12g，半夏 9g，白僵蚕 6g，茯苓 18g，黄芪 18g，川芎 12g。

病人服此汤药 70 剂，于 1987 年 12 月 11 日，专程来北京中日友好医院中医内科复诊。自诉右侧偏头痛减轻，但劳累时仍有发作。面色红，舌尖红，舌苔根部黄厚，脉象弦。诊为肝阳上亢，气血上逆，经络失畅，血脉不通，发为偏头痛之证。治以平肝潜阳，活络降逆之法。处方：生石决 30g（先下），生赭石 30g（先下），白蒺藜 12g，夏枯草 15g，生芥穗 9g，蔓荆子 10g，赤芍 15g，红花 10g，莪术 3g，半夏 10g，化橘红 12g，茯苓 20g，白僵蚕 10g，川芎 5g。

嘱病人服此方 20 剂后，去掉川芎，再继续服用。患者于去川芎后，又服药 60 剂。于 1988 年 3 月 28 日来京复诊，偏头痛基本痊愈，仅在过度劳累或感冒时偶有发作。看电视时间久时，眼睛感到疲劳，但未引起头痛，未发生过头晕，已能参加劳动。精神转佳，气色润泽。1988 年 1 月 25 日，又在某医院做 CT 复查："右颞叶后部皮层区结节状占位已消失"。舌苔薄白，脉象沉略滑。又把患者带来的 CT 扫描照片，请我院放射科医师查看，同意原医院的 CT 诊断。为了巩固疗效，预防再发，于上方中去川芎，加生地 18g、黄芩 10g、白芷 9g、生牡蛎 30g（先下）；生赭石改 35g（先下）。服 15 剂后，改为隔日服 1 剂，再服 15 剂，即可停药。

理论分析：据其突然头晕、昏倒，头痛偏右侧，情绪变化时则发病，脉象弦等特点，知病在肝经。肝郁生风，风邪善行而数变；无痰不晕，风邪挟痰上扰，故突然昏倒。痛处固定不移，再参其舌尖红，知病又与血分有关，痰血互结，脉络不通，发为疼痛。头部两侧属少阳、厥阴，故其病在右侧，发为右侧偏头痛。

根据调肝散郁，化痰消瘀的治法，处方采用白蒺藜苦温辛散，善行善破，宣肺之滞，疏肝之郁，破癥结，散痈疽。配以当归和血养肝，祛瘀血、生新血，使血有所归，共为主药。赤芍、红花、地龙软坚消痰以破积消瘤为辅药。化橘红、半夏、茯苓，行气化痰；配白僵蚕祛头风、疗惊痫而熄风化痰；又以黄芪温分肉、散痈疽，助赤芍、红花等药消散结聚而共为佐药。取川芎辛窜入肝，行气开郁，并能治风气入脑而头痛为使药。

服药 70 剂后，又见其面红、脉弦、苔黄，知为肝阳上亢，故用生石决、生赭石，镇潜肝阳，咸育肝阴。加夏枯草、蔓荆子散泻肝热。并用活瘀消坚、散结破积更为力专的莪术，以加强消除积滞。因川芎过于辛窜，不宜久服，故嘱服 20 剂后即去掉，余药应长服。果然又服 60（共 80）剂，偏头痛未再发作而且脑部的占位病变亦消除。中医并没有专门去消除瘤子，而瘤子却在整个病情都好转的同时而消除，这是中医学从整体观出发而取得的效果。

（2）让某某，男，60 岁，某国驻华大使。初诊日期：1985 年 10 月 10 日。

15 年来经常右胁部隐痛、不适、寐差、有恶梦，无恶心呕吐，饮食及二便正常。4 年前曾在法国做 B 超检查，诊为"肝内结石"。40 年前曾患黄疸性肝炎，早已治愈。言语、声音正常。舌苔白、根部微黄，舌质正常。腹部平坦，肝脾不大。脉象右手沉弦滑有力，左手沉滑略细。B型超声波检查：肝左叶4.8cm×6.5cm，右叶厚12.3cm，肝右叶内可见一个0.5cm的强光团，后部有声影。胆囊前后径2.7cm，胆管0.6cm。B超诊断：肝内小结石，余未见明显异常。

辨证：肝经湿热蕴结，久滞不散。治法：疏肝散结，清利湿热，佐以化石。

处方：蠡枢汤加减：柴胡10g，黄芩10g，炒川楝子12g，茯苓30g，片姜黄10g，皂刺6g，泽泻20g，猪苓20g，鸡内金12g，郁金10g，生明矾2g，金钱草30g，海金沙15g（布包），珍珠母30g（先煎），车前子12g（布包），土茯苓30g。7剂。

二诊（1985年10月17日）：右胁隐痛减轻，舌苔尚白，根部已不黄，脉象沉滑略弦。前方内去生明矾，加王不留10g，泽泻改为25g。14剂。

三至八诊（1985年10月31日~1986年4月17日）：服上药20剂后，胁部隐痛即消失。饮食、大便均正常，睡眠好，小便有时混浊。即主要以上方去珍珠母，加焦四仙、红花、白蒺藜；改金钱草为40g；海金沙为25g进行治疗。下肢酸痛时曾加过威灵仙、牛膝。

九诊（1986年4月24日）：自我感觉良好，舌苔薄白，脉象和缓。1986年4月18日，B超复查，肝内回声均匀，未见明显强回声。肝胆未见异常，肝内结石已消失。为巩固疗效，处方如下，隔日服1剂，服完即停药。柴胡12g，黄芩10g，炒川楝子12g，茯苓30g，炒内金12g，泽泻20g，半夏10g，厚朴9g，远志10g，枳实10g，金钱草30g，藿香10g，红花10g，焦四仙各10g，土茯苓30g。14剂。

1986年12月"B超"检查，肝内结石已不见。

理论分析：《灵枢·经脉》篇说肝之脉"布胁肋"，胆之脉"循胁里"、"过季胁"。病人右胁肋隐痛达 15 年之久，知病在肝胆，但因病久而以肝为主。肝久郁而病入络，血络不通，而致右胁隐痛，固定不移。肝郁化热，肝火燎心故睡眠不好而且多梦。左脉见滑象，弦象见右手，知兼有湿邪不化。湿热蕴结，久滞不散，灼湿成痰，渐结为石。湿热、结石滞留脏内是为实邪，故脉象按之滑而有力。所以治法是在疏利肝胆的同时，又加清热利湿、消痰化石之品。药方选用蘽枢汤的一大部分药物（柴胡、黄芩、炒川楝子、片姜黄、泽泻、皂刺，后来又加了原方中的白蒺藜、红花、焦四仙）疏调肝气、活瘀散结。又加白金丸（郁金、白矾）消痰燥湿、除积滞。以茯苓、猪苓、车前子配柴、芩而清利肝胆湿热。更以鸡内金、海金沙、金钱草利湿涤石。其中尤其是鸡内金能化铁、铜、瓷、石等异物，善于消石化积，又能增强中焦消化功能。我常用此药加入应证汤药中使用，以治疗肝胆结石，每收良效，堪称治肝胆结石的良药。再藉皂刺、片姜黄消瘀消癥之力，金钱草、海金沙利湿化石使湿热之邪下利之势，结石自可随之消化下行而被消除。加珍珠母则使之育心潜神以安眠，兼顾其兼症。至于土茯苓则是从解毒利湿、治梅毒角度考虑的，如无梅毒可疑者，则可不用。从整个治疗方药来看，虽然以治肝为主，但也同时治心、治胃、治脾、治胆，甚至还与肾膀有一定联系，总之，并不是专治肝，更不是专化结石，而是运用辨证论治的指导思想，组方选药，取得了理想的效果。

（3）李某某，女，39 岁，本院职工。初诊日期：1988 年 6 月 4 日。

患者于 1988 年 5 月 30 日，因过度劳累，又受了凉，即感到进食时吞咽困难，咽部有阻力，伴有说话声音改变，鼻音重、无喉声，饮水时呛咳，自感咽中有物不能咽下，也不能咯出，恶心，右面颊部发紧，无疼痛及发热。经喉科检查：下咽喉会厌可运动，右侧梨状窝变浅，少许唾液潴留，右侧披裂固定，右声带固定于正中位，声带光滑，左侧声带运动好，左梨状窝正常。诊为突发声带麻痹（右），迷走神经运动障碍。又到神经内科检查，也诊为声带麻痹。次日，不能吞咽，只能慢吃些奶粉之类，饮水则从鼻孔流出，且有呛咳。到耳科检查见：右声带麻痹，软腭右侧下垂，上提功能差，右侧咽反射迟钝。诊断为"球麻痹（右）"。以后又经 X 线钡餐检查，X 线诊断：咽部功能障碍。神经内科也诊断球麻痹，并做了核磁共振及 X 线拍片等检查，未查出器质性病变。虽经西医、针灸治疗近 1 周，病情不见好转，即于 1988 年 6 月 4 日来中医内科诊治。

笔者望其神情恐慌，舌苔薄白。闻其说声浊不清，主诉同前述，吞咽更困难，饮水从鼻出。诊其脉象略滑。四诊合参，诊为风寒束闭，肺胃气逆之证。治以宣肺开窍，和胃降逆之法。处方：麻杏二三汤合旋覆花代赭石汤加减：生麻黄 10g，杏仁 10g，桔梗 6g，旋覆花 10g（布包），生赭石 30g（先下），半夏 10g，苏叶 6g（后下），炒苏子 10g，苏梗 10g，菖蒲 10g，远志 10g，蝉衣 15g，天竺黄 10g，生甘草 5g，胖大海 5g，炒黄芩 10g，山豆根 5g。3 剂。

二诊（6 月 7 日）：说话较前略清，咽干，吞咽仍困难，饮水发呛，不咳。舌苔薄白，脉象滑细略沉。仍守前方随证出入。麻黄 10g，桔梗 6g，荆芥 10g，薄荷 5g（后下），旋覆花 10g（布包），半夏 10g，生赭石 30g（先煎），苏子梗各 10g，茯苓 18g，连翘 15g，羌活 9g，全蝎 9g，白僵蚕 10g，刀豆子 10g，石莲子 10g，生地 15g。4 剂。

三诊（6 月 11 日）：吞咽较前好转，已能小口喝水，大口喝水仍呛，自觉心慌、腿软、出汗。舌苔薄白，脉沉略细。上方去薄荷，加珍珠母 30g（先煎），川断 15g。7 剂。

四诊（6 月 28 日）：已能进食，吞咽已渐恢复，喝水也不发呛，但进块状食物时仍敏感，稍有咽干。已无心慌、腿软、出汗。口唇及舌前部发紧。脉沉细略滑，舌苔薄白。上方加白芷 10g，木通 6g。7 剂。

1988 年 6 月 30 日，耳科检查：发声及吞咽均已好转。右声带已恢复活动，咽反射亦已恢复。

五诊（7月5日）：吞咽无异常，饮、食均正常。只自觉咽部似有痰欲咳出。舌苔薄白，左脉沉细，右脉沉滑略细。上方去木通、刀豆子，加厚朴10g、香附10g。7剂。

附：在服中药的过程中仍继续针灸了几次，但在服中药前针灸与西药同用治疗1周，未见疗效，自服中药后，共四诊即基本治愈，可以说中药的疗效是肯定的。

六诊（8月16日）：已停止治疗1个月，吞咽正常，近来阴天觉咽部发紧不适，饮水不呛。饮食正常。近来尿黄，偶有淋沥之感。舌苔薄白，脉沉细，右尺弱。上方生地改生熟地各15g，加桂枝9g。7剂。

1988年12月6日追访：吃完中药后，一直上班工作，饮食正常。6月底已结婚。吞咽功能正常，未感到有异常。惟在下雨阴天时，偶有感到咽部不适，但无功能障碍，身体健康。1989年2月追访，身体健康。

理论分析：《灵枢·经脉》篇说：胃脉"循喉咙入缺盆"；肺脉"从肺系横出腋下"（李念莪注：肺系，喉咙也）。故临床上称咽喉为肺胃之门户。《素问·血气形志篇》说："形苦志苦，病生于咽嗌，治之以甘药。"甘药者，调理脾胃之意。本患者因操劳过度有伤脾胃，胃气滞而不行。又因受了凉，肺气束闭而肺胃气逆。胃气上逆故食不能咽下，肺失宣肃而气上逆故饮水从鼻出、呛咳，并见声音重浊。痰阻咽喉之间不能咯出亦不能咽下，脉见滑象，是肺胃之气逆乱而升降失职，故痰浊不除。胃脉行于面颊，因受凉而络脉束闭故见右面颊部发紧发皱。根据宣肺开窍、和胃降逆的治法，选用麻杏二三汤加桔梗以宣肺、化痰、降气，旋覆代赭石汤镇降和胃。并加苏叶助麻黄而宣肺，助苏梗而和胃。菖蒲、远志，开九窍，蝉衣宣肺出声音。黄芩清肺胃之热，天竺黄清心胸热痰。山豆根、胖大海清润咽喉。二诊时更加刀豆子、石莲子降胃气、开口噤；羌活、全蝎祛风止痉为"转舌散"，并配白僵蚕加强祛风、化痰、散结，以疏利舌本。咽干比较明显，又加生地益肾生津而润肺。后来又曾用白芷入阳明经芳香开窍，木通引湿热下行，以利吞咽。基本痊愈后，则去掉刀豆子、木通等苦降之品，而加理气疏肝之品以收全功。

二、几点体会

（1）什么叫疑难病？我们今天所说的疑难病，不是单指的临床上所常见的风、厥、闭、脱、高热、类中、暴死（假死）之类的疑难病，而主要的是指那些在全国各大医院以及国外医院诊治、"周游列国"都认为是目前无特效药、无有效疗治方法的疾病，包括目前世界医学界都公认而定为"难治病"的几十种病。西医所说的"难治病"是认为诊断已明确，但无有效治法的疾病，其中包括着各科的难治病。我们中医把这些病称做"疑难病"，"疑"就是说我们对这些病，从中医角度看尚有疑问，需要运用中医理论去辨病辨证，重新认识，从而找出治疗的方法。"难"有两个意思：①在治疗上困难较多，须努力钻研，攻克难关。②所谓的"难治病"，通过中医学的辨证论治，其中有的疾病或许是可治病，不是"难"治病。正如《灵枢》所说："夫五脏之有疾也……疾虽久，犹可毕也，言不可治者，未得其术也"。基于以上认识，所以我们把这些病用中国传统的称呼，叫做"疑难病"。

（2）中医治疗疑难病，必须遵循中医学的理论体系，学好用好辨证论治，突出中医特色。不要拘泥于西医的病名诊断，要从整体观、动态平衡观、天人相应观、七情与脏腑内在联系观出发，运用中医诊察疾病的方法步骤，对整个病情进行分析、判断，辨出病证，然后进行论治。正如《内经》所说"谨察阴阳所在而调之，以平为期。"这样才能提高疗效，发挥中医的特长，为治疗疑难病做出贡献。本文所举 3 个病例，都没有拘泥于西医病名去治疗，而是运用辨证论治进行治疗，取得

医理临床体验

33 ▶

了满意的效果，说明中医不但能治常见病，而且也可以治疑难病。

（3）使用中药要以中医药理论为指导。中药是中医治疗疾病时重要的有力武器之一，它与中医理论密切结合在一起，几千年来形成了一套中医药独特的理论体系，并且经过长期的实践检验，证明确实行之有效。所以我们在组方遣药时，一定要按照中医药学自身的使用规律去使用，遵循理、法、方、药的应用法则。当然，对于中药的近代科研成果，也要及时吸收，以充实中药的使用内容。但一定要注意不可生搬硬套，甚或变成中药西用。近几十年的经验证明，治疗大叶性肺炎，如只选用抑菌消炎的中药不如辨证论治治疗效好；治疗传染性肝炎，如只为了抗病毒、消炎而使用大队清热解毒中药，往往不但效果差，而且常因苦寒害胃，影响中焦运化，等等。所以我们使用中药，要以中医药理论为指导。在吸收使用近代新成果时，要考虑符合辨证论治原则和理法方药的规律，并且能增强中医疗效的，则积极吸收。反之，绝不可生搬硬套，更不可中药西用，这是近几十年来在临床实践中体会到的，用药时要深思熟虑，才能提高疗效。

（4）中医治疗疑难病，大有可为。近些年来在世界范围内兴起的"中医热"，决不仅仅是因为中药为天然药物，无毒副作用，而是由于中医药学的独特理论体系和辨证论治的医疗艺术，在治愈疾病方面，放出了光辉异彩，中医药学的有用性得到了世界公认。尤其是在世界公认的所谓"难治病"方面，无论是患者或是医者，都想在中医药学这个宝库中寻找有效的解决办法。所以我们今天开展中医治疗疑难病的工作，是大有可为的。我相信，通过全国中医同道的积极努力，深入研究。发挥中医药学的特长，吸取西医学的长处，补己之短，团结西医、西学中同志，共同奋战，中医药学必将在治疗疑难病方面取得胜利，为促进世界医学发展，为提高人类健康水平，做出伟大贡献！

脾胃学说的临床运用

脾与胃在中医脏腑学说中占有重要地位，如《素问·玉机真藏论篇》说，脾为"中央土，以灌四傍"。《素问·五藏别论篇》又说："胃者，水谷之海，六府之大源也"。所以称脾胃为"后天之本"。脾与胃，向为医家所重视，在《内经》、《难经》、《伤寒论》、《金匮要略》、《千金方》等书中皆有论述。到了南宋时代，医学名家李东垣深研《内经》理论，结合自己丰富的临床经验，写出了具有独创性的医学论著——《脾胃论》，为脾胃学说奠定了基础，为中国医学做出了重大贡献。今遵《内经》和李氏关于脾胃的论述，结合后世诸家之说，谈谈我在临床上运用脾胃学说的肤浅体会，敬请指正。

一、脾胃学说的主要内容及其重要性

1. 脾胃的生理特点

脾与胃有着重要的生理功能。在阴阳五行学说中，脾胃属土，脾为阴土，胃为阳土，脾喜燥恶湿，胃喜润恶燥。脾胃的主要生理功能是：脾主运化水谷精微，而胃主受纳水谷；脾主升清，胃主降浊；通过受纳、运化、升降，以化生气血津液而奉养周身，故称为"生化之源"、"后天之本"。如《素问·灵兰秘典论篇》说："脾胃者，仓廪之官，五味出焉"。同书"玉机真藏论篇"说："五藏者，皆禀气于胃。胃者，五藏之本也。藏气者，不能自致于手太阴，必因于胃气，乃至于手太阴也。"同书"经脉别论"说："饮入于胃，游溢精气，上输于脾，脾气散精，上归于肺，通调水道，下输膀胱。水精四布，五经并行，合于四时五藏阴阳，揆度以为常也"。李东垣则说："真气又名元气，乃先身生之精气也，非胃气不能滋之"。"若胃气一虚，无所禀受，则四脏经络皆病。况脾全藉胃土平和，则有所受而生荣，周身四脏皆旺，十二神守职，皮毛固密，筋骨柔和，九窍通利，外邪不能侮也"。李氏的阐述，深受后世医家的重视。如明·薛立斋即受其影响颇深，主张治病以重视脾胃和肾命为主。他说："真精合而人生，是人亦借脾土以生"。清·叶天士则强调说："内伤必取法乎东垣"。因而他治疗内伤疾病，皆重视调补脾胃。

《素问·阴阳应象大论篇》说："清阳出上窍，浊阴出下窍"。"阴味出下窍，阳气出上窍"。同书"六微旨大论"说："非出入则无以生长壮老已；非升降则无以生长化收藏。是以升降出入，无器不有"。可见人体脏腑经络、气血阴阳各种功能活动和相互之间的动变制化，均须依赖气机不断地上下、升降、出入、变化。脾胃居于中州，主运化水谷，升清降浊，是人体气血阴阳升降的枢纽，故脾胃气机的升降，关系到整个人体气机的升降出入。叶天士曾总结说："纳食主胃，运化主脾。脾宜升则健，胃宜降则和"。《吴医汇讲》中亦说："治脾胃之法，莫精于升降……俾升降失宜，则脾胃伤，脾胃伤则出纳之机失其常度，而后天之生气已息，鲜不夭折生民者已"。

综上所述，可见脾胃有脾运、胃纳，脾升、胃降，化生气血、滋长精气的生理功能。医者深入地认识和掌握了这些特点与规律，则会给认识疾病、治疗疾病，以及养生延寿等方面以极大的帮助。

2. 脾胃的病因病机特点

脾胃居于中州，以灌四旁，为后天之本，气血生化之源，对于人体的生命活动，关系至大，所以引起脾胃发生疾病的机会也比较多，无论外感、内伤，皆易导致脾胃疾病。如《素问·调经论篇》说："夫邪之生也，或生于阴，或生于阳。其生于阳者，得之风雨寒暑；其生于阴者，得之饮食居处，阴阳喜怒"。李东垣说："先由喜怒悲忧恐五贼所伤，而后胃气不行，劳役饮食继之，则元气乃伤"。又说："百病皆由脾胃而生也"。可见如遇饮食失调、劳倦过度，或七情内伤，或六淫外袭，或误治所伤等因，损伤脾胃升降、运化、受纳等功能，使阴阳气血失去平衡，则会酿成疾病。内伤诸因容易导致脾胃病，固不待言，而外感之邪也能导致脾胃病，并且还常因波及脾胃而使病情加重，这是脾胃病因病机中的一大特点。如《伤寒论》《温病条辨》两部外感病专著中，就有很大比重的脾胃病。

脾胃病因病机的另一特点是：肝肾心肺皆可影响脾胃而酿成疾病。其中尤其是肝，最容易影响脾胃，故临床上经常可以见到肝胃失和、肝脾不和、木郁乘土等证候。叶天士说："土王四季之末，寒热温凉随时而用，故脾胃有心之脾胃，肺之脾胃，肝之脾胃，肾之脾胃……"。这一说法在李东垣提出的肺之脾胃虚与肾之脾胃虚的基础上有所发展和补充，开阔了后世医家临床辨证论治的思路和眼界。

李东垣还强调指出，脾胃受病不但能造成五脏六腑发生疾病，而且还能导致四肢九窍发生疾病。他说："胃虚则五脏六腑、十二经、十五络、四肢皆不得营运之气，而百病可生焉，岂一端能尽之乎？"并特撰《脾胃虚则九窍不通论》。他指出的这一病机特点，是值得我们引起重视的。

3. 脾胃病的辨证特点

脾胃病的辨证特点，综其要者，约有以下几项：

(1) 元气不足：脾胃是元气的来源，元气是人体生命活动的原动力，又是维持生命活动的最基本物质，所以脾胃有病，就会产生元气不足的证候，而元气不足，又可导致其他脏腑经络发生病变。如李东垣说："脾胃之气既伤，而元气亦不能充，而诸病之所由生也"。

（2）水湿不化：脾胃有病，水饮入胃，不能输布，则可产生水湿停留不化，而出现泄泻、心悸、小便不利、水肿、胀满等证。如《素问·至真要大论篇》说："诸湿肿满，皆属于脾"。同书"阴阳应象大论篇"说："湿胜则濡泻"。《景岳全书》说："胃为水谷之海，而脾主运化，使脾健胃和，则水谷熟腐而化气化血，以行营卫。若饮食失节，起居不时，以致脾胃受伤，则水反为湿，谷反为滞，精华之气，不能输化，致合污下降而泻利作矣"。

（3）食纳乖常：脾胃有病，则可引起饮食失常，或消谷善饥，或食纳不进。如李东垣说："胃中元气盛，则能食而不伤，过时而不饥。脾胃俱旺，则能食而肥；脾胃俱虚，则不能食而瘦，或少食而肥，虽肥而四肢不举，盖脾实而邪气盛也。又有善食而瘦者，胃伏火邪于气分则能食；脾虚则肌肉削，即食㑊也"（食㑊是善食、困倦、形体消瘦的一种病）。

（4）痰浊阻滞：脾胃有病，升降失常，运化失职，可致湿聚生痰，痰浊阻滞，常可引起呕、咳、满、痞、喘、眩、晕等多种病证。如清·沈芊绿说："人自初生以至临死皆有痰，皆生于脾、聚于胃……而其为物，则流动不测，故其为害，上至巅顶，下至涌泉，随气升降，周身内外皆到，五脏六腑俱有……火动则生，气滞则盛，风鼓则涌，变怪百端"。又说："脾胃健运自无痰，故曰治痰先理脾胃"。

（5）木横乘土：肝病最易侵犯脾胃，有的称为"木乘土"证，这也是诊治脾胃病时应该注意的。如清·华岫云说："肝病必犯土，是侮其所胜也……若一犯胃，则恶心干呕，脘痞不食，吐酸水、涎沫；克脾，则腹胀，便或溏或不爽，肢冷肌麻"。又说："世人但知风劳臌膈为四大重证，不知土败木贼，肝气日横，脾胃日败，延至不救者多矣"。可见木乘土证在临床上是并不少见的，但要注意有肝阳亢盛而犯脾胃，有肝阴虚、肝阳旺而犯脾胃，有土虚木乘，有木郁害脾等等不同。

4. 脾胃病的治疗原则

治疗脾胃病常用的重要治则，归纳起来大致有如下几种：

（1）升阳：升发脾胃之阳，以补充元气而生阴血，是李东垣《脾胃论》中一种重要的指导思想。他认为"善治病者，惟在治脾"，"治脾胃以安五脏"。并根据《素问·至真要大论篇》："劳者温之"，"损者益之"与《难经》："损其脾者，调其饮食，适其寒温"的原则，倡导温补脾胃、升举清阳的治则，提出"加辛温、甘温之剂升阳，阳升阴长……阳旺则能生阴血也"。在升发脾胃阳气治则的指导下，他创立了一组益气升阳的方剂，如补中益气汤、调中益气汤、升阳益胃汤、升阳除湿汤等等。

（2）柔润：叶天士在《脾胃论》的基础上进一步发展出柔润养胃的治则，补充了东垣的不足。他说："太阴湿土，得阳始运，阳明阳土，得阴自安，以脾喜刚燥，胃喜柔润也。仲景急下存津，其治在胃，东垣大升阳气，其治在脾"。常用方剂如益胃汤、增液汤、沙参麦冬汤之类。

（3）和降：胃为多气多血之乡，发病后每多实证，所以有"实则阳明"之说。叶天士曾说："阳明胃腑，通补为宜"。选药要有走有守、有动有静，达到通不伤正，补不滞邪。华岫云说："脾胃之病，虚实寒热。宜燥宜润，固当详辨，其于升降二字，尤为紧要。盖脾气下陷固病，即使不陷，而但不健运，已病矣；胃气上逆固病，即不上逆，但不通降，亦病矣"。又说："所谓胃宜降则和者，非用辛开苦降、亦非苦寒下夺以损胃气，不过甘平或甘凉濡润以养胃阴，则津液来复，使之通降而已矣"。此说体现了《内经》所说的六腑者传化物而不藏，以通为用的理论。因为和降深契胃腑之生理功能，所以为治疗胃病的常用治法。常用方剂如旋覆代赭石汤、橘皮竹茹汤、通幽汤、增液承气汤之类。

（4）调肝：肝为风木之脏，又为将军之官，其性急而多动，故肝病必犯脾胃，是侮其所胜之故。如华岫云在《临证指南》"木乘土"门中说："余另分此一门者，因呕吐不食、胁胀脘痞等恙，恐医者但认为脾胃之病，不知实由肝邪所致，故特为揭出，以醒后人之目耳"。由此可见，在治疗脾胃病时，应常常想到调肝。常用方剂如四逆散、逍遥散、越鞠丸、痛泻要方之类。

（5）祛湿：《素问·藏气法时论篇》说："脾苦湿，急食苦以燥之"。如果脾虚而水湿停留不化，则需用燥湿之剂治疗。但还要注意脾是既苦湿、又苦燥的，因此在应用白术等苦温燥湿之时，要注意不可太过，或稍佐温润之品。李东垣在补中益气汤中用白术佐以当归，是深合经旨的。《素问·至真要大论篇》说："湿淫于内，治以苦热，佐以酸淡，以苦燥之，以淡泄之"。所以还要在苦温燥湿剂中配以淡渗泄湿之品，稍佐酸以制土之品。常用方剂如五苓散、防己黄芪汤、实脾饮之类。

（6）活络：脾胃病年久不愈者，则可波及血分。如叶天士在论肝病犯胃时说："初病在气，久必入血"。所以在治疗年久不愈的脾胃病时，或出现脘腹痛处固定、舌上有瘀斑、大便色黑等症者，需在调治脾胃药中佐用苦辛通降、活络行瘀之品。常用方剂如丹参饮、失笑散之类。

5. 脾胃学说的重要意义

脾胃学说不但验证了《内经》理论，而且又形成了具有独创性的系统理论，对后世治疗治脾胃病起了很大的指导作用。尤其是经过历代医家，如薛立斋、李士材、张景岳、叶天士等人的阐发、补充，比较全面、系统地总结出一套诊治规律，为诊治脾胃病提供了切实可行的方法。如遇到"胃虚则脏腑经络皆无以受气而俱病"的情况，倘若没有脾胃学说作指导，而是见脏病治其脏，见腑病治其腑，见寒治寒，见热治热，其结果必然很难令人满意。反之，此时如果运用脾胃学说，循其规律，把握住主要矛盾，从脾胃论治，则往往效如桴鼓。还有许多疑难复杂的重病，也常常以脾胃功能的健全与否，作为判断转归和采取措施的依据。掌握了脾胃学说的诊治规律，不但对诊治脾胃病有指导意义，而且在它的启示下，对诊治其他脏腑的疾病也会起到一隅三反的作用。

今后，我们必须在继承前人脾胃学说的基础上，作进一步的深入研究，使之更臻完善，为人类的卫生保健事业作出更大的贡献。

6. 脾胃学说临床运用举隅

脾胃学说在临床上运用很广，今仅举3例，谈点肤浅体会。

（1）张某某，男，33岁。1958年3月13日初诊。

问诊：4个多月前，因大渴食柿3个，并饮茶过骤，致患泄泻，日4～5次，时有腹痛、腹胀，经服西药，便数虽减，但停药即复发，缠绵数月不愈。每晨4～5时许，即腹鸣、腹泻，纳食减少，心慌，身倦，小便稍少、但不黄，腹部喜热熨。

望、闻、切诊：面色欠泽，舌苔微白、湿润。言语清晰，声言尚不低细。脉象左手沉滑，右手沉细，两尺无力，右尺较甚。腹部按之不痛，未见异常。

辨证分析：初起因暴食生冷，饮茶过骤而伤脾胃。张景岳说："泄泻之本，无不由于脾胃"。脾胃属土而主湿，脾胃受病，则湿不能化，舌苔湿润，脉现滑象，都是湿盛之征。又脾病乘肾，土来克水，则肾亦虚。《素问·水热穴论篇》说："肾者，胃之关也"。肾主二阴而司开合，肾虚则下焦不固，故在黎明将交阳分之时则泄泻（俗称五更泻，或鸡鸣泻）。两尺脉均无力而右尺弱，按两尺均主肾，右主命门。《灵枢·邪气脏腑病形》篇说："肾脉……小甚为洞泄"。据此可知有命门火衰之证候。腹部喜热熨，亦是脾肾虚寒之象。脾肾俱虚，又能互为因果。命门火衰不能生脾土，则脾虚；脾虚运化失职，寒湿下流，则肾更虚，故泄泻绵延不愈。脾胃久虚，生化乏源，正气渐虚，故心慌、身倦、面色不泽，工作效率降低。

诊断：脾肾两虚之五更泻。

治法：健脾化湿，补肾助阳。

方药：野台参、茯苓各 12g，白术、破故纸、炒山药、炒苡米各 9g，炙甘草、吴茱萸、肉豆蔻各 6g，五味子、制附子、干姜各 5g，紫肉桂 3g。3 剂。

进上药后，诸症减轻，精神渐传，清晨已不泻。10 剂后，泄泻停止，体力增加，食纳旺盛，工作效率提高。共服 13 剂痊愈。

患者诸症，主要是因脾肾阳虚而来。阳气虚者补之以甘，参、苓、术、草甘温之品益脾胃，助运化。又以破故纸之辛燥，补肾阳以行水；佐肉蔻之辛温，补脾以制水；五味子之酸温，收肾中耗散之火，使少火生气以培土；吴萸之辛温，以顺肝木条达之性，肝平则脾旺；加桂、附补命火而生脾土，干姜辛温升发诸阳之气，更以山药健脾肾，苡仁渗湿补脾而止泄利。促使机体能尽快恢复而达到痊愈的目的。

（2）程某某，女，47 岁。1958 年 3 月 21 日初诊。

问诊：胃脘痛已 10 余日，痛剧时脊背发胀喜按，饮食不甘，大便略干，小便色黄，月经正常，平素性急，容易生气，此次胃脘痛亦由生气引起。

望、闻、切诊：面色正常，体质中等，舌苔薄白、中厚腻。语言清晰，无呻吟。脉右弦滑，左沉弦滑，两尺沉细；腹部按之无疼痛、癥瘕。

辨证分析：平素肝气易动，近又生气致胃脘疼痛而胀，脉见弦象。右大于左，知为肝郁乘土之象；肝气郁滞，前后走窜，故后背近脊部时时发胀。舌苔中部厚腻，是脾胃受克、消化不佳之征。痛时喜按，知非实证，脉象沉，知无表证，尺脉沉细，知阴血稍有不足。

诊断：肝胃不和之胃脘痛。

治法：疏肝理气，佐以和中。

方药：柴胡、厚朴、炙甘草各5g，白芍、茯苓、香附、郁金各9g，当归、青皮、枳壳、金铃子各6g，川芎3g。2剂。

3月24日复诊，胃脘已不痛，大便正常，食欲增加。仍以上方稍事加减，服2剂以善后。

肝气动则耗阴血，肝阴不足则肝气更旺，而横逆、郁结甚，致使胃脘疼痛半月余而不得缓解。治之之法，首应疏肝解郁，使肝气条达，故取逍遥散之柴胡以疏肝，归、芍以养血柔肝，苓、草助脾胃以和中，佐香附、厚朴、青皮、枳壳、郁金、川芎、金铃子畅木郁以调气。使土木不争，胃不受克，脾胃升降之机恢复正常，则胃脘痛自止。

（3）史某某，男，30岁。1962年4月5日初诊。

问诊：1958年6月患肝炎，经中西医治疗，自觉症状消除。1961年8月因患痢住北京某院，发现肝肿大、肝功能不正常，诊断为早期肝硬化，同年11月出院。出院后继续治疗肝病，症状时轻时重，肝功能一直不正常。近来症状加重，胃脘部有一大痞块，状如覆盘，胃脘发胀，两胁胀痛或刺痛，左侧较重，腹鸣便溏，每日2行。两眼眶疼痛，经常鼻衄，周身倦怠，上半段脊柱疼痛。午后五心烦热，夜难入睡，且多梦。

望、闻、切诊：面色晦暗，舌边尖绛红、苔白。言语清楚。脉象右手弦滑，左手弦。心肺无殊，脾未摸及，无腹水。肝肿大：横径（右肋弓下缘和右胸骨旁线交点处，与左肋弓下缘和左乳中线交点处）12.5cm，直径（剑突下正中线）8cm，质较硬，表面光滑，压痛（±）。肝功能化验：血清蛋白总量7.20g%，白蛋3.85g%，球蛋白3.35g%，麝浊20U，麝絮（＋＋＋＋），谷丙转氨酶290U/L。

辨证分析：患者最突出的症状是肝脏明显肿大，与《难经·五十六难》："脾之积名曰痞气，在胃脘，覆大如盘"的描述相一致，故可诊为痞气积块。再据两胁胀痛或刺痛，左手脉弦，知为肝经气血郁滞；肝郁犯脾，故见胃胀、腹鸣、便溏，郁滞既久，故胃脘处形成大如覆盘之积块；目眶疼痛，右手弦滑。中焦运化欠佳，气血生化不足，再兼久病入血，致血虚内热而经常鼻衄，午后五心烦热，舌质红绛，面色晦黯。正气渐虚，则现身倦、脊柱痛等象。

诊断：肝郁犯脾日久之痞气积块。

治法：调肝和中，佐以软坚消积。

方药：生石决明、生牡蛎、炙鳖甲各 15g，焦神曲 12g，夏枯草、地骨皮、银柴胡、乌贼骨、茜草根各 9g，三棱、莪术各 4.5g，海藻 6g，6 剂。

4 月 12 日二诊、5 月 5 日三诊，均以上方稍事加减。至 5 月 25 日四诊、各症减轻，肝功能化验好转，肝亦略见缩小，体力好转，宜改用丸药，使药力缓行，以消积块。据李东垣痞气丸方加减：黄连 15g，厚朴、茵陈、生牡蛎、焦神曲各 9g，吴茱萸、炮姜、茯苓各 4.5g，白术、黄芩、莪术、三棱、海藻、大腹皮、昆布各 6g，茜草根、砂仁、人参、泽泻、皂角各 3g，制川乌 2.5g，川椒 2.4g，巴豆霜 1g，枳实 7.5g，共为细末，炼蜜为丸，每丸重 3g。每天服 2 次，每次 1～2 丸，温开水送服。适当配合初诊方为主稍事加减之汤药。此后长期服用消积丸药。至十二诊，嘱再配 1 料，服完为止，同时配服香砂养胃丸。至 1963 年 9 月 10 日十三诊，症状全失，肝脏明显缩小，横径 7.2cm，直径 3.1cm；肝功能亦渐复常，血清蛋白球、白蛋白的比例正常，麝浊 5U，麝絮（+），谷丙转氨酶 124U/L（正常值为 130U/L 以下）。1968 年秋追访，参加全天工作已数年，身体健壮，体检肝仅可能及，质软；1971 年、1975 年再访，身体健壮，面色红润，10 多年来一直全天工作，并以体力劳动为主，体检摸肝正常，肝功能也均正常。

中医学没有"肝肿大"的说法，但有腹中有硬块、坚而不移者名曰积块的记载。如《难经·五十六难》中所描述的"痞气"，即指有大积块如覆盘痞塞于上腹部正中胃脘之处。从患者肝肿大的体征和病情来看，与此符合，故以痞论治。因痞积为年久渐积而成，须渐渐消磨，攻急伤正，正伤则积愈痼，此所以先用调肝和中，疏达血气为主的治法。待症状、体力、肝功能好转后，再用东垣痞气丸方加减，方中黄连泻热燥湿，善治心下痞满；枳实苦降理气，散结除痞，此2味作主药。厚朴、砂仁、大腹皮行气除满，疏肝散郁；茵陈、茯苓、泽泻泄利肝脾之湿以实脾；白术、人参、焦神曲健脾扶正，以上助中焦运化为辅药。川椒、吴茱萸、炮姜温脾燥湿，辛散走窜以温通消积；牡蛎、昆布、海藻软坚散结；积在上腹部正中者多有痰，皂角消顽痰老积；茜草、三棱、莪术活血祛瘀、消癥破积；川乌助肾阳而生脾土，通阳退阴；更以巴豆霜大热大毒，斩将夺关，推荡肠胃滞积；以上消除有形积块为佐药。黄芩苦泄中上二焦之热作反佐药。七诊时又加槟榔（去大腹皮）、香附、鳖甲、红花、乌贼骨、穿山甲、山楂核、桂枝、木通以助行气活血、消积散结之力。在服法及用量方面，以药后大便微泄为度，不可大泻。长期服用则积块潜消默化而不伤正气，遂使肝肿渐渐缩小，由硬变软，肝功能也随之恢复正常。经追访10余年，一直健康。

治咳七法

"咳嗽"是临床上常见的症状，它虽然不是一个独立的疾病，但确有不少病人以咳嗽为主诉来就医，况且，历代医家皆认为，"肺为娇脏，怕寒而恶热，故邪气易伤而难治"，"肺受病易，药入肺难"。再观古人医学著作中，对咳嗽之症，亦多议论详恳其用心良苦可知。由此可见，肺者，病易而治难。所以，对咳嗽的诊治规律，进行研究探讨，是很有必要的。

中医学认为肺主咳。如《素闻·阴阳应象大论篇》说："肺……在变动阴为咳"；《素问·脏器法时论篇》说："肺病者，喘咳逆气"；《素问·咳论篇》说："此皆聚于胃、关于肺"。但是，《素问·咳论篇》又明确指出："五脏六腑皆令人咳非独肺也"。说明不但肺本身受邪时可以发生咳嗽，而是五脏六腑有了病，波及到肺时，均可以发生咳嗽。清·程钟龄把前人关于咳嗽的论述进行了归纳、结合自己的治疗经验作了一简明的譬喻，他说：肺"譬若钟然，钟非叩不鸣。风寒暑湿燥火六淫之邪，自外击之则鸣。劳欲情志饮食炙煿之火，自内攻之则亦鸣。医者不去其鸣钟之具，而日磨锉其钟……钟其能保乎。"这一譬喻，对咳嗽之由和治咳之法，均做了扼要的阐述，后人多从其说。清·陈修园又对咳嗽的标本先后，做了简明的阐述。他说："外感之咳，其来在肺，故必由肺以及他脏，此肺为本而他脏为标也。内伤之咳，先伤他脏，故必由他脏以及肺，故他脏为本而肺为标也"。可见咳嗽一症，包括很广，牵涉面很大，治疗时如不辨病因病机，不探求标本表里，不运用辨证论治的方法，而只用所谓止咳、止嗽的药物去对症处理，则会耽误病情，轻则迁延难愈，重则变症百出。所以治疗咳嗽，必须运用辨证论治的方法，分辨外感、内伤、虚、实、寒、热，才能收到满意的疗效。

中医学对咳嗽的诊治积有丰富的经验。但文献浩如烟海、方药杂多，初学之人常因无所适从而感到不易掌握，疗效亦常不理想。因此，在学习前人论述的基础上，结合个人临床体会，把治疗咳嗽的方法概括为：宣、降、清、温、补、润、收七大法则。现在谈谈它们的临床运用和变化方法，谨供同志们参考，缺点错误一定不少，敬希批评指正。

一、宣

（1）涵义："宣"寓有宣散、宣发、宣通、宣畅、开宣、通宣、疏宽等意思。宣法是用宣散发表，疏宣肺气，宣通郁壅的法则治疗咳嗽的方法。亦含有前人所说："宣可决壅"之意。

（2）机制：肺窍清虚，喜宣通而恶壅塞。肺感于寒，邪搏于气，气壅不得宣发，故咳喘上气。《诸病源候论》说："肺主气……气得温则宣和，得寒则否涩，虚则气不足而为寒所迫，并聚上肺间，不得宣发，故令咳而短气也"。朱丹溪亦曾说："肺主皮毛，人之无病之时，荣卫周流，内气自皮肤腠理普达于外。一或风寒外束，则内气不得外达，便从中起，所以气升痰上，故咳嗽。宜用辛温辛凉之剂以发散风寒，则邪退正复而嗽止也"。李中梓也曾说："自表而入者，病在阳，宜辛温以散邪，则肺清而咳愈。大抵治表者，约不宜静，静则留连不解，变生他病。故忌寒凉收敛，如五脏生成篇所谓肺欲辛是也"。

另外，肝气不疏，情志不遂，气机久郁，可致肺气膹郁，不得宣畅，而胸闷胁胀，郁气上逆作咳。正如《内经》所言"诸气膹郁，皆属于肺"。亦须治以宣畅气机，以除郁壅而咳自止。

（3）宣法方药举例

①辛温宣化法：适用于治疗外感风寒，皮毛束闭，肺气不宣所致的咳嗽。常兼有：头痛、身痛、恶寒、发热、无汗、咳吐白痰、脉浮等症。常用的方剂如杏苏散：杏仁、苏叶、桔梗、枳壳、前胡、半夏、陈皮、茯苓、炙草。止嗽散：荆芥、白前、桔梗、甘草、百部、陈皮、紫菀、生姜。三拗汤：麻黄、杏仁、甘草、生姜。

②辛凉宣肺法：适用于感冒风温、风热，温邪袭肺，使肺气失宣所致的咳嗽，常兼有微恶风寒、发热、口渴、脉浮数等症，常用的方剂如桑菊饮：桑叶、菊花、薄荷、杏仁、桔梗、甘草、连翘、芦根。加减银

翘散：银花、连翘、桔梗、薄荷、芥穗、牛蒡子、浙贝、杏仁、豆豉、生甘草。

③宣郁理气法：适用于情志不遂，肝气郁滞，胸中气机不得宣畅影响到肺气失宣所致的咳嗽。症见咳嗽胸闷，脘胁痛胀，生气则加重，喜长吁，性急躁，脉弦等。常用方如加减疏气饮子：厚朴、苏梗、青皮、陈皮、大腹皮、瓜蒌皮、桔梗、枳壳、半夏、茯苓、香附、炙草。加减七气汤：厚朴、半夏、茯苓、白芍、紫苏、橘皮、杏仁、桔梗、地骨皮、桑皮、贝母、黄芩。

余如常用的疏肺、开肺、宽胸理肺、通宣理肺等也都属于"宣"的范畴，甚至吐涌、取嚏亦宣法也。不一一详举。

"宣"法最常用的药物一般有桔梗、荆芥、苏叶、马勃、防风、陈皮、前胡、麻黄、桂枝、细辛、银花、薄荷、牛蒡子、浙贝、射干、生姜、葱白、豆豉等。

二、降

（1）涵义："降"寓有下降、下顺、下气、下瘀、肃降、降火、降痰、降逆等意思。降法是用肃降下气、降气化咳、降火肃肺、肃降祛瘀等方药治疗咳嗽的方法。

（2）机制：肺主秋令，有肃降功能，喜清虚和降，苦气上逆。如《内经》说："肺苦气上逆，急食苦以泻之。""苦"即有降下之意。肺中如有逆气，痰浊、逆火、瘀血等阻滞气道脉络，导致肺失清肃，气逆不降而生咳嗽，治宜用降法。《心法附余》中曾说："肺为华盖，凡饥饱劳役、喜怒、忧恐，与夫饮醇醪，食厚味，则火升痰上而伤于肺，亦作咳嗽，宜降火豁痰之剂，则火降痰消而咳止也。"《诸病源候论》"久咳逆候"中说：夫气久逆不下，则变身面皆肿满，表里虚气往来乘之故也"。《仁斋直指方》说："江流滔滔、日夜无声、狂澜激石，不平则鸣。所以咳嗽者，痰塞胸脘、气逆不下，冲击而动肺耳"。《心法附余》说："肺主气，运行血液、周流一身……有升无降，为咳为喘"。

另外，用力过度，努责伤肺，或胸受跌打，可致肺部瘀血，气道瘀阻，肺失肃降而生咳嗽，治疗亦须肃降祛瘀之法。

（3）降法方药举例

①降气化痰法：适用于肺气膹郁，痰浊不降，肺失肃降而致的气逆咳喘诸证。常用方如苏子降气汤：苏子、厚朴、陈皮、半夏曲、前胡、沉香、当归、甘草、生姜。加味沉香降气汤：香附、陈皮、苏子、桑皮、砂仁、沉香、桔梗、莱菔子、炙草。

②豁痰肃降法：适用于咳嗽多痰，胸闷懒食，痰涎壅盛诸症。常用方如：三子养亲汤：炒苏子、炒白芥子、炒莱菔子。加味半瓜丸：半夏、瓜蒌仁、贝母、桔梗、枳壳、知母、杏仁、橘红、葶苈子。

③祛瘀肃肺法：适用于胸背扑跌损伤，瘀血内阻所致的咳嗽。这种咳嗽往往久咳不愈，夜间较多，胸背受伤部隐痛等。常用方如桃仁散：桃仁、桑皮、茯苓、橘络、紫苏梗、紫苏叶、槟榔。加味当归饮：大黄、当归、苏木、生地、赤芍、桔梗、贝母。

另如：通腑降痰，泻痰逐饮等，亦均属降法，不一一详举。

"降"法最常用的药物一般有苏子、杏仁、桃仁、旋覆花、白前、沉香、半夏、川贝、枇杷叶、瓜蒌、地骨皮、槟榔、莱菔子、青礞石等。

三、清

（1）涵义："清"寓有清凉、泄热、清燥、泻火的意思。清法即是用清泄肺热、清气化痰、清肺泻火、清燥救肺等方药治疗咳嗽的方法。亦兼有前人所言，"寒可胜热"、"泄可去闭"之意。

（2）机制：肺为娇脏，其性飔凉，畏热怕火，易被热邪所伤。如

《内经》所说："……在脏为肺，其性为凉、其德为清……"。故温热、火邪、燥热、暑热、痰热等邪气伤肺，肺体不清，肺失肃降而致咳嗽者，须用清法清泄肺热、清肃上焦去治疗。朱丹溪曾说："若夫气动火炎，久咳无痰，又当以清热润燥为先……世人徒知肺主皮毛，外感风寒为寒，殊不知传里郁久变为热也，况肺为华盖，而五脏六腑，火自内起，熏蒸焚灼，作咳嗽者，亦良多矣。"《医学入门》中说："新咳有痰者外感，随时解散无痰者便是火热，只宜清之。久咳有痰者，燥脾化痰；无痰者清金降火"。《嵩崖尊生书》说："肺金本清，虚则温，甘苦清之"。

(3) 清法方药举例

①清热化痰法：适用于肺热痰多的咳嗽。症见咳嗽，咽痛口渴，痰黄稠难出，便秘脉数等。常用方如清咽宁肺汤：桔梗、山栀、黄芩、桑皮、前胡、知母、贝母、生甘草。清肺汤：黄芩、桔梗、茯苓、桑皮、陈皮、贝母、天冬、栀子、杏仁、寸冬、生甘草、当归。清肺化痰汤：黄芩、山栀、桔梗、麦冬、桑皮、贝母、知母、瓜蒌仁、橘红、茯苓、甘草。

②清燥养肺法：适用于肺燥咳嗽。症见干咳少痰，咽干，咽痒，少津，甚或痰中有少量血丝，舌干唇燥等。常用方如桑杏汤：桑叶、杏仁、沙参、象贝、豆豉、栀子皮、生梨皮。四汁膏：雪梨汁、藕汁、生萝卜汁、生薄荷汁，加糖慢火熬膏。

③清泻肺火法：适用于火热咳嗽。症见咳嗽声高，痰黄黏稠，甚或味臭，口渴牙痛，唇裂鼻干，咽喉肿痛等。常用方如二母宁嗽汤：生石膏、知母、贝母、栀子、黄芩、瓜蒌、茯苓、陈皮、枳壳、生甘草。可去陈皮加玄参。清肺降火汤：陈皮、杏仁、桔梗、贝母、茯苓、黄芩、前胡、瓜蒌仁、生石膏、枳壳、生草，可把陈皮改为桑皮。石膏散：生石膏、炙甘草共为细末，冷开水送服9g。可酌加枇杷叶、贝母、桑皮、

桔梗、黄芩、栀子等。兼有大便秘结者，可重用瓜蒌，并把杏仁捣碎，同时加用生大黄、槟榔、元明粉等。

（4）清暑益肺法：适用于暑热伤肺，咳嗽气短，脉数烦热等症。常用方如加减洗肺散：天冬、麦冬、五味子、沙参、杏仁、桑皮、杷叶、六一散。加味玉露散：生石膏、滑石、寒水石、天花粉、生甘草、桑皮、杷叶、寸冬、竹叶、五味子、桔梗。清肺白虎汤：生石膏、知母、竹叶、党参、桑皮、地骨皮、桔梗、甘草、乌梅。

余如清化、清肺、清金、泻白，甚至通下泻火，清肺抑火等，亦属清法，不一一详举。

"清"法最常用的药物一般有桑皮、栀子、生石膏、寒水石、黄芩、知母、青黛、滑石、青果、桑叶、连翘、大青叶、板蓝根、山豆根、锦灯笼、芦根等。

四、温

（1）涵义："温"寓有温肺、温化、温中、温纳等意思。用温肺化痰，温肺理气，温阳化饮，温中化痰，温肾纳气等方药治疗咳嗽的方法，即称温法。前人亦有"热可去寒"之剂。

（2）机制：肺性本凉，易受寒邪侵袭，形寒饮冷皆可伤肺而致咳嗽。脾肺阳虚，痰饮不化，水饮犯肺亦可导致咳嗽，肾阳不振，也可使肺中寒冷，肾不纳气，致肺气逆上而不降，均可发生咳嗽。这均须用温法治疗。《素问·至真要大论篇》说："劳者温之"、"寒者热之"。《外台秘要》说："冷嗽者，年衰力弱，体气虚微，如复寝食伤冷，故成冷嗽。此亦但将息以温，兼进温药，则当平复"。《医心方》中说："若有本性非热，遇诸冷缘而得嗽，触冷便发，遇热即可，此是冷嗽也"。《痰火颛门》说："大抵咳证只宜温平，肺号娇容，药味少凉即寒，稍燥即热，治咳方禁用辛燥，学者不可不知"。《医说》说："寒嗽痰薄，宜服热药"。《杂病广要》引《治病治法密方》说："伤冷咳嗽，身不憎寒发热，得之脾胃受寒，传入于肺，逐成寒嗽，嗽甚则吐白沫而多呕。此当先用温药，温其脾胃……"。肾阳虚者，也可使肺中寒冷，肾不纳气，肺气不降，水饮上犯而咳嗽，治宜温肾纳气，温阳化饮之法。

(3) 温法方药举例

①温肺化痰法：适用于肺寒咳嗽，吐痰白稀或凉。常用方如：温肺汤：干姜、半夏、杏仁、陈皮、甘草、细辛、阿胶、生姜、大枣。八味款冬花散：桑皮、苏叶、麻黄、冬花、紫菀、五味子、杏仁、炙甘草。苏子汤：苏子、干姜、半夏、桂心、人参、橘皮、茯苓、甘草等。

②温肺行气法：适用于肺寒，气机不畅而咳嗽上气，胸膈不利。选方如加减三奇汤：陈皮、桔梗、青皮、紫苏、半夏、杏仁、枳壳、厚朴、干姜、沉香。九宝饮：陈皮、杏仁、麻黄、桂枝、桑皮、薄荷、苏叶、大腹皮、甘草，酌加旋覆花、苏子等。

③温中化痰法：适用于形寒饮冷，脾肺俱寒，咳嗽吐凉痰稀涎。常用方如：半夏温肺汤：半夏、茯苓、细辛、干姜、桂心、桔梗、陈皮、旋覆花、党参、白术、甘草。加味理中汤：党参、白术、干姜、甘草、茯苓、半夏、陈皮、细辛、五味子、款冬花等。

④温肾纳气法：适用于肾虚寒不能温阳化气，寒邪上犯，肾虚不能纳气而产生的咳嗽气喘。症见吸气不能深纳丹田，呼气较易，吸气较难，夜间咳喘加重，腰膝畏冷，面色发黑等症。常用方例如金匮肾气丸：熟地、山萸、山药、茯苓、泽泻、丹皮、肉桂、附子，可加五味子。加味补肺汤：熟地、肉桂、人参、蜜炙桑皮、紫菀、黄芪、五味子。黑锡丹等。

余如温脾安肺、温肾化饮、温肾益气等法，亦均属于温法，不一一详举。

"温"法最常用的药物一般有白芥子、干姜、紫菀、冬花、桂心、白蔻衣、百部、薤白等。

五、补

（1）涵义："补"就是补法。用补肺补气、健脾益气、补肾纳气等方药治疗咳嗽，就是本篇所谈的补法。但前人有"肺无补法"之说。意思是告诫后人，治疗咳嗽不可骤然用补法。所以补法主要用于久咳肺虚，确无实邪之证。

（2）机制：《素问·至真要大论篇》说："衰者补之"。《诸病源候论》说："久咳嗽者，是肺极虚故也，肺既极虚，气还乘之，故连年积月久不瘥"。张景岳说："外感之嗽，可温可散，其治易。内伤之嗽，宜补，宜和，其治难"。《锦囊秘录》说："如久咳脉涩，或虽洪大，按之不鼓属肺虚。宜五味、款冬、紫菀、兜铃之类，敛而补之"。肺虚又多与肾虚脾虚兼见，更有阳虚、阴虚之分。所以运用补法又须与"虚劳"、"痨瘵"的治法，相互参照。但是《沈氏尊生书》中又曾说："有久咳经年，百药不效，余无他证，与劳嗽异者"。可见补法的应用比较复杂，难度较大，用时必须详细辨证，多方参考，方为全面。

（3）补法方药举例

①培补肺气法：适用于肺气虚的咳嗽。症见面白，气短，咳声低，言少气低，神疲，脉虚等。方如：补肺汤：党参、黄芪、紫菀、五味子、熟地、桑皮、蜜少许。黄芪汤：黄芪、白芍、麦冬、五味子、前胡、党参、细辛、当归、茯苓、半夏、大枣、生姜等。

②补阴保肺法：适用于肺阴虚咳嗽。症见潮热少痰，盗汗，颧红，夜间咽干口渴，声哑，痰中带血，脉细数等。选方如：加味生脉地黄汤：人参、麦冬、五味子、熟地、山药、山萸、茯苓、丹皮、泽泻、冬虫夏草、蜜紫菀。宁嗽膏：天冬、白术、茯苓、百合、款冬花、百部、杏仁、贝母、紫菀、阿胶、饴糖、蜂蜜，熬为膏剂。

③补肾益肺法：适用于肾阴虚损而致咳嗽咽干，五心烦热，盗汗，干咳少痰，下午颧红，腰酸腿软，梦遗滑精，尺脉弱等症。加减地黄汤：生熟地、山药、山萸、麦冬、川贝、茯苓、炙草、丹皮、枸杞子、五味子、知母、地骨皮。加减紫菀汤：紫菀、前胡、麦冬、天冬、桔梗、知母、百合、甘草、杏仁、生熟地、女贞子、阿胶等。

④补脾益肺法：适用于脾肺俱虚，咳嗽食少，短气虚怯，四肢懒倦。方如加味人参黄芪汤：人参、黄芪、白术、陈皮、茯苓、炙草、当归、五味子、麦冬、紫菀、款冬花。加味白术汤：党参、白术、橘红、半夏、茯苓、贝母、炙草、前胡、附片、神曲等。

余如常说的益气养肺、生津保肺、培土生金等，亦皆属补法，不多举。收敛肺气之法，也寓有一定的补意，请参看"收"法。

补法最常用的药物一般有黄芪、党参、人参、白术、山药、冬虫夏草、蛤蚧、石钟乳、甘草、太子参等。并可参看润法、收法的一些药品。

六、润

（1）涵义："润"寓有濡润、润养、润燥、滋润的意思。润法是运用甘凉清润，润燥养肺，清金润燥，滋阴养肺，清燥润肺、生津润肺等方药治疗咳嗽的方法。前人有"湿可去枯"之剂，湿即有润的意思。

（2）机制：《内经》说："燥者润之"、"燥者濡之"，濡亦即润的意思。肺属秋金，其性本燥，燥邪最易伤肺。秋季初凉，空气干燥，秋风肃杀，易伤皮毛，感之受病，多为凉燥。若时值燥令，秋阳暴烈，久晴无雨，尘埃飞腾，感之受病，多为温燥。久病，大病伤耗津液，或房劳耗精，或久服金石热性补药而致血燥，皆为内燥。燥邪伤肺而生咳嗽，须用生津养阴的药品，滋濡津液，润养肺阴，以除燥邪。《医宗必读》中说："自内而生者，病在阴，宜甘以壮水、润以养金，则肺宁而咳愈"。《医门法律》咳嗽论中说："……乃致肺金日就干燥，火入莫御，咳无止息，此时亟生其津，亟养其血，亟补其精水，犹可为也"。《杂病源流犀烛》中说："故夜咳必用知母，切忌生姜，以其辛散，恐复伤阴也。古人多以六味地黄丸加知、柏、天冬、贝母、橘红治之，所以滋化源也"。运用润法必须按照"治病必求其本"的要求，进行辨证论治，不要只考虑用润肺剂治咳，而是要用整体观念去全面考虑。正如喻嘉言所说："凡治燥病，不深达治燥之旨，但用润剂润燥，虽不重伤，亦误时日，只名粗工，所当戒也"。此虽指治燥病而言，用润法治咳者，亦当深思。

（3）润法方药举例

①甘凉滋润法：适用于温燥咳嗽，气喘咽痒，痰少难出，口渴，声嘎，脉细而数，常用方如：清燥救肺汤：桑叶、生石膏、甘草、麻仁、阿胶、党参、麦冬、天冬、杏仁、杷叶。加减安嗽汤：天冬、麦冬、阿胶、黄芩、杏仁、五味子、生草、川贝、桑皮、梨皮、花粉、蜜杷叶等。

②养阴润肺法：适用于肺燥阴虚，津液不布所致的咳嗽。症见声哑、干咳、盗汗、口渴饮水不解渴，甚或咯少量血丝，口鼻干，皮肤干燥，脉涩等。常用方如紫菀散：蜜紫菀、阿胶、白人参、麦冬、川贝、甘草、茯苓、桔梗、五味子，可加玄参、地骨皮。二冬膏：天冬、麦冬、蜂蜜等，熬膏服用。

③甘寒生津法：适用于热病以后，热伤肺胃阴分而致的咳嗽少痰，口渴引饮，唇舌干燥，舌红瘦，苔剥脱，食少便燥，消瘦，四肢倦怠，饭后迟消，脉细数等证。方如沙参麦冬汤：沙参、麦冬、玉竹、生草、桑叶、生扁豆、花粉。玄霜雪梨膏：雪梨汁、藕汁、生地汁、麦冬汁、生萝卜汁、茅根汁，煎炼适度加入白蜜、柿霜收膏，再用姜汁少许。

余如滋肾以润肺，润肠以降气，养血润燥，滋阴清化等，均属润法，不一一详举。

"润"法最常用的药物一般有麦冬、沙参、阿胶、蜂蜜、天冬、梨、梨皮、生地、玄参、杏仁泥、藕、柿饼、柿霜等。

七、收

（1）涵义："收"寓有收敛、收涩、合敛、敛肺、敛气等意思。收法是用收肺敛气，合敛益肺，敛补肺气，敛阴清气等方药治疗咳嗽的方法。但因收法也有补的意思，故只可用于久咳，肺中确无实邪者。

（2）机制：《内经》说："肺欲收，急食酸以收之，以酸补之，以辛泄之"。《嵩崖尊生书》中说："肺喜清敛，以酸收之，以酸补之"。久咳则肺张叶举，肺气浮散，治宜收敛肺气，使肺合降。《古今医统》中说："凡治咳嗽，当先各因其病根，伐去邪气，而后以乌梅、诃子、五味子、罂粟壳、款冬花之类，其性燥涩，有收敛劫夺之功，亦在所必用，可一服而愈，慎毋越其先后之权衡也"。《病机汇论》说："敛者，谓收敛肺气也。散者，谓解散实邪也。宜散而敛，则寒邪一时敛住，为害非轻；宜敛而散，则肺气弱，一时发散，走泄正气，害亦匪一。"故须注意，凡外感咳嗽及有实邪者，决勿使用，千万记住。正如《医门法律》所说："凡邪盛，咳频，断不可用劫涩药。咳久邪衰，其势不脱，方可涩之。误则伤肺，必至咳无休止，坐以待毙，医之罪也"。

（3）收法方药举例

①敛肺化痰法：适用于咳嗽日久，声哑失音，痰少气逆，方如润肺丸：诃子肉、五倍子、五味子，甘草蜜丸噙化。加减人参冬花散：诃子、人参、冬花、贝母、乌梅等。

②收肺敛气法：适用于久咳不止，肺张叶举，肺气浮散呛咳气短之症。方如九味散：党参、冬花、桔梗、桑皮、五味子、阿胶、贝母、乌梅、罂粟壳、姜、枣。加味诃黎勒丸：诃子、海蛤粉、蒌仁、青黛、杏

仁、香附、马兜铃、百合、乌梅、五味子。

余如收合肺气，合肺敛气，收涩敛肺，收气润养等，均属收法，不一一列举。

"收"法最常用的药物一般有五味子、乌梅、罂粟壳、百合、马兜铃、诃子、五倍子、白及、白果、白蔹等。

以上七大法则，必须根据病人的具体情况，按照辨证论治的法则去灵活运用，不可乱用。如果当"宣"反"润"，可致咳嗽久久难愈，痰腻难出，胸闷少食。如果当"收"反"宣"，可致咽燥干咳，甚或咳血失音……这是要求注意辨证论治不可乱用的一个方面，另一方面根据病情需要，又常把两个或两个以上的法则，合并起来使用。例如：宣降合用，润收合用，清中加润，补而兼收，宣、降加清、润、补佐收等，并且还可以酌情需要而调整用量的轻重，例如在组织药方时可用七分宣三分降，三分润七分收，四温六补，八补二收，五宣二降三清，三清五润二降……这样，七大法则又可以变化出许多法则，以应疾病的变化。正如前人经验所谈："病有千端，法有万变，圆机活法，存乎其人"。

【验案举例】

（1）赵某某，女，20岁。初诊日期：1976年6月15日。

数年来咳嗽，渐渐咳喘并作，发作时不能安睡。每年5、6、7三个月都连续发作，秋季渐凉爽时，则渐好转，至冬季则平稳而不咳喘。但次年热季又发作。咳喘时心悸，吐黏痰，不能平卧，喉有痰鸣声，难以入睡，痰难咯出，胸闷、胸痛，痰多时则色白，痰少时则色黄。二便尚调。舌苔白，脉滑略数。

辨证：四诊合参知初病时未及时宣肺，致肺邪久郁而渐化热（年青阳气盛也易化热），肺中郁热，肃降失职而发咳喘。肺为娇脏，热季则内外合邪而致咳喘加重。

治法：清宣肺热，降气化痰。

处方：生麻黄9g，杏仁9g，全瓜蒌25g，桔梗6g，旋覆花10g（布包），化橘红10g，葶苈子10g，炒苏子10g，桑白皮10g，生石膏20g（先煎），水煎服。5剂。

二诊（6月21日）上方进第1剂后，即症状减轻，第2剂后则能安睡。服完药，咳嗽气喘已基本消除，再来求治以除病根。舌苔基本正常，脉象略滑。上方去生石膏，加知母6g，川贝母6g。再投5剂。

3周后追访，已上班工作，咳喘未再作。嘱服二母宁嗽丸，1日2次，1次1丸，温开水送服。共服2周，以防再发。

又两周后追访，已停药，正常上班，咳喘未作。

按：本病初病时未及时用宣法宣散肺邪，致肺久郁化热，而成肺热咳喘。故用清法以除热，宣法以散邪，又兼用降气化痰以肃肺故很快治愈。方中以麻黄、桔梗宣肺散邪，以杏仁、瓜蒌降气化痰，生石膏、桑白皮清肺热，旋覆花降气善治黏痰如胶，炒苏子、化橘红降气化痰兼能和胃以治生痰之源。再用葶苈子消痰下气，使肺得宣通肃降，气顺痰消，则咳喘自止。

此即清、宣、降合用之例。

（2）赵某某，女，42岁。初诊日期1967年1月7日。

自昨天发热咳嗽，周身疼痛，体温39.2℃，头痛，无汗，咳吐白痰，右胁痛。舌苔薄白，脉象浮滑数。查血白细胞计数 $26 \times 10^9/L$。X线胸片：右下肺阴影。

辨证：内有伏火，风寒外袭，皮毛束闭，肺气失宣，发为外感咳嗽。西医诊断：大叶性肺炎。

治法：解表宣肺，清肃肺热。

处方：生麻黄10g，杏仁10g，生石膏45g（先煎），生甘草4.5g，薄荷9g（后下），荆芥9g，银花10g，连翘10g，黄芩9g，豆豉6g，鲜芦根25g。水煎服。2剂。

二诊（1月9日）：药后热已退，尚咳，吐锈色痰，尿黄，右胁痛。舌苔薄白，脉略数。病已减轻，再守前方加减。上方减薄荷为 6g（后下），去荆芥，加竹叶 6g。再两剂。

此后，诸症渐除，又投上方 4 剂（薄荷减为 3g）。16 日 X 线胸透，右肺阴影消失，17 日痊愈出院。

按：此为宣清合用之例。方中以生麻黄、薄荷、荆芥、豆豉、银花，辛温辛凉同用以解表宣肺，生石膏（重用）、黄芩、连翘、鲜芦根清肃肺热，杏仁降气化痰，生甘草和百药。因怕重用生石膏而影响麻黄解散之力，故特加薄荷 9g、豆豉 6g，以助发散解表透热外出之力。兼之荆芥解表治头痛；银花轻清芳透，故两剂即解表退热。以后减轻薄荷，去掉荆芥，加竹叶引心肺之热下行，杏仁、黄芩、连翘兼有苦降之力。由于解表宣肺之力全，透邪外出之效捷，故肺中阴影很快消除，不但热退咳止，而且肺炎亦全消。共服药 10 剂而痊愈，可见中医学治法之精妙。

燮枢汤治疗慢性肝胆病

多年来，笔者在治疗慢性肝胆病的过程中，逐渐体会到中医治疗肝胆病，不是专从肝胆治，而是从整体观出发，根据五脏六腑相关等理论去进行辨证论治。据此笔者自拟一方，定名"燮枢汤"。在这个药方的基础上，再按照辨证论治的要求，随证加减变化，经过多年应用，疗效较为满意。今不揣浅陋，介绍如下。

一、药方组成

北柴胡9~15g，炒黄芩9~12g，炒川楝子9~12g，制半夏10~12g，草红花9~10g，白蒺藜9~12g，皂角刺3~6g，片姜黄9g，刘寄奴（或茜草）9~10g，焦四仙各10g，炒莱菔子10g，泽泻9~15g。每日1剂，分2次服（白天与睡前各1次）。

二、主治范围

凡较长期间具有右胁隐痛或两胁均痛，脘闷迟消，腹部胀满，食思缺乏，胁下痞块（肝或脾大），倦怠乏力，小便发黄，大便欠爽或溏软，舌质红或有瘀斑，舌苔白或黄，脉象弦或弦滑或兼数等症状的肝胃失和、肝郁克脾、肝肺气郁、中焦湿阻、肝病累肾、肝热扰心、久病血瘀诸证，均可使用。这些证候包括西医诊断的迁延性肝炎、慢性肝炎、早期肝硬化、慢性胆囊炎、慢性胆道感染等疾病出现上述症状者。对临床症状不太明显，肝或稍大或不大而肝功能化验较长期不正常，或有时腹胀或消化稍慢，脉带弦意（尤其是左手）或右脉滑中寓弦，舌质或正常或略红，舌苔或薄白或微黄者，亦可使用。具有前述症状，而西医诊断不是肝胆病者，亦可使用。主要按中医辨证论治加减变化。

三、加减变化

中湿不化，脘闷少食、舌苔白厚（或腻）者加苍术6~9g，草豆蔻6~10g。气血阻滞，胁痛明显者加玄胡9g、枳壳10g、制乳没各5g等。如果血瘀明显，胁痛处固定，或兼月经量少有块者，可改加茜草12~20g，乌贼骨6~9g，桂枝6~10g。胃纳不佳，食欲不振、饮食少进者加生谷芽10~12g，陈皮10~12g。肝热扰心，心悸、失眠、多梦、健忘者加珍珠母30g（先煎），远志、天竺黄各9~10g，栀子仁3g（热象轻者可改夜交藤 15~20g）。血络瘀郁，面或胸颈等处有血丝缕缕（蜘蛛痣）者加茜草 10~15g，乌贼骨 6~9g，丝瓜络 10g。午后低热者，加生白芍 12g，银柴胡 10g，青蒿 15g。肝胆热盛，口苦、尿黄、目红者加栀子 6~10g，胆草 3g。胁下痞块，肝脾肿大明显者加炙鳖甲 15~30g（先煎），生牡蛎 20~30g（先煎），射干 10g，莪术、三棱各 3~6g，玄参 12~20g等。肝病累肾，脾湿不化而腹部坠胀，小便短少，有轻度腹水者加大腹皮 12~15g，茯苓、冬瓜皮各 30~40g，水红花子 10~12g（猪苓 20g、泽兰 15g 可代用），车前子 12~20g（布包），泽泻可改为 30g。每遇情志不遂即各症加重者，加香附 10g，合欢花 6g。肝胆郁滞，疏泄不佳，胃失和降而呕逆便秘、上腹及胁部疼痛、舌苔不化者，加生赭石 30g（先煎）、旋覆花 10g（布包）、生大黄 3~5g、生甘草 3g、炒五灵脂 9g。兼有胆结石者，加金钱草 30g，郁金、炒鸡内金各 10g。肝功能化验较长时间不正常（尤其是谷丙转氨酶增高者）可同时加服五芦散（五味子 95g，芦荟 1.5~2.5g，共为细末，每服 3g，1 日 2 次，温开水送下，或随汤药服用）。大便经常干燥，肝病久久不愈，或目赤涩，或月经闭止者，可酌加芦荟末 0.3g 左右，装胶囊，随汤药服，此药可引药力入肝。腹部喜暖，见凉隐痛者减黄芩为 6g，去川楝子。饮食正常者可去莱菔子、焦四仙，只用焦神曲。口渴明显者去半夏。女子月经不潮或经水量少者，可去刘寄奴，改茜草 15~30g。药后胁痛反而加重者，可去皂刺，减少片姜黄用量，以后再渐渐加入。

四、组方原理

肝藏血，主谋虑，胆主决断，二者相表里，一身上下，其气无所不乘。清·沈金鳌说："肝和则生气发育万物，为诸脏之生化，若衰与亢则能为诸脏之残贼"。其性条达而不可郁，其气偏于急而易怒，其病多为气郁而逆，气逆则三焦受病，又必侵乎及脾。然虽郁但不可用攻伐，

医理临床体验

应遵《内经》以辛散之，以辛补之之旨。肝经郁热之实，又常因肝血之虚，亦须遵《内经》酸收、甘缓之旨。综合来看，前人治疗肝胆病，常以条达疏解、散清养潜为其主要治则。本方结合前人经验，参以己见，以柴胡苦平入肝胆，条达疏发，畅郁阳而化滞阴，解心腹肠胃间结气，推陈致新。黄芩苦寒入肝胆，降泄清热，治自里达外之热，尤其是协柴胡更可以清气分郁结之热，二药相配，柴胡升清阳，黄芩降浊阴，能调转燮理阴阳升降之枢机，而用为主药。以半夏辛温散降中焦逆气而和胃健脾。白蒺藜苦辛而温，宣肺之滞，疏肝之郁，下气行血。二药辛温入肝，又寓有《内经》肝欲散、急食辛以散之之意。川楝子苦寒入肝，炒则寒性减，能清肝热行肝气而治胁痛、脘腹痛。红花辛温，活血通经，并能和血调血，主气血不和。四药为辅药。以片姜黄辛苦性温，行血中气滞，治心腹结积，痞满胀痛。皂刺辛温，开结行滞，化痰消瘀，破坚除积。刘寄奴苦温兼辛，破瘀消积，行血散肿，治心腹痛，消散肥气、息贲、痞块，炒莱菔子辛甘性平，理气消胀，配焦四仙（焦神曲、焦麦芽、焦山楂、焦槟榔），共助消化而除胀满迟消，运中焦而健脾胃。是为佐药。以泽泻入肝肾，能行在下之水使之随泽气而上升，复使在上之水随气通调而下泻，能降泄肝肾二经水湿火热之邪而助阴阳升降之机，用为使药。本方中又涵有几个药组，一是柴芩合用有调肝转枢之效；一是白蒺藜、红花、皂刺三药相配，则有宣畅肺气、疏达肝气，通行胸胁胠肋之间，行瘀散结之能，尤其是对久病者，三药合用能深达病所，斡旋枢机；一是川楝子、片姜黄、刘寄奴（或茜草）三药同用，既苦泄肝气之郁，又理血中气滞，而治心腹胁痛；结合皂刺、红花、白蒺藜3药，又对消散痞块有帮助；一是半夏、焦四仙（或三仙）合用，和中运脾以健中焦，寓有"见肝之病，当先实脾"之意。方中入血分的药物比重较大，是针对"病久入血"而设，以求推陈致新，新血生则气化旺，气化旺盛则康复之力增强。总之此方既着重于调转枢机，又照顾到肝主藏血和病久入血等特点，故暂名为"燮枢汤"。

五、验案举隅

（1）黄某某，男，41岁，干部。初诊日期：1972年7月14日。

病史及现症：1962年患无黄疸型急性传染性肝炎，经北京某医院中西医治疗2年多，肝功能正常而上班。1969年突发上消化道出血，经输血等治愈。1970年又出现肝炎症状，经北京某医院化验肝功能不正常，诊断为迁延性肝炎，经用中西药治疗1年多，症状不减，肝功化验越来越不好，面部及手背出现蜘蛛痣，肝脏摸不到，诊断为早期肝硬化，经治无效而转来找院诊治。现症右胁疼痛，不思饮食，倦怠乏力，形体瘦弱，面色晦暗，面部鼻头有血丝缕缕（蜘蛛痣），手掌发红，严重失眠，腹胀迟消，大便溏软。肝功能化验：麝絮（＋＋＋＋），麝浊＞20U，转氨酶600U/L。澳抗弱阳性。舌质略红、舌苔厚实微黄、中有剥脱。脉象滑数，左手略有弦象。

辨证：肝郁犯胃，中湿不化，心神不宁。治法：调肝和胃，佐以安神，用燮枢汤加减。

处方：柴胡12g，黄芩12g，炒川楝子9g，皂刺6g，白蒺藜12g，茜草12g，草决明9g，焦四仙各9g，香谷芽9g，青陈皮各9g，草豆蔻9g，珍珠母30g（先煎）。6剂。

二诊、三诊：诸症略有减轻，均以上方加减。

8月11日四诊：右胸胁痛已有间断，食纳渐增，大便仍软，有头重腿沉之感。舌苔已化薄尚略黄，剥脱处已见新生之薄苔，脉同前。再守上方出入：柴胡12g，黄芩9g，白蒺藜12g，红花9g，刘寄奴9g，桃仁9g，当归6g，赤白芍各15g，川断15g，茜草9g，栀子6g，焦神曲12g，草豆蔻9g，芦荟末0.3g（装胶囊分2次随汤药服）。6剂。

此后均以此方随证加减。1973年还加服"五芦散"2料（每料服约半月）。口腔有溃疡时，曾加生石膏、连翘、玄参等。腰腿痛时，曾加独活、威灵仙、附片等。以燮枢汤加减，服至1973年5月下旬，不但诸症消退，人已渐壮实，肝功能化验亦完全恢复正常。1974年1月试作半日工作。以后到几个医院多次检查肝功能均正常，于12月上班正常工作。

1975年秋、1976年夏2次追访，身体很好，正常工作。1981年6月追访：七八年来，一直上正常班，并且常到基层工作，均能胜任，并且自从服药以后，多年的关节炎也未发作。面色红润，身体健壮。1983年3月追访：一直正常工作，未发作过肝胆病。1988年2月追访：身体健壮，全日正常工作。

（2）谷某某，男55岁，干部，初诊日期1975年3月8日。

病史及现症：今年2月，出国前检查身体，发现肝炎。转氨酶151U/L，右胁不适，脘闷，心情紧张。于3月2日来我院门诊治疗。自诉右胁疼痛，脘部憋闷，痞塞，两耳发堵，夜间尿频，4～5次/夜，气短，倦怠乏力，大便溏软，食纳不香。肝功能化验3项均不正常，麝浊升到12U，经某某医院诊断为迁延性肝炎。舌苔白厚，舌质略红，脉象弦滑，肝可触到。

辨证：据其肝可触到，身体略胖，胁痛脉弦，知为肝郁，木来乘土，土木失和，中运不佳，故见脘部憋闷，痞塞，气短乏力，便溏少食，舌苔白厚，脉见滑象，久病入血，故舌质略红，胁痛比较固定。子盗母气，肾气不足，故见两耳不聪，夜尿频数。综观脉症，知为肝郁犯胃，病久入络，兼有肾气不足之证。

治法：调肝和胃，活络益肾。用燮枢汤加减。

处方：柴胡10g，黄芩10g，炒川楝子12g，皂刺5g，红花10g，白

64

蒺藜 9g，赤白芍各 9g，茯苓 12g，泽泻 9g，桑寄生 15g，玄参 12g，水
煎服 3 剂。

上方连进 20 多剂，胸脘憋闷减轻，食纳增加，大便已成形，右胁
疼痛已止，左耳尚感发堵，夜尿仍频。胁背部近日又起缠腰龙（带状疱
疹）。舌苔渐退，脉仍弦。上方加龙胆草 6g，刘寄奴 9g。连翘败毒丸 5
袋，每次服 1/3 袋，1 日 2 次。又进 24 剂，除右胁尚感疼痛外，余症均
消失，缠腰龙亦痊愈。仍投前方去龙胆草、白芍，加焦三仙各 9g。6 月
2 日来诊，除肝区微有隐痛外，无其他症状，5 月底查肝功能，3 项均
正常。此后，因在就近医院换服肝炎研究组的专方专药，前述症状又都
明显，连查几次肝功均又不正常。并且肝脏较硬，医院大夫暗告家属，
此病为早期肝硬化，因此不顾路远和就诊困难，又来我院治疗。当时还
兼见手心微热，夜尿频数，脉细而弦滑数，舌苔白厚而腻。仍在前方基
础上随证选加川断、苍术、半夏、藿香、佩兰、覆盆子、狗脊等，每次
选加二三味。每周服 6 剂，连服 60 多剂后，不但前述各症状均已消除，
而且肝功也连查 3 次（每月 1 次）皆为正常。以后渐改为隔日 1 剂、隔
2 日 1 剂，因肝稍大，也曾加用过莪术 3~5g、五灵脂 9g、生牡蛎 20~
30g，以助消积散结。此后即能上班工作。1980 年即改服丸药，坚持
长期服用。丸药方如下：柴胡 40g，黄芩 40g，皂刺 20g，白蒺藜 40g，
红花 36g，苍术 36g，茯苓 80g，苏梗 40g，焦四仙各 40g，檀香 25g，
片姜黄 36g，川断 40g，半夏 40g，泽泻 40g，佩兰 30g，藿香 30g 共为
细末，炼蜜为丸，每丸重 9g，每次服 1~2 丸，1 日 2 次，温开水
送服。

1984 年 3 月追访：服丸药 3 料，即完全停药。现虽已退休，身体却
一直健壮，精神佳良，面色光润，饮食正常。1986 年 8 月追访：身体
十分健壮，肝病未再复发。

六、体会

（1）要从整体观出发。中医治疗西医诊断的肝胆疾病，不能专去治肝胆。要从整体观出发，运用辨证论治的理论，谨察五脏六腑气血经络，阴阳失调之所在而进行调治。如果经中医辨证，确诊为肝胆病证者，要根据主证进行论治，兼调他脏。总之，要从整体观出发，不可孤立地专治肝胆。

（2）燮枢汤要随证加减，灵活运用。从这两个病例可以看出，西医诊断都是迁延性肝炎，早期肝硬化。中医辨证也都是肝郁犯胃，治法都是调肝和胃，都选用的燮枢汤加减。但从体质、兼证来看各有不同，故药物加减，又各有不同。例如第1例，体瘦，血分证较多，所以加用了茜草、桃仁、当归，去掉了半夏、炒莱菔子、泽泻。第2例则体较胖，舌苔白厚而腻，中焦湿盛，故加用了苍术、茯苓、藿香、佩兰，未去掉半夏、炒莱菔子、泽泻。第1例因有腰痛、腿痛，也兼顾了肾，加用药为川断、独活、威灵仙、附片之类。第2例因有夜尿频数，也兼顾了肾，加用的药物却为川断、桑寄生、覆盆子、金狗脊。第1例也曾加用了调中除湿药，如谷芽、草蔻、陈皮。第2例因痰浊较盛故除湿药除用半夏外，还加了化橘红、厚朴、苍术，并重用茯苓。第1例兼有心胃热象，故加用了生石膏、连翘、栀子、芦荟等。第2例则因肝稍大、略硬，故曾加用莪术3～5g、生牡蛎20～30g、五灵脂9g，以加强活瘀、软坚、消积散结之力。第1例因转氨酶高且长期不下降，故配合使用了五芦散。第2例则未用。

总之，运用中药方剂，要因人、因证而异，要随证加减，不可拘泥呆滞、刻板硬套，要按照辨证论治的原则去灵活运用，方能切中病情，提高疗效。

心痹的辨证论治

中医学中的心痹病，从其古今文献论述和临床医疗实践来看，它可以包括西医学中的冠心病、心包炎、心肌炎、心绞痛、急性心肌梗死、陈旧性心肌梗死、风湿性心脏病以及一些心脑相关的病症等等。近些年来，笔者治疗上述西医学中的病症，常运用中医学诊治心痹的理法，多能取得满意效果。今结合有效病例，谈谈心痹的辨证论治体会，敬希同道指正。

一、病名涵义

中医学中的"心"，包括两种涵义：一是血肉之心，它"如未开莲花"；一是神明之心，为"君主之官，神明出焉"。"痹"是因风寒湿痰、忧思烦恼等邪气侵袭，致使经络气血闭阻，流行失畅而产生疾病。"心痹"即心受邪侵，致血脉、经络、脏腑、气血闭阻，不得宣行而发生的以心胸闷痛为主要证候的疾病。如华佗所说："痹者闭也"。再如王冰注释《内经》心痹时说："痹，脏气不宣行也"。

可见凡是因为心气不宣，血脉不通畅，经络闭阻而致胸闷气喘，厥气心痛，心烦心跳，嗌干善噫、脘腹胀满、心痛引背、或痛串左臂内侧。心脉沉弦或紧，或坚或涩者，即为心痹。现代检查，可有心电图不正常。

二、心痹与胸痹的异同

心痹与胸痹，均为经络、血脉、气血闭而不通所产生的疾病，并且都可发生心痛的症状，所以说心痹与胸痹的病因病机、症状特点均有相同之处。但胸痹主指胸中气血闭阻，经络、血脉不畅通而致的疾病，故胸痹轻者，仅有胸部气塞之证，重者才发生疼痛。胸中有肺也有心，肺主气，心主血，故胸痹重时，不但可产生疼痛，而且也产生"喘息咳唾，胸背痛，短气"等肺的病症。据此来看，胸痹比心痹所病涉的范围更广泛、更复杂，胸痹可以包括心痹，心痹不能包括胸痹，这又是心痹与胸痹不同之处。但再深入分析其证候，胸痹中有"胸痹心中痞气"、"胁下逆抢心"、"诸逆心悬痛"等；心痹中有"暴上气而喘"、"心痛引背"、"动作痛益甚，色不变，肺心痛也"等等心肺相关联的证候，并且二者的心痛严重者，均可发生真心痛这种旦发夕死的危证。据此又不难看出心痹与胸痹密切相关，不好截然分开，实属同中有异、异中有同之病。从而我们可以体会到，《内经》中，虽然谈到了心痹、心痛、厥心痛、真心痛、胸痹等有关心痛的病证。但至汉代张仲景先师根据临床实践，密切结合内、难诸经，才又提出了胸痹心痛的专篇论述，并且指出了治疗方药和辨证论治、随证加减的理法，是中医学的一大进步，对后世中医学的发展，具有极大的影响和指导、推动作用。这些理、法、方、药，直到今天，仍可收到立竿见影的良好效果。张仲景先生不愧为医中之圣。

三、病因病机

导致发生心痹的因素很多，无论内伤七情外感六淫，脏腑诸病的传变转化等，都可发生心痹，但概括起来，心痹的病因病机，最多见的可有以下几种。

（1）气血虚弱，心阳不振年老体弱，气血不足，血不荣心，心脉血少，心阳不振，少阴气逆，阳虚阴厥而发心痛。心为阳中之阳，居于胸中，犹如离照当空，天朗气爽，阳气敷化，气血宣畅，则体壮无病。

若心虚阳气不足，心阳不振，则如云雾阴霾，气血不得宣畅，血脉受阻，脉不通而心痹心痛。其痛有的波及咽喉之处。一般说，正气虚弱时，邪气常来乘之，故须结合以下诸种因素，综合分析。

（2）寒邪乘心，血脉不通：寒性凝涩，寒邪伤人，可使气血涩滞，血脉不通畅，心主血脉，不通则痛。正如《素问·痹论篇》中说："心痹者，脉不通"；《诸病源候论》中说："心痛者，风冷邪气乘于心也"。

（3）忧思伤心，气血郁滞：中医学所说的神明之心与血肉之心，密切相联，分而言之可为二，合而言之则一。心主神明，过于悲忧、长久思虑则伤神，神伤则心虚，虚则邪易干之，致气血郁滞而发心痹。如《素问·痹论篇》中说："淫气忧思，痹聚于心"；还说："心痹者……厥气上则恐"。证之于临床，确有不少人因过喜、过忧、过悲而发生心脏病。还有的心脏病人，因过喜、过忧、过悲而猝死。

（4）痰浊积滞，脉道涩阻：膏粱厚味，油腻醇醴或体胖湿盛，易生痰浊，痰浊上犯，阴乘阳位，阳气不布，血脉痹阻不通则心痹疼痛。我们从张仲景先师治疗胸痹心痛的方药中，也看到常用瓜蒌、薤白、半夏、橘皮、茯苓、枳实等降化痰浊之品，从而也可领悟到痰浊阻滞亦为心痹发生的重要病因病机。还须注意的是厚味入胃，胃属阳明，其性炅热，内生之痰浊，有的从阳化热，而形成痰热浊火，上蒙心窍，心窍不利，脉道涩滞，也可发生心痹疼痛。

（5）久病入络，瘀血阻滞：跌打损伤，努责过度，食饮过热之物，急愤大怒，均可使人产生瘀血；久病不愈，也可因邪气深入血络而产生瘀血；或患血证（呕血、便血、咳血等）后，也可产生瘀血。心主血、主脉，血瘀则脉道阻滞而生心痹。如朱丹溪先生曾说："心痛，饮汤水下作哕者，有死血在中"。

（6）饮食壅滞，积气上逆：《素问·平人气象论篇》说："胃之大络，名曰虚里，贯膈络肺，出于左乳下，其动应衣，脉宗气也"。可见胃与心有着密切的联系。故纵恣口腹，暴饮暴饱，纳食过多，或中虚食滞，痞壅难消，胃失和降，积气上逆，虚里失畅，宗气不行，心血受阻，脉道不通，心气不得宣行而发心痹，出现上腹及心胸疼痛。所以临床上遇有胃疼呕哕、心胸痞塞堵闷之症，须详加辨认是否心痹，切勿误诊为胃脘病。

四、辨证论治

临床上进行辨证论治，首先要注意抓住主证和舌、脉的变化。

（1）主症：胸闷，心跳，气短，咽干，嗳气，心胸疼痛，膺背肩胛间痛，甚则左臂内侧沿心经路线窜痛。见此证候，即可诊为心痹。再结合后面所谈的虚、实、寒、热、痰、血、食积等证，四诊合参，进行辨治。

（2）舌诊：心痹者，由于血脉不通畅，故可见舌质较暗，一般患者舌质无明显变化。有热象或阴虚者，可见舌质发红；瘀血所致者，可见舌有瘀斑。舌苔一般多为薄白，湿滞可见白厚苔；痰浊盛者，可见白厚腻滑难退之苔；兼热者黄腻；饮食积滞者可见白厚垢积难化之苔；寒甚者，有的可见灰黑之苔；热盛者，可见舌苔黄褐少津。总之，舌为心之苗，诊治心痹必须注重舌诊。

（3）脉象：诊脉是中医学的特色，必须重视。寸脉沉者，胸中痛引背；关上沉者，心痛吞酸。沉弦细动之脉，多为气痛证，见于寸，多为心痛；见于关，多为腹痛；见于尺，多为下腹、前后阴痛。心痛者，脉沉而迟者易治、坚大而实、浮大而长、滑、数者难治。脉涩者有瘀血、死血。右手脉紧实为有痰积之证。

以上脉象为临床常见者，应熟记胸中。若遇有结、促、代脉者，证情多较重，应结合四诊全面分析，深入辨认。

（4）常见证候和治法：在辨证时，抓住了主证，虽然可以辨出为心痹病，但尚不能进行论治，还须进一步辨出虚、实、寒、热、兼夹、转化等具体的证候，才能进行治疗。今把心痹最常见的证候和治法分述如下。

①虚证：除见前述主证外，兼见形体羸弱，气怯神疲，倦怠乏力，语少声低，心痛绵绵，时发时愈，痛处喜按敷，心慌心悸，面色白。舌质偏淡，舌苔薄白，脉象沉细或虚软。此为气血两虚，心脉失养，少阴气逆，血脉痹阻之证。

治法：养血益气，助阳通脉。

方药：《千金》细辛散加减：细辛3g，炙甘草5g，干姜3~5g，当归10g，白术6g，党参10g，麦冬6g，茯苓12g，瓜蒌25g，薤白12g，桂枝9g，红花10g，丹参12g，玄胡索9g。水煎服。每日1剂，分2次温服。

另用：人参粉0.3g，三七粉0.6g，琥珀粉0.3g，混合均匀，装入胶囊，随汤药吞服，1日2次。

如心痛不解者，可用苏合香丸1粒，温开水送服，1日2次。心痛止，则停服。

虚证一般为气血两虚，但又有偏于气虚、血虚、阳虚、阴虚之不同，药物也要随证加减。

气虚证：除一般虚证的表现外，还有明显的气短、乏力，倦怠嗜卧，说话先重后轻，渐渐少气无力，食少纳呆，舌质淡浮胖，脉虚。治法应加强补气，可在上方中，改白术为10g，改党参为白人参6~9g，去丹参、麦冬，加炙黄芪10~12g，另加木香、檀香各6g，以防补气药之壅滞。

阳虚证：在气虚证严重时，则可出现阳虚。阳虚证的特点是在气虚证的基础上，兼见喜暖畏冷，胸背部发凉，喜着厚衣，心胸痛处经热敷，痛可减轻，手足不温，饮食亦喜热，舌苔薄白或白，脉虚而带迟缓。治法应加重补阳之品。可在虚证方中改干姜为9g，桂枝改为12g，或另加桂心3~5g，可去掉麦冬、丹参。如手足兼现厥冷，精神不振，心中冷痛，脉沉细，出冷汗者，可在虚证原方中去瓜蒌、麦冬、丹参，加制附子6~9g、白芥子3~6g、人参9~12g，改干姜为9g，去掉党参。

血虚证：在虚证中兼见面色㿠白，唇舌色淡，心悸动，月经量少，皮肤干燥，大便涩少，头昏目花，脉象细。治法中应加重补血，可在虚证方中，加白芍10~15g、阿胶珠9g、熟地黄10~18g、砂仁6g。

阴虚证：血虚进一步加重时，有的则出现阴虚证。如下午病情加重，手足心发热，心烦躁，夜间口渴，重者下午颧红，夜间盗汗，舌质红，苔薄白或无苔，脉象细数。治法中应加益阴之品。可在虚证方中，去干姜、桂枝，加生地15g、玄参15g、沙参9g、白芍12g，改麦冬为9g。

正虚之时，邪易乘袭，故在治疗虚证时，应注意辨认有无虚中夹实之证，如夹痰、夹寒、夹食、夹血等，与实证互相参看。

②实证：辨出主症后，还要分辨虚实，虚证已如上述，实证者则兼见形体壮实，心痛急剧绞痛，心中痞塞，喜捶拍，疼痛难解，言语多声音洪亮，脘胁胀满，舌苔略见发白，脉象弦滑，或沉紧。此多为邪气乘心，心脉痹阻之证，《内经》说"邪气盛则实"。

治法：宽胸开痹，活血通脉。

方药：《金匮》枳实薤白桂枝汤加减：枳实12g，厚朴12g，瓜蒌30g，薤白15g，桂枝5g，红花10g，檀香9g（后下），蒲黄10g，炒五灵脂12g，茯苓15g，丹参18g，焦山楂12g，元胡9g，莪术6~9g。水煎服，每日1剂，分2次温服。心痛甚者加服苏合香丸。

临床上实证比较多见，实邪又多种多样，故辨证要非常细致，常见者，有如下种种。

寒盛证：除实证、主证的证候外，还兼见喜暖畏寒，胸中冷，痛处喜热熨，喜热饮食，遇寒病情加重，甚则手足发凉，舌苔白，脉紧或迟、或弦紧。治法宜加重散寒温阳，可在实证方中加干姜 6g、细辛 3g、白芥子 5~6g、紫肉桂 3~5g，减去枳实、丹参，加重桂枝（改为 12g）。

痰盛证：实证同时兼见痰涎壅盛，胸闷呕恶，或有头部昏晕，不喜饮水，体胖形实，舌苔厚腻，脉滑或兼弦。治法要加强化痰祛湿。可在实证方中加半夏 12g，化橘红 12g，茯苓改为 18g。痛重者还可加茯神木 30g，米醋 30~50ml。

气滞证：兼见面青善怒，嗳气太息，长吁后较舒适，胸胁痛，胁下气逆抢心而痛，怒则加重，舌苔白，脉象弦。治法要加重疏肝理气。可在实证方中加青皮 6~9g，香附 10g，炒川楝子 12g，广郁金 10g。可去红花、丹参。

血瘀证：兼有痛处固定，痛如锥刺，或大便发黑，夜间加重，舌质紫暗，或有瘀斑，脉涩。治法要活血化瘀。可在实证方中去厚朴，加桃仁 10g、苏木 15g。藏红花 0.3~0.6g，用黄酒炖化，分 2 次兑入汤药中服。

食滞证：兼见脘腹膜胀，恶心欲呕，恶闻食臭，胃部痞满，嗳腐吞酸，舌苔垢厚，脉象右手弦滑，左手沉滑。治法也要加重消食导滞。可在实证方中去红花，加焦神曲、焦麦芽、焦槟榔、炒莱菔子各 10g，广木香 6~9g。

热盛证：同时兼见烦热口渴，目赤面红，大便干结，数日不下，或有体温升高，舌苔黄厚，脉象滑数有力。治法应着重清热。可在实证方中去桂枝、蒲黄，加炒山栀 6g、炒黄芩 10g、连翘 12g、郁金 10g、川黄连 6~9g。

笔者在治疗急性心肌梗死时，遇有心痛数日不得缓解，大便干秘，数日不行，面红气盛，痛连胸脘，舌苔黄厚少津，属于实热证者，常用小陷胸汤合小承气汤加减，每获良效。处方见下：全瓜蒌 30~40g，川黄连 6~9g，半夏 10g，厚朴 12g，枳实 10g，生大黄 5~10g，红花 10g，檀香 6~9g（后下），薤白 10g，丹参 15g，槟榔 12g。水煎服。

服药大便畅通后，则疼痛减轻，病情很快好转。大便畅通后，生大黄可减为 3g 左右，但不宜立即去掉，以保持处方中化瘀、导滞、和降、清热之精神。

在辨证论治时，要注意各种证候并不是孤立存在的，往往两三证同时兼见。例如痰盛证与热盛证兼见而成为痰热证；阳虚证与寒盛证兼见则成为虚寒证等等。有的还可转化，例如食滞证发于阳性体质的人就可以从阳化热而渐渐转化为热盛食滞之证。反之，也可转化为食滞寒湿之证。还有的会影响到肾、肝、脾、胃等等。另外，病程的初中末三期变化，也要注意。例如急性心痹在初起时，多为实证。过一二周后，有的可化热而出现热证（或痰浊化热、或食滞化热、或血瘀化热等等）。过 5~6 周后，则有的出现虚证，有的则虚实证并见，等等。所以前人常常告诫我们说："病有千端，法有万变，圆机活法，存乎其人"。因而我们在临证时，一定要注意灵活掌握。

五、验案举例

（1）辛某某，男，41 岁，河北省人，初诊日期 1962 年 9 月 24 日。

病史与现症：1 年半以来，胸部闷痛，心前区有压抑感，有时两下腿浮肿。睡眠不稳，易惊，登高时则目眩，有时怔忡，二便正常。经国际和平医院确诊为冠状动脉硬化性心脏病、心绞痛。虽经几家医院治疗，但症状不减轻，心电图不能恢复正常，故来我院求治。

观其面色不泽、晦暗，精神欠佳，舌苔垢厚微黄，根部更厚。脉象略数。血压 120/85mmHg（16/11.3kPa）。

辨证：胸为阳气开发之域，心居胸中，心阳不振，气血流行失畅，则生疼痛。心气不宣，则压抑发闷。心血失荣，则易惊、怔忡。四诊合参，诊为心痹、怔忡，虚中夹实之证。

治法：宽胸助阳，宣气通脉。

处方：全瓜蒌 12g，薤白 9g，炒枳壳 9g，桂枝 3g，厚朴 5g，朱远志 5g，菖蒲 3g，茯苓 10g，焦神曲 9g，酸枣仁 9g，广木香 1.5g。3 剂。

二诊（9 月 30 日）：药后症状无变化，再详细辨证，认为舌苔垢厚、睡眠不稳、脉略数而滑，据《内经》说，"胃不和则卧不安"，宜加重和胃降气、活血安神之品。改方如下：

瓜蒌皮 12g，炒枳壳 9g，清半夏 6g，北秫米 9g，白蒺藜 9g，白芍 9g，朱远志 9g，酸枣仁 12g（生熟各半），藿香梗 9g，菖蒲 3g，制乳没各 3g，沉香末 1.2g（分冲）。5 剂。

三诊（10 月 5 日）：药后胸闷减轻，睡眠转佳，仍有易惊心悸，余都减轻。舌上黄苔较前化薄，脉象略数。再加减上方：瓜蒌皮 12g，当归身 5g，炒枳壳 9g，炒枳实 6g，清半夏 7.5g，北秫米 9g，生熟枣仁各 9g，藿香梗 9g，白蒺藜 9g，白芍 12g，青龙齿 12g（先煎），朱远志 6g，沉香末 1.5g。5 剂。

四诊（11 月 9 日）：携药回家乡服 10 余剂，胸闷基本消失，工作劳累时，1 日发生心绞痛数次，工作轻时偶发 1 次，休息时不痛。自此又加服苏合香丸半丸，1 日 2 次。

现在心绞痛次数又明显减少，太劳累时才有发生。睡眠安稳，大便略干，食欲尚差。舌苔仍黄且厚，脉象细数。心电图也有好转。上方去当归身、白芍、半夏、远志，加丹参 9g、薤白 6g、天竺黄 6g、黄芩 9g、赤芍 12g、菖蒲 3g。6 剂，有效可继服 6 剂。另投苏合香丸 6 丸，需要时服半丸或 1 丸。

第 1 次追访（1963 年 7 月 13 日）：胸闷、心前区压抑感都已消失，心绞痛也未发生，故未再服药。精神转佳，面色润泽，气力增加，与初诊时比，判若两人。心电图也都正常，胆固醇亦正常。

第 2 次追访（1966 年 3 月 23 日）：二三年来，心绞痛未再发作，中药已二三年不服用了，多次做心电图均正常。

（2）刘某某，男，45 岁。初诊日期：1972 年 6 月 19 日。

病史与现症：10 个多月来，每日发生多次（最少 1 次）心前区疼痛，不敢动，有"欲死"之感，同时还有头晕、气短、心跳，每次约持续数分钟至数小时。发作时，自觉有一股凉气从小腹往上冲至咽喉，冲至心脏时则心跳加快（180～200 次/分钟），心中难受欲死。如冲不到心脏则腹胀、头晕、头胀，嗳气，矢气后则舒。食纳尚可，睡眠不佳，大便干，尿黄。曾住过 4 个医院，做心电图 12 次，均诊为阵发性室上性心动过速。经多种西药治疗均未见效。1972 年 6 月 1～18 日，曾经 3 次中医治疗，服滋阴养血、安神宁心之剂，以炙甘草汤加重镇安神药，连服 16 剂，未见好转，胸闷、腹胀加重，心动速发作频繁。故今日特来求治。

观其神情带有着急害怕之状，舌苔薄白，脉象弦。血压 120/80mmHg（12/9kPa）。

辨证：心阳虚，肾气寒，心肾不能既济，寒邪乘虚上犯，心脉痹阻发为奔豚心痹。

治法：助心阳，暖肾气，温经活络。

处方：桂枝 9g，白芍 9g，紫肉桂 6g，炙甘草 6g，生姜 9g，大枣 5 枚。水煎服。3 剂。

二诊（6 月 22 日）：药后自觉心脏舒服，没有凉气从下往上冲，仅感心脏处发凉。服此药后，没有发生过心动过速。舌苔薄白，脉弦。脉搏 80 次/分钟，律齐。再投原方 3 剂。

三诊（6 月 27 日）：一直未再发生心动过速，胸闷、头胀、气短等症状均消除，仅仅偶有凉气从胃脘部上串，但不难受。脉搏 76 次/分钟，律齐。舌苔正常，脉象较为和缓，已不弦。上方加苏梗 6g、生龙牡各 30g（先煎）。3 剂。

四诊（6 月 30 日）：心动过速、心痛等均未再发生。要求上班工作，嘱再服中药 3 剂，即可上班工作。处方如下：桂枝 9g，赤芍 9g，紫油肉桂 6g，生姜 9g，大枣 5 枚，生龙牡各 30g（先煎），紫石英 15g，苏子 9g。3 剂。以后未再犯病。

（3）步某某，男，50 岁，军队干部，遵化县医院会诊病人。初诊日期：1978 年 5 月 18 日。

病史与现症：素有高血压病，经常服用罗布麻片，控制血压保持在 130/90mmHg（17.3/12kPa）左右。近二三年来胸闷，胸背隐痛，心前区有时发生针刺样疼痛。有时出现耳鸣，二便正常，舌苔薄黄，脉象沉滑，左寸小。心电图检查有左心供血不足表现，诊为冠状动脉硬化性心脏病，心绞痛。

辨证：胸闷心痛为血脉闭阻之象，脉沉滑知内有痰浊，四诊合参诊为痰血阻滞、心阳不振所致之心痹。

治法：助阳开痹，化痰活瘀。

处方：瓜蒌 30g，薤白 9g，半夏 9g，化橘红 9g，茯苓 12g，檀香 6g（后下），红花 9g，丹参 15g，五灵脂 12g，蒲黄 9g，远志 9g，磁石 30g（先煎），蝉衣 6g。水煎服，6 剂。

二诊（5 月 25 日）：药后胸闷、心痛都未发生。已停服西药降压剂，血压能保持正常，舌苔白微黄，脉象沉滑，重按有力。上方加泽泻 9g。6 剂。

三诊（6 月 1 日）：已无自觉症状。停服西药降压药已两周，血压一直稳定。今日血压正常 118/78mmHg（15.7/10.4kPa）。舌苔薄白，脉象沉滑而带和缓之象。偶尔有时有些耳鸣，已很轻微。病已基本痊愈，嘱再配丸药服用，以善后。

瓜蒌 120g，薤白 45g，半夏 36g，檀香 30g，丹参 60g，红花 36g，

蒲黄 36g，五灵脂 60g，化橘红 45g，灵磁石 120g，蝉衣 24g，泽泻 39g，何首乌 75g，远志 39g，枳实 39g，茯苓 60g，地骨皮 75g，降香 30g，赤芍 39g，焦三仙各 75g，珍珠母 90g，苏合香 24g，麝香 1.5g（另研入）。共为细末，炼蜜为丸，每丸重 9g，每服 1 丸，1 日 2 次，温开水送服。

另用：白人参粉 30g、三七粉 30g，混合均匀，每次服 0.6g，1 日 2 次。服完即停，只服丸药。

追访（1978 年 8 月）：无症状，正常工作。

治痹心得

西医学诊断的风湿性关节炎、类风湿性关节炎、强直性脊柱炎、尿酸性关节炎、坐骨神经痛等疾病，从其临床表现看来，大多属于中医学"痹"病的范畴。笔者在数十年的临床工作中，运用中医治痹的理论与经验，治疗上述疾病，每获良效。今在继承前人治痹理论的基础上，参以个人临床经验，结合实际病例，谈谈治痹的心得体会，谨供诸位医师参考。错误之处，敬希指正。

一、病因病机

中医学认为"风寒湿三气杂至，合而为痹"。就是说风、寒、湿各邪，都可以各自为病，若风寒湿三种邪气杂至，合而为一而致的病，则称为痹病，这是大家一致公认的。但是，笔者认为合而为痹的"合"字，除上述的意义外，还有以下两种含义：①痹病不但是风寒湿三气杂至合而为痹，而且风寒湿三气杂至还要与皮肉筋骨血脉藏府之形气相合，才形成为各种不同的痹，不能与之相合者，则不为痹，例如：《素问·痹论篇》中说："帝曰：荣卫之气，亦令人痹乎？岐伯曰：荣者，水谷之精气也，和调于五藏，洒陈于六府，乃能入于脉也，故循脉上下，贯五藏、络六府也，行于经脉，常荣无已。卫者，水谷之悍气也，其气慓疾滑利，不能入于脉也。故循皮肤之中，分肉之间，薰于肓膜，散于胸腹。逆其气则病，从其气则愈。不与风寒湿气合故不为痹。"隋·杨上善注曰："营卫血气循经脉而行，贯五藏……故与三气合以为痹也。""卫之水谷悍气，其性利疾……是以不与三气合而为痹也。"但明代张景岳注说："营卫之气……然非若皮肉筋骨血脉藏府之有形者也，无迹可著，故不与三气合，盖无形亦无痹也。"以上二说，前者认为营气能入于血脉藏府，能与风寒湿三气杂至之邪合而为痹；卫气则慓疾滑利不能与三气杂至之邪相合故不为痹。后者则认为营卫之气，无迹可著，皆不与三气杂至之邪相合，故不为痹，虽然两家之注解，不尽相同，但其与三气合者则为痹，不与三气合者则不为痹的看法是一致的。②风寒湿三气杂至不但可与皮肉筋骨血脉藏府之形气合而为痹，并且还因与四季各藏所主之不同的时气相合而为不同的痹。例如《素问·痹论篇》中说："以冬遇此者为骨痹，以春遇此者为筋痹，以夏遇此者为脉痹，以至阴遇此者为肌痹，以秋遇此者为皮痹。"又说："所谓痹者，各以其时重感于风寒湿之气也。""故骨痹不已，复感于邪，内舍于肾。筋痹不已，复感于邪，内舍于肝。脉痹不已，复感于邪，内舍于心。肌痹不已，复感于邪，内舍于脾，皮痹不已，复感于邪，内舍于肺。"所以，笔者在反复地学习《素问·痹论篇》时，体会到对"合"字，要做深入全面的理解，这对分析痹病的病因病机，有很大的帮助。关于《素问·痹论篇》请参阅下表（补充了尪痹）。

二、辨证论治

痹证为风寒湿三种邪气杂至，合而为一，乘虚侵入所致。三邪入

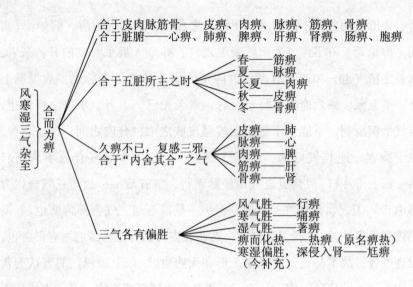

侵，壅蔽经络，乱于真气，血气不能照常宣行，邪气不能随时祛散，久闭成痹。或痹于皮肉，或痹于筋骨，正邪相搏而出现肢体、肌肉、关节、筋骨等处，疼痛、酸楚、肿胀、麻木、重著、甚至变形等症状。由于邪气有偏盛，部位有深浅，体质有强弱，阴阳有盛衰以及邪入人体从化各异等不同情况，有的仅患于肢体、皮肉、血脉、筋骨、关节等处，有的则深入藏府而形成种种不同的痹证。因限于时间，今仅把临床上最常见的、表现于肢体、关节、肌肉、筋骨等方面的痹证，分述于下。

1. 行痹

辨证：此痹最突出的症状特点是疼痛之处游走不定，有时痛在上肢，有时痛在下肢，或在肌肉或在关节，各处串走。这是因为三气之中，风气偏盛所致。正如《素问·痹论篇》所说："其风气胜者为行痹"。因为风为阳邪，善行而数变，故其病痛游走而不拘于一处。同时也可伴有酸、麻、沉、胀等症状，但不甚突出，其疼痛的程度，也不如下述的"痛痹"严重。舌质舌苔一般无大变。脉象一般可见浮象，如浮弦、浮紧、浮滑等；但也有时可见弦滑、弦紧、弦滑数等象。

论治：行痹的病因病机，既然是以"风气胜"为主，所以治疗行痹也要以疏风为主要治法。又因为痹是风寒湿三气杂至而合为病，所以，祛湿、散寒二法也不能没有。还要结合前人"治风先治血，血行风自灭"的经验，佐以活血之品。总之，行痹的邪气尚不太深，对气血经脉的影响也还较轻，故在行、痛、著三痹之中，相对来说，行痹尚较易治。正如《素问·痹论篇》中所说："风气胜者，其人易已也"。

治法：疏风为主，辅以散寒、祛湿，佐以活血通络。

处方：防风 10g，羌独活各 9～10g，寻骨风 15～20g，桂枝 9～12g，制附片 6～12g，白术 9g，防己 9g，威灵仙 10～15g，千年健 15～20g，当归 9g，甘草 5g，丹参 15～20g（或赤芍 12g）。

有时也可不用当归（大便溏泄者）而用红花 6～9g；有时不用赤芍而改白芍 10g，或赤白芍同用，使与当归相伍以益血，而做到"疏风勿燥血。"（方解见著痹）

2. 痛痹

辨证：此痹以肢体关节或筋骨肌肉等处有严重的疼痛，痛处固定见寒加重，得温略减为主症。这是由于所受风寒湿三气之中，寒邪偏盛所致。正如《内经》痹论所说："寒气胜者为痛痹"；"痛者，寒气多也，有寒故痛也"。寒为阴邪，经络气血受寒所侵则凝涩不通，不通则痛。因寒邪胜，故喜暖畏冷，遇寒加重，上午、中午较轻，下午、晚上较重，晴天较轻，阴天加重。也兼有沉重、酸麻、肿、胀或一阵轻一阵重等症状，但以疼痛最为突出。舌苔薄白或白腻。脉象多见沉弦、弦涩、弦紧、沉迟等象。

论治：本证既为"寒气胜"所致，治疗当然要以散寒为主。但痹是风寒湿三气杂至合而为病的，故疏风、祛湿二法，仍不能缺。在选药要考虑到寒邪阴凝闭涩，非大辛大热之品，不能驱散。还要结合古人"真阳煦熙，寒凝可释"的理论与经验，佐用一些补肾阳的药物。寒性阴凝，对气血经络的影响较为深重，故比行痹较为难治。

治法：散寒为主，辅以疏风、祛湿，佐以温壮肾阳。

处方：制附片 12g，干姜 5g，细辛 3g，白术 6g，羌、独活各 9g，威灵仙 12g，生苡米 30g，桂枝 10g，赤白芍各 10g，补骨脂 9g，淫羊藿 10g。

大便偏干者，可加生熟地各 10～12g，以防附子、桂枝之燥；小便黄或舌尖红者，可加黄柏 6～12g，既可苦以坚肾，又可防温热药化火，而做到"温散不助火"。

3. 著痹

辨证：著痹的主症是受病的肢体、关节或筋骨肌肉，感到疼痛和沉重，举动费力，好像带有重物，或有局部肿胀，或有顽麻不仁。虽可兼有游走性，但不像行痹之明显，疼痛也不似痛痹之剧烈，此为风寒湿三气杂至侵入，但湿邪最为严重所致。正如《黄帝内经》痹论中说："湿气胜者为著痹"。《金匮要略》所说："肾著之病，其人身体重，腰中冷，如坐水中……腰以下冷痛，腹腰如带五千钱"。湿性濡渍，故有的可见局部多汗，患处经常濡湿。湿性粘腻，故病程缠绵不易速愈，湿为阴邪故患处喜暖恶冷，阴雨天加重，舌苔白，或白厚而腻，或苔虽不厚但腻或水滑。脉象可见滑、濡、沉、弦、迟缓等。

论治：著痹既为湿邪偏胜所致，治法当然应以祛湿（化湿、利湿）为主。但还有风寒之邪与之杂至，故疏风、散寒之法，亦要同用。并且风药也有胜湿的作用，湿邪虽为阴邪，黏腻重浊，不易速愈，但能注意到它的特性，并结合前人"脾健湿邪可去，气旺顽麻自除"的理论，是能够治愈的。因而，治疗著痹除祛湿、疏风散寒之外，还要兼以健脾益气之品。

治法：祛湿为主，辅以疏风、散寒，佐以健脾益气。

处方：生苡米 20g，炒苡仁 15g，茯苓 15～20g，苍术 5～10g，羌、独活各 9g，威灵仙 15g，制附片 9g，千年健 15g，寻骨风 15g，汉防己

10g，桂枝 10g，生黄芪 10g，白术 6~9g，当归 9g。

疼痛亦较重者，可加海桐皮 15g。也可去千年健，改为豨莶草 30g、老鹳草 30g，为了"化湿勿劫阴"，所以原方的当归不可去掉，有时还把炒白术改为生白术等等。

以上治疗行、痛、著痹的三个药方，都是由笔者自拟的"治痹汤"稍事加减而成。治痹汤可用于行、痛、著三痹症状都存在的情况，如风邪胜，可加重祛风之品，寒邪胜可加重散寒之品，湿邪胜可加重利湿、燥湿之品。因为风、寒、湿三邪杂至合而为痹，在辨证论治时，既要注意区分何邪较胜，但又不能截然分开。所以制订了治痹汤，以治疗行、痛、著三痹。今把药方组成和方解，介绍于下。

治痹汤：桂枝 9~12g，制附片 6~12g，白术 9g，羌、独活各 9~10g，威灵仙 10~15g，防己 9g，千年健 15~20g，寻骨风 15~20g，当归 9~12g，海桐皮 9~12g，甘草 5g。

方解：本方是由甘草附子汤和蠲痹汤加减变化而成。方中用桂枝配羌、独活、寻骨风、海桐皮、当归以疏风活血。制附片配桂枝、千年健以温阳散寒。白术配威灵仙、防己（并借桂、附及风药之助）以祛湿健脾。甘草和百药，并能缓桂、附、术之温燥，缓防己之苦寒，且能益中焦并吸取前人治痹时要求"疏风勿燥血，温散勿助火，化湿不劫阴"的用药经验，故在疏风药中配以当归养血活血；温阳散寒药中，配以防己制桂附之热；祛湿药中配以甘草和当归以缓其燥。所以本方可以作为三痹同治的总方。当然要随时注意"谨守病机"随证加减。不可呆板硬套，一定要辨证论治，才能达到"令其条达，而致和平"的目的。

还有一点须注意，即痹证有时会兼见一些热象，如舌苔黄、或大便偏干、口苦，或脉见数象等。这时仍须使用桂附等辛温药品，但用量可稍减。因为风寒湿三气之中，寒与湿都是阴邪，风性又善变，可从寒湿之气而化阴寒，故痹证一般多为阴证。除非已经转化成热痹者外，一般均应以桂枝、附子为治疗要药。如兼见热象较多者，可加丹皮、丹参、知母、赤芍之类，以制桂附之燥热即可，不可把辛温之品全部去掉而改用一派寒凉，正如前人在治疗经验中，有"治热勿过用寒"之戒。

4. 热痹

辨证：热痹的特点是患病的关节或肢体某处红肿热痛，局部发热，或兼有全身发热，痛处喜凉爽，甚至剧痛手不可近。还可兼有口渴，口唇干裂，尿黄赤，大便秘等症。此为三气之邪从阳化热所致。正如《内经》痹论说："其热者，阳气多，阴气少，病气胜，阳遇阴，故为痹热。"若患者阳气素盛，或为阳性体质，或受邪之前已有伏热，或病久伤阴，则三气之邪从阳化热而发为热痹。也有因受湿热，风从阳化，寒从风化，闭而成热痹者。

兼有表证者，可见于初起时发热恶寒（发热多于恶寒），头痛，全身酸痛，甚或肢体挛痛，或走注疼痛，口干或渴。脉象浮数。里热证者，则可见高热，只恶热，不恶寒，无明显头痛，关节，肢体热痛不欲盖衣被，口渴有汗。舌苔黄，脉象洪数。若湿邪郁蒸，郁于经络不得宣散者，则身热缠绵不易退，或兼有轻微恶寒，骨节烦痛，红肿嗜卧，面色萎黄不泽，舌苔或黄或白，或灰滞，但多厚腻。脉象滑数，兼有血瘀者，关节、肢体等处可见红斑或红疹、红点、紫癜，舌上可有瘀斑。

论治：热痹为风寒湿三气杂至痹而化热所致，病机以热盛为主，治疗总则是"新邪宜急散，宿邪宜缓攻"、"贵乎宣通。"有时还要结合"通腑泻热"、"清热解毒"、"活血祛瘀"等法，随证出入。

治法：祛风，清热，通络，宣痹。

处方：以自拟的"清热散痹汤"随证加减：桑枝 30～50g，荆芥 6～10g，羌独活各 6g，忍冬藤 30g，黄柏 9～12g，防己 9g，木瓜 10g，丹参 15～20g，透骨草 20～30g，伸筋草 30g，炙山甲 6～9g，茯苓 15g。

加减法：兼表证、有恶寒发热者，去丹参、黄柏、防己，加桂枝

6～10g、赤白芍各9g、麻黄3～9g、生石膏20～40g、生姜6g。有里热证者，去羌独活、荆芥、丹参，加生石膏30～50g，知母10g，桂枝10g。湿热郁蒸者，去透骨草、荆芥、黄柏、丹参，加杏仁9g、滑石9～12g、山栀10g、生苡米30g、蚕沙9～12g。疼痛重者，去黄柏、防己，加片姜黄10g、海桐皮9～12g、穿山龙9～12g。关节肿大、活动不利者，可加松节15～20g、地龙9～10g。兼有瘀斑者，可加茜草10～15g、丹皮10g、赤芍10g（或红花6～10g）。

5. 尪痹

辨证：尪痹的最大特点是关节、肢体变形。如《医学统旨》所说："肘膝肿大，臂胻细小"，"或只有两膝肿大，皮肤拘挛，不能屈伸，胻腿枯细。"张仲景也曾指出："身体尪羸"，"脚肿如脱"。而且常有两手指、腕关节及足趾、踝关节出现对称性的胀痛，其疼痛常表现为夜间痛重。兼有病程较长，有的手足心或患处发热等特点，这是因为寒湿邪胜，久郁不解而出现的"标热"之象，此时舌苔也可见黄色，脉也可见数象。还有的脊柱弯曲变形，身体不能随意屈直，甚至形成《内经》所说"尻以代踵，脊以代头"之状而成废疾。此为风寒湿中寒邪胜而深侵入骨所致，肾主骨、肝主筋、肝肾同源，肝肾受邪，筋骨失养，故见关变形。脉象多见沉弦、沉滑、沉细或弦滑、沉弦滑；尺脉常见沉细、弱等，证属肾虚寒盛。

论治：尪痹虽然也是风寒湿三气杂至合而为痹，但又有肾虚寒邪深侵和久痹不已、复感三邪，内舍肾肝的特点。肾主骨与肝同源，肾虚，水不涵木，精血不足，筋骨失养，痹而不已可致"筋缩"、"挛节"骨质疏松而关节肢体变形；脊柱属督脉与肾脉相联，故也可见弯曲、僵硬。肝为"罢极之本"，"肾为作强之官"，肝肾受邪，故见患者"几成废人"之状，治疗此证，必须抓住肾虚寒盛的特点，进行以补肾祛寒为主的治则设计。若有的出现标热症状时，要兼佐清热之品，将标热症状治愈后，仍治肾虚寒盛之证。由于肝肾同源，也要照顾养肝。在整个治疗过程中，还要照顾到保护脾胃，因为服药也要靠脾胃的吸收、运化。

治法：补肾祛寒为主，辅以化湿散风，养肝荣筋，佐以壮骨利节活血通络。以自拟的补肾祛寒治尪汤（下方）随证加减。

处方：补骨脂 9 ~ 12g，川续断 12 ~ 15g，生熟地各 10 ~ 15g，骨碎补 9 ~ 15g，淫羊藿 9 ~ 12g，桂枝 9 ~ 15g，制附片 6 ~ 12g，赤白芍各 9 ~ 12g，独活 10g，威灵仙 12g，知母 9 ~ 12g，麻黄 3g，松节 15g，牛膝 9 ~ 12g，防风 6 ~ 10g，伸筋草 30g，苍术 6 ~ 10g，炙山甲 6 ~ 9g。水煎服，每日 1 剂。

上肢关节较重者，去牛膝，加片姜黄 9g，羌活 9g。瘀血明显者，加血竭 0.7 ~ 0.9g（分冲），乳没、皂刺各 6g。脊柱僵直、变形者，可加金狗脊 15 ~ 30g，白僵蚕 6 ~ 10g，羌活 6 ~ 9g，鹿角胶 9g。兼有低热或患病关节发热者，可减轻桂枝、附片用量，去淫羊藿、苍术。加黄柏 10 ~ 12g（黄酒浸 3 小时以上），地骨皮 10 ~ 12g。

此汤必须多服久服。并且应在服汤药数 10 剂或百余剂，病情约已减轻 2/3 时，须将此汤药 5 剂，共为细末。每次服 3g，1 日服 2 ~ 3 次，温黄酒或温开水送服。服完后，可再据证稍事加减，共为细末，继续服半年，重者也可服 1 年左右。虎骨现已禁用，在此可用透骨草 15g，寻骨风 15g，自然铜 6 ~ 9g（先煎），三药同用代替之。

三、验案举例

（1）陈某某，女，20 岁，学生。初诊日期 1979 年 7 月 14 日。

全身关节疼痛已 2 个多月。去年曾患风湿性关节炎，并且并发风湿性心肌炎，当时血沉快（52mm/第 1 小时），心电图不正常。经在我院服中药治疗数月，关节炎及心肌炎均治愈，血沉已恢复正常，恢复了正常的学习。

最近 2 个月来，天多阴雨，全身关节均感疼痛，两膝怕冷，走路膝疼加重，走路吃力，肩部发沉，纳差。舌质略红，舌苔白腻，脉象沉弦细。

辨证：据其全身关节痛，遇寒及阴雨时加重，两肩发沉，舌苔白腻，脉有弦象，知为风寒湿三气杂至而致之痹证。其邪气以寒邪较胜。

治法：散寒，祛风，利湿，佐以和中。

处方：治痹汤加减：桂枝 9g，制附片 8g，白术 5g，甘草 4g，丹参 15g，威灵仙 12g，羌独活各 9g，千年健 15g，寻骨风 15g，防风 10g，黄柏 12g，生熟苡仁各 15g，藿香 10g，佩兰 10g。水煎服 6 剂。

二诊（8 月 16 日）：上方服后有效，即连服 22 剂，关节及膝腿均已不痛，但于 8 月 13 日感到咽喉痛。舌苔略黄，脉数。据此症，知已有化热之象。改投清热活络之法。处方如下：玄参 15g，生地 15g，桔梗 6g，天麦冬各 9g，生甘草 5g，黄芩 9g，板蓝根 10g，桑枝 30g，威灵仙 12g，锦灯笼 5g，生石膏 30g（先煎）。水煎服 6 剂。

末诊（9 月 18 日）：守上方稍事出入，共进 20 剂。关节一直未痛，咽痛亦全除。舌苔根部微黄，脉象数而略滑。病邪已退，即改投丸剂，缓治以除根。丸药方如下：桂枝 50g，桑枝 100g，白术 25g，千年健 120g，制附片 80g，羌活 60g，威灵仙 70g，炒黄柏 50g，炙甘草 20g，桑寄生 120g，川断 100g，玄参 80g，生熟地各 50g，川芎 30g，板蓝根 60g，焦四仙各 40g，远志 50g，珍珠母 120g，红花 50g，生石膏 50g。共为细末，炼蜜为丸。每个 9g，1 日 2 次，每次 1~2 丸，温开水送服。

1981 年 1 月追访：关节一直未痛，身体健康，现已参加民航机场工作。

（2）杨某某，女，21 岁，工人。初诊日期 1962 年 5 月 3 日。

20 天前，在劳动后，突然两膝关节肿痛，两踝、两脚亦肿痛，不能行走，肿处皮肤略红，扪之发热，内有热痛感，两小腿有散在的几个小红斑，僵硬有触痛。由其父亲背来就诊。舌苔略黄，脉象滑数。

辨证：风寒湿三邪杂至，痹于经络、关节郁闭化热而发为热痹。

治法：祛风、清热、活络、散痹。

处方：清热散痹汤加减：桑枝 15g，桂枝 6g，赤白芍各 10g，知母 10g，地龙 6g，木瓜 10g，防己 10g，槟榔 10g，忍冬藤 15g，威灵仙 10g，乳没各 3g，牛膝 10g。水煎服 3 剂。

5 月 8 日，其父特来取药，说上方效果非常好。连续服用 5 剂，现膝足关节的疼痛、红肿都显著减轻，已能下床在地上扶棍行走。嘱再服上方 3~6 剂。

当年 10 月追访：上方共服 12 剂，膝足关节的肿痛，完全消失很快即痊愈而上班工作。至今未再复发。

（3）高某某，女，14 岁，学生。初诊日期：1976 年 10 月 18 日。

3 年前，先发生脚及踝、膝关节肿痛，继即手腕关节肿痛，皮色不变，经县医院诊断为类风湿性关节炎，治疗无效。又到中国人民解放军某医院，进行 X 线拍片及验血等检查，确诊为类风湿性关节炎，此时两腿关节变形，已不能行走。1975 年 10 月到北京某医院骨科、外科治疗，诊断同前，治疗不效，嘱找中医诊治。现两膝、踝、两腕关节均肿大疼痛，关节变形，不能行走已 3 年，两手不能端碗、拿筷子，吃饭很困难。行动须人背着。小便多，大便正常舌苔薄白，脉象弦滑。月经尚未初潮。

辨证：风寒湿三气杂至合而为痹。寒湿邪胜，深侵肾肝、筋骨，经络气血痹阻，关节失利，渐致变形、僵硬，骱腿羸瘦，而成尪痹。

治法：补肾祛寒，活血通络，壮筋骨，利关节。

处方：补肾祛寒治尪汤加减：补骨脂 9g，骨碎补 10g，制附片 6.5g，桂枝 12g，赤白芍各 9g，知母 10g，防风 6g，苍术 6g，牛膝 10g，透骨草 25g，麻黄 3g，红花 6g，威灵仙 12g，松节 15g，炮山甲 6g，羌独活各 9g，熟地 12g，生苡仁 30g。水煎服 10～15 剂，有效还可以继服。

二诊（1977 年 8 月 18 日）：上方服用百剂左右，各关节肿痛明显减轻。已能自己走路，平地可走 500m，上楼可上 3 层。舌脉同前。上方加防己 9g、黄柏 6g、泽泻 9g、寻骨风 12g、全蝎 6g、细辛 3g。水煎服 30 剂，效可继服。

三诊（1978 年 11 月 2 日）：上方又服百余剂，诸症更为减轻。已能每日走 2000m 到公社去上学学习，并能洗碗、做饭等。舌苔正常，脉象略滑，上方去泽泻、防己、黄柏、全蝎。加桑寄生 25g、川断 15g、白芥子 5g、泽兰 10g。再服 30 剂，有效继服 30 剂。服 60 剂以后，用本方 5 剂，研为细粉，每次服 3g，1 日 2 次温开水送服。

1979 年秋来信说，各关节均不痛，肿亦消退，不但能上学学习，并能胜任洗衣、做饭等家务劳动。现在继续服用药粉，巩固疗效，准备久服，以冀痊愈。

尪痹的辨证论治

在 20 世纪 50 年代末，笔者即运用中医理法治疗西医学中的类风湿性关节炎、强直性脊柱炎等一类有关节变形、骨质受损的疾病。经过约近 30 年的实践观察，认为确有疗效。这就有必要运用中医学理论，结合近代科研成果及有关的西医学内容，对这种疾病进行因、证、脉、治方面的探索，寻找其诊治规律，为人类征服这种疾病，做一些"铺路"的准备工作，于 1981 年春开始搞本病的科研工作，同年 12 月在武汉

"中华全国中医学会内科学会成立暨首届学术交流会"上我曾发表《尪痹刍议》一文，把这种疾病称做"尪痹"。兹将管见，简陈于后，仅供同道并希指正。

一、尪痹的定义

"尪"字与"尩"、"尪""魁"通用。其字意是指足跛不能行，胫曲不能伸，骨质受损，身体羸弱的废疾而言。例如《辞源》中注解说："骨骼弯曲症。胫、背、胸、弯曲都叫尪"。《金匮要略》中所说"诸肢节疼痛，身体尪羸……"。就是指关节肢体弯曲变形、身体羸弱、不能自由行动而渐成废人的疾病。"痹"即《内经》"痹论"所谈"风寒湿三气杂至合而为痹"的痹病。尪痹就是具有关节变形、骨质受损的痹病。

对于有肢体变形、关节肿大疼痛、僵化、筋缩肉卷、不能屈伸、骨质受损的痹病，古代医家尚缺乏系统的论述和统一的名称。有的叫骨痹、肾痹，有的称历节、顽痹，有的则称鹤膝风、骨槌风等等。笔者在学习、继承前人各种论述的基础上，参考近代文献，结合多年临床体会，对这种痹病的因、证、脉、治等，进行了归纳整理，统称之为"尪痹"，以区别于行痹、痛痹、著痹等，通过临床应用，不但感到应用方便，并且便于深入认识本病的病因病机及发病特点，从而有利于进一步找出它的诊治规律，并探索运用中医理法诊治西医难治病的科研方法，为促进世界医学发展积累资料，为中医现代化创新路贡献一丝绵薄之力。1981年12月在武汉"中华全国中医学会内科学会成立暨首届学术交流会"上，我发表了《尪痹刍议》的论文，提出了建议，对具有骨质受损、关节变形的痹病（包括西医的类风湿关节炎、强直性脊柱炎等）用尪痹作为病名。1983年中华全国中医学会内科学会痹病学组，采用了这一新的病名，并以笔者文中的治疗方药为主，稍事加减，制成

"尪痹冲剂"，组织全国27省市中医科研单位，进行了临床观察，疗效满意。经国家批准，由辽宁省本溪市第三制药厂成批生产。尪痹冲剂现已畅销国内外，并被评为省优产品，曾获国家医药局科技进步奖，健康报全国评选"金杯奖"，1990年又荣获国优产品银牌奖。

从临床来看，尪痹不但包括类风湿性关节炎，而且也可以包括现代医学中其他一些有关节疼痛、肿大变形的疾病，如强直性脊柱炎、结核性关节炎、大骨节病等。但其中以类风湿性关节炎最为多见，临床观察也主要以类风湿性关节炎为主，故本文所谈的尪痹，主要指类风湿性关节炎而言。

二、前人关于类似类风湿关节炎的论述

从类风湿关节炎的临床表现来看，它可以包括在中医学的"痹"病中，古代医书中，有不少类似类风湿关节炎的论述，积累了丰富的诊治经验和理论。例如《素问·痹论篇》中说："肾痹者，善胀，尻以代踵，脊以代头"。《素问·逆调论篇》中说："肾者水也，而生于骨，肾不生则髓不能满，故寒甚至骨也……病名曰骨痹，是人当挛节也"。《素问·气穴论篇》中说："积寒留舍，荣卫不居，卷肉缩筋，肋肘不得伸，内为骨痹，外为不仁"。《金匮要略·中风历节》篇说："诸肢节疼痛，身体尪羸，脚肿如脱……"，《千金要方》说："夫历节风著人，久不治者，令人骨节蹉跌"。《诸病源候论》说："历节风之状，短气自汗出，历节疼痛不可忍，屈伸不得是也"。《医学统旨》说；"肘膝肿痛，臂胻细小，名鹤膝风，以其像鹤膝之形而名之也。或只有两膝肿大，皮肤拘挛，不能屈伸，胻腿枯细，俗谓之鼓槌风，要皆不过风寒湿之流注而作病也"。《医学入门》说："骨节痛极，久则手足蹉挛……甚则身体块瘰"。

可见古代医家已经认识到有的"痹"病，会使人的"臂胻枯细"、

关节像"鹤膝"或"鼓槌"状而变形。重者可致"挛节"、"卷肉缩筋"、"肋肘不得伸"、"骨节蹉跌"、"身体块瘰"而使关节、肢体失去原有的功能。更甚者则可致"身体尪羸"、"尻以代踵"、"脊以代头"而脊柱弯曲,伛偻不直,肢体不能屈伸,成为废疾。这些记载和论述,颇似类风湿关节炎。现在把古人记载的这些疾病,统称之为痹,则更便于进行深入的研究观察。

三、尪痹的病因病机

1. 要深入理解"合"字的涵义

《素问·痹论篇》说:"风寒湿三气杂至合而为痹也"。指出风寒湿三种邪气混杂而至,合起来致人生病,则为"痹"病。这是历代医家所遵循的痹病理论,也是大家都公认的解释。但是,笔者认为"合而为痹"的"合"字,除上述的意义外,还有以下的涵义。第一,痹病不仅是风寒湿三气杂合侵入则为痹,而是还要与皮肉筋骨血脉脏腑的形气相"合",才能为痹。因有各种不同的"合",故形成各种不同的"痹"。所以岐伯说:"合"而为痹也。不能与风寒湿三气杂至之邪相"合"者,则不能为痹。例如《素问·痹论篇》中说:"帝曰:荣卫之气亦令人痹乎?岐伯曰:荣者,水谷之精气也,和调于五脏,洒陈于六腑,乃能入于脉也,故循脉上下,贯五脏,络六腑也,行于经脉,常荣无已。卫者,水谷之悍气也,其气慓疾滑利,不能入于脉也,故循皮肤之中,分肉之间。薰于肓膜,散于胸腹,逆其气则病,从其气则愈,不与风寒湿气合,故不为痹"。隋·杨上善注曰:"营卫血气循经脉而行,贯于五脏,络于六腑,洒陈和气,故与三气合以为痹也","卫之水谷悍气,其性利疾,走于皮肤分肉之间……是以不与三气合而为痹也"。但明代张景岳则注说:"营卫之气……非若皮肉筋骨血脉脏腑之有形者也,无迹可著,故不与三气合,盖无形亦无痹也"。以上二人所注,前者认为荣血之气能与风寒湿三气杂至之邪相合而为痹；卫气不能与风寒湿三气杂至之邪相合，故不为痹。后者则认为营卫之气，无形迹可著，皆不与风寒湿三气杂至之邪相合，故不为痹。虽然两家之注解不尽相同，但其能与风寒湿三气杂至之邪"合"者则为痹，不与三气杂至之邪"合"者则不为痹，这一看法则是一致的。第二，风寒湿三气杂至不但可与皮肉筋骨血脉脏腑之形气合而为痹，并且还因与四季各脏所主之不同的时气相合而为不同的痹。例如《素问·痹论篇》中说："以冬遇此者为骨痹，以春遇此者为筋痹……"，"所谓痹者，各以其时重感于风寒湿之气也"。《素问·咳论篇》中也说："人与天地相参，故五脏各以治时感于寒则受病"。故风寒湿三气杂至之邪因合于不同的时气，也可为不同的痹病。第三，"合"字还有内舍于五脏之合的意思。例如"痹论"中还说："五脏皆有合，病久不去者，内舍于其合也。故骨痹不已，复感于邪，内舍于肾。筋痹不已，复感于邪，内舍于肝……"。所以，我在反复地学习"痹论篇"时，体会到对"合"字要作深入全面的理解，这会对分析痹病的病因病机和进行辨证论治，均有很大的帮助。下面将要谈尪痹的病因病机特点，所以先谈谈对"合"字的认识和涵义，以便能使大家对尪痹病因病机及其形成与发展，容易理解。

2. 尪痹病因病机的特点

尪痹属于痹病，当然"风寒湿三气杂至合而为痹"这一痹病总病因病机，也是尪痹的总病因病机。更重要的是尪痹的病因病机还具有以下的特点。

（1）肾虚寒盛，寒湿深侵入肾：或先天禀赋不足或后天失养，遗精滑精，房室过度，劳累过极，产后失血，月经过多等而致肾虚，正不御邪。肾藏精、生髓、主骨，为作强之官。肝肾同源，共养筋骨。肾虚则髓不能满，真气虚衰。风寒湿三气杂至之邪，如寒湿偏胜，则乘虚深侵入肾。肾为寒水之经，寒湿之邪与肾同气相感，故深袭入肾。肾主骨，肾虚邪侵，经络痹阻，血气不行，关节闭塞。肾虚不能生养肝木，肾主骨，肝主筋，筋骨失养，渐致骨松筋挛，关节变形不得屈伸。甚至卷肉缩筋，胁肘不得伸，尻以代踵，脊以代头，几成废人。

我院临床医学研究所同位素室利用 GMY-Ⅰ型单光子吸收仪测定北京人男女肾虚组的桡尺骨骨矿含量，与正常组比较，肾虚组低于正常组。尤其是女性肾阴虚组与正常组有显著差别（$P < 0.01$）。他们的研究"进一步证实了'肾主骨'的基本理论"。

我们曾统计 401 例尪痹病人的病因，其中因于寒冷者占 35.41%，因于湿者占 18.70%，因于风寒湿者占 19.95%，共占发病原因的74.06%。可见"寒湿深侵入肾"是尪痹形成的主要原因。

（2）冬季寒盛，感受三邪，肾气应之，寒袭入肾：《素问·痹论篇》说："所谓痹者，各以其时，重感于风寒湿之气也。""时"指五脏气旺之时（季节）。肾旺于冬，寒为冬季主气。冬季寒盛，感受三邪时，肾先应之，故其中的寒邪可伤肾入骨，致骨重不举，痠削疼痛。肾为肝母，肝肾同源，肾主骨，肝主筋，筋骨失养，久而关节肢体变形，成为尪羸难愈之疾。《素问·咳论篇》中也说："人与天地相参，故五脏各以治时感于寒则受病，微则为咳，甚者为泄为痛"。可见人于冬季感受风寒湿三气杂至之邪，则寒湿之邪可首先侵肾入骨，而渐成尪痹。这也是尪痹与其他痹病不同的重要区别。

我们曾对 36 例病人的发病原因和发病季节作过统计，病因为寒者19 例、占 52.8%，为湿者 13 例、占 36.1%，为风者 2 例，占 5.6%，总之，以寒、湿为最多，占 88.9%。病发于冬者 16 例、占 44.4%，发于春者 7 例、占 19.4%，冬春共占 63.8%。冬为肾所主，春为肝所主，肾肝同病，故骨损筋缩，关节变形。

（3）复感三邪，内舍肾肝：宋·张锐说："夫痹者……此由人体虚，腠理开，则受于风邪也，其邪先中经络，后入于五脏。其以春遇痹者为筋痹，筋痹不已又遇邪者，则移入于肝……冬遇痹者为骨痹……骨痹不已又遇邪者则移入于肾"。可见痹病若迁延不愈，又反复感受三气之邪，则邪气可内舍其所合而渐深入，使病变复杂而深重。冬春之季，天气尚寒冷，此时复感三邪，寒风气胜则可内舍肾肝，筋骨同病，渐成尪痹。正如《素问·痹论篇》所说："五脏皆有合，病久不去者，内舍于其合也。故骨痹不已，复感于邪，内舍于肾。筋痹不已，复感于邪，内舍于肝……"。

从以上特点可以看出，尪痹的病因病机比一般的风、寒、湿痹更为复杂，病情更为深重。主要是风寒湿三气杂至之邪，尤其是寒湿之邪，已经深侵入肾，并影响到肝，而致骨损筋挛。且病程较长，寒湿贼风，痰浊瘀血，互为交结，凝聚不散。经络闭阻，血气不行，又可加重病情发展。也有的久痹化热，则更为复杂。"寒湿之邪深侵入肾，并影响到肝"，这是尪痹病因病机与其他痹病不同之处，应予以注意。

四、尪痹的辨证论治

1. 尪痹的临床特点

尪痹除有关节疼痛、肿胀、沉重及游走窜痛等风寒湿痹共有的症状外，它还具有病程较长，疼痛多表现为昼轻夜重，痛发骨内，古人称此为"其痛彻骨，如虎之啮"。关节变形，骨质受损，僵直蹉挛，不能屈伸，重者肢体功能受限，生活不能自理，因病邪在里，故脉象多沉；因肾虚故常见尺脉弱小；因痛重而脉见弦象。我们统计 76 例尪痹患者的脉象：尺脉弱小的 55 例；兼沉的 59 例；兼弦的 28 例；兼滑的 31 例。总之，脉象常见沉弦、沉滑、沉弦滑、尺弱等特点。

2. 尪痹的常见证候

尪痹也和其他疾病一样，常常因人、因地、因时而出现多种不同的证候。又因病程较长，在不同的阶段也有不同的证候，再兼病邪的传变、病情的转化，常常虚实挟杂，非常复杂。但归纳起来，以下三种证候，最为常见。

（1）肾虚寒盛证：临床表现为腰膝酸痛，两腿无力，易疲倦，不耐作劳，喜暖怕凉，膝、踝、足趾、肘、腕、手指等关节疼痛，肿胀，僵挛，晨起全身关节（或最痛的关节）发僵、发怕，筋挛骨重，肢体关节屈伸不利，甚至关节变形，生活不能自理。舌苔多白，脉象多见尺部弱、小、沉细。余脉可见沉弦、沉滑、沉细弦等象。此乃肾虚为本，寒盛（有的兼湿）为标，寒湿深侵入肾，本虚标实之证。临床上最为多见，1990 年统计 401 例中肾虚寒盛证有 238 例，占 59.4%。1983 年统计 75 例中本证 66 例，占 88%。实验室检查：类风湿因子多为阳性，但也有一部分呈阴性者。血沉一般较快，但也有的正常。其他项目，也多呈现类似情况。总之，尚未摸到化验指标与辨证相关的规律，还在互相参考，进一步观察阶段。我们曾对 76 例尪痹患者初诊时的临床症状，进行统计，发现有腰痛者占 91.7%，喜暖怕凉者占 88.9%，疲乏倦怠者占 88.9%，尺脉弱小者占 77.7%，面色㿠白者占 75%，形寒肢冷者占 72.2%，可见肾虚寒盛证是尪痹的重要证候。

（2）肾虚标热轻证：此证患者在夜间关节疼痛时，自感把患处放到被子外面，似乎疼痛轻些，但患处在被外放久后，又觉疼痛加重而赶紧收回到被窝内，放在外的时间不敢太长，手足心也有时发热但不重，痛剧的关节或微有发热，但皮肤不红，可有口干便涩，舌苔微黄，脉象沉弦细略数。以上这些特点是与肾虚寒盛证不同之处，其余症状仍与肾虚寒盛证大致相同。本证是因寒邪久郁或体质偏于阳盛、或服热性药助阳而邪欲从阳化热之势所形成。此证虽时有所见，但较肾虚寒盛证少见。1990 年统计 401 例中肾虚标热轻证 116 例，占 28.92%。1983 年统计 75 例中本证 7 例，占 9.3%。实验室检查情况仍同肾虚寒盛证中所记之情况。

（3）肾虚标热重证：此证不但关节疼痛而且有关节内发热之感，肿大变形，用手扪之，肿痛之处局部可有轻度发热，皮肤也略有轻度发红，因而喜将患处放到被外，虽然在被外放久受凉后仍可加重疼痛，但放回被内后，不久又愿放到被外。口干咽燥，五心烦热，小便黄，大便干。舌质红，舌苔黄厚或兼腻。脉象常滑数或弦滑数，尺脉多沉、弱。本证乍看起来，好像可诊为热证，但结合本病的病因病机特点和病程来分析，此证与一般热证不同。本证之本仍为肾虚，其为标证的寒邪已经化热。化热可因体质属于阳盛，寒邪久郁，从阳化热；或原为肾虚寒盛证，经服用温补肾阳、辛热祛寒之药，阳气骤旺，寒邪从阳化热；或近阶段又受热邪、或气郁化火、或积有炙煿之火而渐转化为标热重证，因其本原为肾虚故仍称其为肾虚标热重证。有的未得及时治疗或治之不当，亦可因热久而伤阴，兼见阴虚内热之象。本证与一般热痹不同（热痹病程短，无关节变形，关节疼处红肿甚剧，皮肤也赤红灼热，手扪之其热炙手……）。此证临床上虽也有时见到，但较之肾虚寒盛证则属少见之证，1990 年统计 401 例中，有本证 47 例，占 11.72%。1983 年统计 75 例中，本证仅有 2 例，占 2.6%。近年来我们又发现，在我国南方则本证比北方多见，尚须再进一步观察总结。本证也有时见于年青、体壮患者的病情发展转化过程中。经过治疗后，则多渐渐出现肾虚寒盛之证，再经补肾祛寒、强壮筋骨，活血通络等治法而愈，所以仍称为肾虚标热重证。实验室检查情况仍同上述。

3. 尪痹的治则与方药

（1）治疗法则：尪痹的治疗大法是补肾祛寒为主，辅以化湿疏风，活瘀通络，强筋壮骨。肝肾同源，补肾亦有养肝荣筋作用。祛寒、化湿、疏风，能使风寒湿三气之邪温化外疏。活瘀通络可祛瘀生新，通活经络。强筋壮骨与补肾结合，可增强正气，恢复体力，以提高自身抗病力和恢复劳动能力的作用。肾气旺，精血足，则髓生骨健，关节筋脉得以濡泽荣养，可使已失去功能的肢体、关节渐渐恢复功能。总之，在治疗时要抓住补肾祛寒这一重点，再随证结合化湿、疏风、活瘀、壮筋骨、利关节等法，标本兼顾。若见邪郁化热之势时，则须减少燥热之品，加用苦坚清润之品。遇已化热之证，则宜先投用补肾清热法，俟标热得清后，再渐渐转为补肾祛寒之法，以治其本。另外，还须常常注意调护脾胃，以固后天之本。

（2）常用方药：根据治则的要求，拟定了 3 个常用方剂，随证加减，常可取得良好疗效。

①补肾祛寒治尪汤：主用于肾虚寒盛证。川续断 12~20g，补骨脂 9~12g，熟地黄 12~30g，淫羊藿 9~12g，制附片 6~12g（15g 或以上时，须先煎 20~30 分钟，或用蜜水煎，兑入汤药中），骨碎补 12~25g，桂枝 9~15g，赤、白芍各 9~12g，知母 9~15g，羌、独活各 10g，防风 10g，麻黄 3~6g，苍术 6~10g，威灵仙 15g，伸筋草 30g，牛膝 10~15g，松节 15~20g，炙山甲 6~10g，地鳖虫 6~10g，水煎服，每日 1 剂，分 2 次服。可加用透骨草 20g、寻骨风 15g、自然铜（醋淬，先煎）6~9g，三药同用，入汤药中以代替已禁用之虎骨。通过临床观察，也有一定效果，仅供大家参考。

本方以《金匮要略》桂枝芍药知母汤合《太平惠民和剂局方》虎骨散加减而成。方中以川续断、补骨脂补肾壮筋骨，制附片补肾阳、祛寒邪，熟地黄填精补血、补肾养肝共为主药。以骨碎补、淫羊藿、虎骨温补肾阳、强筋壮骨、搜祛骨风，桂枝、独活、羌活、威灵仙驱散风寒湿邪，白芍养血荣筋、缓急舒挛为辅药。又以防风散风，麻黄散寒，苍术祛湿；赤芍化瘀清热，知母滋肾清热，二药以防祛寒药之过于温燥；山甲通经散结，地鳖虫活瘀壮骨，伸筋草舒筋活络，松节通利关节共为佐药。牛膝下行引药入肾为使药。

加减法：上肢病重者，去牛膝，加片姜黄 10~12g，羌活加到 12g。

瘀血证明显者，加红花 10g，皂刺 6～9g，乳香、没药各 6g，或苏木 15～20g。腰腿痛明显者，可去松节、苍术、加桑寄生 30g、并加重川断和补骨脂的用量，或再加杜仲 12g、随汤药嚼服胡桃肉（炙）1～2 个。肢体关节踡挛僵屈者，可去苍术、防风、松节，加生苡米 30～40g、木瓜 9～12g、白僵蚕 10g，脊柱僵直变形、屈曲受限者，可去牛膝、苍术，加金狗脊 30～40g、鹿角胶 9g、白僵蚕 12g、羌活改 12g。关节痛重者，可加重附片用量，再加草乌 6～9g、七厘散 1/3 管（随汤药冲服），1 日 2 次。舌苔白厚腻者，可去熟地，加砂仁 3～5g 或藿香 10g。脾虚不运，脘胀纳呆者，去熟地，加陈皮、焦麦芽、焦神曲各 10g。

②加减补肾治尪汤：主要用于治疗肾虚标热轻证。生地 15～25g，川断 15～18g，骨碎补 15～20g，桑寄生 30g，补骨脂 6g，桂枝 6～9g，白芍 15g，知母 12～15g，酒浸黄柏 12g（用黄酒浸泡三小时，捞出入煎），威灵仙 12～15g，炙山甲 9g，羌独活各 9g，红花 9g，制附片 3～5g，忍冬藤 30g，络石藤 20～30g，地鳖虫 9g，伸筋草 30g，生苡米 30g。水煎服，每日 1 剂。虎骨代用品同上方。

本方仍以上方减去或减少燥热之品，加入苦以坚肾、活络清疏之品而组成。因为虽已见化热之势，但热尚不重，故羌活、独活、桂枝、附片等祛风寒之品未完全去掉，只是用量有所减少。

③补肾清热治尪汤：主要用于肾虚标热重证。生地 18～30g，川断 15～20g，地骨皮 10～15g，骨碎补 15～20g，桑枝 30g，赤白芍各 12～15g，秦艽 20～30g，知母 12～15g，酒浸黄柏 12g（用黄酒浸泡 3 小时，捞出入煎剂内同煎），威灵仙 15～18g，羌独活各 6～9g，制乳没各 6g，地鳖虫（或炙山甲）10g，白僵蚕 9g，蚕沙 10～12g，红花 10g，忍冬藤 30g，桂枝 6～9g，络石藤 30g，桑寄生 30g。虎骨或代用品同前方。

本方取丹溪先生潜行散合自拟的清热散痹汤加补肾强骨之品组织而成。方中以生地补肾壮水，黄柏坚肾清热，川断补肾壮筋骨，骨碎补益肾祛骨风为主药。以桑寄生补肾强筋、除风通络，地骨皮益肾除劳热，威灵仙祛风湿、除痹痛，羌独活搜少阴、太阳之风湿，虎骨祛风壮骨为辅药。以白芍养血缓急，知母降火清热、除蒸消烦，忍冬藤、络石藤通经络、祛风热，红花活血通络，乳没化瘀定痛，炙山甲（或地鳖虫）通经活络、有虫蚁搜剔之能，桂枝温散宣痹，白僵蚕祛风活络，蚕沙清热疏风为佐药。以桑枝通达四肢、祛风湿、利关节为使药。

加减法可参看补肾祛寒治尪汤的加减法。如大便结滞不下，可加桃仁泥 10g、酒军 3～6g。口渴思冷饮者，加生石膏 30g（先煎）。

五、临床疗效及实验观察简介

1981 年以补肾祛寒治尪汤为主随证加减，治疗 32 例。显效 4 例（12.5%）、有效 24 例（75%）、无效 4 例（12.5%）。总有效率为87.5%。详细内容见《湖北中医杂志》1982 年第四期《尪痹刍议》。

1983 年以补肾祛寒治尪汤加减内服，配合中药煎汤薰洗、电推拿等，治疗 75 例。显效 13 例（17.4%）、有效 53 例（70.6%）、无效 9 例（12%）。总有效率为 88%（详见《尪痹再议》，大同全国痹证会议文件）。

1984 年"尪痹冲剂"（补肾祛寒治尪汤加减科研协定处方）治疗 332 例，总有效率 70.79%。

1986 年以补肾祛寒治尪汤、加减补肾治尪汤、补肾清热治尪汤治疗 76 例。其中临床治愈 4 例，显效 23 例，好转 42 例，无效 7 例，总有效率为 90.8%（采用全国痹证会议制订的疗效标准）。本论文被评为中华全国中医学会内科学会"优秀论文"，题为"补肾祛寒法治疗尪痹76 例的临床体会"。

1987 年用以上三方制成浓缩汤剂和冲剂治疗 42 例，总有效率86.7%。

1986 年本项研究被列为"七五"攻关课题。将以上三方精减为两个方，制成"尪痹复康"冲剂Ⅰ号、Ⅱ号（Ⅱ号又名尪痹清宁）。两种冲剂可以单服，也可两种配合使用，更能符合辨证论治的要求。1987年开始临床观察，1990 年冬季总结 401 例，疗效比尪痹冲剂有明显提高，临床治愈率 7.73%，显效率 32.92%，有效率 45.54%，无效率13.47%，总有效率为 86.53%。

实验室检查：以 1986 年 76 例为例。其中 54 例治疗前后化验血沉，有 40 例治疗前血沉增快，治疗后恢复正常者 12 例，改善者 14 例。治疗前 44 例化验了类风湿因子，有 42 例阳性，治疗后 5 例转为阴性。最近又总结 373 例，血沉转常率为 50%。375 例类风湿因子转阴率为72.59%。239 例 C-反应蛋白转常率为 28.57%。354 例抗"O"转常率为 51.41%。116 例抗核抗体转阴率为 51.85%。

1982 年"补肾祛寒法治尪汤随证加减治疗 42 例类风湿性关节炎治疗分析"中总有效率 92.8%（硕士研究生毕业论文，发表在《辽宁中医杂志》1982 年第 2 期）。

1983 年"试论肾虚寒实在尪痹辨证论治中的重要性"中用补肾祛寒治尪汤、加减补肾治尪汤、补肾清热治尪汤治疗 36 例，总有效率88.9%（硕士研究生毕业论文）。

1985 年"补肾祛寒法治疗尪痹 56 例的临床体会"中总有效率91.07%（全国痹证会议大会交流论文）。

1989 年"补肾祛寒通络对尪痹治疗及肢体功能恢复作用的研究"中共治疗 38 例，总有效率 86.84%。证明对患者肢体关节功能恢复有促进、提高作用（硕士研究生毕业论文）。

药理实验证明本组方药及制剂无毒性。

通过实验动物观察，证明尪痹复康冲剂Ⅰ、Ⅱ号，对实验动物的关节炎有消炎退肿作用。

免疫室实验证明："尪痹复康"Ⅰ号有增强免疫功能的效应，"尪痹复康"Ⅱ号有抑制免疫的效应（注："尪痹复康"冲剂Ⅰ号主治肾虚寒盛证，Ⅱ号主治肾虚标热重证；Ⅰ号加Ⅱ号可治肾虚标热轻证）。

六、注意事项

（1）尪痹病情深重，病程既久，故服药亦须较长时间，才能渐渐见效。万勿操之过急，昨方今改。只要辨证正确，服药后无不良反应，则应坚持服50~100剂左右，观察效果。如有效还可再继续服用。

（2）在服用较长时间的汤药，病情明显好转，症状大部分已消失时，还须把汤药（补肾祛寒治尪汤为主）3~4剂随证加减，共为细末，1日2次，每次3g。或每日3次，每次2g，温开水送服。会饮酒之人，亦可加些黄酒送服。以便长期服用，加强与提高疗效。

七、典型病例

病例1：任某某，男48岁，工人。1971年10月28日初诊。

主诉：关节疼痛，肿大变形，僵化，肢体不能自主活动已1年有余。

病史：1970年9月间，因挖地道而长时间在地下劳动。一日突然高热40℃以上，继而出现左膝、左踝关节红肿疼痛，行走不便。虽经治约半年，但病情日渐加重。两手腕、食指关节亦相继红肿疼痛、变形、僵化活动严重受限，晨起伸不开。两膝关节肿大、变形、不能自由屈伸，左腿较重。两踝关节肿大如脱。经某医院检查，诊断为类风湿性关节炎（当时血沉55mm/小时），即转该院中医科诊治，服中药80剂，症状未见改善，血沉增快（118mm/小时），遂来我院就医。

现症：除上述两膝、两踝及两手腕、指关节肿大、变形、疼痛、不能自由活动外，两髋关节亦强直僵化、固定成一种位置（大腿与躯干呈

120°，不能屈伸），两肩、肘关节亦僵化不能活动，故来诊时需人背抬。有间断发热，身体畏冷，心中烦热，食欲不振，时有恶心，大便1日1~2次，小便黄赤，舌苔白腻，脉象弦数。经我院放射科X线拍片，仍诊断为类风湿性关节炎。

辨证：地下环境寒湿，久处其地而受风寒湿三邪侵袭致痹。寒湿最易伤肾，肾虚不能御邪，寒湿乘虚深侵，肾主骨，寒邪入骨，久久留舍，骨失所养，则可致骨质变形，节挛筋缩，肢体不能屈伸，脚肿如脱，温温欲吐，而呈现尪羸之状。脉症合参，诊为尪痹。目前虽有标热之象，但实质仍为寒。

治法：补肾祛寒，散风活络。

处方：补肾祛寒治尪汤加减：制附片10g，骨碎补12g，桂枝10g，赤白芍各10g，麻黄6g，知母10g，防风12g，威灵仙12g，白术10g，炙山甲10g，生姜10g，甘草6g。水煎服，6剂。

药后诸症均减轻，仍守上方又加伸筋草30g，嘱可常服。至1972年3月10日来诊时，已能自己行走，不用扶杖。两手腕及指关节虽仍有变形，但可用力活动，手按之亦无疼痛，膝关节尚有肿胀，予上方加黄芪30g。3月17日已能骑自行车上街，仍守上方。

1972年5月3日来诊时，食欲很好，仅腕、背、踝部有时发胀，偶有轻痛，腕、指、膝、踝关节虽外观尚变形，但均不影响活动。先后共诊22次，服药110多剂，病情已稳定，改用粉剂常服，处方如下：

制附片45g，骨碎补54g，川断60g，桂枝36g，赤、白芍各60g，知母36g，防风45g，苍、白术各30g，威灵仙120g，麻黄36g，细辛12g，松节45g，伸筋草120g，炙山甲36g，地龙45g，皂刺21g，泽泻30g。共研细末，每服3g，每日2次，温黄酒送服。

1973年1月27日来诊，膝肿消退，关节明显变小，仍守上方，加归尾36g，焦神曲30g，片姜黄30g，红花36g，改川断为90g，为细末

医理临床体验

服。1973 年 5 月 29 日，四肢功能明显好转，可以自由蹲下、站起，站立 1 小时多也不觉疲累，能骑自行车上街跑几十华里。脉亦较前和缓有力，舌苔正常。惟左腕及踝关节，尚有轻痛。仍予原方以资巩固。

1975 年夏天追访：已全天上班工作年余，腕、指、左膝关节外形虽未全复正常，但能活动，能工作，无痛苦。

1979 年夏季又约他来复查：血沉 13mm／小时，类风湿因子仍为阳性。但一直上全天班，并能胜任比较繁重的工作。

病例 2：赵某某，女，28 岁，汉族，教师。河北籍，已婚。

主诉：关节肿痛，变形僵化 2 年余，加重 3 个月。

病史：1980 年 1 月份因居住潮湿，自觉手指发凉，皮肤苍白无血，麻木疼痛。半年以后渐及腕、膝、踝关节及足趾关节，均对称性疼痛。1982 年 5 月产后延及全身大小关节疼痛变形。近 3 个月来不能起床，不能自行翻身，关节剧痛不敢用手碰。在宁夏当地医院诊断为"类风湿性关节炎"，曾先后口服吲哚美辛、水杨酸钠、泼尼松、布洛芬、昆明山海棠等，症状不减，卧床不起，几成废人。于 1982 年 10 月 5 日抬来我院住院治疗。

现症：四肢大小关节均肿大变形，关节局部怕热，酸胀，烧灼感，但又不能久放被外，夜痛重，怕风。有时呈游走性疼痛，四肢末端发凉，言语无力，说话时嘴不能张大，气短倦怠，眩晕耳鸣，咽干口燥，尿黄，月经 50 天一行，量少色黑。舌质正常，舌苔薄白。脉沉细数，尺脉弱。趺阳、太冲、太溪脉均沉细弱。极度消瘦。身高 1.60m，体重仅有 30.5kg，面色㿠白，皮肤脱屑。双臂不能向外伸展抬高，右臂抬高 95°，左臂 70°，双肘仅能伸展 125°，双膝只能屈曲 90°，双颌下及颈部可摸到数个肿物，小如豆粒大，大者如枣核，有压痛。化验血沉 142mm／小时，类风湿因子阳性，血红蛋白 63g/L。X 光拍片：骨质稀疏明显。掌指、指间关节及腕关节间隙明显狭窄，双侧小指间关节半脱位畸形，双骶髂关节间隙狭窄融合，符合类风湿性关节炎改变。

辨证：风寒湿三气杂至合而为痹。冬季感受寒湿最易伤肾，寒邪久留，内舍于肾，深侵入骨，致骨质疏松变形，肢体不能屈伸，活动障碍。产后血亏，气随血耗，使气血双损，阴阳俱虚，又加重了病情的发展。肾阳虚衰，温煦失职，而见形寒肢冷，昼轻夜重，面色㿠白。产后失血，血虚阴伤，故口干舌燥，午后低烧，月经量少、后错。肝肾精血不足，筋骨失养，故肢麻筋挛，皮肤干燥脱屑，极度消瘦。兼有风邪，故关节有游走性疼痛、怕风。肾肝脾俱虚，故趺阳、太冲、太溪、尺脉均沉细弱。据此脉症诊为尪痹、肾虚标热轻证。

治法：补肾祛寒，辅以化湿祛风，佐以苦坚防热，活血通络。

方药：制附片9g，骨碎补12g，生、熟地各15g，陈皮12g，砂仁3g，当归10g，赤、白芍各10g，桂枝12g，知母12g，络石藤30g，羌、独活各10g，威灵仙12g，片姜黄10g，葛根15g，寻骨风20g，酒炒黄柏10g。另：十全大补丸1丸，日2次。

治疗1个月后，已无眩晕咽干，面色红润。化验血红蛋白81g/L，血沉110mm/小时。已能拄拐杖走路，关节痛减，局部已无烧灼感，觉发凉喜暖，说明肾虚寒盛为其本。上方将附片加至12g，当归加至12g，改生熟地各为20g。治疗84天，体重增加7kg，可以扔掉拐杖走3~4m远，面色红润，无形寒肢冷自汗症状。治前手不能握物，双手握力为0，现握力均为1kg。两臂可上举过头，右肘现可伸展140°，左肘160°，右膝弯曲接近正常。能自己行走，生活渐能自理，全身情况好转出院。回原籍嘱其配制药粉，长期服用，以再度提高疗效。药粉处方如下：生、熟地各30g，骨碎补40g，川续断30g，补骨脂24g，炙麻黄9g，苍术24g，桂枝30g，赤、白芍各24g，知母30g，制附片30g，伸筋草40g，透骨草40g，威灵仙30g，羌、独活各30g，怀牛膝30g，片姜黄30g，草红花25g，苍耳子25g，五灵脂25g，炙山甲20g，防风25g，上药共为细末，每次 3g，每日 2 次，温开水或兑入一些黄酒送服。于 1982 年 12 月 28 日出院。1983 年 1 月份来信："已能完全扔掉拐杖，自己能独立行动了，还能织毛衣，身体比刚回来又胖了许多，全家人都很高兴"。

再谈尪痹的辨证论治

近十多年来，我曾在国内不少省市以及日本、美国、新加坡等国，讲述过《尪痹的辨证论治》。并在《中医杂志》（1992 年第 3 期）和《中国名老中医经验集萃》一书中，发表了《尪痹的辨证论治》的文章。对尪痹的定义、尪痹的病因病机和辨证论治的方药等，发表了个人的体会，介绍了临床经验，供大家作为参考。当然，笔者在这 10 多年的临床、教学和科研工作中，对尪痹的辨证论治也有了进一步的体会和认识。现在结合这些肤浅体会和认识，对过去所讲的内容做些补充，故命曰《再谈尪痹的辨证论治》。不当之处，敬请指正。为了节省篇幅，本文主要谈新补充的部分，请参阅《尪痹的辨证论治》一文。

一、关于尪痹的病因病机与发生发展方面的补充

过去曾重点强调过，要理解尪痹形成的病因病机与发生发展，首先要对"风寒湿三气杂至合而为痹"的"合"字做深刻的理解，即不但要知道风寒湿三气杂"合"而侵人可以患痹病，而且还要进一步体会《素问·痹论篇》中关于"与风寒湿三气合者则为痹，不与风寒湿三气合者则不为痹"的重要意义，说明人体受了风寒湿三气杂至的侵袭，不

一定都可患痹病，与三气合者才为痹，不与三气合者则不为痹。由于风寒湿三气杂至有的合于皮肉筋骨，有的合于脏腑血脉，还有的与不同的时令相合，也有的又与不同脏腑所主的不同时气相合等等等等，有许多不同的合，而发生许多不同的痹。另外，在临床上也体会到重视"合"字的涵意之外，还要注意结合中医学中的"从化理论"。中医学认为邪气侵入人体后常常发生"从化"而使病证产生转变。即"从阴化寒，从阳化热"。这一疾病转化机理，源出于《内经》，仲景先师首先运用于临床，后世医家也有论述。清代《医宗金鉴·伤寒心法要诀》中对从化理论，做了具体完整的概括，并做了阐述。例如书中所说："六经发病尽伤寒，气同病异岂期然。推其形脏原非一，因从类化故多端。明诸水火相胜义，化寒化热理何难，漫言变化千般状，不外阴阳表里间"。很明确地说明了同是伤了寒邪，不一定都见寒证的道理。这一从化理论在临床上指导辨证论治具有非常重要的意义。诊治尪痹，当然也不例外，尪痹虽然以寒湿之邪深侵入肾为主要病机，但是再结合"从化理论"来分析，有的"从阴化寒"而见寒盛证，有的"从阳化热"而见化热证，因此在观察、认识和理解尪痹的病因病机与发生发展、证候变化时，不但要注意深入理解"合"字的深刻涵意，还要注意运用"从化理论"去辨证分析，才能更好地体认尪痹各个不同阶段的不同的证候变化。

二、关于尪痹病因病机特点的补充

过去主要讲述三个方面，即：①肾虚、寒湿深侵入肾。②冬季寒盛。肾气当令，同气相感，深侵入肾。③复感三邪，内舍肾肝。今天还要补充：肾督两虚，寒袭督脉，肾督同病。另外，这些年来，通过大量地和广大地域的多种临床体验，认识到某些常年处于湿热气候的地域或国家，也有在肾虚条件下风寒湿（寒湿较重）深侵入肾，但由于体质

医理临床体验

和环境关系，而邪从热化（从阳化热）而形成了湿热伤肾、或湿热过盛、肾不胜邪、入肾伤骨而发病的。因为水湿同源，肾主水，故湿邪过盛也可影响到肾，脾受湿也可以传肾克肾。肾为水火之脏，湿从火化则肾火浮动致肾失坚蛰封藏之性能而受伤，故须再补充湿邪化热，久郁不解而致伤肾损骨的一个方面。总之，肾主骨，邪侵入肾则可渐渐影响到骨和肝而形成骨松筋挛、关节变形、肢体僵曲不能自由活动的尪痹。

三、常见证的补充

过去只讲到三种常见证候，即：①肾虚寒盛证。②肾虚标热轻证。③肾虚标热重证。这三种证候多见于中国北方或比较寒冷的地域或气候有寒有热以及多寒少热国家。寒邪深侵入肾为疾病之本，不同程度的化热之证为疾病之标。由于对本病不断深入的认识，在原三证的基础上再补充以下二证。

（1）肾虚督寒证：腰骶脊背疼痛，痛连颈项，背冷畏寒，脊柱僵硬弯曲，直腰、弯腰受限，两腿活动受限，得温暖而痛减，大腿外展或下蹲受限，舌苔薄白或白，脉象沉弦或兼细、或沉细弦迟。甚者可致"尻以代踵，脊以代头"而成尪废之人。

（2）湿热伤肾证：多个关节肿痛，痛处用手摸之有些发热，喜凉爽，皮肤不红，常伴有腰膝乏力、展僵，也可有轻度身热或下午潮热久久难解，关节自感蒸热疼痛，痛发骨内，十分痛苦，关节有不同程度的变形。舌苔黄腻或白厚浮黄。脉象滑数或沉弦细数，尺脉多小于寸关。此证多见于常年气候潮热的地域，根据"从化理论"来看，也会有一些寒证，但在湿热地域，确是湿热证多见，寒证少见。也可能初起时是寒证，待到请医生诊治时，已成热证。

四、经验药方的补充

在《尪痹的辨证论治》中，介绍过三张经验方，即①补肾祛寒治尪汤，主治肾虚寒盛证。②加减补肾治尪汤，主治肾虚标热轻证。③补肾清热治尪汤，主治肾虚标热重证。这三方请参阅原文章。现在再补充。

（1）补肾强督治尪汤：熟地 15～20g，制附片 10～12g，金狗脊 20～40g，鹿角胶 9g（烊化），（或鹿角霜 10～15g），骨碎补 15～20g，羌活 12g，独活 10g，川断 15～18g，杜仲 15g，桂枝 15g，赤白芍各 12g，知母 15g，地鳖虫 6～9g，白僵蚕 9～12g，防风 12g，麻黄 3～6g，炙山甲 9g，怀牛膝 12～15g，淫羊藿 9～12g，干姜 3～6g，制草乌 3～6g。本方主治肾虚督寒证。

加减法：腰胯疼痛，大腿伸屈不利，下蹲困难者，可加泽兰 12～15g、白芥子 6～9g、苍耳子 6～9g、苍术 9g、五加皮 9g。汗多可减麻黄，一般不减也可。腰痛明显，以腰脊强痛为主者，可加补骨脂 12g、制草乌 9g、干姜 6g。略见热象（上火）者，改熟地为生地，加炒黄柏 12g、秦艽 12g。骨关节见损者，可加寻骨风 15g，自然铜 9g（先煎）。腿酸痛者，加伸筋草 30g。

（2）补肾清化治尪汤：骨碎补 15～20g，川断 10～20g，怀牛膝 9～12g，黄柏 9～12g，苍术 12g，地龙 9g，秦艽 12～18g，青蒿 10～15g，豨莶草 30g，络石藤 30g，青风藤 15～25g，防己 10g，威灵仙 10～15g，银柴胡 10g，茯苓 15～30g，羌、独活各 9g，炙山甲 6～9g，生薏苡仁 30g。本方主治湿热伤肾证。

加减法：四肢屈伸不利者，加桑枝 30～40g、片姜黄 10g。减银柴胡、防己。疼痛游走不定者，加防风 9g、荆芥 10g，去地龙。痛剧难忍者，可加闹羊花 0.3～0.6g。治疗一段时间，如出现关节喜暖怕凉之症者，可参照《尪痹的辨证论治》一文中第二方加减。

尪痹的临床研究

"尪痹"是笔者在 1981 年提出的中医新病名，是指关节变形、肿大、僵硬、筋缩肉卷、难以屈伸、骨质受损的痹证。根据其症状特点，尪痹包括西医学中具有关节疼痛、变形的一类疾病，如类风湿性关节炎、强直性脊柱炎、大骨节病、结核性关节炎等，但以类风湿性关节炎最为多见。笔者指导中日友好医院肺脾科尪痹科研组，在尪痹冲剂的基础上，进一步筛选药物，与辽宁省本溪第三制药厂合作，研制成尪痹复康冲剂Ⅰ号、Ⅱ号（Ⅱ号又名尪痹清宁），在全国 8 省市 12 所中医医疗研究单位进行临床观察，现总结如下。

一、临床资料

1. 一般资料

本组共观察 657 例，门诊患者 401 例，住院患者 256 例。男性 239 例，女性 418 例。年龄 6~82 岁，平均年龄 50.8 岁。工人 259 例，农民 55 例，干部 237 例，其他 106 例。汉族 609 例，回、蒙、满、壮、朝鲜族共 48 例。病程最短半年，最长 35 年，平均 5.54 年。整体功能分级：根据美国风湿病学会分级标准，657 例患者治疗前功能Ⅰ级 61 例，Ⅱ级 206 例，Ⅲ级 286 例，Ⅳ级 104 例。

2. 诊断标准

依据 1983 年全国痹证会议制订的尪痹诊断标准。

（1）临床表现：①关节肿胀，尤以对称性小关节肿胀为主。②关节晨僵硬，握拳不紧，功能受限。③皮下结节。④至少有 1 个关节压痛或活动时疼痛。⑤关节变形，甚则僵硬强直，屈伸不利，步履难行，或脊以代头，尻以代踵，筋缩肉卷，或生活难以自理。

（2）理化检查：①类风湿因子阳性，或血沉增快，或免疫球蛋白增高。②X 线骨质疏松。

（3）发病特点：多与气候变化有关。

（4）病因病机特点：正虚邪凑，肝肾亏损，气血阴阳失调，复感风寒湿三邪杂至；或兼热邪，或瘀血，或痰浊，或外伤引起。

（5）性别、年龄特点：好发于青壮年，女性多于男性。具备上述 1、4 项中 4 条，并参考 2、3、5。

3. 中医辨证

分为肾虚寒盛证（413 例），肾虚标热轻证（167 例），肾虚标热重证（77 例）。

肾虚寒盛证：腰膝酸软，倦怠乏力，形寒肢冷，夜尿频多，女子月经后衍或经少经闭，男子或有阳痿，舌淡胖，苔白，脉沉弦、沉细或沉滑，尺脉弱小。

肾虚标热轻证：除见肾虚寒盛症外，兼见性情急躁，或手足心发热，口干便涩，关节微有发热，但皮肤不红，疼痛关节夜间喜放被外，但不能久置，久置疼痛加重。舌略红，苔微黄或少津，脉沉细。

肾虚标热重证：除肾虚症状外，关节肿痛欲见凉爽，将患肢放在被外，久则疼痛加重，关节肿胀，皮肤发红或不红，扪其疼处可有发热感，并可见阴虚内热证，舌红，苔少或见剥脱，脉沉细数。

建立科研观察病历，定期填写观察表格，用图标明关节疼痛、肿胀、变形的部位、程度、个数等。

二、治疗方法

（1）治疗组（657 例）：临床判定为肾虚寒盛证者，治以补肾祛寒，疏风化湿，活血通络，强壮筋骨法。药用尪痹复康Ⅰ号冲剂（10g/袋，每袋相当生药21.83g。由仙灵脾、制附片、桂枝、知母、羌活、独活、生薏仁、麻黄、熟地、牛膝等22味药组成），每次2袋，每日3次。

肾虚标热重证者，急则治标，治以补肾清热，疏风化湿，活血通络，强壮筋骨法。药用尪痹复康Ⅱ号冲剂（10g/袋，每袋相当生药23.83g，由知母、生地、黄柏、赤芍、海桐皮、生薏仁、防风、蚕沙等17味药组成），每次2袋，每日3次。热退证见肾虚寒盛证时，仍服Ⅰ号治本收功。

肾虚标热轻证者，治法同肾虚寒盛证，佐以补肾清热，一般每次服2袋Ⅰ号、1袋Ⅱ号，每日3次，根据病情也可每次服Ⅰ号Ⅱ号各1袋，每日3次。

服药期间停服其他中西药物，对长期依赖肾上腺皮质激素及止痛药物者，为便于观察疗效，可维持原量，逐渐减量。

（2）对照组：布洛芬对照组（60例）予服布洛芬每次0.4g，每日3次。此外再与尪痹冲剂原有鉴定资料对照。

疗程：治疗组与对照组均以1个月为1疗程，完成3个疗程者为总结对象。

三、治疗效果

1. 疗效标准

（1）临床治愈：症状全部消失，功能活动恢复正常，主要理化参考指标（血沉、类风湿因子、抗链"O"等）结果正常。

（2）显效：全部或主要症状消除，关节功能基本恢复，能参加正常工作和劳动，主要理化参考指标结果基本正常。

（3）好转：主要症状基本消失，主要关节功能基本恢复或有明显好转，生活能自理，劳动和工作能力有所恢复。

（4）无效：和治疗前相比，各方面均无进步。

2. 疗效分析

（1）治疗结果：657 例患者中，临床治愈 58 例（占 8.83%），显效 200 例，（占 30.44%），好转 310 例，（占 47.18%），无效 89 例（占 13.55%）。总有效 568 例，总有效率为 86.45%。

（2）关节症状与体征的改善

①疼痛关节数：657 例患者治疗前有 6828 个关节疼痛，服药 3 个月后 3471 个关节疼痛消失，消失率为 50.33%。

②关节疼痛程度的变化：657 例患者治疗前关节疼痛轻、中、重度，分别为 318 例（48.40%）、194 例（29.53%）、145 例（22.07%）；治疗后分别为 400 例（60.88%）、78 例（11.87%）、22 例（3.35%），并有 157 例（23.90%）关节疼痛消失。

③关节肿胀个数：657 例患者中，治疗前有 4833 个关节肿胀；治疗后减为 1900 个。有 2933 个关节肿胀消失，消失率为 60.69%。

④关节肿胀程度的变化：关节肿胀有前后对照者 604 例，治疗前肿胀轻、中、重度，分别为 110 例（17.86%）、414 例（67.21%）、80 例（12.99%）；治疗后分别为 282 例（45.78%）、68 例（11.04%）、14 例（2.13%），并有 240 例患者关节肿胀消失（占 36.53%）。

（3）握力变化：治疗前后检测握力者 356 例。治疗前左、右手握力分别为 10.79 ± 8.10、11.02 ± 7.19（kg）；治疗后左、右手握力分别为 14.79 ± 6.75、14.96 ± 8.09（kg）。统计学处理有非常显著差异（$P < 0.01$）。

（4）20m 步行时间变化：治疗前后检测 363 例。治疗前有 344 例能完成该项测定，平均为 35.57 ± 23.11 秒；治疗后平均为 26.22 ± 11.50 秒（$P < 0.01$）。另有 19 例治疗前不能行走；治疗后有 14 人能行走，

其中 11 例能在 1 分钟内走完 20m。

（5）晨僵时间：治疗前后 391 例记录了晨僵时间。治疗前平均为 92.35±80.36 分钟；治疗后平均为 49.43±34.22 分钟。治疗后晨僵时间明显缩短（$P < 0.01$）。

（6）其他临床症状：除关节肿痛外，其他自觉症状最多见者是倦怠乏力（516 例）、喜暖怕冷（435 例），腰酸腿软（569 例），关节发热（281 例）等；治疗后上述症状明显减轻、消失例数，分别为 280 例（54.26%）、270 例（62.07%）、291 例（51.14%）、166 例（59.07%）说明该药在治本的同时兼有治标的功效（标本同治）。

（7）病程、年龄、功能、性别与疗效关系：通过分析，尪痹患者有病程越长疗效越差的趋势；年龄大者治愈、好转率低；全身功能越差者疗效越低；而性别与疗效无明显关系（各项统计表略）。

3. 理化检查

（1）血沉：治疗前后检查 614 例。治疗前血沉异常者 419 例，治疗后正常者 169 例（40.33%）。

（2）类风湿因子：自身对照检查 619 例。治疗前类风湿因子异常者 451 例；治疗后 328 例（72.73%）转为正常。

（3）免疫球蛋白：治疗前后检查 409 例。治疗前免疫球蛋白 IgA、IgG、IgM 异常者，分别为 225 例（50.01%）、241 例（58.92%）、206 例（50.37%）；治疗后免疫球蛋白异常者，分别为 92 例（22.49%）、53 例（12.96%）、29 例（7.09%）。

（4）C 反应蛋白：治疗前后检查 239 例。治疗前 105 例 C 反应蛋白异常；治疗后 30 例（28.57%）转正常。

4. 临床对照观察

结果见表 2。

表 2　治疗组与对照组尪痹冲剂疗效比较（例）

%	治疗组	对照组	尪痹冲剂
治愈（%）	58（8.83）	0（0.00）	6（1.81）
显效（%）	200（30.44）	12（20.00）＊＊＊	63（18.98）
好转（%）	310（47.18）	39（65.00）	166（50.00）
无效（%）	89（13.55）	9（15.00）＊＊	94（28.31）
其他			3（0.9）
有效	568（86.45）	51（85.00）＊＊	235（70.79）＊

注：＊治疗组总有效率与尪痹冲剂比较 $P < 0.01$，＊＊治疗组总有效率与对照组比较 $P > 0.05$，＊＊＊治疗组治愈，显效率与对照组比较 $P < 0.001$。

在总有效率及缓解疼痛、晨僵等方面，布洛芬与尪痹复康冲剂无明显差异，但在治愈、显效率方面有极显著差异（$P < 0.001$）。布洛芬对喜暖怕冷、腰酸乏力等自觉症状无改善作用，但 2/3 患者出现纳差等胃肠道反应。尪痹复康冲剂与尪痹冲剂相比，疗效有明显提高。

四、讨论

（1）有关"尪痹"的病因病机及辨证论治，曾在已发表的多篇文章中作过系统的阐述。通过临床观察明确认为，有无寒湿深侵入肾这一病机，是区别尪痹与其他痹证的关键所在，辨证论治时，抓住肾虚寒盛这一主证，本着标本同治、正邪兼顾的原则，以补肾祛寒、疏风化湿、活血通络、强壮筋骨兼以养肝之法进行治疗。从 20 世纪 80 年代初开始用尪痹冲剂治疗类风湿性关节炎患者，多数症状能得以改善。但由于体质不同，疾病新久、年龄、地域、病邪寒热从化等不同，以及肾虚寒盛本证与肾虚标热证之不同。本课题针对这些问题，设计了以补肾祛寒为主的尪痹复康冲剂 I 号和以补肾兼清标热的尪痹复康冲剂 I 号，根据临床具体情况，二者可以单独使用，也可配合使用，但在整个治疗中，还要注意补肾祛寒，强壮筋骨。

（2）尪痹冲剂是中华全国中医学会内科学会痹病学组，采用笔者提出的新病名和主要方药，组织全国 27 个省市中医医疗单位进行临床观察 332 例，有效率为 70.79％后，1985 年由辽宁本溪第三制药厂正式生产。目前我们研究的尪痹复康冲剂（Ⅰ、Ⅱ号），在尪痹冲剂的基础上，疗效明显提高，关节疼痛、肿胀、晨僵等临床症状明显好转，功能状况得到改善，提高了患者的生活和工作能力，并且无毒副作用，是从整体治疗尪痹的有效药物，形成治疗尪痹系列药的第二代新药。

（3）笔者和大家还进行了有关的药理和免疫实验。动物试验表明，尪痹复康Ⅰ号冲剂能够抑制急慢期关节炎症并消除肿胀，明显降低关节炎大鼠尿中过氧化脂质含量，有一定的阻止免疫复合物对血小板的刺激作用。尪痹复康冲剂能轻度增强细胞免疫及抑制体液免疫的效应，尪痹复康Ⅰ号冲剂有增强免疫的效应，尪痹复康Ⅱ号冲剂有抑制免疫的效应。

简谈治疗强直性脊柱炎的经验

强直性脊柱炎过去曾被认为是类风湿关节炎的一个临床类型，故有类风湿性脊柱炎、类风湿性关节炎中心型的名称。近些年来由于类风湿因子和组织相容抗原 $HLA-B_{27}$ 的发现，证明了本病是不同于类风湿关节炎的一种独立的疾病。它起病迟缓，以持续性腰或涉及胸、颈段脊柱疼痛、晨僵、活动受限、甚则出现驼背、脊柱强直、骶髂关节受损、两腿活动受限等为主要症状的疾病。中医学根据本病临床表现认为它属于"痹"病。根据它的发病特点笔者又把本病定为"尪痹"中的"督虚寒盛证"，制定治疗强直性脊柱炎的大法，要以补肾祛寒、强督助阳为主，辅以化湿疏风、养肝荣筋、活瘀通络。并时时注意调护脾胃，以固后天之本。若出现邪气从阳化热之证者，则需要暂予补肾清热法，待标热得清后，仍转为补肾强督祛寒治本之法以收功。并创组了治疗强直性脊柱炎之基本方药——补肾强督治尪汤，用于临床，疗效满意。其方组成如下。

1. 主方和方解

熟地 15~20g，淫羊藿 9~12g，金狗脊 30~45g，制附片 9~12g，鹿角胶 10g（烊化），川断 12~20g，骨碎补 15~20g，羌、独活各 10g，桂枝 12~20g，赤、白芍各 12g，知母 12~15g，地鳖虫 6~9g，防风 10~12g，麻黄 3~9g，干姜 6~9g，怀牛膝 12~18g，炙山甲 6~9g，制草乌 3~6g，杜仲 15g，白僵蚕 9g。

方解：本方以补肾祛寒治尪汤加减化裁而成。方中以熟地补肾填精，淫羊藿温壮肾阳、除冷风劳气，金狗脊坚肾益血、强督脉、利俯仰共为主药。制附片补肾助阳、逐风寒湿，并治脊强拘挛，鹿角胶（霜）益肾生精、壮督强腰，川断补肝肾、强筋骨，骨碎补坚肾壮骨、行血补伤，羌活散风祛湿，治督脉为病、脊强而厥，独活搜肾经伏风，桂枝温太阳经而通血脉为辅药。赤芍散血滞，白芍和血脉、缓筋急，知母润肾滋阴、以防桂附之燥热，地鳖虫搜剔血积、接骨疗伤，防风祛风胜湿、善治脊痛项强；麻黄散寒祛风、疏通气血，干姜逐寒温经，草乌逐寒搜风、善治腰脚冷痛为佐药。怀牛膝引药入肾，治腰膝骨痛；炙山甲散瘀通经，引药直达病所为使药。

2. 加减法

若腰痛显著，则加桑寄生 30g、杜仲 18g，并加重川断及狗脊的用量，且随药嚼服 2 枚炙胡桃肉。若项背痛明显加葛根 12~18g，并加重羌活的用量。若寒盛痛重者可加重制附片、草乌的用量，七厘散 1/3 管随汤药冲服。若身体拘挛、脊背发僵，则可加片姜黄9~12g，白僵蚕12g，生苡米30~40g，苍耳子6~9g。若腰脊僵硬如石者，可再加急性子3~5g。

若舌苔厚腻者可减少熟地，去鹿角胶，加鹿角霜10g、砂仁3~5g、苍术6~9g。若脾虚不运、脘胀纳呆者，可去熟地，加陈皮10~12g、焦麦芽10~12g、焦神曲10~12g，或加千年健12~15g。

若有低热或药后咽痛口干、便干口渴者，去干姜，减少桂枝、附子用量，加黄柏12~15g（须黄酒浸3~4分钟，捞出来入汤药同煎，取朱丹溪"潜行散"之意），生地15~20g，地骨皮10~12g，秦艽12~20g。

若骨质受损严重，关节僵化，已成"尻以代踵、脊以代头"之势者，则可加透骨草20g，寻骨风15g，自然铜（醋淬、先煎）6~9g，用其代替虎骨以强骨祛风。对于病程缠绵、久而不愈、痰湿重者，可加白芥子6~9g以化顽痰、搜风邪，苍耳子6~9g辛通窜透以引药入骨。髋关节活动受限、两腿屈伸不利者，加伸筋草30g、生苡米30g、泽兰12~18g、威灵仙15g。

3. 验案举例

许某，男，20岁，1988年2月25日初诊。

患者于就诊前半年余，自觉腰髋部及双膝关节疼痛，遇热则痛减，伴僵直不舒。曾于当地医院查血沉70mm/小时。予以青、链霉素和吡氧噻嗪等治疗无效。近日来腰髋关节痛加重，坐时尤著，腰椎僵直感明显，前弯、侧弯、后仰活动受限，双下肢无力、不能下床活动，生活不能自理。痛甚则用吲哚美辛栓纳肛，汗出痛稍减。并自购服"尪痹冲剂"未见显效。故来我院就诊，收入院治疗。入院后查血沉45mm/小时，类风湿因子阴性，腰骶椎正侧位片示：两侧骶髂关节改变符合强直性脊柱炎。查体：腰椎旁压痛（+）、腰背肌肉呈板状僵硬，双下肢肌肉萎缩，不能下地行走。舌质淡、舌苔白，脉细滑。诊断为强直性脊柱炎。特请吾会诊。辨证：四诊合参，知为风寒湿邪乘虚而入，寒邪深侵入肾，督阳不化，伤骨损筋，而成尪痹病肾虚督寒之证。治法：补肾祛寒，强督壮阳，散风除湿，活瘀通络。方用：补肾强督治尪汤加减。处方：

骨碎补15g，桑寄生30g，川断15g，金毛狗脊30g，制附片10g，桂枝10g，威灵仙10g，牛膝15g，赤、白芍各15g，知母10g，伸筋草30g，独活10g，木瓜12g，红花12g，泽兰15g，鸡血藤10g，白僵蚕10g，炙山甲10g，茯苓20g。服用上药约30剂后，自觉腰髋疼痛较前减轻，腰椎板直、关节僵硬感均好转，双下肢自觉较前有力，并能下床推轮椅车行走数十步，应家属要求于3月26日出院。回家后继续坚持服用以上处方。

1988年8月5日复诊：服药后腰、髋、膝关节疼痛明显减轻，僵直感显著好转，活动较前灵活，行走自如，能自行500m多路，可自行登楼梯上四层楼，精神好转，体力较前增加，生活能自理，纳食增，二便调。舌苔薄白，脉沉弦细，尺脉沉细。以原方继服。

1989年7月21日再诊：患者述服药后髋关节疼痛消失，生活能自理，仅有轻微腰部酸痛，双膝关节略痛。行走自如，可长达10多公里。能骑自行车远行，能跑步百米以上。患者因自觉症状明显减轻，曾自行停服中药，达2个月以上，病情仍稳定。查舌苔略白，脉沉略弦。嘱其继服中药，以巩固疗效。处方：

补骨脂10g，杜仲15g，川断20g，鹿角胶9g（烊化），狗脊30g，淫羊藿10g，制附片10g，桂枝10g，赤芍15g，知母12g，红花10g，牛膝12g，泽兰12g，白僵蚕10g，炙山甲9g，透骨草30g，地鳖虫9g，生地20g，炒黄柏10g。

1990年7月3日再诊：患者现已恢复农业劳动，行走1天都不觉累，腰膝关节未发生疼痛，时有腰部微酸略痛。又曾自行停服中药3个月以上，病情一直稳定。仍守 7 月 21 日原方加自然铜 9g（醋淬、先煎），熟地 20g，骨碎补 18g，改川断为 30g，改制附片为 12g。以上方 3 剂共为细末，每服 3g，每日 2~3 次，温开水送服，以巩固治疗。

4. 结束语

本病主要是寒邪深侵肾督所致，从笔者几十年的经验来看，服用补肾祛寒、强督通络的中药后，确有很好的疗效。甚至有的患者能恢复到得病前的情况。但要注意坚持治疗，比较长时间的服药，才能取得良效。

1994 年我把此病归并于"尪痹"的证候中，订名为"肾虚督寒证"。这样，尪痹的常见证则成为 4 证。①肾虚寒盛证。②肾虚标热轻证。③肾虚标热重证。④肾虚督寒证。有一段时间曾把本病放到肾虚寒盛证内论治，经过长时间的诊治体会，感到本病最大的特点是病邪影响到了督脉，所以后来又专订出肾虚督寒证，突出了本证的理法方药特点，提高了疗效。请与"再谈尪痹的辨证论治"参看。

急重湿热痹治验

1980 年 7~8 月间，卫生部中医局吕炳奎局长曾罹患急重湿热痹证，邀笔者去共同诊治，顺利治愈。今将治疗情况，如实报道如下。

1980 年 7 月，吕炳奎局长在莫干山开会。当时阴雨连绵 10 余天，山上气候又潮又冷。他工作繁重，身体感到非常疲劳。会议期间曾患缠腰龙（带状疱疹），只外擦了些桉叶油，未及内服药物，闭会后又值大雨倾盆，天气湿冷，到杭州后，气候突变炎热，肌肤少汗。途经山东时，天气转冷。及至北京，身体又微有虚肿。7 月 27 日，身体轻度恶寒，试体温为 40℃，即自服藿香正气丸 2 丸。药后，身上大汗出，小便量多而频，约 1 小时，即排尿 1 次，尿色清白，排尿 10 余次后，皮肤出现皱纹，虚肿消退，次日，体温恢复正常。略感倦怠而休息 1 天，第 3 天即又上班。

8 月 6 日，局长发现两膝盖正中处起了两个如芝麻粒大小的红点，虽惊有异，仍照常上班。次日，小红点发展成为如 2 分硬币大小的红斑，两目发胀，充血发红，测血压为 148/80mmHg（19.7/10.6kPa）。局长根据发病前后的情况及现在症状，知为寒湿之邪留滞经络所致，即自拟汤药方：桂枝、防风、细辛、荆芥、苏叶、藿香、茯苓、独活。药后不久，即全身汗出（试体温为 40℃）。尚感舒适，遂连服三煎，汗出多而不止，次日，即两膝部明显肿大，横径约 12cm。两膝下方小腿正面，约在三阴交穴水平处，隆起一个如馒头大的肿块（约 10cm×6cm×2cm），色红如血，无明显疼痛。同时，前额、两耳、两腕关节、两手指掌关节处均有似血样的红肿，关节不痛，活动尚利，体温 40℃。

8 日，邀余共议方药，笔者观其舌苔中部厚腻微黄，脉象弦滑略数，口不渴，不恶寒，肢体不烦痛，肢体及关节有血样红肿，身热灼手，两目发红，精神尚佳，结合病史综观脉症，共议诊为风寒湿三气之邪郁遏于经络，前虽发汗，正如仲景在论"湿痹"时所说："汗大出者，但风气去，湿气在"。湿郁化热，热扰营血，故肢体关节处皮肤色红如血，湿热之邪郁痹不散，经络壅闭，故膝肿如脱，小腿正面阳明经所过之处亦有红肿，大如馒头，四诊合参，共诊为热痹。拟用苦辛通络、宣痹祛湿之法，方宗宣痹汤意出入：桑枝 30g，忍冬藤 20g，桂枝 5g，威灵仙 12g，防风、防己各 9g，连翘 10g，生苡米 30g，木通 6g，赤芍 12g，丹皮 10g，蚕沙 9g，滑石块 12g。煎服 3 剂。外用如意金黄散，茶水调涂患处。

8月11日晚再诊，试体温38℃，肢体关节红肿渐退，全身较前轻松，药已合拍，仍守前方去滑石、加赤小豆15g，再进3剂。12日早上体温降至36.6℃，从此体温一直正常，未再上升。

8月16日，经某医院查血沉100mm/小时；抗链"O"1:1000。当时，同志们动员局长去住医院治疗，但局长自觉症状已明显好转，并且感到全身情况转佳，知为湿邪已退，故未住院。仍守前方去桂枝、防风、赤芍、忍冬藤，加黄柏、银花等，以清热、祛湿、宣痹，共进汤药20余剂而症平。3周后，红肿处均脱落大块白皮；皮肤恢复正常。惟食欲自得病起一直很差，3~4周后胃口才渐开。1个月后（9月5日）即可以去参加会议，40天后即恢复健康，上班工作。9月16日复查血沉：18mm/小时。工作至今，身体康泰。

通过这次治疗，笔者深深体会到吕炳奎局长对中医学研究有素，临床经验丰富，对中医理论深有见地，对此急重病症，胸有成竹，进退有方。吕局长深有体会地说："本证一开始即采取驱邪外出的治则，保护内脏不受损害，所以，不但症状迅速改善，并且血沉也很快地由100mm/小时降至18mm/小时，在本证整个治疗过程中，未服任何西药，疗效如此，可见中医学无论对急性危重疾病或是慢性病患都有丰富多彩的治疗方法，确然是一个伟大的宝库"。

三合汤、四合汤治疗胃脘痛

"痛在心口窝，三合共四合"。这是笔者在幼年时代，外祖父教我背诵的一句口诀。1941年我开业行医，在临床上亲自运用后，才渐渐对它有了越来越深的理解。"心口窝"指上腹部胃脘处,"三合"是三合汤,"四合"是四合汤。这句治病口诀是说对胃脘痛,要用三合汤治疗,必要时还须再加一汤(两味药),共成为四合汤。另外,还叮咛笔者要记住,此汤以治疗久痛难愈,或服其他药不效的胃脘痛为其特点,对新患的胃脘痛根据辨证论治进行加减,也有效果。通过多年的临床应用,理解也逐渐加深,摸到了一些加减方法,成为我治疗胃脘痛经常使用的方剂,常常收到令人难以思议的良好效果。今不揣浅陋,把三合汤、四合汤治疗胃脘痛的一些个人经验,介绍如下。

一、三合汤

组成:高良姜6~10g,制香附6~10g,百合30g,乌药9~12g,丹参30g,檀香6g(后下),砂仁3g。

(1)主治:长期难愈的胃脘痛,或曾服用其他治胃痛药无效者,舌苔白或薄白,脉象弦,或沉细弦,或细滑略弦,胃脘喜暖,痛处喜按,但又不能重按,大便或干或溏,虚实寒热症状夹杂并见者(包括各种慢性胃炎,胃及十二指肠球部溃疡,胃粘膜脱垂,胃神经官能症,胃癌等所致的胃痛)。

(2)方义:本方是以良附丸、百合汤、丹参饮三个药方组合而成,故名"三合汤"。其中良附丸由高良姜、香附等成分组成。主治肝郁气滞、胃部寒凝所致的胃脘疼痛。良姜辛热,温胃散寒。《本草求真》说:"同香附则除寒祛郁"。香附味辛微苦甘,性平,理气行滞,利三焦,解六郁。李杲曾说:"治一切气""消食下气"。二药合用,善治寒凝气滞胃痛。寒凝重者,重用高良姜,因气滞而痛者,重用制香附。百合汤由百合、乌药组成。主治诸气膹郁所致的胃脘痛。百合性味甘平,主入肺胃,降泄肺胃郁气,肺气降,胃气和,则诸气俱调;配以乌药快气宣通,疏散滞气,温顺胃经逆气。二药合用,既能清泄肺胃郁气,又能防止百合平凉之性，有碍中运。再参《本经》说：百合能"补中益气"，王好古说乌药能"理元气"。故本方更适用于日久不愈、正气渐衰之证。丹参饮为丹参、檀香、砂仁三药组成。是治疗心胸、胃脘疼痛的有效良方。其中丹参味苦、性微凉，活血祛瘀，通经止痛。《吴普本草》说："治心腹痛"。檀香辛温理气，利胸膈，调脾胃。《日华子本草》说："治心痛"。砂仁辛温，行气调中，和胃醒脾。三药相合，以丹参入血分，又配以檀香、砂仁，既能活瘀滞，又能理胃气，再兼丹参功同四物，砂仁兼能益肾"理元气"、"引诸药归宿丹田"，故对久久难愈、气滞血瘀、正气渐虚的胃脘痛，不但能够活瘀定痛，并能养血、益肾、醒脾、调胃。以上这 3 个药方相合，组成三合汤则既主气、又主血，既主寒又主滞，治疗心腹诸痛，既能治病，又能益人，功效比较全面。

（3）加减法：寒凝为主，遇寒痛重，得暖则舒，苔白脉缓，或沉弦，证属胃寒盛者，可减丹参为 20g，加砂仁为 6g，高良姜用 10g，再加吴茱萸 5g，干姜 3g。兼有胸脘发闷，泛恶吐水，喜干食，不欲饮水，舌苔白腻，便溏脉濡，证属中湿不化者，可加陈皮 10g、半夏 9～12g、茯苓 10～15g，木香 6～9g，煅瓦楞 10g。兼有右胁或两胁胀痛或隐痛，情绪不佳则胃痛加重，喜长吁、嗳气，大便时干时软，脉象沉弦或弦细，证属肝郁犯胃者，可轻用高良姜，重用香附，再加柴胡 9g，厚朴 10g，炒川楝子 10g，绿萼梅 5g，白芍 10g，把檀香改为 9g。兼有口苦，舌苔微黄，虽思冷饮食，但食凉物痛又加重，胃中似有灼热感，脉略有数象，证属标热本寒者，减高良姜为 5g，加炒黄连 6g、炒黄芩 9g、千年健 12g，去砂仁。兼舌红无苔，口干不欲饮水，饭后迟消，大便少而涩，或干燥，证属中焦气化不利，津不上输者，可加知母 9g、焦三仙各 9g，香稻芽 10g，葛根 9g。大便色黑，潜血阳性者，加白及 9g，生藕节 15～20g、茜草炭 12g，减良姜为 5g。舌红无苔，口干，喜稀饮食，夜间口渴，胃中有灼热感，食欲不振，大便干涩不爽，脉象沉细数，或弦细略数，证属胃阴不足者，可减高良姜为3g，去砂仁，加沙参9g、麦冬6g、知母9g、白梅花3g。

二、四合汤

组成：即在上述三合汤中，再加失笑散（蒲黄6～10g，五灵脂9～12g），四个药方合用，故名四合汤。

（1）主治：同三合汤，但又兼有胃脘刺痛，痛处固定，唇舌色暗或有瘀斑，或夜间痛重，脉象沉而带涩，证属中焦瘀血阻滞者。

（2）方义：在三合汤的基础上，又加蒲黄活血散瘀，《本草纲目》说蒲黄"凉血、活血、止心腹诸痛"。五灵脂行血止痛，《本草纲目》中说"治男女一切心腹、胁肋、少腹诸痛，疝痛，血痢，肠风腹痛"。二药合用，再配合丹参，活瘀止痛的功效增强，对中焦有瘀血阻络而发生的心腹疼痛有良好疗效。四方合用，既有气药，又有血药，既能祛邪，又兼益人，所以对久治不愈的胃脘痛，能发挥特有的效果。

（3）加减法：兼有呕血、便血者，须改用蒲黄炭、五灵脂炭，再加白及10g，生藕节20g，或藕节炭30g，三七粉2g（分冲），伏龙肝60～100g（煎汤代水），香附也要炒黑，可去砂仁。如无呕血、便血，但大便黑色，潜血阳性者，也可用蒲黄炭、灵脂炭，或再加白及、乌贼骨等。其余加减，同三合汤。

三、典型病例

张某某，女，49岁，演员。初诊日期：1985年10月18日。

素有胃痛已五六年，近半年来病情加重。渐渐消瘦，面色萎暗，舌苔根部较白，胃部疼痛喜按，得热减轻，脘部发堵，腹部发胀，精神不振，全身乏力，食欲不振，二便尚调。右手脉象细弦，左手脉沉细。于

10月4日在某医院做胃镜检查，诊断为多发性溃疡，欲收住院治疗，但因无床，在等空床的时间内，来找我诊治。根据其疼痛已久，久病入血，并见痛处固定，腹胀脘堵，右脉细弦，诊为气滞血瘀所致的胃脘痛。再据其喜接喜暖，知兼有虚寒。治法采用温胃调肝、行气活瘀之法，以四合汤加味，处方如下：高良姜10g，香附10g，百合30g，乌药10g，丹参30g，檀香6g（后下），砂仁5g，吴萸6g，生蒲黄9g，五灵脂9g，茯苓15g，木香6g。水煎服7~14剂。

二诊（11月5日）：进上药后，胃已不痛，精神好转，右手之脉已不细，弦意亦退。仍感胃部发堵，但已不发胀。再守上方，稍事变动。上方乌药改为12g，檀香改为8g，砂仁改为6g，五灵脂改为10g，加桂枝9g、苏梗10g。7~14剂，效可继服。

三诊（11月20日）：近日因生气，又有胃痛，但较以前轻。改檀香为9g，桂枝改为6g，加白芍12g。7剂。

11月28日住入某医院。自觉症状已消失，停中药，等待胃镜复查。

12月5日，胃镜检查：10月4日所见之溃疡，已经愈合。不必再治疗，于12月7日出院。

四、结语

良附丸、百合汤、丹参饮、失笑散，均为治疗胃脘痛的古方，但每方又各有特长，把这三个或四个药方合为一方，共治其所长为一炉，并互纠其短，发挥它们治疗胃脘痛的共济作用，故在临床上常常出现令人难以想象的奇效。最近把用三合汤及四合汤治疗的胃脘痛病例15例（有复诊结果的），进行了初步小结。其中肝郁乘胃证10例；气滞血瘀证3例；胃虚肝乘证1例；中焦虚寒证1例。15例中包括溃疡病5例；慢性萎缩性胃炎4例；浅表性胃炎5例；急性胃炎1例。病程最短的4

天，最长的 50 年，以 1 年以上至 15 年者最多，共占 11 例。经用三合汤和四合汤（3 例）治疗，其治疗结果是：痊愈（5 诊以内疼痛消失者）7 例；有效（2~3 诊疼痛减轻但 5 诊尚未完全止痛者）8 例。没有一例无效。由此临床疗效小计中，也可以看出三合汤（含四合汤）确是治疗胃脘痛非常有效的经验方。

治愈痞气（肝大）的临床体验

中医古典医籍中，虽然没肝大这一名词的记载，但有腹中有"积"块的论述。笔者在临床上运用中医"脾之积，名曰痞气"的理论和方药，治愈了几例肝大的病人。今结合两个肝大病例，谈谈个人的体会与经验，供同道们临床参考。

一、病例报告

（1）史某，男，30 岁，工人。初诊日期：1962 年 4 月 5 日。

病史摘要：1958 年 6 月曾患肝炎。1961 年 8 月因痢疾住入北京某某医院，发现肝大、肝功能不正常，诊断为早期肝硬化。11 月出院后，虽经治疗肝病，但肝功能一直不正常，肝大不消退。近来各种症状又见加重，特来我院就诊。

现症：胃脘发胀，两胁胀痛，有时刺痛，左侧较重。胃脘部有一大积块，如覆盘（肝大）。腹鸣，大便溏，1 日 2 行。两眼眶疼痛，经常有鼻衄。周身倦怠乏力。脊柱上半段疼痛。下午五心烦热，夜难入睡，且多梦。面色晦暗。舌质边、尖绛红，苔白。右手脉弦滑，左手脉弦。

查体：心肺（－）；肝大，横径（左肋弓下缘和左胸骨旁线交点处与右肋弓下缘和右乳中线交点处）12.5cm；直径（剑突下正中线）8cm。质较硬，表面光滑，压痛（±）。脾未触及。腹水征（－）。肝功能化验：血清蛋白总量72g/L，白蛋白38.5g/L，球蛋白33.5g/L。麝浊20U，麝絮（＋＋＋＋），谷丙转氨酶290U/L。

辨证：根据病人最突出的症状是肝脏明显肿大，与前人关于"脾之积名曰痞气，在胃脘，覆大如盘……"的论述相一致，故可以诊为"痞气"积块。再据其两胁胀痛，有时刺痛，兼见左手脉弦，知为肝经气血郁滞。肝郁犯脾，故见胃胀，腹鸣，便溏；脾胃气血痰食久滞不化，故胃脘处形成大积块如覆盘；阳明之脉行于眉骨近处而过，阳明胃脘有积块，久久不消，经气运行失畅，故目眶疼痛，右脉见弦滑，舌苔白等。中焦受克，运化欠佳，气血生化不足，再兼久病入血，致血虚内热而经常鼻衄，下午五心烦热，舌质红绛，面色晦暗。正气渐虚，而现身倦乏力，脊柱疼痛等象。综观脉症，诊断为肝郁犯脾，久生痞气积块之证。

论治：痞气为年积月累渐积所成，治疗也须渐渐渐消磨，不能朝夕可去，如若攻之太急，则反伤正气，正伤则积愈痼。所以目前不能用大毒、峻烈的药去大攻大泻。应先用调肝和中，佐以软坚化积之法，疏达气血，使积块渐渐消散。

处方：生石决明15g（先煎），生牡蛎15g（先煎），焦神曲12g，夏枯草9g，炙鳖甲15g（先煎），地骨皮9g，银柴胡9g，乌贼骨9g，茜草根9g，三棱4.5g，莪术4.5g，海藻6g。

方解：本方用生石决明、生牡蛎平肝潜阳，抑肝以助脾。用神曲助消化、健运中焦。又以银柴胡、地骨皮清虚热、疏肝胆以退下午烦热。乌贼骨、茜草根和血祛瘀。鳖甲、夏枯草、海藻软坚散结。少佐三棱、莪术以消积块。

二诊（4月12日）：上方服6剂，症状减轻，肝略有缩小。仍以上方稍事加减，进行治疗，共服用20剂。曾加减使用过香附、枳壳、赤白芍、山楂核。并同时加服"烂积丸"（北京中成药，其组成是；黑丑、山楂、陈皮、枳实、青皮、大黄、莪术、三棱、槟榔、红曲，醋和水泛为小丸），每日2次，每次3g，晨起及睡前各1次，白开水送服。

三诊（5月5日）、四诊（5月25日）：均以上方稍事加减（加重健脾和胃之品）。自觉症状日渐减轻，肝功能化验各项均有好转。积块（肝大）亦见缩小，横径11cm，竖径6cm（横径渐向右缩，竖径渐向上缩）。

根据前人经验，认为"汤者，荡也"，适用于快速解决问题，对于慢慢消积块则不相宜；"丸者，缓也"，适用于缓缓消积。但烂积丸药味过于克消，不适于久服、单服。因而改用脾胃病大师李东垣先生的"痞气丸"方，随证加减，配制丸药，以便常服。其处方如下：川黄连15g，厚朴9g，吴萸4.5g，白术6g，黄芩6g，茵陈9g，茜草根3g，炮姜4.5g，砂仁3g，人参3g，茯苓4.5g，泽泻3g，制川乌2.5g，川椒2.4g，巴豆霜1g，莪术6g，三棱6g，皂角3g，海藻6g，大腹皮6g，昆布6g，生牡蛎9g，焦神曲9g，枳实7.5g。共为细末，炼蜜为丸，每丸3g。每日2次，每次1~2丸。配制丸药期间，仍服三诊时的汤药方，以后即改服丸药为主。

五诊（6月14日）、六诊（7月16日）、七诊（9月7日）：连服自配制的丸药（六诊时去大腹皮、川椒、川乌，加山楂核、红花、木通），已百余日，食纳已增加，偶尔有些腹胀，精神、面色明显好转。鼻衄很少发生，有时背部有微痛，舌苔尚白，脉略弦。肝功能又有好转。血清总蛋白68g/L，白蛋白40.6g/L，球蛋白27.4g/L，麝浊9U，麝絮（＋＋＋），谷丙转氨酶141U/L（130单位以下为正常）。肝再见缩小，横径9cm，竖径4cm。再加减前方，配服丸药，处方如下：川黄连 30g, 厚朴 15g, 白术 9g, 枳实 30g, 人参 9g, 黄芩 18g, 茵陈 24g, 茜草根 15g, 砂仁 6g, 茯苓 18g, 三棱 27g, 莪术 27g, 皂刺 7.5g, 生牡蛎 24g, 红花 15g, 香附 21g, 巴豆霜 1.2g, 山楂核 15g, 乌贼骨 15g, 桂枝 12g, 泽泻 12g, 木通 6g, 炙鳖甲 15g, 制法、服法仍同前。

八诊 (10月9日): 病容已退, 食纳大增, 目光明亮, 衄血一直未再发生。再投上方丸药, 续服 2 个半月。

九诊 (12月21日): 精神好, 无病容, 因尚感腰酸, 故把原来方中的木通改为杜仲 21g, 牛膝 12g, 继服此丸药 4 个月, 再来就诊。

十诊 (1963年4月26日)、十一诊 (6月7日)、十二诊 (8月6日): 一直服用上述丸药, 面色光润, 舌红转淡, 舌上白厚苔已化, 已生薄白新苔, 脉象已转和缓, 症状已不明显, 一切情况均好。肝功也好转, 肝大已明显缩小, 横径 7.2cm, 竖径 3.1cm。据此症情, 又遵照前人"大积大聚, 衰其大半乃止"的论述, 和调理中焦, 健运脾胃, 其所余积块不攻自能逐步消除的经验。故又加服香砂养胃丸 (北京中成药, 其药物为: 党参、白术、茯苓、香附、砂仁、苍术、厚朴、陈皮、甘草、木香、山楂、神曲、麦芽、藿香、莱菔子、枳壳、半夏曲。为末, 水泛小丸), 每服 6g, 每日 2 次。另外, 再按第七诊丸药方, 配制丸药 1 料, 服完后, 即停此种丸药, 可单服香砂养胃丸 2~3 周。

十三诊 (9月10日): 已无明显的自觉症状, 精神、体力均佳, 肝逐渐变柔软, 仍在逐渐缩小。肝功能化验检查, 血清蛋白正常, 麝浊 5U, 麝絮 (+), 谷丙转氨酶 124U/L。正在服用上次所配丸药和香砂养胃丸。嘱其服完后即停药, 休息一二周, 可试做半日工作。具体情况可自己掌握。

1968年秋追访: 早已停药, 参加全日工作已经数年, 一般体力劳动皆能胜任。肝脏仅可触及, 质地柔软, 无压痛, 身体健壮。

1971年10月, 再次追访: 数年来一直参加正常工作, 肝已不大。

1975 年 5 月追访：面色红润，身体健壮。10 多年来一直全天工作，并且是以体力劳动为主，肝病未再作。查体摸肝正常。

（2）穆某某，男，40 岁，干部。初诊日期：1970 年 5 月 20 日。

病历简介：慢性肝炎 2 年多，近年来发现早期肝硬化。现症右胁隐痛，胃脘部堵胀，心口下有一大病块，食思不振，腹部重胀，饭后迟消，小便较少，大便不爽，1~2 日一行。查体摸肝，肝在剑突下四横指（约 7cm），质较硬，无明显压痛。有中等量腹水。面暗不泽，舌质略红，苔薄白，脉弦细。

辨证：肝郁犯脾，中运不健，痰食湿浊停滞不化，渐生"痞气"之积。中运久衰，水湿不运，停留蓄积，欲作水臌。脉证合参，诊为肝郁犯脾，渐成痞气，水湿停蓄，欲作水臌之证。

论治：痞气之积已数年，近几个月才出现中量腹水，根据先治卒疾后治痼疾的论述，须先治腹水，以免酿成水臌。俟腹水消退后，再治痞气积块。先治以调肝舒郁，运脾利水，佐以消积之法。

处方：柴胡 9g，黄芩 9g，炒川楝子 9g，半夏 6g，皂刺 4.5g，红花 9g，白蒺藜 9g，茯苓 30g，猪苓 15g，泽泻 15g，水红花子 9g，枳实 9g，白术 6g，冬瓜皮 30g，车前子 12g，生牡蛎 25g（先煎），莪术 4.5g。水煎服。

上方服用 60 剂后，腹水全消，食纳增加，精神好转（服用过程中曾有时稍事加减）。即改投丸药，以消痞气之积。丸药方仍按李东垣痞气丸方，随证加减，其方如下：川黄连 45g，厚朴 30g，吴萸 24g，枳实 12g，白术 18g，黄芩 18g，茵陈 15g，干姜 12g，砂仁 12g，党参 36g，茯苓 21g，川芎 18g，川椒（炒）18g，桃仁 18g，香附 24g，肉桂 9g，三棱 12g，莪术 12g，炒神曲 15g，巴豆霜 6g。共为细末，炼蜜为丸，每丸 3g。每日服 3 次，每次 1~2 丸，温开水送服。刚开始时每周可配合用 3~4 剂，应证汤药，二三周后，可只服丸药。积块缩小到只剩 1/3

时，可加服健脾丸。

1973 年追访：服丸药约 1 年半，病已痊愈。并说其余 3 个病友，未服用中药（曾会诊，但未坚持服中药），已于 1971 年相继故去。患者坚持了常期服用中药，尤其是丸药，曾配制好多次。现在已上整日班工作，在铁工厂任领导职务。

1975 年 6 月追访：精神健旺，身体壮实，判若两人，并又已调到百货公司做领导，能胜任工作。肝病未再发生。

二、体会与点滴经验

（1）不是所有的肝大都叫痞气。中医虽然没有肝大之说，但有不少医籍却有关于腹中积块的论述，例如《难经》第五十六难中说"脾之积，名曰痞气。在胃脘，覆大如盘。久不愈，令人四肢不收，发黄疸，饮食不为肌肤。""肺之积，名曰息贲，在右胁下，覆大如杯，久不已，令人洒淅寒热，咳喘，发肺壅"。"肝之积，名曰肥气，在左胁下，如覆杯，有头足，久不愈，令人发咳逆……。"这些记载，包括了肝脾肿大在内。但只有积块（肝大）在正中胃脘处为主者，才能诊断为痞气。痞有中焦之气运行不畅而痞塞的意思。本文病例的肝大均以左叶肿大明显，以痞塞正中胃脘处为主，故可诊断为痞气。如果在右胁下则可诊断为息贲或后世医书中所称的癖积。所以对西医学中所说的肝大，不能一概叫痞气，须经运用辨证论治的理论去分析辨别，最后才能确定为中医的何病何证。如不具备痞气特征的肝大，则不应诊断为痞气。

（2）注意攻积不可太急、太过。前人治积，多遵《内经》"坚者削之"、"留者攻之"、"结者散之"等治则，有时用消散法，有时用攻破法，有时用补养正气法，有时先攻后补，有时先补后攻，有时攻补廉施，等等。通过无数的临床实践，积累了许多用药的宝贵经验。认识到治积须要较长时期的服药，才能渐渐削化，不可太急。例如明·李中梓在《医宗必读》中说："盖积之为义，日积月累，匪伊朝夕，所以去之亦当有渐，太亟则伤正气，正伤则不能运化而邪反固矣"。在治积药剂上，也创制了不少丸剂，以便于常服而使积块渐渐消容化散。例如明·王肯堂在《医镜》中说："惟丸子入胃，徐徐而化，径至所患之处潜消嘿（同默）夺，日渐损削，其块自小。亦不宜消尽其块，假如鹅卵大者，消至如弹丸即止，不必再服"。这些经验既指出了治积宜用丸药常服，又体现了《内经》"大积大聚，其可犯也，衰其大半乃止"不可太过的治则精神。本文第 1 例，在积块消到一定程度时，即改用香砂养胃丸扶助中焦正气，以壮运化之功，果然痊愈，第 2 例在消积丸药，服到一定程度时（即消其大半后），嘱其加服健脾丸，服一段时期以后，即停消积丸药，以健脾丸收功。最后果然积块全消（肝大恢复了正常）得到治愈。实践证明前人的治积经验和理论，确有可靠的良好效果，是非常宝贵的，我们应该很好的继承与发扬光大。

（3）服本文所介绍的丸药，以大便呈现微泄（溏软，1 日 1～2 次）为合适，不可使之成泻（稀便 1 日 2～3 次）。主要是加强中焦运化，调理气血，使积块渐渐消除。第 1 例曾在第十二诊时说，自己为了加快消积而主观地加服了烂积丸，结果出现胃部饱胀、隐痛，食纳不甘，有时吞酸，舌苔中部又白又腻，大便 1 日轻泻 1～2 次。我特别嘱告，令其立即停服烂积丸，并且加服了香砂养胃丸，才取得了满意的效果。总之要注意不伤中气，才能使积渐化，如中气受损，则积块会痼而不去。

（4）治积块要注意运用辨证论治。运用痞气丸方（包括前人的各种治积块的方剂），必须要运用辨证论治的理论与方法，进行随证加减，决不可死搬硬套。本文介绍的两个病例，虽然都是痞气，都是肝大，但从辨证论治的角度来看，证情有所不同（即同中有异），所以加减也不同，正是根据证候进行了不同的加减，所以都得到了治愈。另外，笔者还治愈几例肝大、脾大的病人，都是在前人方剂的基础上，根据具体证候进行了不同的加减而治愈的。所以，笔者认为吸取前人的理论与经验，要遵其法而不泥于法，重要的是要运用辨证论治的法则做为指导思想，结合具体病人的具体证情，灵活变化，才能提高疗效，治愈疾病。

诊治慢性泄泻经验撷要

在临床上治疗慢性泄泻不能只从健脾利湿论治。现从脾肾虚泄、肝郁乘脾和肠风飧泄 3 种证候来谈谈慢性泄泻的论治。

1. 脾肾虚泄证

因泄泻年久不愈，中气渐虚，中虚则泻难止，久泻则中愈虚，关门不固，脾气随泻而虚衰，中阳式微，则寒从中生。寒性下降，泻必伤阴，阴寒下沉必伤及肾。泻伤阴，寒伤阳，而致脾肾阳虚。所以慢性泄泻常自太阴伤及少阴而成为脾肾虚泄。其证候特点是每日深夜至清晨，阴气极盛，阳气未复之时，即腹泻 1～2 次，俗称鸡鸣泄，或腹痛或无腹痛，但泄泻则每日必行，连年累月，久久不止，即或暂愈而仍复作。此因肾为胃关，司二便之开阖，命火生土，助中焦之生化。肾主开阖，肾阳不足，火不生土，脾失温煦，水湿不化而下泻，肾脾俱虚，关门不固，开阖失司，泄久不愈。治宜温补肾阳，使肾气足则开阖有权，并能温煦中焦，再兼以益气健脾，使中阳复则水湿运化，清浊分，泄泻止。我在临床上常以张景岳"九炁丹"的精神，结合理中丸法，减去荜拨加茯苓、诃子等，组方如下：熟地（砂仁拌）15～20g，制附片、白术、五味子各 9g，肉豆蔻、补骨脂、党参（重症用人参）各 9～12g，诃子、吴茱萸各 6～9g，焦干姜 6g，炙甘草 3～5g，茯苓 15～35g。上药以伏龙肝60g，煎汤代水煎。

此方对脾肾两虚所致的慢性泄泻（包括慢性肠炎、慢性痢疾、溃疡性结肠炎等）均有较好的疗效，但需坚持服用数十剂，最好服10剂左右时，即按辨证论治方法稍事加减。

脾肾两虚可各有偏重，临床上略有加减。如肾虚偏重者，兼见腰酸膝软、滑精阳痿、不耐劳作、尺脉弱等症，可取八味地黄丸或右归饮为法，加四神丸、车前子、茯苓（重用）、金樱子；或仍以上方加重补肾药，再加赤石脂固下；或服上方，晨起加服八味地黄丸。如脾虚偏重者，泄泻无分昼夜，每日3～4次，脐腹隐痛、喜按，兼见面色㿠白、饮食无味，四肢不温，右手脉细软等，可用张景岳胃关煎加减组方：熟地9～30g，炒白术、干姜各3～9g，吴茱萸1.5～2g，炙甘草3～6g，炒白扁豆、木香、炒山药各6g，补骨脂、党参各10g，茯苓15g，肉豆蔻9g。或原方加重健脾药亦可。此证有人据其腹痛、下利而用理中汤治疗但无效。正如仲景先师所说："理中者，理中焦；此利在下焦"。所以必加补肾药及赤石脂等固涩下焦之药，才取得良好效果。

2. 肝郁乘脾证

女性较多，随情志不舒而泄泻，发作时轻时重，日久不愈，兼有嗳气纳呆、胸胁闷胀、泄前腹痛、脉弱等症。此证一般常用"痛泻要方"治疗。笔者治此证常用此方加调肝理气、扶脾化湿等品。组方如下：土炒白术、酒炒白芍各10g，广陈皮、苏梗、苏叶、制香附各9g，川厚朴、秦皮、防风各6g，茯苓15～20g，泽泻12g，升麻、柴胡各3g。

方中厚朴、苏叶梗以调肝理气、和中；肝气郁久则生火用香附解郁；秦皮味酸性凉以清热；泽泻泻肝经之湿郁；泄久则气下，下者举之，用柴胡、升麻以升举少阳、阳明清气。

用此法治疗肝郁乘脾所致之泄泻，每收良效，比单用痛泻要方疗效明显。

3. 肠风飧泄证

来势迅速，日泻数次，时作时止，餐已即泄，故古人称飧泄。与西医所称之"食物过敏性慢性腹泻"相似。《内经》中说："久风入中，则为肠风飧泄"，"春伤于风，夏生飧泄"。据"风者善行而数变"的发病特点，可知这种过敏性的泄泻属中医"风泄"范畴中。清·喻嘉言说："风邪伤人，必入空窍。而空窍，惟肠胃为最。风既居于肠胃，其导引之机，如顺风扬帆。不俟脾之运化，食入即出，以故餐已即泄也。……不知者以为脾虚完谷不化……以补脾刚燥之药，助风之劲，有泄无已，每至束手无策"。对此证我则常用胃风汤随证加减，疗效甚为满意。组方如下：党参、煨葛根各 10g，白术、肉豆蔻、防风各 9g，白芍 9~12g，茯苓 12g，土炒当归、荆芥、川芎各 6g，桂心（或桂枝 10g）、升麻各 5g，水煎服。

此方以四物汤的 3/4，用以养血柔肝调营；以四君子汤的 3/4，用以健脾固卫。桂枝、荆芥驱风外出；防风引祛风药入肠胃治肠风；升麻、葛根以升阳；肉豆蔻固肠。诸药相合则具有祛风邪、调营卫、和肝脾、固肠胃之功，风泄自愈。

以上诸证是慢性泄泻中之常见证候。另外对劳倦伤脾、脾虚久泄、中气下陷、清阳不升者，应着重治脾，升举脾阳，可用补中益气汤、举元煎（张景岳方）：人参、炙黄芪各 10~15g，炙甘草、炒白术各 3~6g，升麻 1.5~2g，水煎服，加木香、肉豆蔻、补骨脂、乌梅等。然而泄久不愈者，亦应在服汤药的同时，配服八味地黄丸或右归丸，每早 1丸；以固二便开阖之权钥。正如明·赵献可在《医贯》中论泄泻时说："圆机活法，内经熟之自得矣"。

验案举例

张某某，男，33 岁，1958 年 3 月 13 日初诊。

4 个多月前，因大渴食柿 3 个，并饮茶过骤，致患泄泻，日 4~5

次，时有腹痛、腹胀，经服西药，便数虽减，但停药即复发，缠绵数月不愈。每晨4~5时许，即腹鸣腹泻，纳食减少、心慌，身倦，小便稍少但不黄，腹部喜热熨。面色欠泽，言语清晰，语言尚不低微。腹部按之不痛，未见异常。知苔微白湿润，脉象左手沉滑、右手沉细，两尺无力，右尺较甚。

辨证分析：初起因暴食生冷，饮茶过骤而伤脾胃。脾胃属土而主湿，脾胃受病，则湿不能化，舌苔湿润，脉现滑象，均为湿盛之征。又脾病乘肾，土来克水，则肾亦虚。《素问·水热穴论篇》说："肾者，胃之关也"。肾主二阴而司开合，肾虚则下焦不固，故在黎明将交阳分之时则泄泻（俗称五更泻，或鸡鸣泻）。两尺脉均无力而右尺弱，按两尺主肾，右主命门。可知命门之火衰。腹部喜热熨，亦是脾肾虚寒之象。脾肾俱虚，又能互为因果。命门火衰不能生脾土，脾更虚；脾虚运化失职，寒湿下注，则肾更亏，故泄泻绵延不愈。脾胃久虚，生化乏源，正气渐虚，故心慌、身倦、面色不泽，工作效率降低。诊为五更泻（脾肾两虚证）。治宜健脾化湿，补肾助阳。处方：野台参、茯苓各12g，白术、破故纸、炒山药、炒苡仁各9g，炙甘草、吴茱萸、肉豆蔻各6g，五味子、制附子、干姜各5g，紫肉桂3g，3剂。药后，诸症减轻，精神渐振，清晨已不泻。10剂后，泄泻停止，体力增加，食纳旺盛，工作效率提高。共服13剂痊愈。

"治未病"学术思想浅谈

"上工治未病，不治已病"是中医经典著作《黄帝内经》中最早提出的。这一学术思想，2000多年来，一直指导着中医的临床医疗和理论研究，是中医辨证论治这一独特医疗体系，向高境界发展的重要指导思想。

从"治未病"的学术思想来看，中国古代医家不但重视了治疗学的研究，而且很重视预防医学的研究。用"治未病"的学术思想，要求医者的医疗技术要向"刀伤药虽好，但不如不破"的水平发展。并且还把医药学与天文学、地理学、哲学、农学、数学、音律学、道学、佛学、饮食营养、兵法、政法、气功、导引等与人体有关的多种学科联系起来进行研究，汇集多方面的学问，促使医学向"治未病"的境界发展。从历代医家的著作中，均可以看出"治未病"的思想一直对医学的发展起着指导作用。通过无数的临床医疗实践和理论整理提高，中医学发展到今天，"治未病"的学术思想，不但仍然焕发着灿烂的光辉，而且更显得光彩夺目。今结合几个病例，谈点儿个人体会，由于水平所限，错谬之处，定会不少，还望大家批评指正。

一、"治未病"思想的文献摘录与简释

（1）"是故圣人不治已病治未病，不治已乱治未乱，此之谓也。夫病已成而后药之，乱已成而后治之，譬犹渴而穿井，斗而铸锥，不亦晚乎！"（《素问·四气调神大论篇》）

（2）"邪风之至，疾如风雨，故善治者治皮毛（止于萌芽），其次治肌肤（救其已生），其次治筋脉（攻其已病），其次治六腑（治其已甚），其次治五脏（治其已成）。治五脏者，半死半生也。（《素问·阴阳应象大论篇》）

（3）"是故上工之取气，乃救其萌芽；下工守其已成，因败其形"。（《灵枢·官能》）

（4）"上工，刺其未生者也。其次，刺其未盛者也。其次，刺其已

衰者也。下工，刺其方袭者也，与其形之盛者也，与其病之与脉相逆者也。故曰，方其盛也，勿敢毁伤，刺其已衰，事必大昌。故曰，上工治未病，不治已病，此之谓也"。(《灵枢·顺逆》)

(5) "粗工凶凶，以为可攻，故病未已，新病复起"。(《素问·移精变气论篇》)

(6) "肾热病者颐先赤，病虽未发，见赤色者刺之，名曰治未病"。(《素问·刺热论篇》)

从上录几段论述，可以看出古代医家非常重视对疾病要早发现、早治疗，止于萌芽时期。尤其重视预防，以使不生病、少生病。第一段主要谈不要等病已成再去治疗。第二、三段谈发现病的迹象，要早治，把病消灭于萌芽之时。第四、五段谈治病如用兵，要善于抓住能取胜的时机，不要等正气已伤，再去治疗。第六段指出医生要善于察出疾病的早期信息，在病尚"未发"时，即把疾病的信息消除，使不发病，这是治未病。

《黄帝内经》以后，历代医家对"治未病"的学术思想在实践中又有所发展。例如《难经》七十七难说："经言上工治未病，中工治已病者何谓也？然，所谓治未病者，见肝之病，则知肝当传之与脾。故先实脾气，无令得受肝之邪。故曰治未病焉。中工者见肝之病，不晓相传，但一心治肝。故曰治已病也"。同书十三难说："知一为下工，知二为中工，知三为上工。上工者十全九，中工者十全八，下工者十全六，此之谓也"。《金匮要略》第一篇即说："治未病者，见肝之病，知肝传脾，当先实脾。四季脾王不受邪，即勿补之"。《千金要方》中说："上医医未病之病，中医医欲病之病，下医医已病之病。" "能参合而行之者，可谓上工"。《外感温热篇》中说："务在先安未受邪之地"。《温病条辨》中说："清肃上焦，不犯中下，无开门揖盗之弊"等等。

把上录历代医家关于"治未病"学术思想的论述综合起来看，可知"未病"有顺从阴阳四时的变化规律，加强养生方法，从而不得病的"未病"；有及早发现欲发病之色脉等苗头，赶紧施治，消灭疾病于萌芽时期而使其不生疾病的"未病"；有虽已生病但能及时察到其发生、发展的变化规律而及时抓住其最好的治疗时机，使其不会发展成重病的"未病"，有虽然已病，但还可以根据疾病性质和脏腑虚实等施以预防性的治疗而可使疾病早愈的"未病"；有防微杜渐的"未病"；有治中寓防的"未病"；有防其传变转化的"未病"等等。总之，"治未病"的学术思想，贯穿在中医学的治疗学中，对临床工作具有指导意义。尤其是在今天，对临床上处理许多的"难病"（或称难治病、疑难病）来说，更显出了它的重要价值。

二、用"治未病"的思想来看"难病"的诊治

近几十年来，临床上有许多疾病被称为"难病"或称难治病、疑难病。世界医学界，已有了论述难病的专书。但是，到目前为止，治疗这些难病的药物，仍处于对症治疗。故使许多人产生了恐怖心理，如恐癌、恐肝、恐梗塞、恐血栓等等。

在这些难病中有肝炎、肾炎、风湿、类风湿、支气管哮喘、红斑狼疮、皮肌炎、硬皮病、侧索硬化、脑血栓、心肌梗死、癌症、白血病等等，约几十种。这些难病大多是内因大于外因，用现代预防传染病的方法，难以预防。这些难病，从中医学的诊治方法来看，他们在未得到确诊之前，就已经有了疾病的信息——阴阳气血、症状、颜色、形态、声音、饮食、情志、精神、体力、津液、舌、脉等的改变。这时可在治未病学术思想指导下，用辨证论治的方法，检查出它的"证"来，进行辨证论治。如在这时病情的发展得到缓解或制止，帮助正气战胜邪气，那么，难病的发生也可能会减少或免除发生。这是中医治未病学术思想的最有价值之处。如果中医、西医密切合作，发挥两医之长，对目前的

难治病，共同进行观察与诊治，并设对照，经过比较长时期的共同努力，很可能对某些难治病，在推迟或避免其发展成为"不治之症"方面，发现可喜的苗头。如果我们能对某些难治病有所突破，那将是中华民族对人类生命科学做出的贡献。

近些年，日本有些汉方医学者，对中医"治未病"的学术思想，进行了研究，给予很高的评价。例如伊藤清夫先生说："所谓上工治未病，是高明医生在疾病尚未表现于外时，就进行治疗。这（就）是说疾病已明显时才发现，并非上工"。感冒前状态，如注意到轻微的皮肤不适感、肩凝、轻微头痛等，服一剂方药，即可在病人尚未自觉感冒时治愈。即治未病者，并非盲目的预防措施，乃针对个体而采取的恰当处理。因此，能盲目地进行预防者，不能算是上工。从这点来看，就感冒而论，汉方医至少比西医是上工。"丸山征郎先生认为："脑血栓症前期——高凝状态，符合于中医的'治未病'概念。"有地滋先生和粟岛行春先生说："……在这些难治病发病之前，进行治疗使之不发病，是'治未病'。"还说："'治未病'，必须能诊断'未病'。……用汉方的'证'作为诊断重点，就能诊断出来"。又说："'治未病'是预防医学。这是现代难治病的预防医学，是汉方在今天最有价值之处"。可见国外的学者们已经在中医"治未病"思想的启发下，进行着新理想、新概念、新理论、新方法的研究，对难治病正试从"治未病"的方法上进行着新的探索。我国是中医学的发源地，是"治未病"学术思想与方法的最早提出者和模范实行者。如果我们这一代人不去好好发挥这种先进的医疗思想，使之发扬光大，为人类健康做出应有的贡献，我们将上有负祖先，下有愧子孙，成为时代的"白人"。

三、从病例简谈"治未病"思想

（1）周某某，女，45岁，干部，某医院会诊病例。

患者于 1984 年 5~6 月间，面部及两臂先出现对称性红斑，伴上肢肿胀，周身不适，体温升高，继之全身肌肉疼痛剧烈难忍，头不能抬起，上肢不能上举，下肢不能站立。曾在河北省医院用激素治疗，症状不减，并出现口腔疼痛，上腭及舌上白斑触合成片。8 月上旬即转来北京某医院住院治疗，经院内外专家会诊确诊为皮肌炎，即增大激素用量。口服泼尼松每日 120mg，静脉点滴氢化考的松每日 400mg。10 月中旬出现呕血，便血，血压增高（150~170）/（100~110）mmHg（20~22.6/13.3~14.6kPa），狂躁不眠，幻听，幻视，谵语，经抢救治疗，虽呕血止住，其余症状，有增无减，病情险恶，于 1984 年 11 月 22 日邀笔者会诊。

当时患者卧床不起，神情恍惚不清，除上记症情外，尚有面红如重枣，胸颈亦红，头发脱落，脸似满月，口渴思冷饮，幻听、谵语夜间加重，彻夜不眠，小便频数而不通利，偶有失禁，大便色黑亮。手足指甲干燥灰白。月经闭止，数月未潮。舌质暗，脉象右手滑略数，寸脉大而有力，左手滑，较小于右手（正在输液）。

四诊合参，诊为肝肾不足，水不胜火，火热炎上，阴血耗伤，阴虚生内热，少阴不足，阳明有余，热邪迫血妄行，发为呕血、便血，头面发红，冲任失养，故月经闭止。综观脉症，诊为肝肾不足，阴虚内热，阳明火盛，迫血妄行之证。治法：滋肾凉血，养肝通经，清热安神。处方：生地 40g，玄参 30g，天、麦冬各 10g，生石膏 35g（先下），知母 10g，牛膝 12g，生赭石 35g（先下），赤芍 12g，丹皮炭 10g，珍珠母 35g（先下），远志 10g，白及 10g，炒枣仁 20g（先下），桑寄生 30g，茯苓 15g，覆盆子 10g。此方共服 16 剂，二诊时病人已清楚，狂躁基本止住，夜能睡 3~4 小时，幻听、幻视明显减轻，偶尔还有，但已不与幻听对讲。发边及耳际红色见减轻，月经仍未来潮。舌苔薄白而满，中部微黄。脉象右手滑数而大，左手牢。趺阳、太溪、太冲脉均滑数，比手略细。上方去白及、覆盆子、加川断15g，葛根12g，生石膏改40g，丹皮炭改丹皮。另加通经甘露丸1/3袋，日2次。此药方又服28剂，病人已能在走廊中行走，双手可以织毛衣，各症都明显减轻。仍守前法，上方稍事出入。丸药改大黄䗪虫丸。月经于85年3月30日来潮。5月以后，去石膏、赤芍、丹皮、珠珠母、玄参等。随证加羌活、独活、忍冬藤、络石藤、穿山龙、海桐皮等。至6月份，已能上街，形同常人。治疗前后变化情况，可阅表3。

患者于1985年10月出院，仅每日口服泼尼松10mg。精神、体力无异于常人。

医理临床体验

表3 治疗前后症情变化比较表（1985年9月）

项 目	治 疗 前	治 疗 后
斑 疹	面部、胸颈皮肤发红，腹部有紫条	基本正常
指趾甲	灰白，粗糙	正常
头 发	脱落，稀疏	新发已长出，覆盖头皮
精神状态	狂躁不安，幻听幻视，谵语	正常
关节肌肉	疼痛，肌肉萎缩	微有疼痛，肌肉萎缩恢复
便血呕血	有	无
月 经	停经10个月	月经来潮正常
功能活动	不能站立，不能行走，生活不能自理	可以上街，织毛衣，生活可以自理
血 压	150~170/100~110mmHg（20~22.6/13.3~14.6kPa）	120/70mmHg（16/93kPa）
血 糖	320mg%（17.8mmol/L）	73mg%（4.1mmol/L）
胆固醇	482mg%（12.4mmol/L）	253mg%（6.5mmol/L）
β-脂蛋白	2718mg%（70.3mmol/L）	940mg%（24.3mmol/L）
血 沉	25mm/小时	4mm/小时
激素用量	泼尼松120mg/天，口服，氢化考的松400mg/天，静点	泼尼松15mg/天，口服

分析：本例第1方，是以玉女煎、化斑汤、犀角地黄汤三方化裁、加味而成。因其病情发展转化至此，已为气血皆热之证，故主以玉女

煎，重用生地，而易熟地，以除气血两燔之热。并用化斑汤清肺胃之火，凉血化斑，且能对吐血、便血、阳毒发斑之势，有所缓解。另一层含义是此人吐血、便血、发热已经日久，内耗阴血，致少阴不足，阳明有余。少阴不足不但不能制阳明之热，而且还恐热邪乘虚陷入下焦。故遵叶天士所说："若斑出热不解者，主以甘寒，重则如玉女煎……，加入咸寒，务在先安未受邪之地，恐其陷入易易"。使有防病于未然之意。又结合了犀角地黄汤，加重清热解毒，犀角（水牛角代）、玄参味咸能引地黄滋肾水，犀角（水牛角代）并且能使生地滋肾凉血之力，从督脉至上焦而止吐衄。又结合了桑寄生、覆盆子等，加强益肾。三方合用，既能壮水之主以制阳光，又能防止热侵下焦。以上是本方的主要组方思想，"治未病"的思想始终贯穿于论治之中。

另一方面又考虑到其人如狂、大便黑亮、月经数月不潮，恐其下焦瘀血留滞，新血不生，肝血不足。故又用通经甘露丸、大黄䗪虫丸活瘀通经、缓中补虚。不但可以去瘀生新，而且可以防止以后转化为干血痨病。这也体现着"治未病"的学术思想。

通过以上分析，虽然时时贯穿了治未病的学术思想，但是，仔细看来，本例主要是治已病，而同时结合着治未病的思想和方法而已。如果此例在1984年3、4月或更早的时间，即在治未病学术思想的指导下，进行诊治，或可能免除这一场危急重症的形成。那就更显示出治未病学术思想的先进与伟大。

（2）傅某某，男，45岁。

患者于1985年1月26日，被汽车撞伤，肢体多发性骨折，出血性休克，昏迷，5天后出现黄疸。2月5日转至我院中医骨伤科住院治疗。经过X线、CT、化验等检查以及有关各科会诊，入院诊断为：①创伤性休克。②感染中毒性脑病。③左侧肢体多发性骨折。④硬膜下血肿。⑤外伤性黄疸。⑥左桡神经、正中神经、尺神经损伤。⑦败血症。

144

2月6日，中医会诊：患者昏迷，瞳孔等大，对光反射存在，膝腱反射可引出，巴氏征阳性。皮肤和巩膜均有明显的黄疸（总胆红素106μmol/L），黄色鲜明。大便已数日未行。舌苔黄而少津，脉象数略滑。据此脉症，结合病史，诊为惊恐伤肾，心神失守，故昏睡不省；血瘀化热，故发为黄疸。治法以活血清热为主，佐以醒脑安神。处方以复元活血汤加减：柴胡10g，归尾10g，炙山甲6g，红花10g，赤芍15g，桃仁10g，酒军5g（另包），刘寄奴12g，骨碎补12g，芥穗6g，远志10g，菖蒲10g，茵陈15g，茯苓12g。3剂，水煎服。另：十香返生丹1丸，局方至宝丹1丸，日2次，随汤药服。

2月8日复诊：患者已能点头示意，偶有应答，有时骂人。大便昨日2次，今日1次，为绛色软便。微有烦躁，有轻度违拗现象。巩膜黄染较前减轻。舌苔中部略白。脉象数略弦，但较前次和缓。病有好转，再守前法，佐以清热安神。上方去炙山甲、菖蒲、芥穗。改远志为12g，改酒军为3g（另包）。加连翘12g，花粉12g，黄芩10g，栀子5g，生赭石30g（先下），骨碎补15g。3剂，水煎服。停十香返生丹、局方至宝丹。改牛黄清心丸1丸，1日2次，随汤药服。

三诊时神志已清醒，但尚反应迟钝，只能作2~3个字的应答，神情较前安静，已能自己饮食，目黄已退，诸症均减轻，仍加减前方，去连翘、生赭石、栀子、黄芩、刘寄奴，加羌活6g，全蝎6g，珍珠母30g（先下），郁李仁6g，蜈蚣3条，木香10g。四诊时症情日渐好转。五诊时神志清楚，黄疸全部退净。后来又加入通窍活血汤之意。最后又据肾主骨的理论，又加川续断配合骨碎补以加强补肾、壮筋骨、续绝伤的功效，为以后转入治疗骨折，增强身体的内在力量。此即治疗骨折，患者于1985年6月15日没有任何后遗症而痊愈出院。

分析：本例采取了肝、肾、心同治的方法。复元活血汤既去除瘀血，又防瘀血留滞于肝经，因肝主藏血，瘀血最易留于肝经肋胁之间。

结合补肾，可促进骨质折伤的很好续补愈合，且对脑髓伤害的恢复有帮助，因肾不但主骨而又主髓，脑为髓之海。结合通窍活血汤的精神和清心醒神之品，既可治昏迷，又可预防遗留心神方面的后遗症。因心既主血，又主神明。总之，从本例可以清楚地看出，既用活瘀、清热、醒神、开窍等法治疗了已病，又同时用调肝理血、补肾强骨、益髓养心等品预防了后遗症（未病）的发生，并对促进骨折的愈合有很大帮助，体现了中医治未病的学术思想。

（3）刘某某，女，31岁。

突然发生上腹部剧疼，已经1天半，因剧痛而发生昏厥6次。曾在两个医院急诊治疗，诊断为"胆道蛔虫症"，经注射杜冷丁、山莨菪碱、口服止痛药等治疗，疼痛不能缓解。于1984年11月29日来我院急诊，收住观察室。经B超检查，仍确诊为胆道蛔虫症。又经注射红霉素、庆大霉素等抗生素和阿托品、地西泮、氨基比林、杜冷丁、异丙嗪等镇静止痛剂，并加针刺，治疗2天多，仍不能止痛，病情不减，痛苦不已。

12月1日邀余会诊：神情衰惫，上腹疼痛有上撞之感，呕吐物为绿色稀水，口干不欲多饮，便意频频而大便不利，喜热饮食。舌苔白。右脉沉细弦，左手正在输液而未诊。跌阳脉弦细，太溪脉滑，太冲脉弱。据其疼痛夜间加重，痛时波及两肩，气上撞心，太冲脉弱，寸口脉弦，知为肝经气滞，肝气犯胃，胃失和降；结合B超检查，胆道有"双条状强回声"，喜热饮食诊为胃寒虫动，随胃气上逆，发为胃脘痛，欲作蛔厥之证。治用调肝和胃，温中安蛔，佐以驱虫之法。处方：柴胡10g，高良姜10g，香附10g，白芍18g，乌梅6g，干姜6g，川椒5g，使君子12g，鹤虱10g，细辛3g，黄连9g，川楝子10g，生赭石30g（先煎），生大黄6g，元明粉10g（分冲），焦槟榔12g。

二诊（12月4日）：药后腹痛仅小发作1次，未大发作。腹痛已下降在脐周部，今日已有饥饿感，食欲增加，精神已基本正常，大便隔日1次，舌苔同前，脉象沉滑，已现和缓之意。前法有效，症情已稳，再拟调胃降逆，杀虫通导之剂。处方：乌梅9g，干姜6g，川椒6g，细辛3g，使君子12g，黄连9g，川楝子12g，高良姜10g，香附10g，白芍15g，当归10g，吴萸9g，焦槟榔12g，生大黄9g（后下），元明粉12g（分冲）。又服此方两剂，诸症痊愈。B超检查胆道蛔虫已无，胆管直径为0.5cm（入院时0.8cm）。

分析：本例的处方，并无专门止痛之品。而是取良附丸温胃理气以安中；大柴胡汤的一部分调肝和胃而降逆；乌梅丸的一部分辛酸入肝、苦降顺逆而安蛔；加使君子、鹤虱等加强杀虫。发挥了中医"治病必求于本"的特长。辨证为胃寒虫动，治法当用温中安蛔。故方中高良姜、干姜、川椒同用。病人有气上撞心之感，知中焦气逆，故以川楝子、黄连、生赭石、焦槟榔等苦降中气之上逆。既治此疾病之本，又结合蛔虫见寒则动，得温则安，见酸则软，见辛则伏，见苦则下的特性，使药方中辛酸苦温俱全，使蛔虫无处躲藏，随药力的温酸辛苦而下，以治蛔虫，胃脘自然不痛。同时又在治未病学术思想的指导下，结合化虫丸的精神，安和中焦，增强运化，使虫不得化生，以减少生虫之机，而防止其病再发。这种未病先防，已病防变，防微杜渐的论治精神，也体现了治未病的学术思想。

但是，在运用治未病的方法时，也要注意不要犯"开门揖盗"之弊。例如，叶天士曾说："上焦气热烁津，急用凉膈散，散其无形之热……慎勿用血药，以滋腻难散"。此又说明病在气分，若误用血药，则可引邪深入血分，而使病迁延难愈。告诫后人既要注意"先安未受邪之地"，又不可引邪深入，一定要注意辨证论治。这些都是值得我们深刻注意的。

四、结语

总观上述，可以看出治未病的学术思想，不但要求医者要努力提高技术水平，向上工发展。更重要的是它启示我们用治未病的学术思想去探求现代世界上所称"难治病"的诊治方法，用中医的"证"来诊断难治病的"未病"，从而运用辨证论治的方法，把"难治病"消灭于萌芽之中。如果这种启发得到实现，治未病的学术思想将在世界上放出光辉异彩。

癫证验案分析

运用中医理论治疗一氧化碳中毒性精神病，有很好的疗效，这已被临床所证实，本毋庸赘言，但笔者于1980年底治疗的1例一氧化碳中毒性精神病，在中医理论的运用方面，却走了一段弯路。今将该例的诊治过程分析如下。

1. 验案

牟某某，男，54岁，汽车司机。初诊日期：1980年12月19日。

问诊：患者于1980年11月10日因中煤气（CO）而昏迷不省，立即送往北京某医院，诊断为重度一氧化碳中毒，在抢救室治疗27小时，病情好转后，即住入普通病房，又治疗10天，恢复到如病前一样而痊愈出院。出院后1周时，因生气而先感全身瘙痒，继而精神失常，神识模糊，日渐加重，走路时走错方向，找不到家，洗澡时不认识自己的衣服而穿别人的衣服，逐渐发展成手足不自主挥动、扭转，坐立不安，不愿讲话，大小便不知，常溺泄在床上、裤中，经治疗未见效果而特来就诊。

望诊：精神痴呆，烦躁违拗，须由家人扶进诊室，强迫坐下，家人一松手，又站起。两臂频频扭动，两目无目的地左右上下寻视，不讲话，不能与医生合作，家人扶口部迫其伸舌，才能察舌。面色较红，舌苔薄黄。

闻诊：呼吸粗壮，不爱讲话，强问时偶有回答，与所问内容不符。

切诊：两上肢不停地扭动，诊脉时也不安定，经几次反复按摸，才诊出脉象：右手弦滑，左手弱。胸腹、头部未见异常，上肢有违拗。

辨证：一氧化碳中毒痊愈后，但时间尚短，又兼生气而神识不清，知为毒气侵心犯脑所致。脑为髓海，肾主髓，司二便，髓海受伤，肾气不足，故二便不自知而排解。因生气而肝郁生风，故两手不时扭动挥舞。据此脉症诊为毒气侵心犯脑、肝郁生风、肾失收摄之证。

治法：解毒为主，兼以清心、熄风，益肾，佐以开窍。

处方：土茯苓30g，连翘12g，银花10g，甜桔梗（荠苨）6g，莲子心5g，郁金12g，川黄连10g，桑螵蛸12g，覆盆子12g，补骨脂12g，煅赤石脂15g（先煎），钩藤30g，菖蒲10g，远志10g，生铁落60g（煎汤代水煮上药），6剂。

第二诊、第三诊均以上方稍事出入，进行治疗。

第四诊（1981年1月2日）：上方已进14剂，各种症状仍同前述，吃饭仍须人喂，喂多吃多，喂少吃少，不知饥饱。舌苔黄，根部黄腻，脉象左手也现滑象。可见前一阶段治疗基本无效。总结教训，再次详察脉症，四诊合参仔细辨证，认为患者从一氧化碳中毒至今已50余天，病邪已久病入血，心主血、主神明。现患者神识昏蒙、呆傻，舌苔黄腻，脉滑，知为痰浊蒙心之癫证，正如朱丹溪所说："痰在胸膈间，使人癫狂或健忘。"历代医家也有怪病皆生于痰之说。近来又兼气郁生火，

149 ▶

痰火扰心，蒙蔽心窍而致神志昏乱，手足扭动。治法以清心豁痰为主，佐以镇肝熄风，处方如下：川黄连6g，连翘12g，郁金10g，天竺黄10g，菖蒲12g，远志12g，半夏10g，胆南星10g，生赭石40g（先煎），焦三仙各10g，钩藤30g，琥珀粉3g（分冲），朱砂3g（分冲）。6剂。另投礞石滚痰丸每日2次，每次6g。

五诊（1月9日）：进上药6剂，服丸药5天，神志已好转，较前清楚，能按要求伸舌查舌苔、舌质，手可放到桌上诊脉，能与医生合作。舌质略红，舌苔黄。脉象略滑而沉。上药已见效，仍守原方稍事加减，丸药同前。

六诊（1月16日）：神志较上次更清醒，本次方中加重化痰之品，半夏、天竺黄改为12g。

七诊（1月23日）：精神明显好转，能安静下来与人对话，但近1周多困睡，故去生赭石、朱砂、琥珀重镇安神之品，余仍守豁痰清心之方。

八诊（1月30日）：大小便已能自知，能讲自己的名字。仍守前方稍事出入。

九诊（2月13日）：已不困倦，精神较更清楚，已能认识家中的人和邻人，小便已能自己去解。自云心中想说的事说不准。大便尚有时不知。舌苔薄黄，脉象沉滑。仍投前方。另加十香返生丹10丸，1日2次，每次1丸，温开水送服。

十诊（2月20日）：精神已基本正常，3天来能自己穿脱衣服，大小便正常，能自述病情，生活自理。仍投前方（加白鲜皮20g）。

十一诊（2月27日）：症情显著好转，已基本接近常人。大便1日1行。食睡均佳。自觉身体疲乏无力，有时腹胀。舌质淡红，舌苔黄，脉象滑略弦。投以化痰清心、平肝和胃之法。处方：生赭石30g（先煎），旋覆花10g（布包），半夏10g，焦四仙各10g，炒莱菔子10g，全瓜蒌30g，天竺黄10g，川黄连10g，6剂。

此后，以此方稍事出入，进行调治，身体越来越好，舌脉渐转正常，原来的症状已全部消除而情况稳定。于1981年6月16日开始上班，做半日工作。

上班1个多月后，情况稳定，能胜任一般工作。舌苔薄白，脉略滑。拟丸药方以便常服而根治，方如下：

半夏25g，橘红40g，菖蒲40g，胆南星40g，远志45g，天竺黄40g，郁金40g，莲子心15g，葛根90g，羌活30g，蝉衣30g，磁石100g，生牡蛎100g，焦三仙各40g，瓜蒌80g，荆芥穗30g，蔓荆子30g，白矾15g，白蒺藜40g，黄芩40g。共为细末，炼蜜为丸，每丸重9g，每次1~2丸，每日2次，温开水送服。

1981年9月10日追访：精神、体力均佳，一二天内可上全日班工作。

1981年11月15日再追访：上全日班1个多月以来，精神、体力均正常，能很好地胜任全日班工作，曾参加汽车司机考试获85分。

1982年春，在街上遇到该患者，得知他工作一直正常，未发生精神障碍。

2. 分析

（1）为什么第一、二、三诊，共进药14剂而毫无效果？我的体会是当时犯了辨证论治方面的主观错误。辨证时呆板地套用了一氧化碳中毒时侵害了脑，脑为髓海，肾主髓，又结合二便不能自控而诊断为肾虚；在治疗法则上强调了"解毒为主"。从辨证到立法均死板地套用了"害脑"和"解毒"，而忽略了中医传统的辨证论治原则，理法不对，方药也就组织不好，故进14剂毫无效果。

（2）为什么第四诊开始有效呢？中医学认为精神失常一般说是心失神明的表现。导致心失神明的病因又有气、痰、火、热、瘀血、正虚等的不同。本病人舌苔根部厚腻，脉呈滑象，知为痰浊蒙心、心失神明发为癫狂之证。元·朱丹溪在论癫狂、健忘时说："大率多因痰结于心胸间，治当镇心神、开痰结"。又说："痰在胸膈间，使人癫狂或健忘"。清·沈金鳌说："心包一虚，神气失守，神去则舍空，舍空则液与痰涎着于心包之间，多致目睛不转，不能言……"。再结合本病人发病是由生气引起，知有肝郁，气有余便生火，火热挟痰，蒙蔽心窍而神明失常、烦躁不宁、目不识人、脉弦等症均呈现出来。辨证为痰热蒙心，当然治法随之改为"清心豁痰为主"。处方以川连、连翘清心热，天竺黄清心经热痰为主药；胆南星祛风痰，半夏化浊为辅药；生赭石镇肝，钩藤熄风，菖蒲、远志开心窍而醒神，香附、郁金理气郁，焦三仙助中焦运化以除生痰之源为佐药；朱砂镇心安神，琥珀入心开窍为使药。更用礞石滚痰丸攻除郁滞的老痰，故服后即见效果。后来又配用了具有开窍化痰、镇惊醒神作用的十香返生丹，而取得治愈的理想效果。

（3）笔者过去曾运用清心豁痰之法治愈不少例癫狂证，为什么这一例没有先用清心豁痰法呢？我认为是由于主观地死搬硬套地结合了自认为是"新"的理论，结果没有效果。因而体会到：必须深入学习运用前人的经验和理论，很好地掌握辨证论治原则，才能提高医疗效果。

悬饮（渗出性胸膜炎）验案分析

曹某某，男，18 岁，农民，初诊日期：1970 年 6 月 10 日。

患者 10 多天来咳嗽、气短，咳嗽时牵引胸胁疼痛，尤以左胁明显，躺卧时只能向左侧卧，稍一行动则感到气短而喘。口干但不欲多饮，食欲不振，二便尚可。舌苔薄、浅黄，脉象沉细数。

辨证：据其咳嗽、胸胁痛、气短、咳唾引痛，口干不愿多饮，只能向一侧卧，知为胸、肺气机不畅，水饮停积于胸胁之证。脉象沉细而数。综观脉症，诊为"悬饮"。

治法：目前宜以消饮逐水为主。

方药：椒目瓜蒌汤加减。

川椒目 9g，全瓜蒌 30g，桑白皮 12g，葶苈子 9g，广橘红 9g，建泽泻 12g，木猪苓 15g，白茯苓 15g，车前子 12g（布包），光杏仁 9g，炒枳壳 9g。水煎服。5 剂。

附西医检查：发育正常，营养一般，重病容，神志清楚，说话气短。胸部叩诊，左胸部上、中、下均呈实音，心浊音界消失。听诊左胸呼吸音消失，心脏向右侧移位，在胸骨右侧才能听到心音，未闻杂音。胸部 X 线透视："左侧渗出性胸膜炎，纵膈被迫右移。"

6 月 15 日，二诊：药后诸症略有减轻。上方去橘红，加桂枝 4.5g，冬瓜皮 30g。再服 5 剂。

6 月 27 日，三诊：患者服上方后效果好，又服了 5 剂，才来就诊。现在已不咳不喘，并已能向两侧卧。精神转佳，饮食增加。走 1~2 里路，也不发生咳喘。舌苔已无浅黄，脉细数。胸部左侧上方，叩诊已有些清音，听诊于左胸上部已能听到呼吸音，心音听诊区已恢复到左侧。胸部 X 线透视，左侧胸腔积液已明显消退。仍投 6 月 15 日方，改桂枝为 3g，桑白皮 3g，泽泻 3g。服 4 剂。

7 月 1 日，四诊：症状明显减轻，已近于消失。过去走十几步就气短而喘，现在走二三里路，也不感气短，曾试跑 20 多步，也未见喘。过去只能向一侧卧，现在可以两侧自由躺卧。过去不能弯腰，现在可以自由弯腰。过去 1 天只能吃 250~300g 米饭，现在每日能吃 1 斤多。且不口干，饮水已正常。咳嗽、胸痛均消失。舌苔薄白，脉象滑、偏数。

自服 6 月 15 日方以来，小便明显增多。仍投 6 月 15 日方 5 剂。

7 月 6 日，五诊：近来精神更好，已无自觉症状。脉已不数。左侧胸部叩诊，浊音区已降到左乳下。再投 6 月 15 日方 5 剂（全瓜蒌改为瓜蒌皮 18g）。

8 月 11 日，约来复查，无自觉症状，已在家中干活劳动。舌、脉正常。X 线胸部透视，左侧胸膜增厚，已无积液。病已痊愈，又投下方，巩固疗效。瓜蒌 21g，枳壳 9g，茯苓 9g，川椒目 3g，桑皮 9g，沙参 9g，10 剂。

自初诊之日起，同时配服雷米封（0.1g3/日），二诊后加服对氨柳酸钠（2g，每日 4 次）。最后一诊嘱其继服 1 个月。

理论分析：《金匮要略》痰饮篇中有"水流在胁下，欬唾引痛，谓之悬饮"的记载；《诸病源候论》中也有"痰饮者，由气脉闭塞。津液不通，水饮气停在胸府，结而成痰"的说法。本病人，水饮结积于左侧胸胁，是为"悬饮"无疑。《金匮要略》中虽有治悬饮的"十枣汤"，但药有毒性，攻力猛峻，不适于常服及体弱者。参考历代医家的治疗经验，一般认为痰饮源于肾、动于脾、贮于肺，治疗痰饮要从肺、脾、肾入手。治肺是"导水必自高源"，治脾是"筑以防堤"，治肾是"使水归其壑"。所以要顺气、化湿、利水。对于水饮结积久者，还要兼用消饮破饮之剂攻之。前人有"治饮之法，顺气为先，分导次之，气顺则津液流通，痰饮运下，自小便而出"的经验。又有"及其结而成坚癖，则兼以消痰破饮之剂以攻之"的主张。本患者水饮积于左胸胁，虽未成坚癖，但积有这样大量的水饮，已使心脏右移，故应在顺气、分导的基础上，以消除水饮为当前之急。又考虑到本患者气短而喘、说话气怯、脉象细数，不宜用"十枣汤"毒峻之剂攻逐水饮。因而选用《医醇賸义》中治疗悬饮的椒目瓜蒌汤加减。方中用川椒目、瓜蒌、葶苈子、桑白皮，逐水消饮；以杏仁、枳壳顺气降逆；茯苓、冬瓜皮利湿健脾；又以泽泻、猪苓、车前子，导水下行自小便而出。《金匮要略》指出，治疗痰饮"当以温药和之"，故又加桂枝助阳化气以导利水饮从膀胱气化而出。本例实践证明，自加入桂枝以后，患者小便明显增多，患者自诉曾有时一昼夜排尿约二三十次之多。本方采用了"导水必自高源"的精神，从治肺（顺气、消痰饮）入手，结合利水（治肾）、化湿（治脾），并运用"以温药和之"的经验，而取得了满意的效果。除此例之外，我还曾运用本方加减，治疗过四例悬饮患者，另有我院两位同学，也用本方加减，各治疗1例，均取得了满意的效果。

本例西医诊断为渗出性胸膜炎，有大量积液。从西医治疗经验来看，应服用雷米封，还应注射链霉素，一般还要做胸腔穿刺以放胸水。本例以中医辨证论治为主，取得了满意的效果，很值得深入研究。

太少合病验案分析——查病房纪实

1983年8月，笔者在北京中医学院东直门医院查病房时，诊治1例急性化脓性扁桃体炎合并伪膜性肠炎，高热不退、腹痛、腹泻的病例，经过辨证分析属于太少合病，运用中医辨证论治，很快获得痊愈。实习医师及住院医师均感到在学习中医方面，很有收获，他们曾特将此例组织了讨论。今将本例的查房情况整理汇报如下，仅供同志们临床参考。

查房时间：1983年8月16日上午。

实习医师（甲）：患者李某，女，28岁，工人。

因为受凉而于8月10日上午出现发热、恶寒（体温39℃），全身不适，咽痒而痛。曾在原单位医务室及本院急诊室就诊，经用板蓝根冲剂、柴胡注射液、氨基比林、吗啉胍等药物治疗，证情未见好转。于12日上午，再次来我院急诊，查白细胞总数为5.4×10^9/L，中性细胞0.95，淋巴细胞0.04，嗜酸细胞0.01。当日下午1时30分，以"发热待查"收住本病房。

入院时症见头痛、头晕、发热（体温39.4℃），少汗，寒热往来，鼻翼微动，唇色暗红，咽部及扁桃体红肿、疼痛，食欲不振，尿黄，大便2日未行。舌质淡红，舌苔微黄，有剥脱。脉象细数。肌肤按之灼手，脾肿大在左肋下1.5cm。当时诊断为急性化脓性扁桃体炎，值班医师立即进行抗感染、退烧治疗。曾先后使用穿心莲注射液、庆大霉素、红霉素、青霉素、柴胡注射液、冬眠灵、物理降温等治疗。中药以辛凉解表、清热解毒为法，用银翘散加减，并且冲服了紫雪散，注射了清开灵。现已3天，症情仍无减轻，高热一直持续在39℃以上，有时高达40℃。

住院医师：后来，我们又加用了吲哚美辛栓剂塞肛，虽然有时体温暂时降低，但药力过后，高热又起。并且在14日夜间，开始出现腹痛泻肚，大便呈咖啡色水样便，1日6～7次。咽部红肿、疼痛加重，扁桃体有白色附着物，语言及进食均感困难。上腹部并有压痛。

主治医师：此病人是因为在短期间内，过多地使用了抗生素，造成肠道菌群失调，而发生了"伪膜性肠炎"，故出现腹痛、腹泻。我们发现后即刻停止使用抗生素，并送大便培养检查，证实肠道菌群已经失调。今拟纯用中药治疗，请您进行辨证论治。

笔者听完以上报告，即开始诊查病人。

望诊：患者呈高热病容，神志尚清。舌质红，舌苔微黄，有剥脱。咽部及扁桃体红肿。鼻翼微动，略有气喘。

闻诊：言语清楚，答问自如，呼吸稍快。

问诊：头痛、怕风、少汗，一阵冷、一阵热，先冷后热，胸满气短，胁部闷胀，咽部干而痛，口渴、能饮，小便黄，大便每日6~7次，咖啡色稀便，带有黏液，便前腹痛。

切诊：上腹部有轻度压痛。脉象滑数。肌肤灼热。体温39.8℃。

辨证分析：根据上述病史及症状变化，结合目前的脉症来看，此是因为病在初起有表证时，没有及时用解表法进行治疗，表既未解，又用紫雪等寒药清泄而致泻肚，外感之邪乘虚欲向内侵，邪正相争热郁不解而成此证。现在乍一看来，似呈三阳合病之势，但仔细分析，实以太阳、少阳合病为主。有太阳经的头痛、怕冷、恶风、少汗，气微喘，协热下利和少阳经的口苦咽干，寒热往来，胸胁苦满。虽然也出现了口渴能饮、脉数这种欲转阳明的征象，但并未出现汗大出、但恶热、不恶寒、口大渴、脉洪大等阳明经的症状。而现在是一阵冷、一阵热、少汗、头痛、大便1日6~7次，脉滑数而不洪大。故知为太少合病。治法应以和解少阳，清热解表，达邪外出，以防传变。处方以小柴胡汤合葛根芩连汤随证加减。

处方：北柴胡15g，黄芩12g，党参12g，沙参6g，天花粉12g，葛根12g，川黄连10g，扁豆花6g，玄参15g，连翘12g，银花10g，生石膏30g（先煎），六一散10g（布包），木香9g。水煎服，4剂。

嘱咐住院医师及护士同志，此药于第1日每隔4~6小时服1次，昼夜共服两剂。第1、2日，每日服药2次，每日1剂。

方药分析：本方以小柴胡汤和解少阳半表半里之邪为主药。根据仲景先师"口渴者去半夏加瓜蒌根"的嘱咐，故未用半夏而用天花粉。方中以党参代替人参，扶助正气而加强抗邪外出之力。因有口渴、咽痛，故配以沙参清润而防生热。辅用葛根芩连汤以清热解表而治协热下利。又因时值暑令，脉见滑象，故又辅以扁豆花轻清透达、祛暑散邪。六一散利暑湿而治泻，以助葛根芩连汤清热解表之力。佐用生石膏辛凉清热，以涤荡郁蒸弥漫之热邪。因为热邪郁而不解，化生上焦毒热，咽喉肿痛，故又佐用银花清散上焦热邪，连翘解毒散肿，玄参降火化毒。使以木香芳香化浊，调理肠胃之气。诸药共凑和解少阳，清热解表，转枢达邪，清热解毒，调理肠胃之效。

实习医师（乙）：请问老师，阳明下利与太阳下利有何不同？

答：阳阴下利乃邪热壅滞肠道，湿热郁蒸，肠道气血受伤故下利脓血，血多脓少，里急后重，肛门灼热，腹痛发热，口渴引饮，舌红苔黄，脉数有力。治应清热燥湿，用白头翁汤加减。太阳下利乃太阳表证不解，邪传大肠，或太阳表证误用下法，邪入大肠，协热下利，故下利多为稀水样，褐黄而臭，肛门也可有些热感，且有头痛、发热、口渴、有汗而喘等症状。舌质略红，苔微黄，脉象浮数或洪滑数。治应清热解表，用葛根芩连汤加减。

第二次查房：1983 年 8 月 18 日上午。

实习医师（甲）：服 16 日中药后，病人体温已下降到 36.5～37.3℃之间。咽痛减轻，腹痛也减轻。腹泻每日仅 2 次，为咖啡色黏液样便，上腹部压痛已不明显。

住院医师：病人尚有头痛，怕风、恶心、胸满，心下痞闷，食少，全身乏力。

主治医师：服上次汤药有效，病情大有好转，目前病人心下痞闷比较明显，并有咳嗽。

听完报告，笔者查其舌苔与上次差不多，仍有剥脱。诊其脉象细数，左手大于右手。心下痞闷之处，按之柔软，无硬痛拒按之状。

辨证分析：病人经服上方，证情已见好转，高热与其他症状均明显减轻，知立法用药已合病机。但证属坏病，病邪传变转化，交错复杂，高热、泻肚等症虽基本好转，但今又现出"心下痞"的症状，结合脉症，知为在表证未解时早用了清泄药造成泻肚所致。本例虽非典型的误下，但已具有形成"痞"证之契机。故在太阳、少阳诸证减轻后而出现心下痞，按之濡软不痛，并有恶心、少食、下利，知为脾胃不和之痞。治疗可仍守原方加减。在柴胡剂中加荆芥、苏叶，除能在和解转枢的基础上助其达邪外解以外，兼能和肠胃。又加半夏，使之合黄芩、黄连、党参，具有半夏泻心汤之主要成分，以治心下痞。正如《伤寒论》中论痞时说："伤寒五、六日，呕而发热，柴胡证具，而以他药下之，柴胡证仍在者，复与柴胡汤。此虽已下之，不为逆，必蒸蒸而振，却发热汗出而解。若心下满而硬痛者，此为结胸也，大陷胸汤主之；但满而不痛者，此为痞，柴胡不中与之，宜半夏泻心汤。"本病人少阳证仍未全解（尚有恶心、少食、胸满等），又兼见痞证，故把半夏泻心汤意合入前汤药中同用。至于咳嗽，前人有"外感病以有咳嗽为轻，内伤病以有咳嗽为重"的经验。本病人为外感病，今见咳嗽，知为病情减轻，是邪已外达，欲从表而解之兆，故稍加杏仁、紫菀（结合荆、苏，即可宣肺）照顾即可，不必专门治疗。坏病证情复杂，用药也较复杂，但每次用药，要有重点，对仲景法要深入领会、灵活掌握，不可拘于句下。

处方：北柴胡 15g，黄芩 12g，党参 15g，半夏 10g，川黄连 10g，葛根 12g，银花 10g，连翘 12g，沙参 6g，木香 6g，荆芥 10g，苏叶 10g（后下），杏仁 10g，紫菀 10g。水煎服，2 剂。

实习医师（丙）：大黄黄连泻心汤与半夏泻心汤，均治误下成痞，二汤所治有何不同？

答：半夏泻心汤所治为邪在半表半里，反以他药下之，邪气内陷，影响脾胃，脾胃不和，升降失职，邪气结于心下，而成心下痞。其症状特点为有呕恶感，心下痞，按之濡，肠鸣或下利。大黄黄连泻心汤所治为太阳表邪未解，过早下之，或下后又复发汗而心下痞，按之濡，或兼大便不通，其脉关上浮者，是为虚热之邪郁滞于心下，故用大黄、黄连二味，用百沸汤浸泡一下，即去滓分服，取其气薄轻浮，以导其乘虚郁滞于心下的热邪下行，并非泻除阳明结实之热邪，故曰泻心。总之，对仲景方要全面理解其方、证机制及煎服方法，不能孤立地只记方名、药物。

第三次查房，8月20日上午。

实习医师（乙）：病人体温已稳定在37.2℃以下，腹痛、腹泻均已消除，大小便正常，饮食也有增加。尚有轻微头痛，有时怕冷，口渴，牙龈出血。

住院医师：恶心，胸满，心下痞及咳嗽等症，都已基本消除。全身气力及精神，也均见转佳。

主治医师：治疗顺利，效果很好，白细胞及大便检查也已正常。

根据以上的报告情况，患者查看病人舌苔微黄，脉象沉细已不数，腹部柔软无压痛。

辨证分析：据其舌苔微黄，牙龈出血，轻微头痛，有时怕冷，口渴诸症，知尚有些余热未全解除。遵《内经》"火郁发之"的精神，仍应从表解散，引邪外出。按"效不更方"的原则，仍投上方，去苏叶、沙参，加薄荷6g（后入），辛凉轻散，以解余热；白茅根30g，凉血止衄，气血双清，再进3剂。

第四次查房，8月25日上午。

实习医师（甲）：病人已基本恢复正常，尚有一点儿口渴，全身还感到气力欠足，饮食有好转，但食量还不太多。

住院医师：病人体温一直正常，各种症状均消除。

主治医师：看来病已近愈，大便培养也已经恢复正常。

患者察看病人咽红已消退，舌尖略红，苔黄见退，尚有一点儿剥脱之处。脉象沉细而"静"，知病已近愈。即让各位实习医师、住院医师、进修医师诊其脉象，从实例中体会今天脉神的"静"与前几天脉神的"躁"有何不同，从而测知病情的进退，预测证候的转归。

辨证分析：病已基本痊愈，现已进入恢复阶段。除表现在各症状的消除外，更重要的是脉象中已出现"静"的脉神。前人对发热性疾病痊愈时的评价。常用"诸症消退，脉静身凉"来描述。仲景先师在《伤寒论》中也指出"脉若静者为不传"。此病人诸病已退，脉神已静，故确知病已近愈。今日要投以益胃进食、善后调理之剂。

处方：香稻芽 10g，生麦芽 10g，青蒿 10g，陈皮 6g，沙参 9g，玉竹 6g，枳实 9g，焦槟榔 9g，生、熟苡米各 15g，枇杷叶 12g，太子参 6g，厚朴 9g。水煎服，3~6 剂。

方药分析：本方以太子参、玉竹、沙参、苡米、陈皮，益气复阴、健脾和胃为主药，此乃五味异功散的变法。又辅以香稻芽、生麦芽，升发胃气，开胃进食；青蒿芳香化湿，清利余热。佐以枳实、厚朴、焦榔片，理气调中以助消化。使用枇杷叶润肺和胃，降气调中，肺胃兼顾。共达益气复阴、健脾开胃、调理后天而收全功之效。

病人于 9 月 6 日痊愈出院。

按：本例停用西药后，运用中医辨证论治的方法进行治疗，取得了良好效果。实践证明，中医欲提高疗效，必须深入学习与熟练掌握辨证论治。

瓜蒌薤白剂活用体会

仲景先师在《金匮要略》"胸痹心痛短气病脉证治"篇中，制定了九方（九痛丸不计在内），各有主治，如法用之，皆有良效。第1、2、3 方应用最多，成为治疗胸痹心痛的常用方剂，由于这 3 个方中均有瓜蒌、薤白二药，所以后世医家有的特称这 3 方称为"瓜蒌薤白剂"。这

3个药方既可单用，又可合用，并且各方都可以随证加减。瓜蒌薤白剂的第1方是瓜蒌薤白白酒汤，第2方是瓜蒌薤白半夏汤，第3方是枳实薤白桂枝汤。3方的方义指征，各有侧重，同中有异，异中有同。

个人体会认为：第1方瓜蒌薤白白酒汤，主治胸阳不布，气机痹阻，阴气上逆而致的胸背痛、短气、喘息、咳唾、心悸、心痛，舌苔白，寸脉沉细、关尺沉紧等症。胸痹的主要病机是上焦阳虚，阴气上逆。正如仲师所说："脉当取太过不及，阳微阴弦，即胸痹而痛，所以然者，责其极虚也，今阳虚知在上焦，所以胸痹心痛者，以其阴弦故也。"此方以瓜蒌宽胸降气，消痰开结为主药。薤白辛苦性温而滑利，能通痹著之气为辅药。白酒味辛性温，活血通瘀，宣发助阳，通行营卫为佐药。三药合用，能助胸中阳气，开上焦痹滞，使胸中阳气布达，胸中大气一转，浊阴之气下降，阳行痹通，诸症自然消除。

第2方瓜蒌薤白半夏汤，是在前方基础上加半夏而成。主治胸痹兼有不得卧，心痛彻背，舌苔白厚或白厚而腻，脉象弦滑等症者。此为兼有痰浊壅盛所致，故加半夏除痰降逆。

第3方枳实薤白桂枝汤（又名瓜蒌薤白桂枝汤），是在第2方基础上，去白酒加枳实、厚朴、桂枝而成。主治胸痹有心中痞气，气结在胸、胸满，胁下逆抢心而痛之症者。此证为客气留结在胸中，不只上焦阳虚而痹塞，且致中焦之阳气不行而生痞滞，阴邪得以留据而上逆动膈，抢心而痛。故又加枳实性沉降、除痞气；厚朴开气结、除满胀；桂枝行阳兼疏肝。诸药合用，不但胸阳得畅，而中焦亦调，故诸症自除。仲师在本条中又说："人参汤亦主之"。细观人参汤（人参、甘草、干姜、白术）之组成，实即理中汤之意。乃告诉后人，若遇中阳不足兼见中焦阳虚证者，可随证选用。一证二方，随证而施，更体现出辨证论治精神的深邃。从这些方剂的主治中，可以体会到，胸痹的虚，为胸中阳气虚微而不振，致阴邪痹阻结窒。故治疗不必用补，而是用宣通行阳，开痹降浊之法，使胸中阳气宣畅布达则清阳盛、浊阴退、痹窒开，而病除。所以我认为瓜蒌薤白剂是以行阳为主，并非补阳。即使所谈"人参汤亦主之"，亦是温补中阳、理中焦，不是补胸阳。由此可以体会到胸中大气为全身之主，大气正常运转，实为生死第一关键。

笔者在临床上治疗以胸背痛为主要症状的疾病，如冠心病、心肌梗死、心肌炎、心绞痛、胸肋神经痛等病症时，常把本篇第1、2、3方结合在一起，随证加减，灵活运用。将笔者的常用方介绍如下：

全瓜蒌30g，薤白12～15g，半夏10g，枳实6～10g，厚朴10g，桂枝6～10g，檀香6～9g（后下），红花10g，丹参12～15g，茯神30g，炒五灵脂12g，蒲黄10g（布包）。药煎好后，临服前兑入米醋20～30ml。嗜酒者，也可不用醋，兑入绍兴黄酒20～30ml。心胸疼痛严重或发作频繁者，可再加苏合香丸，每次1丸，1日2次，随汤药服。以本方为基础随证加减，每收良效。

验案举例：杨某，男，58岁，干部，初诊日期1978年7月19日。

六七年来，时常发生心前区疼痛，由两肩前方，向心前区发展为抽撕样疼痛，每日均有小发作，每周有2～3次大发作，频服硝酸甘油。心电图示：阵发性心房纤颤，常用西地兰纠正。左侧头部发紧且痛。舌苔（－），舌质红，脉象沉，略弦细。四诊合参，诊为胸痹。治法：宽胸开痹，活血理气。

处方：全瓜蒌30g，薤白10g，当归10g，红花10g，川芎6g，檀香6g（后下），藿梗12g，焦槟榔12g，半夏10g，赤、白芍各10g，五灵脂12g，蒲黄10g（布包），水煎服，5剂。

二诊（7月25日）；药后1周来，心前区疼痛，未再发作，连小发作也没有发生。硝酸甘油也停服1周。近日有些痔疮痛。舌质略红，脉象沉细而促，药已有效，再加减前方：全瓜蒌30g，薤白10g，红花10g，川芎6g，炙甘草9g，生地12g，桂枝9g，檀香6g（后下），赤、白芍各 12g，五灵脂 12g，炙槐角 10g，苏梗 10g。水煎服，6 剂。

三诊（8 月 4 日）：药后心绞痛一直未再发生。原有的心慌、气短，也基本消除。舌苔根部略白，舌已不红，脉略细，已不促。心率正常，心律整齐。病已近愈，再加减前方：全瓜蒌 30g，薤白 10g，红花 10g，川芎 4.5g，生地 21g，炙甘草 9g，桂枝 6g，檀香 6g（后下），赤白芍各 12g，五灵脂 12g，炙槐角 10g，苏梗 10g，茯苓 12g，菊花 6g。12 剂。

10 月 5 日追访：上方又服 10 剂（共 22 剂），诸症痊愈，一直上正常班工作，心律整。

下肢静脉回流受阻验案及方药介绍

20 世纪 70～80 年代，笔者运用自拟的足胕消肿汤，治愈数例顽固难愈的脚及小腿部严重浮肿的病人。这些患者，经西医诊断，有的是下肢淋巴回流障碍，有的是下肢静脉回流受阻，治疗无效，又说需做手术，因而来请中医治疗。经用此汤随证加减，疗效颇佳，均得治愈。今将此汤的组成和用法以及验案一则，介绍如下。

（1）方药组成：焦槟榔 12～15g，茯苓 20～25g，木瓜 10g，苍术 6g，紫苏梗、叶各 9g，生薏米 30g，防己 10g，桔梗 4.5g，吴萸 6g，黄柏 10g，牛膝 12g。

（2）适应范围：风寒湿之邪流注于小腿、足踝而致而足及胕踝浮肿胀痛、沉重、麻木，筋脉挛急，行走障碍等。包括西医诊断的下肢淋巴或静脉回流障碍等引起的足、踝、小腿下部（胕）肿胀疼痛。

（3）组方原理：本方据《证治准绳》鸡鸣散加减而成。方中以槟榔辛温降气，质重达下，破滞行水为主药；辅以茯苓、紫苏散寒行气，辟秽祛湿；佐以生薏米，木瓜理脾行湿，舒筋活络；苍术，黄柏、防己益肾、祛水；吴萸温肝肾燥湿浊，桔梗宣肺气而利水；牛膝引药下行直达病所为使药。全方共奏降气行水、祛湿消肿、舒筋活络、散寒温经之功效。

（4）加减法

①湿郁化热，症见足胕肿胀灼热，口干口渴，舌质红，苔黄，脉滑数者，可去吴萸、苍术、加重黄柏为12g，另加木通、泽泻、连翘、滑石等。

②兼有肾虚而腰酸腿软，足跟疼痛，尺脉弱者，可去桔梗、黄柏，加桑寄生、川断、杜仲等，或兼服济生肾气丸。

③若足胕浮肿，并见青筋怒张或皮下脉络缕缕，舌质暗或有瘀斑者，可加红花、赤芍、泽兰、瞿麦、白茅根等。

（5）验案举例：党某某，男，55岁，工人。1980年5月23日初诊。

病史及现症：1966年始，左下肢浮肿10余年，以后渐至双足及下肢均浮肿胀痛，麻木筋挛，步履艰难，双足浮肿而至夏天不能穿鞋。近4年来加重，每到夏季即复发，逢雨天更加重。西医诊断为"下肢静脉回流受阻"。曾服多种中西药物均不效，西医建议手术治疗。今又发作如上述，且有头晕。观其舌苔薄白，切其六脉皆弦。约其每年夏季来治，连治3年。

辨证：湿邪下注，络脉郁阻，气机不畅而致足胕肿痛。属中医脚气病范畴。

治法：降浊利湿行气，佐以益肾。

方药：足胕消肿汤加减。

焦槟榔12g，木瓜10g，茯苓20g，生薏米30g，防己10g，吴萸6g，苍术 6g，炒黄柏 10g，桑寄生 20g。

1980 年 6 月 3 日二诊，足胕浮肿沉重感均减轻，舌苔薄白，脉沉细弦。上方茯苓改为 30g，苍术改为 9g，继服 6 剂。

1980 年 6 月 17 日三诊，头晕及下肢浮肿均明显减轻，足胕仍感发胀，上方改焦槟榔 15g，加红花 6g，服 12 剂。

1980 年夏共服上述中药 68 付，症状消失。1981 年、1982 年夏天均服上述中药预防。追访 3 年，未见复发。

1984 年 5 月 8 日，患者来信说："我因每年夏天左脚浮肿，达 10 多年（后来右脚也肿），后经五六家医院一直没有治好。1980～1982 年连续 3 年经您治疗，一年比一年好。1983 年夏天我试着停服药，也没有肿。自 1966 年以来，苦恼 17 年的病根，在您的诊治下，终于解除了。"

简谈中医的"补法"

"补法"是中医根据辨证论治的原则，选用具有补益、强壮等作用的药物，经过配伍，组成方剂，来补充人体阴、阳、气、血、营、卫、津、液等的不足，调整脏腑功能，增强机体抗病能力，以消除各种虚弱证候，达到强壮身体、恢复健康的一种治疗方法。在中医常用的治病八法（汗、吐、下、和、温、清、补、消）中，补法也占有重要的地位。补法是中医治疗"虚证"的一项基本方法。下面分五个方面来谈。

一、古代有关"补法"的一些记述

在中国现存最早的一部古典医著《内经》中，明确地提出："形不足者，温之以气；精不足者，补之以味"、"损者益之"、"补上治上制以缓，补下治下制以急，急则气味厚，缓则气味薄"等有关补法的使用原则及大法。在《内经》中还有一张补法的复方，方名四乌贼骨－蘆茹丸。方内除乌贼骨、蘆茹（即茜草根）外，还有雀卵，并用鲍鱼汁送服，功能补肝肾，益精血，通血脉，和肠胃，用以治疗"血枯"经闭的病症。由此可知，补法在临床上的应用是相当早的。嗣后《难经》又提出了"虚则补其母"的方法，即用间接的补法以治疗虚证。在《神农本草经》中已有多种补药的记述，如人参、山药、菟丝子、杜仲等。

到汉代张仲景，"勤求古训，博采众方"，著《伤寒杂病论》16卷，在补法方面，也在前人的基础上，有了很大发展。现仅举一些药方为例。如：益气助阳药方有附子汤、理中丸等；养阴助阳药方有金匮肾气丸、芍药甘草附子汤等；养阴益血药方有芍药甘草汤、炙甘草汤等；养阴清热药方有黄连阿胶汤、竹叶石膏汤等；急救回阳药方有四逆汤、白通汤等；温中助阳药方有小建中汤、四逆加人参汤等；扶正祛邪同用的药方有麻黄附子细辛汤、白虎加人参汤等。张仲景的著作，可以说是承前启后的，对后来的医学发展，有很大影响。在补法方面，对阴、阳、气、血、津、液等的补益，指出了药方组织的规范。他传下来的很多处方，至今仍在临床广为应用，并且确有良好疗效。

唐代王冰对《内经》的理论，又有所发展。后人称他的理论是"发《内经》所未发"。在补法理论方面，他指出，治元阳之虚要"益火之源，以消阴翳"；治真阴之竭主张"壮水之主，以制阳光"等。这些理论对后来医家补肾阴、补肾阳的方法，有很大影响。

宋代名医钱乙，在补法方面，也有新的发展。他指出，小儿阴气未盛，阳气柔弱，不宜过用香窜药。主张治小儿肺虚喘促，用阿胶散；治肾怯失音、囟开不合、神不足、白睛多、面白，用地黄丸（即六味地黄丸）。并创制了不少补方，如六味地黄丸、五味异功散等，至今仍为医家所沿用。有人说他在补法上给后世的"滋阴派"起了倡导作用，是有一定道理的。

宋金时代的张元素创"脏腑标本寒热虚实用药式"，在补法方面，把每脏每腑的补法和补药，列举很详细，在灵活用药方面给后人以很大启发。张元素的弟子李东垣则主张要重视脾胃阳气的补健。他认为脾胃与人体的元气、精气的滋生及升降运动有密切关系，创升阳补气的方法，制订了补中益气汤、调中益气汤、升阳益胃汤等不少健脾益气的药方。在补脾胃方面有很大的发展。

至元代朱丹溪又创"阳常有余，阴常不足"之说，对滋阴法又有发挥，后人称他为"滋阴派"的倡导者，后来的温病派受其影响很深。

明代张景岳创"新方八阵"，其中有"补略""补阵"。他很注重补肾，创有大补元煎、右归饮、左归饮、右归丸、左归丸、玄武豆等补肾药方。

明末绮石，对于虚劳症运用补法有较多的实际体会，著《理虚元鉴》二卷，创"理虚三本"、"理虚二统"等说。

清代最大的发展是以叶天士、吴鞠通等为代表的温病学派的崛起。在补法方面，对高热病后形成虚证的理论、治法、方药，都有新的创见。认为温热之邪最易伤阴、灼津，故多用增液、生津、濡润、养阴的药品以治其虚。创制的药方如：益胃汤，沙参麦冬汤，一甲、二甲、三甲复脉汤，大、小定风珠等，在补法上又有一大进步。

二、常用的补法和方药

一般说，"补法"主要是用来治疗"虚证"的。但虚证中又有五脏六腑的虚证，其中又分心气虚、心血虚，肾阳虚、肾阴虚等等更具体的虚证。所以应用"补法"时，一定要根据辨证论治的原则，作具体分析，辨清"证候"，选择用药，才能取得预期的效果。绝不可机械死板地生搬硬套。今把临床常用的补法及其方药，简介如下，以供参考。

（1）补心法：适用于心虚证。心虚证又分为：①心气虚：多见神倦欲寐，心慌气短，惊悸自汗，脉虚软等症。②心血虚：多见怔忡，失眠，健忘，恐惧易惊，虚烦盗汗，舌红脉细等症。③心阳虚：多见胸部闷痛，喜暖怕冷，心痛彻背，心慌气喘，或心下有水气，心悸不得平卧等。

补心气常用的药物有五味子、人参、茯神、远志、菖蒲等；常用的方剂有益荣汤、远志补心汤、定志丸等。补心血常用的药物有当归、丹参、地黄、柏子仁、酸枣仁、乳香、没药（后二味祛瘀生新，以通为补）等；常用的方剂有补心丹、养心汤、柏子养心丸等。补心阳常用的药物有桂心、桂枝、薤白、细辛、干姜等；常用的方剂有枳实薤白桂枝汤、千金细辛散、瓜蒌薤白白酒汤、桑苏桂苓汤（适用于水气凌心）等。

（2）补肝法：适用于肝虚证。临床上常见的肝虚证有：①阴血虚：多见头昏目暗，胆小易惊，筋惕肉瞤，筋挛难伸，手足瘛疭，爪甲凹陷失荣，头晕风眩，月经量少或后延或不来，脉弦细等；如因阴虚而致肝阳偏亢的，常见偏头痛，易怒，烦躁，烘热，耳鸣，目眩，脉弦细而数等。②肝经虚寒：多见少腹冷痛，坠胀，睾丸寒冷坠痛，疝痛，睾丸抽痛，脉弦迟等。

补肝阴、养肝血常用的药物有白芍、当归、地黄、何首乌、阿胶之类，阴虚阳旺的要加用生牡蛎、珍珠母、生石决等以潜纳肝阳；常用的方剂有杞菊地黄丸、归芍地黄丸、三甲复脉汤、大定风珠、珍珠母丸等。温肝祛寒常用的药物有吴茱萸、小茴香、沉香、肉桂、葫芦巴、荔枝核之类；常用的方剂有暖肝煎、吴茱萸汤、加味橘核丸等。因为肝肾有"同源"的关系，所以补肝法又往往同补肾法结合应用，须互相参看。

（3）补脾法：适用于脾虚证。脾为后天之本，主运化水谷精微，生化气血，升发清阳以荣养全身，脾虚证可分：①脾气虚：多见消化不良，懒食，腹胀便溏，四肢倦怠，面色淡而欠光泽，舌苔白，脉濡软等。②脾阳虚：除以上见证外，还可兼见腹痛喜暖，大便清稀，四肢发凉，脉迟等。③脾阴虚：脾与胃相表里，所以脾阴虚往往与胃阴虚同见，常发生在高热性疾病或大吐大泻之后。主要表现为消渴善饥、嘈杂，口干舌燥，大便干涩，舌红瘦，苔剥脱，脉细等。④中气下陷：脾为后天生化之源，脾气也称中气。脾虚中气下陷时多见腹部发坠、脱肛，脏器下垂，久泄难愈，崩漏不止等。

补脾气常用的药物有党参、人参、太子参、白术、茯苓、甘草、山药、芡实之类；常用的方剂有健脾益气汤（原四君子汤）、五味异功散、参苓白术散等。温补脾阳常用的药物有干姜、吴萸、高良姜、附子之类；常用的方剂有附子理中汤、良附丸、桂朴汤等。治疗脾阴虚常从养胃阴入手，常用的药物有麦冬、玉竹、石斛、天花粉、乳汁、冰糖之类；常用的方剂有益胃汤、五汁饮、玉泉丸、柔脾汤等。治疗中气下陷，须在补脾气的基础上配用升阳益气的药物，如炙黄芪、升麻、葛根、柴胡之类；常用的方剂有补中益气汤、升阳补气汤、举元煎等。

（4）补肺法：适用于肺虚证。肺虚证可分为：①肺气虚：主要表现是气短，呼吸乏力，声音低，懒言语，或久咳吐白稀痰，脉虚软等。②肺阴虚：主要表现是口干咽燥，干咳无痰，或痰带血丝，声音嘶哑，皮毛憔悴，下午低热，脉细数等。

补肺气常用的药物有黄芪、人参、党参、五味子、蛤蚧之类；常用方剂有人参蛤蚧散、补肺汤、五味子汤等。补肺阴常用甘凉生津、润燥濡养之品，如麦冬、天冬、沙参、百合、石斛、天花粉、藕汁、梨汁、阿胶等；常用方剂有百合固金汤、清燥救肺汤、沙参麦冬汤、养阴清肺膏、秋梨膏等。

（5）补肾法：适用于肾虚证。肾虚证又分为：①肾阴虚：主要表现是梦遗盗汗，性欲亢奋，小便赤涩，腰酸，盗汗，下午潮热，五心烦热，口干咽燥，夜间口渴。脉弦细数等；如因肾阴虚而虚火上浮，则可兼见咽干喉燥或喉痛，牙痛，或干咳少痰等。②肾阳虚：主要表现是阳痿滑精，性欲减退，静卧少言，目不欲睁，睾丸冰冷，尿清白而频数，或二便失禁，腰酸畏冷，五更泄，尺脉缓弱等。③阴阳俱虚：临床上一般简称肾虚。主要表现是腰酸腿软或腰膝酸痛，遗精，阳痿、早泄，性器官发育不全，睾丸坠胀，牙齿生迟或过早脱落，或佝偻，尺脉细弱等。

补肾阴常用药物有生熟地、女贞子、玄参、沙苑蒺藜、石斛、龟板、鳖甲、龟板胶、阿胶等；常用方剂有六味地黄丸、一阴煎、左归饮、秦艽鳖甲散、大补阴丸等。补肾阳常用药物有附子、肉桂、仙灵脾、补骨脂、仙茅、鹿茸、海狗肾、黄狗肾、海马、巴戟肉、阳起石等；常用方剂有桂附地黄丸、右归饮、煨肾散等。治疗肾阴阳俱虚的常用药物有桑寄生、川续断、杜仲、枸杞子、山萸肉、菟丝子、熟地、山药、鹿角胶、胡桃肉、狗脊等；常用方剂有青娥丸、打老儿丸、无比山药丸、健步虎潜丸等。补肾法常与补肝法结合应用，应互相参看。

（6）脏腑兼病补法与补六腑法：临床上的多种病症，其证候表现往往不限于一脏独虚，在运用补法时就应该有所兼顾。如心肺气虚，治宜补益心肺，用保元汤加减；心脾两虚，治宜补益心脾，用归脾汤加减；脾肺两虚，治宜补脾益肺，用参苓白术汤加减；肺肾阴虚，治宜滋补肺肾，用麦味地黄丸加减；肝肾阴虚，治宜滋补肝肾，用一贯煎加减；脾肾阳虚，如见症以腹泻为主，以四神丸、附子理中汤加减；见症以水肿为主，方用真武汤、实脾饮等加减。故在辨证上须下一番功夫，这样处方才能比较地契合病机。

补六腑的方法，一般都包括在其相表里的五脏中。例如补胃阴法即包括在补脾阴法中，补膀胱法也包括在补肾法之中，不再——重复。但有的腑在治疗时又须结合它的特点。例如大肠阳虚时，一般出现泄泻，常结合健脾、补肾（肾司二便）去治疗。但大肠阳虚也可出现便秘，这主要见于老年人。这是由于阳虚生寒，寒气凝滞于大肠，大肠传导无力所致，治疗时须结合补肾阳的方法。常用药物有肉苁蓉、当归、硫黄、熟地等；常用的方剂有半硫丸等。再如膀胱和小肠虚时都可发生尿失禁、遗尿等症，也须结合补肾法治疗。

三、补法的临床运用

上述各种补法，是从五脏六腑、阴阳气血各个方面分开来谈的。但是，人身是一个有机整体，五脏六腑、阴阳气血之间，都是互相关联着的，相互之间有着密切地内在联系。因而虚证的产生，有的是由于某部自身的病变所致，有的则是由于受到其他一方面或几方面的影响所形成，有时一脏独病，有时二、三脏同病，有时传变转化。所以，补法的运用，要从整体观念出发，全面考虑。不但要抓住主要矛盾和矛盾的主要方面，即主证，而且还要根据虚证程度的轻重、病势的缓急、性质的寒热、发生演变的标本等，订出恰当的治疗法则，无太过，无不及，不过于偏颇，不过于拘泥，灵活掌握，才能发挥补法应有的治疗作用。所有这些，就是补法的临床运用问题。一般说，要考虑到以下几个方面。

（1）正补：适用于虚证比较单纯的情况。如阴虚补阴，阳虚补阳，气虚补气，血虚补血，五脏中哪一脏虚即补哪一脏。如肺虚益气，心虚和营卫，脾虚补中，肝虚养血，肾虚益精等，都是正补法。

（2）峻补：用于气血暴然虚脱的情况。暴然气脱或大出血，身体暴虚，症见汗出如油，身凉肢厥，气息如丝，昏厥失神，面白如纸，脉微散欲绝，或出血不止，或大吐大泻等，元气有立刻脱亡的危险，这时非用大剂峻补，不能挽其危亡。常用的方剂如独参汤、参附汤、芪附汤、芪术附汤、当归补血汤等，这时用量要大，药力要足，选药要精专。

（3）缓补：用于正气既虚但又微有一些邪气，或遇有虚不受补的体质，就须用缓补法。这种补法，选药订方须从容和缓、相机渐进，以逐渐恢复健康，不可骤用参芪、鹿茸之类。一般常选用太子参、生晒术、黄精、玉竹（平补脾胃以益气）、稻芽、谷芽（醒脾开胃助消化）、十大功劳叶（缓补气血）、饴糖（和中益胃）、橘白（行气和中而不燥）等药力和缓，不寒不燥，补而不骤，行而不散之品，随症出入。遇有这种情况，千万不要操之过急。

（4）滋补：用于精血大伤，阴虚痨瘵，久病阴竭，热病后期阴液耗伤太甚等情况。滋补法是用厚味滋腻养阴的药品或血肉厚味之品，以滋补精血，填充髓液的方法，是"精不足者，补之以味"的具体运用。临床上常在辨证论治的基础上，加用龟板、鳖甲、生熟地、猪脊髓、牛骨髓、羊肉、紫河车、猪蹄、肘子等，随症加减。由于这些滋腻厚味的药物，容易妨碍脾胃的运化，脾胃虚弱，则仍补不上去，所以要同时重视健脾开胃，适当配入白术、茯苓、党参、陈皮、麦芽、神曲、山楂、砂仁、谷稻芽等。

（5）温补：用于虚证而兼有寒象，或气血两虚，形体不足没有热象的情况。常用的温补药有黄芪、党参、熟地、当归、肉苁蓉、附子、肉桂、巴戟天、羊肉、狗肉等；常用方剂有附子理中汤、当归羊肉汤、八珍汤、十全大补汤等。

（6）凉补：用于虚证兼有一些热邪的情况。如血虚有热，或热病后期阴液已耗伤但邪热尚未完全退净等时须用凉补。常用的药有生地、白芍、玄参、天冬、麦冬、沙参、百合等；常用方剂有养阴清肺膏、二冬膏、益胃汤、补心丹等。如虽已正虚但尚有邪热，须要加些清热药如竹叶、知母、白薇、青蒿、地骨皮、黄芩、黄柏、丹皮之类，这又称清补法；常用方剂如朱砂安神丸、竹叶石膏汤、人参白虎汤等。

（7）间接补：这种补法主要是结合脏腑间生理病理变化的相互关系来进行补益的方法。例如脾阳虚脾失健运而用补肾阳的方法治疗。因为肾阳有帮助脾阳温化蒸动的作用，补肾阳也就间接补了脾阳。再如由于肝经阴血不足所致的阴虚肝旺，头晕目眩，头重脚轻，上实下虚，而用补肾阴的方法治疗。因为肝肾有同源的关系，精血可以互相转化，补肾阴可以助长肝的阴血，肝肾的阴血充足，肝阳也就不上亢了。

（8）补气以生血，养血以化气：由于气是生血的生命动力，血是化气的物质基础。所以血虚时要兼补气，气虚时要兼养血。常用的方剂如当归补血汤、人参养荣汤、归脾汤等。

（9）补先天与补后天：有人认为肾为先天之本，肾阳对中焦有温化蒸动作用，能帮胁脾阳运化水谷，升发阳气，所以说"补脾不如补肾"，也有人认为脾为后天之本，脾能运化五谷精华，后天充足，不但可以充养全身，并且其精华可以下注于肾以生养肾精，所以就说"补肾不如补脾"。这两种说法，都未免过偏。应当看其肾虚而脾不虚者，以补肾为主；脾虚而肾不虚者，以补脾为主，脾肾两虚者，脾肾同补。再参看其轻重，或补肾兼顾脾，或补脾兼顾肾，较为恰当。

（10）食补：在补法中有不少方子是药疗和食补相结合，如《内经》中的四乌贼骨一藘茹丸就是一张药疗与食补相配合的复方，张仲景的当归生姜羊肉汤、小建中汤等也是同类性质的复方，后世则有更大的发展，如唐·孟诜《食疗本草》，元·忽思慧《饮膳正要》，清·王孟英的《随息居饮食谱》等，都是一些以介绍食疗药物为主的专著，其中有很多有关食补的内容，可以作为临床运用补法时的参考。

四、使用补法应注意的几个问题

补法使用恰当，确能立起沉疴，但是使用不当，也能促使疾病恶化或招致死亡。所以使用补法时，还要注意以下几个问题。

（1）不当补而补：如果遇到"真实"而"假虚"的证候，即"大实有羸状"，是因为邪气太盛，正气一时受抑而表现出没精神，不愿动，倦怠少食等症，好像是虚证，这时决不可误用补法。不当补而补，则会误人性命，要千万注意。

（2）当补而不补：证也有"真虚"而"假实"者，即常说的"至虚有盛候"，本来是虚极而忽出现烦扰不宁，动作有力，神志忽清，多言善说等症，好像是实证，这时当补而不补，就会误人不浅。如果误用泻法，那就更大错而特错了。

（3）要注意方剂的组织，药品的配伍：有时为了补止还要间用一些祛邪药，才能更好的补正；补血药中，间用一些行气药，才能更好的补血；补气药中，间用一些行气药，才能更好的补气，等等。例如补中益气汤中用参、芪又用陈皮；六味地黄丸中用熟地又用泽泻；四物汤中用归、芍又用川芎。再如参苏饮（补散兼用），枳术丸（补消兼用），参连饮，人参白虎汤（补清兼用）等，这又是扶正祛邪兼用的例子。使用补法如不注意方剂的组织，药品的配伍，也难达预期的效果。

（4）注意调理脾胃：补药是要通过脾胃运化而起作用的，如不注意调理脾胃，药物不能很好的吸收运化，则难达到补虚的效果。所以在使用补法组织处方时，要注意到调理脾胃的问题。例如久服熟地要用砂仁拌，久服生地要配些陈皮、苍术，久服山药要佐以木香，五味异功散中加陈皮，磁朱丸中用神曲等，都是注意调理脾胃的例子。

（5）不可滥用补药：补药主要是用来治疗虚证。如无虚证，就不宜用补药。但有一些医生喜用补药，未经详细辨证，即投补药。也有一些病人喜吃补药，到处买补药，要求吃补药。这样都会误人误病，造成不必要的痛苦和浪费，都应纠正。

（6）要注意到"祛邪"也可以"扶正"：以上各种补法都是针对治

疗虚证而谈的，这是临床上最常用的方法。但还要注意到在另一些情况下，邪正斗争非常激烈，这时为了保存正气，必须要排除邪气而达到"祛邪以扶正"、"邪去则正安"的目的，也可采用"以泻为补"、"以通为补"等方法。例如阳明结热证，急用大承气汤（枳实、厚朴、芒硝、大黄）攻泻邪热以保存阴津正气，使邪去而正复；胸痹心痛时，配用乳香、没药、红花、三七等，以活血祛瘀，使瘀血去、新血生而心阳复等，这又是"泻中寓补"、"通中有补"的方法。故应用补法时不可呆板生硬，须结合全面情况去考虑。

五、验案举隅

万某某，女，40岁，农民。初诊日期，1967年10月27日下午。

主诉小产后，胎胞未全下而子宫出血不止，已8天多。怀孕已将近4个月，于本月19日流产，胎胞未全排出，因而子宫一直流血不止。当地医生虽每日由静脉注射葡萄糖加仙鹤草素及用其他止血药物，均未能止血。因处深山无刮宫等条件，愿先服中药。

现感心慌、头晕，全身无力，阴道出血不止，小腹有时隐痛，血中有时有血块。食欲不振，二便尚可。面色苍白，唇舌色淡，精神萎靡，卧床不起。呼吸气细，言语声低。小腹部轻按之微疼痛，不敢重按故未摸到肿块，肝脾不大。脉象沉数无力。

辨证：此为不全流产，部分胎盘组织留滞于子宫腔内而出血不止。中医认为属于小产后胞衣不下之病。观其面色苍白，唇舌色淡，气息细，语声低，脉沉无力，知为失血过多，气血两虚之证。但小腹尚有隐痛，而且拒按，血中时有血块，乃冲任尚有瘀血，残留之胎胞尚未娩出之象，故又是虚中夹实之证。若纯用止血剂则恐胎胞、瘀血滞留难下，且血仍不能止。若用排除瘀血、攻下胎胞之剂，则恐发生大出血。左右思之，症属危急，即嘱当地医生及家人，一面积极备马拟送往深山以外的卫生院，一面急煎中药，立即服用。

治法：气血双补，佐以祛瘀止血。

处方：当归12g，川芎6g，炮姜炭3g，桃仁6g，益母草15g，炙黄芪15g，丹参12g，柏子仁9g，艾炭9g，阿胶（烊化）9g，棕炭9g，杜仲炭9g。急煎服1剂。如服后效果好，则再继服此药3~5剂，如无效则迅速送医院。

方义：此方以当归补血汤合生化汤加减而成。方中以当归补血，黄芪补气，双补气血为主药。以川芎、桃仁活血祛瘀，丹参生新血而除瘀滞（与益母草配合既可排瘀生新又能止血）。阿胶滋补阴血又能止血为辅药。以益母草活冲任瘀血而止血（与丹参、当归配合，既能生新血、活瘀血又能止子宫出血），艾炭、棕炭收涩止血以防祛瘀血、排胞滞之药引致大出血（因此二药只具有收涩止血之力，缺少活瘀之能，故这里用量不宜大），杜仲炭益肾固仲任，柏子仁养心血、安心神为佐药。以炮姜炭温助冲任之阳而温宫止血为使药。诸药共成双补气血，固冲任，暖胞宫，既能祛瘀排滞，又能生新止血之剂。

二诊（11月6日）：上次诊后，当日下午，服药后约1个半小时左右，胎衣即下，据云有多半个手掌大，紫红色，有一个边已发黑色。随此物之排下，出血亦较多，人现昏晕，赶紧把第2煎汤药服下，约1小时，即觉得心神稳定，子宫出血亦减少。此后又每日服药1剂，连服4剂，出血已完全止住。现已停药调养4天，一直未出血。尚感有头晕、心慌，腰以下部分有怕冷之感。精神已振作，言语近似正常，唇舌仍淡，六脉皆弱。自昨日有些感冒，今日自觉感冒已愈。据此症情，拟先投益气解表之剂1付，以后仍治以气血双补，佐以温肾。

第1方：炙黄芪15g，当归9g，荆芥6g，防风9g，党参9g，苏叶9g，桂枝3g，甘草3g，生姜3片。1剂。以后服第2方。

第2方：炙黄芪21g，当归9g，熟地（砂仁拌）15g，党参15g，白术9g，茯苓9g，川芎2.4g，炮姜炭6g，陈皮6g，肉桂3g，炒杜仲9g，炙草6g。10剂。

11月21日追访：病已愈，未再出血，精神、气力均好转，已能下地行走，并能做饭，操持家务，嘱再把11月6日第2方服几剂，以促进恢复。

从本例可以看出补法的运用必须密切结合临床实际，灵活变化，不可呆滞刻板。一定要遵循辨证论治理论，灵活运用，才能取得良效。

中医治疗高血压病的体会

高血压病是一种以动脉血压异常升高为主要表现的全身性疾病。中医学中虽然没有这个病名，但根据它的临床症状，如眩晕、头胀、头痛、耳鸣、失眠、烦躁等来看，可包括在眩晕、头痛、失眠等疾病中。近几年来个人运用中药治疗本病获到了较好的效果，现介绍如下，仅供同志们参考。

1. 中医对本病的认识

（1）病因病机：从中医对导致发生高血压病的病因病机来看，一般认为肝、肾、心、脾的正气虚为病之本，风、痰、气、火等邪气盛为病之标。标本互为因果、风、痰、气、火，相兼为害，在一定条件下发病。从本虚方面来看，以肝阴不足，心脾血虚及肾虚较为常见。肝阴不足则肝阳上亢，可使人肝风内动，风阳上扰；心脾血虚则血不荣上，气血不能上奉于脑；肾虚，髓海不足则可使人脑转耳鸣，胫酸眩冒，目无所见；脾虚中焦不化，清阳不升则可致痰浊上犯，前人有"无痰不作眩"的经验。从标实方面来看，以情志失调，心肝火盛，暴饮暴食较常见。精神因素失调，如过喜暴怒、忧思惊恐等皆可以伤及肝肾心脾而导致化火、生风、夹痰上扰，或肝阳过亢，或心火暴甚等；饮食不节，伤害脾胃，致中运不健则可成为生痰之源。当然标本也不能截然分开，并且在疾病的不同阶段、不同证候中又有主次先后的不同，在一定时候也可以转化。一般看来，在疾病初起阶段或青壮年病人，常表现为邪盛、阳旺，以标实为主。在中期由于邪正斗争、标本转化等关系，又可出现正虚邪实、本虚标实、或上盛下虚等证。阴虚阳旺证是此时期最常见的证候。后期则可以出现阴阳俱虚，气血皆衰等证。故主张病应早治。

（2）注意求本：中医从整体观念出发，在治病时要求注意求本。临床上一般是以症状为标，病因为本。故认为高血压病的血压升高和各种自觉症状都是临床表现，是病之"标"；导致产生自觉症状和血压升高以及引起脉象、舌诊、气色等出现异常的内脏阴阳盛衰的失调（失去动态平衡）是病之"本"。所以中医治疗高血压病，其着眼点是放在调整人体内阴阳的失调方面，而不是专注意降血压。但标本是相对的，又是可以转化的，故根据证情的不同或不同阶段和变化，也有时标本同治，甚至先治标再治本等等，而治标的目的最终还是要达到"治病必求其本"的要求。所以中医在诊治高血压病时要时时注意求本。

2. 中医对高血压病的辨证论治

高血压病的临床证候很多，根据体内阴阳盛衰、脏腑虚实、舌苔、脉象、体型以及发病诱因等的不同，进行分析归纳，最常见的可有以下四种不同表现。

（1）肝阳上亢：多由素体阳盛，或怒动肝火，或气郁化火致使肝阳亢盛。阳主动，主升，肝阳上冲，肝热生风，清窍受扰而致发病。

主要证候：头痛、头晕、头胀，目赤面红，急躁易怒，口苦便秘，尿黄赤，舌苔黄，脉弦数有力。

治法：苦寒直折，凉血泻火，平肝熄风。方选龙胆泻肝汤加减。

处方：龙胆草、黄芩、山栀、夏枯草、生赭石、泽泻、车前子、草决明、苦丁茶、白蒺藜、赤芍。

加减法：肝火盛者，重用龙胆草、黄芩、山栀、生赭石、泽泻。气郁者，加香附、青皮、川朴、郁金、白梅花。兼有阴虚者，加生白芍、生地、玄参、生石决明。

（2）阴虚肝旺：多由平素阴虚，或久劳伤阴，或久病耗阴等导致肝肾阴虚，肝阳偏旺，肝风内动而发病。

主要症候：头晕目花、头重脚轻，或偏头痛，烦躁易怒，失眠多梦，或面部阵阵烘热，或两手颤抖，下午手心发热，午后及夜间口干。舌质红，苔薄白、薄黄或无苔，脉象细数。

治法：养阴潜阳，柔肝熄风。方选天麻钩藤饮加减。

处方：生地、生白芍、玄参、生石决明（先下）、生牡蛎（先下）、生赭石（先下）、天麻、钩藤、桑寄生、牛膝、夏枯草、菊花。

加减法：尺脉沉弱，腰膝酸软者，去夏枯草、菊花，加何首乌、女贞子、地骨皮。头晕目眩、头重脚轻明显，两足无根者，去玄参、菊花。加灵磁石（先下）、山萸肉、杜仲、泽泻。

（3）肾精亏虚：多由先天不足，肾精不充，或房劳伤肾，肾精亏耗而致。肾主髓，脑为髓海，"髓海不足，则脑转耳鸣，胫酸眩冒，目无所见，懈怠安卧"。另一方面，肾虚不能养肝，则肝阳易动，虚风上扰。

主要症候：头晕、目花，头部空痛，脑转耳鸣，记忆减退，腰腿酸软，精神萎靡，不能耐劳，舌质红，脉沉细，两尺弱。

治法：滋肾填精，养肝熄风。杞菊地黄汤加减。

处方：生地、熟地、山萸、山药、泽泻、丹皮、茯苓、枸杞子、菊花、潼蒺藜、白蒺藜、牛膝、钩藤。

加减法：偏于肾阴虚者，兼见五心烦热，口渴梦遗，脉象细数，酌加地骨皮、秦艽、鳖甲、龟板胶等。偏于肾阳虚者，兼见畏寒阳痿，腰以下发凉，足跟痛，两腿无根，舌质淡，尺脉缓弱。酌加肉桂、紫河车粉（分冲）、淫羊藿、沉香粉（分冲）。妇女更年期高血压，表现为阴阳俱虚证者，既有五心烦热，面部烘热，烦躁，脉细等阴虚症，又有畏冷足寒，腰腿酸痛，喜暖等阳虚症，可用二仙汤加减。处方如：仙茅、仙灵脾、当归、巴戟天、黄柏、知母、牛膝、生地、熟地、桑寄生等。

（4）痰浊上犯：素体肥胖或恣食肥甘，伤于脾胃，中湿不化，湿聚生痰，痰浊壅盛，脾壅肝郁，可致肝风挟痰上扰而发病。另一方面，痰浊流注经络，影响气血运行，亦可致肢体麻木，半身不遂等。

主要症候：头胀头重，如裹如蒙，眩晕且痛，胸膈满闷，呕恶痰涎，少食多寐，舌苔白腻，脉象弦滑。

治法：化痰降浊，调肝健脾。方选旋赭涤痰汤加减。

处方：旋覆花、代赭石、半夏、橘红、枳实、竹茹、茯苓、黄芩、槟榔、瓜蒌、南星、天麻、钩藤。

加减法：便溏、迟消、倒饱、脉濡者，去枳实、黄芩、瓜蒌。加白术、草蔻、炒苡仁等。痰郁化火者，去半夏，加竹沥。改南星为胆星。

以上四种证候是较为常见的。讲述是分开来谈的，但在临床上四证又常混合兼见，并且四者互为影响，在一定条件下，又可相互转化，故临证时必须灵活运用。

3. 验案举例

例1：李某某，女，40岁，工人。

主诉：头晕头痛10余年。

病始于1965年，自觉头晕而痛，并伴眼花。血压常在（180～190）／（110～120）mmHg［（23.9～25.3）／（14.6～16）kPa］上下波动。其他医院诊断为高血压病，曾服中西药治疗，效果不明显。于

1979 年 6 月 22 日来我院诊治。

现感头晕头痛，以两侧及头项部为重。从去年春节以来，左半身麻木，左手发胀，甚则左上肢活动不利，被动活动后可稍缓解。大便干燥，小便如常，月经尚调。

12 年前有过浮肿。其母有高血压病。

检查：心肺无异常，尿常规正常，眼底动脉硬化，脉象沉滑弦，右脉大于左脉，舌尖红，苔薄黄，血压 180/110mmHg（23.9/14.6kPa）。

辨证：素体湿盛，湿郁生痰，痰郁日久，化热伤阴，阴虚阳亢，致肝风挟痰上扰，而见头晕头痛，舌尖红，苔薄黄，脉象沉滑。主内有痰浊，其脉弦，知有肝风挟痰上扰之势，右手脉象大于左手，知中湿不化，积湿成痰，痰阻经络，血脉不通。则肢体麻木发胀，甚至活动不利。四诊合参，诊为肝阳偏旺，肝风内动，风痰上扰，发为眩晕之证。

治法：平肝潜阳，化痰清热，佐以活血通络。

处方：生赭石（先下）30g，生牡蛎（先下）30g，生石决明（先下）30g，牛膝 10g，白蒺藜 10g，黄芩 10g，化橘红 12g，半夏 10g，茯苓 12g，香附 10g，胆星 9g，全瓜蒌 30g，芥穗 7g，赤芍 20g，红花 9g。

方用赭石、牡蛎、石决明平肝潜阳，兼益肝阴，配白蒺藜、黄芩、瓜蒌、牛膝、芥穗清热降火，以熄风热上升之势。橘红、半夏、胆星、瓜蒌、茯苓伍用，以化痰浊，恐桔夏温燥故配以胆星、瓜蒌。香附配黄芩可疏肝清郁热。佐以红花配赤芍以行血活络，同时亦寓有血行风自灭之义。

7 月 3 日二诊：服上药 10 剂，诸症稍减，大便通畅，脉苔同前，血压 150/105mmHg（20/14kPa），继投上方加地骨皮 12g，玄参 15g 助其清降之力。

7 月 10 日三诊：头晕头痛俱减，但自觉颈项尚发硬，故病家 5 日、7 日各服复方降压片 2 片，今日血压 130/80mmHg（17.3/10.6kPa）（以往每日服复方降压片6片，血压仍不能降至正常。）效不更方，守方继服，并嘱不要再服降压片。

7月20日四诊：头晕、肢麻著减，下肢微有轻度浮肿，脉象沉，苔薄白。

自8日起，病人未再服西药降压片，病情稳定，血压维持在120/80mmHg（16/10.6kPa），坚持服中药巩固疗效。处方：生赭石（先下）30g，生牡蛎（先下）30g，生石决明（先下）30g，白蒺藜12g，黄芩10g，橘红10g，半夏10g，茯苓20g，香附10g，瓜蒌30g，泽泻12g，荆芥10g，白芍12g，桑枝30g，地骨皮12g。

9月18日随访，血压一直稳定，120/80mmHg（16/10.6kPa）。

例2：李某某，女，41岁，工人。1979年8月31日初诊

主诉：既往有高血压病史。5天前在洗衣服时，突感憋气胸堵，继而面色紫青，口吐白沫，不省人事，小便失禁。经本院急诊室诊治，现已好转，因愿服中药，前来就医。

现症：头晕目眩，两眼喜闭，恶心欲吐，不思饮食，有时少腹隐痛，大便不畅。

检查：神清合作，言语清晰，嗜卧不起，起则头晕欲呕，目闭无神，体型较胖，四肢活动自如，心肺未见异常，腹软，肝脾未及，血压190/110mmHg（25.3/14.6kPa）脉沉细滑，舌苔白。

辨证：体胖、苔白、恶心，脉滑乃痰浊内壅之征，头晕、目眩为肝风内动之象。风痰上扰，胃失和降，故眩晕欲吐，肝脾失和，中运不健，故大便不畅。综观脉症，诊为痰浊壅盛，肝郁风动之证。

治法：化痰降逆，平肝熄风，佐以和中。

处方：半夏10g，化橘红12g，茯苓12g，制南星10g，竹茹10g，泽泻12g，钩藤（后下）30g，生赭石（先下）35g，生石决明（先下）30g，灵磁石（先下）20g，珍珠母（先下）30g，生香附12g，焦槟榔

10g，桑寄生25g。

另：木香槟榔丸5g，1日2次。

9月4日二诊：药后头晕目眩减轻，大便通畅，眼已睁开，有神，食纳好转，脉沉细滑缓，舌苔薄白，血压120/90mmHg（16/12kPa）。继服上方去槟榔、竹茹，加防风10g、白蒺藜12g，以加强平肝熄风之力。

9月18日三诊：尚感头晕，左偏头痛，自觉食道部发热，胸胀痛，项部发滞，脉沉滑，苔薄白，血压130/90mmHg（17.3/12kPa）。再加减上方。二诊方去泽泻、寄生、磁石、珍珠母，加菊花12g、黄芩10g、葛根20g、瓜蒌30g。

9月25日四诊：头晕显著减轻，头痛已除，血压一直正常，偶感腰痛，脉苔同前。予三诊方去橘红、防风，加续断15g、桑寄生25g以益肾固本，巩固疗效。

4. 几点体会

（1）高血压病以肝阳上亢，阴虚肝旺及风痰上扰证较为多见。所以前人有"诸风掉眩，皆属于肝"，"无火不动痰，无痰不生晕"及"无痰不作眩，痰因火动"等说。证之临床，确有参考价值。同时，要注意疾病的转化，实证可以转虚，虚证也可以夹实。实证多言其标，虚证多言其本，标是由本而生，故治疗时又要注意治本，抓住适当时机，治疗其正虚的一面。《内经》中有"上虚则眩"及"上气不足，脑为之不满，耳为之苦鸣，头为之苦倾，目为之眩"的说法；明·张景岳有"无虚不作眩"之论，足资参证。但是也要时时注意不可忽略实证的治疗，甚至有时必须先治其实。如少阳病之目眩、阳明病之眩冒，皆属实证；又如"心下有痰饮，胸胁支满，目眩"及湿郁之头眩，皆不能言虚，俱不可用补，应全面看问题，不可偏执。另一方面，标、本、虚、实、风、痰、气、火等又常兼杂并见，不可不知。如例1，虽有痰郁，但以肝阳旺为主，故治疗以平肝潜阳为主，又加化痰熄风之品。例2则以中焦壅盛，痰浊上犯为主，故治法侧重化痰和中降气，配以平肝熄风。说明同是高血压病，有其肝阳旺，风痰上扰，下虚上实等共性，但更重要的是要注意分析每个病人的特性，对肝风、肝阳、肾虚、肝旺、痰塞经络、风痰上扰等等，孰先孰后，主次标本，比重多少，缓急轻重，都须分辨清楚。立法组方，必须权衡准确，才能取得良好效果，千万不可用"对号入座"式的方法，生搬硬套。

（2）前人的治疗经验对临床多有帮助，如："上实者治以酒大黄，上虚者治以鹿茸酒。""欲荣其上，必灌其根。""乙癸同源，治肾即治肝"，"治肝即熄风，熄风即降火，降火即所以治痰，神而明之，存乎其人"等等，均可参考应用。在运用前人经验的同时，也要随时吸取近人的研究成果，如近代报导有降血压作用的中药：桑寄生、杜仲、仙灵脾、玄参、山萸、山栀、白蒺藜、钩藤、石决明、夏枯草、野菊花、桑白皮、地龙、茯苓、半夏、泽泻、牛膝、葛根、桑枝、枸杞子、丹参等，均可结合辨证选用。

（3）笔者在治疗比较顽固的头痛、偏头痛时，常在辨证论治的应证方剂内，加用一些荆芥或芥穗（病情较轻者用荆芥，重者用芥穗），往往取得良效。因为荆芥（芥穗）①可兼入血分（头痛久者多与血分有关）。②可引方内其他药力上达头部而发挥效果。③可疏散郁热而清头目。头部气血疏畅不滞则疼痛可减。故此在治高血压病头痛明显者也常在辨证论治的基础上加用此品，对解决头痛有效。对属于肝阳旺的高血压病，我常在辨证论治的方剂中加用泽泻，或与地骨皮同用。因为泽泻能泻肝经郁热（古称肝经相火），使邪热下行而出，肝经郁热不解者，又常有肾阴不能制肝阳之证（古人称肾水不能制相火），故又可配加地骨皮清热益肾，二药合用泻肝益肾，常取得相得益彰的效果。一得之见，仅供参考。

（4）治疗高血压病不可求之过急，因本病多是渐积而来，祛病亦如抽丝，须逐步认识，连续观察，深入治疗，故在诊治过程中，要注意守法守方，坚持一段时间，以观后效。有些主要药物，药量宜稍重，例如用钩藤，不但药量须较大，而且要注意煎药时"后下"，久煎则效果不好。生赭石、生石决明、生牡蛎、灵磁石等药量须重用，并要先下，待其煎煮10～15分钟后，再下它药。

（5）如遇到服药则有效，血压可降至正常，但停药一段时间，血压又回升的情况，要继续给予辨证论治，深入观察，循症求因，遵照治病必求其本的精神，进行治疗，则会一次比一次稳定的时间较长，并且在全身情况都好转的基础上血压也就渐渐稳定。不要一见波动，即认为无效而放弃治疗。

临床医话几则

一、趣谈白虎四禁

白虎汤是治疗高热性疾病经常选用的方剂。它的适应证为面赤，身大热，但恶热，不恶寒，大汗出，大渴引饮，舌苔黄，脉洪大等。为了容易记忆，有人把白虎汤主治的症候，归纳为"四大"（身大热，汗大出，口大渴，脉洪大）。本汤如投之得当，可收立竿见影之效，常令人惊喜而叹服。记得幼年时代曾听外祖父讲一故事：某名医之母，卧病在床，高热数日不退，全家焦急万分，该名医夜不成寐，在庭院中踱来踱去，口中自言自语道："若是他人母，必用白虎汤"。适被隔墙居住的另一中医听到，但这位医生没有母病之医的声望高，也行医多年。次日即自动来家中探望，并给病人诊脉、望舌、四诊毕后说：小弟开一张药方，但老兄不要观看，尽管服药，病愈后，再请你看药方。名医如其言，果然药到病除。名医即备礼前去答谢，医者坚辞不受，并说令堂之病实为兄所治愈。名医询其详情，医者备述夜间所听必用白虎汤之事，并出药方，令观之，果然是白虎汤处方，二人同赞白虎汤之神效，友谊亦日益加深。听完故事也为白虎汤的疗效而惊叹不已。正因为白虎汤服后，有立竿见影之效，所以在应用此汤时要注意详细观察、仔细推敲，辨证准确后，再投此方。如见病人脉浮弦而细或脉沉，口不渴，汗不出。虽身有高热也禁用白虎汤，如误投此汤，可造成严重的不良后果。清代名医吴鞠通先生在《温病条辨》中告诫后人说："白虎本为达热出表，若其人脉浮弦而细者，不可与也；脉沉者，不可与也；不渴者，不可与也；汗不出者，不可与也。常须识此，勿令误也"。后人把这段文义，称之为"白虎四禁"。也有把脉象合为一条，称之为白虎三禁者。总之，遇有禁用症（不可与也）者，虽有高热不退，也不可误投白虎汤。临床医家，不可不审慎。

二、如何鉴别痉、瘛、痫、厥

"痉"，指痉病而言。痉病之状：颈项强急，脊背反张，头热面赤，独头动摇，口禁龄齿，四肢拘急，身热足寒，甚者卧不着席，脚挛急。一般可见弦硬之脉象，病甚时可见沉细之脉象。其病多与风邪、湿邪有关，如《素问·至真要大论篇》中说："诸暴强直皆属于风"；又说："诸痉项强，皆属于湿"。另外督脉有病或某些疾病误治亦可致痉。如《素问·骨空论篇》中说："督脉之为病，脊强反折"。《金匮要略》也说："太阳病发汗太多因致痉"，"风病下之则痉……，""疮家虽身疼痛不可发汗，汗出则痉"。有的失血过多（如产妇等），血脉虚竭，血不荣筋，肝风内动，也可发痉。总之，痉病中医认为是"难治"之病，有的医家曾说此病"十不救一"，认为疾病出现痉病是为恶候。现在从临床实践来看，痉病多发生在脑病、脑膜病、脊髓病中，属神经系统疾病中的一种症状，以颈项僵直、角弓反张为特点，出现这种症状，说明病情是非常严重的。

"瘛"同"瘈"，指瘛疭而言。瘛是急缩之意，疭是缓伸之意。瘛疭俗名抽搐，即出现手足搐搦，四肢蠕动，引缩抽掣，阵阵发作，频频不止为其特点。《灵枢·邪气脏腑病形》说："心脉急甚者为瘛疭"。又说："脾脉急甚为瘛疭"。《灵枢·经筋篇》说："足少阴之筋病，主瘛疭及痉"。《素问·玉机真脏论篇》说："肾传之心，病筋脉相引而急，病名曰瘛"。瘛疭是由病邪伤及心、脾、肝、肾而发病，多因血脉失养，脾不荣四肢，水不涵木，肝、筋失荣，筋脉引急，肝风内动而作。从证候来分析，急性发作者，多实证或虚实并见，慢性发作者，则虚证较多。以四肢时时抽动为特点。

"痫"与"痫"字通用。痫病之状为病人卒然仆倒，神昏咬牙，口吐白沫，四肢抽搐，约发作数秒或数分钟即自行缓解而恢复如常人。但经过数日、数十日、甚或一年以上，而又突然发作如前，反复发作，久久不愈。古代"闲"、"闲"、"间"，可以通用，再兼痫病发作后，有一段间歇期，才再发作，所以不少医书把此病称"痫"。如《素问·大奇论篇》说："心脉满大，痫瘛筋挛。肝脉小急，痫瘛筋挛"，"二阴急为痫厥"。本病的发作与心、肾、肝诸经气血逆乱有关。因其发病暴急，又很快缓解，发时四肢抽动，故常以"风"名之，如俗语所说的"羊痫风"，即指"痫"病。西医学把"痫"病称"癫痫"。

"厥"指突然昏厥而言，如"煎厥"、"薄厥"、"大厥"等等。《素问·调经论篇》说："血之与气，并走于上，则为大厥，厥则暴死，气复反则生，不反则死"。《素问·生气通天论篇》说："大怒则神气绝而血菀于上，使人薄厥"。又说："阳气者，烦劳则张，精绝辟积，于夏使人煎厥"。归纳起来，其临床表现为突然仆倒，人事不省，形如暴死。有的四肢发凉。经治疗后可渐苏醒，但也有的因病情严重，或因治不及时而致死者，正如《内经》所说的气不反则死。也有的醒后留有后遗症，如痴呆、言语欠利，肢体不利等等。

后世又有痰厥、气厥等，也是以突然昏倒，神志不清为特点的疾病，但比大厥、煎厥、薄厥的病情较轻，苏醒也较快，清醒后无后遗症。

另外，《素问·厥论篇》中尚有寒厥、热厥、太阴厥、少阳厥……，张仲景先师也有"热深厥亦深"等记载，但这些厥与上述突然仆倒、昏厥的厥证不同，故本文不再作讨论。

综合以上所述，可知"痉"是以项背强急、角弓反张为其主要症候。"瘛"是以四肢蠕动、手足抽搐为其症候特点。"痫"为突然仆倒、手足抽搐、口吐涎沫，但很快即恢复如常人，间歇一段时间以后而又复发。"厥"则为突然昏仆、人事不省，形如暴死，病情最为严重，有的至死未醒。近代医家有的把本病放到中风病中论述。以上四病虽互有相似之处，但其病因病机、主证特点等又各有不同，临症时必须按照辨证论治的精神，仔细分辨，以免误治。

三、中风半身不遂是否可以用补阳还五汤治

补阳还五汤出于《医林改错》一书，其原方按公制折算组成如下：生黄芪 120g、归尾 6g、赤芍 4.5g、地龙 3g、川芎 3g、桃仁 3g、红花 3g。该书指明"此方治半身不遂，口眼歪斜，语言蹇涩，口角流涎，大便干燥，小便频数，遗尿不禁"。并指出新病、久病均可应用，并可久服。故而今人常用此方治疗脑血管病引起的半身不遂，药证相符者，常常取得比较满意的效果。但是决不能抛开辨证论治的原则而去对号入

医理临床体验

189 ▶

座、呆板套用。况且原书未谈舌苔、舌质、脉象等。也有其不足之处。所以，不要一见半身不遂，就投此方。

根据多年治疗中风的体会，笔者认为对中风初起，半身不遂，邪气亢盛，面部红胀，喉中痰声漉漉，舌苔厚腻，脉象弦滑数大有力者；中风半身不遂，肝阳上亢，头部胀痛，或偏头痛，烦躁便结，舌苔黄或兼舌质发红，脉象弦劲有力者；中风半身不遂兼有肢体抽搐、角弓反张者；中风半身不遂虽然时日已久，但患侧的脉象大于健侧者；均不宜使用补阳还五汤。总之要根据辨证论治的原则去运用方药，才能提高疗效。补阳还五汤对气虚血滞的正虚证，适合应用。对无气虚而邪气尚盛的实证则不宜使用。再者治疗中风也不能单单去考虑脑部有瘀血，而加大本方中的活血药。要知道中风的成因中，还有肝风、痰浊、气火、气血上逆、正气虚弱等因素。在证候上又有中经、中腑、中脏诸证的不同。在症状上有的大便干秘、数日不行；有的昏蒙多动、挥手撮空；有的人事不省、二便自遗、口角流涎、肢体软瘫、有的痰声漉漉、舌苔厚腻、体胖脉滑；有的失语舌强、饮水发呛；也有的神清如常人，仅有半身不遂，等等。在体质上有的肾虚、有的肝虚、有的肝肾两虚；有的脾虚痰盛；有的脾虚、中气不足；有的上盛下虚；有的心火亢盛；有的肺气膹郁等等。这些情况都需全面考虑，综合分析，从整体方面去进行辨证论治。决不可一见中风半身不遂，就投予补阳还五汤。

四、简谈"阴常不足"

"阴常不足"之义为朱丹溪明确提出。原论名为"阳有余阴不足论"（见《格致余论》），其论曰："人受天地之气以生，天之阳气为气，地之阴气为血，故气常有余，血常不足"。其主要论据约为以下几种。

（1）天大地小：天地为万物之父母，天大为阳，运于地之外，地居天之中为阴，天之大气举之。

（2）日实月虚：日实，属阳，运于月之外；月缺，属阴，禀日之光以为明。

（3）男实女虚：男子 16 岁而精通，女子 14 岁而经行，男子 64 岁而精绝，女子 49 岁而经断。男得健 48 年，女得健 35 年。

（4）阳主外，阴主内，阳道实，阴道虚。《素问·太阴阳明论篇》中谓："阳者，天气也，主外；阴者，地气也，主内。故阳道实，阴道虚"。原文虽然是谈脾胃的关系，但胃属腑，脾属脏，脏藏而不满。腑属阳，脏属阴，故也可以说是阳道实而阴道虚。

（5）"至阴虚天气绝、至阳盛地气不足"。也是根据《内经》阴阳学说阐述阴太虚则天气少，天气绝而不降。阳太盛则地气少。地气微而不升的阴阳虚实理论以说阴阳的。

（6）君相二火动则精泄，虽不交会，亦暗流疏泄。君相二火动表现为阳有余，精泻则说明了人体阴液受损。

（7）冬不藏精，春必病温。冬属阴，应藏精，冬季不藏则阴虚，到春天则易发温热病。

（8）终生仰事俯育，皆需用心，心动则精血伤。故人的一生都相对地处于阴不足的状态。

他据此提出注意养阴之说，尤其指出火热病必伤阴。后来的温病学说注重养阴的思想，实从丹溪时开始。可见温病学说在元代已有萌芽，至清代才渐成体系。

虽然张景岳在《传忠录》中，极力批评阴常不足之论，其他医家.也有对此提出异议者，甚至有的说"阳常不足"等等，但我们应看到两种说法都各有一定的长处，不要偏执一见，应结合临床实际来论其有无实用价值。

其实张景岳也很注意养阴，如他的"新方八阵"补阵中，共有 29 张药方，其中如左归饮、左归丸、一贯煎、加减一贯煎、二阴煎、三阴煎、四阴煎、大营煎、小营煎、贞元饮、当归地黄饮、地黄醴、归肾丸等补阴方即占 15 方（50% 以上）。阴阳双补的 11 方，补气方 3 张，其中所谓补阳的方如右归饮、右归丸等也是在补阴的基础上去补阳。在寒阵中共 20 方其中养清热者如保阴煎、化阴煎、玉女煎、滋阴八味丸等共有 9 张。所以，从临床体会来说，古代医家总结出来的，"无形之阳易复，有形之阴难回"之说，是有临床实际根据的。

另外，治温热病，后期常以养阴为法，《温病条辨》的上焦篇有清营汤、增液汤、养胃汤、护胃承气汤、新加黄龙汤、冬地三黄汤。下焦篇有加减复脉汤、一甲复脉汤、二甲复脉汤、三甲复脉汤、大小定风珠汤、青蒿鳖甲汤、竹叶玉女煎等，这些方药都是注重于养阴，更说明临床常见阴不足之证。由此看来，用阴不足这一理论指导临床，确有其一定的实用价值。应当根据临床实际情况灵活运用，不可刻板拘泥。更不可以偏见主观对待。

五、沙参、知母应用一得

沙参能补胃阴而生肺气，故肺热而气虚者，用之可清热补气。

沙参又为肺家气分中理血之药，因肺气上逆而血阻于肺者，用之可清除血阻使血脉通畅，且疏通而不燥烈，润泽而不滞腻。凡热伤肺气，气伤而血阻，血阻而扰心，心乱而有惊气诸证，沙参皆能主之。

外感风寒的咳嗽和肺中素有内寒的咳嗽均忌用。

古人虽然有"人参补五脏之阳，沙参补五脏之阴"的说法，但本品若与人参相提并论，则实为差之太远，用者要心中有数。

知母可以润肾燥。肾恶燥，燥则开合不利而水湿蓄郁不行，本品能润肾燥故对湿热郁阻而肢体浮肿之证，有良效。

知母性寒滑，下行，在治热时，有热去阴生之可能，若用之太过可致脾胃受伤，真阴暗损，此药并非滋阴补益之品。用之于祛邪则可，用之于扶正则不可。

六、小议竹沥

竹沥味甘微苦辛，性寒。为祛痰的重要药物。能祛经络四肢，皮里膜外的痰浊，是其特点。

对于肝风内功，风痰上扰而发生中风，症见仆倒，不省人事，牙关紧闭，痰声漉漉，半身不遂，言语失利等，可用竹沥 9~30ml（兑入生姜汁 2~3 滴），随应证的汤药冲服（不会吞咽者可用鼻饲法）。

对于小儿痰热壅盛上扰清窍，痰热生风而致惊风抽搐，咬牙吊眼，口吐痰涎泡沫，可用本品清心胃痰热，化痰以熄风。常用 3~6ml 灌服。或随汤药冲服。

对于肝气郁滞化热，痰热蒙蔽心窍而神明失常，或骂人打人，爬屋上墙，或独自哭笑，自言自语等。竹沥能清热化痰，滑肠通便，以清心胃痰热。常与郁金、天竺黄、菖蒲、远志、香附、生赭石、青礞石、胆南星、生铁落、黄连、黄芩、大黄等同用。

对于高热性疾病在高热阶段突然出现神志昏迷，痰声漉漉，谵语烦躁等，可用本品清化胸间及心经热痰，常配合牛黄、生地、玄参、郁金、黄连、连翘心、天竺黄、远志、菖蒲等同用。在治疗流行性乙型脑炎及流行性脑脊髓膜炎等病出现上述证候时，常用竹沥汁送服抗热牛黄散（安宫牛黄散）0.6~1.2g（常用鼻饲法），对祛痰，清热，醒神都有帮助。

白芥子、天竺黄、竹沥皆能祛痰，然白芥子能除皮里膜外之痰且性温；而竹沥偏于除经络之痰且性寒。至于天竺黄则清心经热痰。

由于竹沥性寒滑，对肠胃虚寒之人，不宜多用。所以临床上使用竹沥时，须加入生姜汁 2、3 滴（注意加入生姜汁须在服用前将鲜姜切碎绞汁滴入，不可在服前 1~2 天即预先加入，这样常变酸味而失效），调匀后服用。这样既能免除其寒滑之性，又能助其宣行通畅而更好地祛除经络之痰。

七、中医治疗肝炎不要专治肝

中医诊治西医已经确诊的肝炎病时，也需要按照四诊进行详细检查，然后运用八纲、六经、脏腑、病因等辨证方法，进行辨证论治。从近些年来中医诊治肝炎的临床实践来看，肝炎的证候有的为肝胆湿热，有的为湿热中阻，有的肝胃失和，有的脾虚湿盛，有的肝肾阴虚而肝阳偏旺，有的久病入血而气滞血瘀，有的兼有表证，有的单为里证，有的为虚证，有的为实证，有的虚实夹杂等等。根据不同的证候，运用辨证论治的方法进行治疗者，比大量使用柴胡、茵陈、板蓝根、败酱草、蒲公英、栀子、蚤休、五味子等专从肝治者，疗效往往比较理想。尤其对慢性肝炎，更要注意仔细辨证，按证立法，依法施治。总之，药证相符则疗效显著，药证不符则不但无效，甚或造成不良后果。我个人在临床上治疗本病，体会到似以从调理中焦入手、有的适当结合疏肝者为多，仅供参考。

八、不能把贫血和血虚等同治疗

西医一般把血液中红细胞数或血红蛋白量低于正常者，称之为贫血。中医学一般把面色苍白无华，唇舌色淡，头昏眼黑，烦躁心慌，失眠，月经量少且后错，脉细无力等症，称之为血虚。根据各种不同证候的辨析，又有心血虚、肝血虚、心脾血虚等等的不同。对中医所说的这些血虚患者，进行血红蛋白量及红细胞数的检查，其中会有许多人不低于正常。反过来经西医检查是贫血的患者，再经中医辨证分析，也会有不少人属于气虚、气血两虚、或脾虚、肝虚等，甚至有的是血热或血瘀，而不是血虚。据此可见，西医称为贫血的不一定属于中医的血虚，而中医辨证为血虚的也不一定有贫血。从临床实践来看，贫血患者中，是有一部分人表现为血虚，但也有相当不少的人不表现为血虚。所以不能机械地把贫血和血虚等同起来看待。

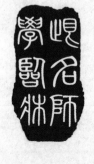

用药经验挈要

怎样运用中药

中药是中国劳动人民几千年来向疾病作斗争的有力武器，是中医学的重要组成部分。医和药是密切联系在一起的，长期以来在中国人民卫生保健方面起着重要的作用。中医学要发扬中医学特点，笔者认为使用中药也要继续发扬中医学特点。现谈几点个人在临床上学习和使用中药的心得体会。

一、要以辨证论治的理论指导用药

辨证论治是中医学独特医疗体系的具体体现，是中医学治疗艺术的核心。它的内容概括地说可包括理、法、方、药四个方面。就是说在临床上诊治疾病要运用中医理论进行辨证论治，根据辨证论治的理论要求来确定治疗法则，按照治疗法则去选择或组织方剂，依据治法和方剂的要求结合具体病情来选用药物。所以说理、法、方、药四者是密切联系在一起的，并且"理"是始终贯穿在法、方、药之中的。故而在临床上要正确地运用辨证论治，应有精深的中医理论，要灵活的运用中药，须以辨证论治的理论作为指导。在临床用药方面，前人积累了丰富的经验，总结出不少深邃的理论。举例来说：同是热性药，附子、干姜、吴萸、川椒的热各有不同。附子辛热有毒，回阳救逆，逐寒燥湿，温补肾阳。干姜辛热无毒，温中散寒，回阳通脉，温健脾阳。吴萸温胃散寒，疏肝燥脾，暖肾治疝。川椒温中祛寒，下气杀虫。同是寒性药。石膏、黄连、生地的寒各有不同。石膏辛寒清火，止渴退热，主入气分。黄连苦寒，泻心凉肝，清热解毒，主入血分。生地甘寒，凉血清热，滋阴补肾。同是发散药，麻黄、桂枝、荆芥、防风的发散各有不同，麻黄辛温发汗，宣肺平喘。桂枝辛温散寒，和营解肌，助阳除饮。荆芥辛而微温，发汗解表，既可用于辛温解表（与苏叶、防风等相伍），又可用于辛凉解表（与银花、薄荷等相伍）。防风辛温，既能发汗解表，又能祛风解痉。同是滋补药，熟地、阿胶、麦冬、鳖甲的滋补各有不同。熟地甘温，滋肾养肝，补血生精。阿胶甘平，滋阴补血，润肺止血。麦冬甘寒，润肺生津，养阴清心。鳖甲咸寒，滋阴清热，软坚散结。同是一味柴胡，在柴胡汤中则取其和解疏散作用，在补中益气汤中则取其升举清阳的作用。同是一味大黄，在大承气汤中则有推荡泻下作用，在大黄甘草汤中则又具有止呕吐的作用。既能治上，又能治下。真是精妙，似此例子很多很多。兹不多举。我们必须学习和运用这些通过辨证论治而总结出来的宝贵经验和理论，以提高医疗效果。目前，有的同志在使用中药时，不运用辨证论治的理论作指导，而是按照西医的病名用药。例如，治疗高血压病，只考虑哪个药能降血压，而不注意中医的辨证论治，结果疗效不理想。近些年来有人报道，对高血压病不要单从降血压去治疗，并且提出强调要使机体"实现自稳调节的正常化"去治疗高血压的理论和方法。中医的辨证论治就包涵有调整与加强人体自稳调节机能的精神和提高抗病防卫反应的内容，所以说，如只从降血压着眼去大量堆砌使用所谓的降压药，是不符合辨证论治精神的。再如有的人治疗传染性肝炎，只根据肝炎是由肝炎病毒引起，不管病人是何种证候，只顾大量地使用板蓝根、败酱草、蒲公英、大青叶等清热解毒、抗病毒之品去治疗，则往往会出现肝炎症状未见好转，舌苔白厚、胃部不适、大便溏泄、食欲减退等症状又见增加。这是因为这些药物都是苦寒之品，大量应用或长期使用，则会造成苦寒害胃，寒中伤脾的不良后果。前几年还有的人单用五味子降转氨酶，结果疗效也不满意。另外，也有的人见到咳嗽，就只去想哪些药能止咳，而不去详细辨证。根据寒热虚实，表里阴阳各证去立法选药。以上这些例子说明不用辨证论治的理论去指导用药，不但效果常不理想，而且还会走上废医存药的危险道路。

二、要注意药物配伍和用量大小的变化

中药的配伍变化很多。药方中药物配伍的恰当与否，直接影响着治疗效果。例如麻黄本为发汗药，但如配用适当量的生石膏，则可减少它的发汗作用而发挥其宣肺平喘，开肺利水等作用；荆芥为解表药，如配防风、苏叶则为辛温解表药，如配薄荷、菊花则为辛凉解表药；防风可以治头疼，如配白芷则偏于治前头疼。配羌活则偏于治后头痛，配川芎，蔓荆子则偏于治两侧头痛。再如黄连配肉桂可治心肾不交的失眠。半夏配秫米可治胃中不和的失眠，药方的组织，也常因一二味药的加减而增强治疗作用。例如四君子汤（参、术、苓、草）为健脾补气的方剂，但脾的运化功能差者容易产生胸闷胃满的副作用，宋代名医钱乙，在这个药方中，加入了一味陈皮，以理气和中，纠正了它的副作用，名"五味异功散"，而成为临床上常用的著名方剂。有人用动物实验。对茵陈蒿汤做了研究，发现把茵陈、栀子、大黄三药分开。单味投药时完全没有利胆作用。把茵陈和栀子合用时，则有利胆作用，但是只有胆汁水样部分的排泄增加。只有把茵陈、栀子、大黄（茵陈蒿汤）三药合起来使用时，才见到胆汁排泄大量增加，并且是量与质的排泄同时增多。也有人把四逆汤，经动物实验，发现附子可以使蛙心收缩力增强，干姜、炙草无明显作用；附子加炙草比单用附子更能增强心收缩力；附子加干姜，只有短暂的心收缩力增强；三药合用，先产生心收缩力短暂降低，后即逐渐增大，比单用附子效果更好。日本著名汉方医学家矢数道明先生在把茵陈蒿汤作动物实验后说："这也说明中医的复合方剂是多么合理和验证了组织配合成的处方能发挥新的综合力"。可见药物的

配伍变化非常重要。

药物的用量对疗效也有很大关系。例如桂枝汤中，桂枝和白芍的用量相等，就有和营卫解肌的作用；桂枝加芍药汤中，白芍的用量比桂枝加重一倍，就成为治太阳病误下，转属太阴，里气不和，因而腹满时疼的方子；小建中汤中，白芍比桂枝的用量多一倍，又配用饴糖，就为温建中焦、止腹中疼的方剂了。厚朴三物汤、小承气汤，厚朴大黄汤，三个药方都是厚朴、枳实、大黄三味药组成，因三药的用量，各方不同，就方名不同，治证不同。厚朴三物汤：厚朴八、枳实五、大黄四，功能行气泻满，主治腹部"痛而闭"。小承气汤：大黄四、厚朴二、枳实三，功能泻热除结，主治"潮热大便难"。厚朴大黄汤：厚朴一、大黄六、枳实四，功能调气泄饮，除胸满，主治"支饮胸满"。再如清瘟败毒饮原方中指出："生石膏大剂六两至八两，中剂二两至四两，小剂八钱至一两二钱；小生地大剂六钱至一两，中剂三钱至五钱，小剂二钱至四钱；川黄连大剂四钱至六钱，中剂二钱至四钱，小剂一钱至一钱半。"并指出"六脉沉细，而数者即用大剂，沉而数者，即用中剂，浮大而数者用小剂"。近几年，也有人用实验性糖尿病（用四氧嘧啶制造小鼠模型）对白虎加人参汤及其药物组成（石膏、知母、人参、甘草、粳米）的复合作用，做了较详细的观察。用白虎加人参汤汤剂以 245mg/kg 口服，口服可使实验动物的血糖下降 50%，单用知母 50mg，或人参 370mg 口服，也有相同的效应，其余三味无明显降糖作用。当将知母、人参按不同比例配伍给予时，比用相同剂量分别单独投予时，作用为弱。当知母、人参用量比例为 5:1 时，降糖作用尚强，而人参的用量越高，降糖作用即越弱，到 5:9 时，作用几乎消失。如在知母、人参 5:9 时，加入无降糖作用的石膏时，则又恢复了降血糖的效能，并且在一定限度内，其降血糖效能，可随石膏的用量的增加而效力增强，如在此药中，再依次加入甘草、粳米，降血糖作用也有增强作用。还有的单位，对 55 个含有黄连的复方，进行了实验和临床观察等研究，结果表明，配伍适宜的复方，确可减少抗药性的形成，提高抑菌效果，增强解毒能力，可见用量的变化，在处方中占有重要的地位。

另外，药物的用量也与年龄的大小、体重的轻重、病邪的猖衰、身体的强弱、气候的冷暖等，都有着密切的关系。例如：白虎加人参汤。对造成糖尿病的动物有降血糖作用，对正常动物的血糖则无影响。人参对不禁食（不饥饿）的实验动物，可增加脂肪的合成，促进肝糖原分解，但对饥饿的动物，则可促进肝糖原合成，脂质合成不增加。五苓散对没有水肿的人或实验动物，均无利尿作用，但对水代谢障碍者，则五苓散可以利尿消水肿。近些年来，从实验动物中证实了气候冷暖确对药效作用有密切关系。例如：用附子浸出物给动物使其出现心传导障碍的毒性反应为指标，发现在 5 ~ 9 月天气温暖时，可引起心传导障碍；在 11 ~ 次年 3 月，天气寒冷时期给药，就不引起心的传导障碍。在同一时期，用同一药液作人工改变温度实验。当室温处于 9 ~ 12℃ 时，出现强心作用，在 18 ~ 20℃ 时引起传导障碍，这些实验都证明中医强调因人、因时、因地的不同而用药不同的方法是何等的正确。所以，临床用药如果不注意配伍变化和药量大小的变化，即使是立法和选方的大原则基本上是对的，也往往效果不理想，甚或无效。

三、要熟悉药物炮制与生用的不同

中药的炮制约有 2000 年的历史，随着历史的发展，在方法上也不断改进，积累了丰富的炮制与使用经验。中药的炮制虽然已由专门技术人员进行加工，但是临床医生也必须掌握炮制对药效的影响，以便于处方时选择应用。例如：生姜发散风寒、和中止呕；干姜则暖脾胃，回阳救逆；炮姜则温经止血，祛肚脐小腹部寒邪；煨姜则主要用于和中止呕，比生姜而不散，比干姜而不燥。再如：当归用酒洗后适用于行血活血，炒炭后则适用于止血；还有石膏生用则清热泻火，熟用则敛疮止痒；地黄生用甘寒凉血，养阴清热，熟用则甘温补肾，滋阴填精；苡米生用偏于利湿，炒用则偏于健脾；大黄生用泻力最大，适于急下存阴，蒸熟则泻力缓，适于年老、体衰须用大黄者，大黄炭则泻力很小但却能止大便下血。荆芥生用为散风解表药，炒灰则成为治产后血晕及子宫出血的有效药物；牡蛎生用，平肝潜阳、软坚散结、消瘰疬，煅用则敛汗、止白带，前人的药物炮制歌诀中还有："芫花本利水，非醋不能通，……地榆止血药，连梢不住红"。的记载，以及去心、去皮、去核、去节等等，均须了然于胸中，这些都是有科学道理的。

仅就以上少数例子即可说明药物生用与制熟用在效能上是有区别的，在处方选药时，要注意根据具体情况灵活选用。

四、要考究煎服方法

前人在煎药、服药的方法方面，也积累了不少经验，我们也要注意吸取这些宝贵经验。例如：《伤寒论》中桂枝汤的服法："……取药一剂用水七杯，微火煎取三杯，除去药渣，温服一杯，约过半小时，再喝热稀粥一杯，以助药力，盖上被睡卧约二小时，令遍身潮润出微汗为最好，不可令大汗淋漓，如大汗，病必不除。若服这一杯药病全好了，就停服其余的两杯。若服一杯没有出微汗，就缩短服药的间隔时间，再照前法服一杯，约在半天左右的时间连服三杯。若病情较重，则可不分昼夜连续服用，若服完一剂病症仍有，可再煎服一剂。遇汗难出者，可连服二三剂"。大承气汤的煎服法："用清水十茶杯，先煮枳实，厚朴取五杯，去掉药渣，放入大黄，再煎到两杯时，去掉药渣，放入芒硝，更上微火煮一二沸，分成两次服，服药取得大便泻下后，其余的药就停服"。《金匮要略》大半夏汤（半夏、人参、白蜜）的煎服法："以水十杯左右和蜜，用勺扬二百四十遍，用此蜜水，煮药，取二杯半，温服一杯，其余的一杯半分成二次服"。再如大乌头煎，"大乌头五枚，以水三杯，煮取一杯，去掉药渣，加入蜂蜜两杯，再煎至水气尽，得两杯，壮人服十分之七杯，弱人服半杯，如不效，明日再服，不可一日服两次"。枳实栀子豉汤："右三味，以清浆水七升，空煮取四升，内枳实、栀子，煮取二升，下豉，更煮五六沸，去渣，温分再服，覆令微似汗"。茵陈蒿汤："右三味以水一斗，先煮茵陈减六升，内二味，煮取三升，去渣，分温三服，小便当利，尿如皂角汁状，色正赤，一宿腹减，黄从小便去也"。再举《温病条辨》中银翘散的煎服法为例："……杵为散，每次服六钱，用鲜苇根汤煎药，闻到药味大出就取下，不可煮得时间太长，病重的，约四小时服一次，白天服三次，夜间服一次，病不解者，原方再服"。还有的药方如"鸡鸣散"，则要求在清晨4时左右服用才有效果。

从以上例子中可以看出，煎药方法、服药方法，都对治疗效果有很大的影响。所以不但要注意药物的炮制、配伍，方药的组织等，还必须注意药物的煎服方法，才能取得良好的效果，概括起来说：解表药宜急火，煎的时间不要太长（15~20分钟），约2~4小时，服药1次，病好了则停服，补益药宜慢火久煎（约30~40分钟），每日早晚各服1次，可比较长期地服用。攻下药宜空腹服，治上焦病的药宜饭后服，治下焦病的药宜饭前服，治中焦病的药宜在两顿饭之间服。急救服药，以快速为主不必拘泥时间。这是仅就一般而言，具体的煎服方法，还应根据病证的具体情况而定。总之，临床医生必须仔细分析病情，根据自己处方中药物组织的要求，详细嘱告病人家属，怎样煎药，哪些先煎.哪些后下，饭前服还是饭后服，约几小时服1次，共服几次……绝不可不根据病情及药方组织要求如何，而都死板地照常规服药，不管外感内伤都是早晚各服1次，这样常常发生药方开的虽然符合病情，但由于煎、服方法不对，而致无效，医生遇此情况，如不究其由，而另开一方，则将耽搁病程。

五、要注意方剂中药物的随证加减

前人在长期医疗实践中，不但在每味药物的性味功能方面积累了丰富的经验，并且还创造了许许多多有效的"方剂"，通过方剂的组织，把药物配伍起来应用，从而更提高了医疗效果，这些方剂的内容，理论和组织方法，是中医学中极为宝贵的遗产，我们一定要继承和发扬它。但是在使用前人的方剂时，也要注意随证加减，不可拘泥生搬硬套，原方照抄。当然，如果证情和原方非常符合的，也可以用原方，但这种情况是不多的，总会多少要有些变动。例如有的同志开了一张四物汤用来调月经，原方中的药物一味也不敢增减。对月经赶前并且血量过多的，也不敢减少川芎的用量，或去掉川芎，加入艾炭等；对月经错后甚至 2 个多月才来 1 次的，也不敢加重川芎，或加入红花等，对血分有些虚热的，也不敢把熟地换为生地。还有人开八正散，对大黄的用量不敢增减，更不敢去掉，以致造成病人淋病未愈而又变成了泄泻，甚至有的人开方连生姜 3 片、大枣 4 枚，都不敢动一动，等等。这样的药方疗效是不会理想的。前人批评这种情况叫做"有方无药"。意思是说你虽然找到了前人的一个有效方剂，但你没有根据病人的具体情况去加减药物，所以效果不会好。

也有另一种情况，即有的同志在开方时不去借鉴前人有效的方剂和组方原则，而是对头痛开上川芎、菊花；脚痛开上牛膝、木瓜；病人还有些眼花，再开上草决明、石决明；病人还有些消化不好，再开上焦三仙，还有点肚子胀，再开上木香、槟榔……根据症状现象，开上 10 味、8 味药，药与药之间缺乏有机的联系，没有主药、辅助药的分别，没有药物的配伍变化，没有使药物相辅相成的组织，也没有使它们互纠其偏的配合，和辨证立法没有理论上的连贯性，就算一张处方，这样的处方效果也不会理想，前人批评这样的情况叫做"有药无方"。意思是说只有头痛医头，脚痛医脚的各种药物没有方剂的组织原则或前人有效方剂的借鉴，疗效也不会好。

最好是按照辨证、立法的要求，选好一张比较有效的处方，然后根据病人具体情况，再把方中的药味，加以分析，如有不符合目前病情要求的就把它减去，如需要再加入一二味药的，就选一二味符合辨证、立法要求，能在这个方剂中起到互相配合、相辅相成、增强治疗效果，不会影响本方总的治疗要求的药物，加进来以提高疗效。前人的经验认为这种情况叫做有方有药，意思是说你开的药方，既符合辨证、立法的要求，又有前人有效方剂的借鉴或是按照方剂组织的原则根据理、法的要求，组织成了方剂，选用了比较恰当的药物，药与药之间有着有机的联系，这样的药方就会达到满意的效果。例如辨证为少阳证，立法是和解少阳，选用方是小柴胡汤加减，在开方时要考虑到如病人口渴明显的，就去掉半夏、加入天花粉以生津液；如胸中烦热而不呕的，就去掉半夏、人参，加瓜蒌以荡郁热；如腹中痛的，就减黄芩，加白芍以益中祛痛；如口不渴，外有微热的去掉人参，加桂枝以解肌表；病情较重的，用量要稍大些，病情较轻的，用量可稍小些，夏季生姜可略少，冬季可略多等等，但总的药方组织没有脱离和解少阳以退半表半里之邪的立法要求。理法方药统一，则能取得良好效果。如明代医李梴在论方剂变化时说："外感内伤，当各依门类，加、减、穿、合、摘，变而通之……千方万方，凡药皆然，知此则药方有骨，正如东垣所谓善用方者，不执方，而未尝不本于方也"。清·徐灵胎也说过："欲用古方，必先审病者所患之症悉与古方前所列之症皆合，更检方中所用之药，无不与所现之症相合，然后施用，否则必须加减。无可加减则另选一方，断不可道听途说，闻某方可以治某病，不论其因之异同，症之出入，而冒昧施治，虽所用悉本于古方，而害益大矣"。

综之，运用中药，要组成方剂，方剂组织是有一定原则的，而方剂的运用又是极其灵活的，需要随证加减变化，当然，这种灵活变化，也不能漫无边际，必须符合辨证，立法的要求。同时疾病的过程在不断地变化，这一阶段需加减这些药，另一阶段则又需加减另一些药。所以运用中药时，要注意方剂的变化，药物的随证加减，这对提高疗效是有很大帮助的。

六、要结合中医理论吸收与运用现代科研成果

事物在发展，历史在前进，用现代科学方法对中药进行研究的丰硕成果，越来越多。我们要及时将这些成果运用于临床，促进中医现代化，提高医疗水平。例如：银花、连翘、鱼腥草、蒲公英、地丁、黄连、栀子、黄柏等，均有明显的抗菌作用；黄芪有强壮保肝等作用；鹿茸含有雄性激素为全身强壮药；白芍、马齿苋对痢疾杆菌有较强的抗菌作用；北五加皮有类似毒毛旋花子素 K 的作用；人参、五味子具有"适应原"样作用（注："适应原"样作用系增强机体非特异性的防御能力。这种作用是向着对机体有利的方向进行的）等等。我们在组织药方时，可根据病情，结合这些科研成果而选择用药，同时还要注意，应尽量结合中医辨证论治的理论去选择应用，不可生搬硬套。例如人参可使血压高者降低，血压低者升高，但是这必须是对有病的机体才有此效果。所以要经过辨证论治去选择应用，决不能单纯认为某药有"适应原"样作用，就长期大量应用，这将会走向反面，所以中药的使用不能脱离开辨证论治，再如中医的虚寒痢，单用黄连、白芍、马齿苋等去抑制痢疾杆菌，往往效果不理想，如同时结合中医对"虚寒"证的治疗原则，加用干姜、吴萸、附子、白术、党参等温补脾肾的药则容易取得效果，所以我们既要积极运用现代科研成果，又要注意掌握中医辨证论治的方法，才能提高疗效，促进中医学的发展提高，有利于中医现代化

的早日实现。

七、要尽量能辨认中药饮片

中药经过加工能放在药斗中配药方的叫做"饮片"。对这些饮片，临床医生应尽量争取能辨认一二百种左右。在学习辨认饮片的过程中，能加强对药物性状、炮制、质地、气味等有进一步的了解，这对临床处方选药也有很大的帮助。过去，曾有的人因为对中药性状、质地等不甚了解，而出过一些偏差。例如在汤药方中开蛤蚧1对；有的开羚羊角1支或1对，也有的开三四钱；有的认为乌贼骨是骨头，一定体质很重，一开就是一二两；对代赭石不知其重，对海浮石不知其轻，用量开不准确；甚至把葫芦巴（本来是种子）当做葫芦的蒂巴，让病家去找等等。说明能认识中药饮片，确对临床用药有很大的帮助。

漫谈药物归经

在中医学的药性理论中，除四气、五味、升降浮沉、喜恶须使等理论外，还有"归经"的理论。

"归经"是研究、指明哪些药物主要对哪些脏腑经络的病变起明显治疗作用的学说。这一学说是以阴阳、五行、脏腑、经络、营卫气血等中医基本理论为基础的。

中医中药是同一理论体系，医药是密切联系在一起而不能分割的整体。中医治病必须运用中医理论进行辨证论治。关于辨证论治的具体内容，医家们常用理、法、方、药四个方面来概括。这四者也是密切联系在一起的，尤其是"理"，又贯穿在法、方、药三者之中。从这里可以看出，方与药占了辨证论治的相当比重。所以，中医必须对中药的药性理论有深刻的认识，熟练地掌握它的各种规律性，才能很好地完成在理、法指导下，准确地进行处方、遣药的要求。如果离开了中医理论，便不能准确地辨证、立法，更谈不上论治。如果离开了中医的药性理论，便不能在辨证、立法的基础上进行处方、遣药，所以古人在强调用药的重要性时说，"用药如用兵"。可见中药的药性理论，是十分重要的，从而也可以看出归经理论的重要性。

用归经的理论来研究中药，是达到深刻认识中药，熟练掌握和运用中药的一种方法，一直受到历代医家的重视。现仅就药物归经理论，谈谈个人的肤浅看法。

一、药物归经理论的产生与意义

古代临床医家们，为了总结药物治疗作用的规律性，渐渐在药物的研究中，形成了四气、五味、升降浮沉等理论，经过长期临床实践，还感到这些理论尚不能满意地解释药物的作用和药物对疾病产生治疗效果时与各脏腑经络间的不同关系，等等。例如同是热性药，进入机体后，有的可治脾寒，有的可治肾寒；同是辛味药，进入机体后，有的可疏肝气之郁，有的可解太阳之表，有的可散脾胃之结。散表寒之药，不治里寒；补肺虚之药，不治肝虚……为了解决这些问题，医家们注意到从药物与机体间的关系去探究。对药物治疗作用的理解不能单纯看作是药物自己的作用，乃是药物进入机体后，机体对药物产生反应而出现的药物与机体间的相互作用，药物的气质性能各有特点，机体脏腑经络的气质、功能、特性也各不相同，因而药物和机体各自的敏感性和选择性也不一样，这就构成了药物表现出来的各种不同的特殊作用。故此，药物进入机体后，机体的某一部分、某一脏腑、某一经络或某几脏、几经，对此药物的作用特别有所感应，就常可显示出突出的疗效。《素问·至真要大论篇》说："夫五味入胃，各归所喜，故酸先入肝，苦先入心，甘先入脾，辛先入肺，咸先入肾"。医家们还根据各脏腑经络发生疾病的特点来观察药物的作用，通过观察哪些药物对哪些疾病有特效而知其主入某脏某经。如《素问·至真要大论篇》说："诸风掉眩皆属于肝，诸寒收引皆属于肾，诸气膹郁皆属于肺，诸湿肿满皆属于脾，诸痛痒疮皆属于心"。通过观察疗效，则可知能治抽风、眩晕、震颤的药能入肝，可治因寒而收引挛急的药多能入肾，能治胸部郁气闷胀、咳、喘的药，可以入肺。能治水湿停滞不化而发生浮肿、水肿、腹满的药则可以入脾。能治血中毒热而生疮疡的药，则多能入心。如汪昂在《本草备要》中说："药之为物，各有形、性、气、质，其入诸经，有因形相类者，有因性相从者，有因气相求者，有因质相同者，自然之理，可以意得也"。可见古人在临床用药的实践中，认识到了机体与药物间相互作用的规律，具体表现在药物与脏腑经络间有比较明显的密切关系上，以这种关系来阐明某药主要与某一脏腑、某一经络或某几脏腑、某几经络发生明显的治疗作用，这种论述药物与机体具体脏腑经络间相互作用规律的理论，则称之曰"药物归经"理论。这一理论是按药物作用于身体某部位（定位）来分类的一种方法，用以补充四气五味（定性）和升降浮沉（定向）理论的不足，使对药物作用的研究更深入了一步，确定出药物作用的定位性概念。

归经理论的产生，是对药物作用研究的发展，是历代医家通过无数的临床实践，不断总结经验，对药性理论的认识越来越深入，对药性理论逐步阐发、补充的结果，从而使药性理论，越来越完善，渐渐掌握药物作用的一般规律性和特殊规律性。对不同脏腑经络的疾病，采用不同归经的药物，则可产生显著的疗效。这对辨证论治，无疑是具有重要意义的。同时也看出药物归经学说是来源于多年的临床实践，也是经得住实践考验的。今后，我们还要对药物归经学说继续进行研究，使药性理论更进一步向前发展，渐臻于完善。

二、药物归经理论的主要内容

药物归经的理论，最早见于《黄帝内经》。例如《素问·藏气法时论篇》说："毒药攻邪，五谷为养，五果为助，五畜为益，五菜为充，气味合而服之，以补精益气。此五者，有辛酸甘苦咸，各有所利，或散或收，或缓或急，或坚或软，四时五藏，病随五味所宜也"。《灵枢·五味》说："五味入于胃也，各有所走"，"五味各走其所喜，谷味酸，先走肝；谷味苦，先走心；谷味甘，先走脾；谷味辛，先走肺；谷味咸，先走肾"等等。经过历代医家运用，到宋元时代的张洁古在《珍珠囊》中把《内经》的理论具体运用到药性理论中而明确地提出了药物归经的理论，又经李东垣、王好古等医家的阐发而形成了药物归经理论。这一理论不但使《内经》的理论得到了有力的验证和发展，而且给后世医家在临床上灵活运用中药以很大的启示和帮助。他们认为药物有五味，五脏有苦欲，各随脏气喜恶的不同，可以产生不同的治疗作用。例如具有酸味的五味子，既可用于收心（心苦缓，急食酸以收之），又能用于补肺（肺欲收，急食酸以收之，以酸补之）。具有酸味的芍药，既能用于敛肺，又能用于泻肝（肝欲散，急食辛以散之，用辛补之，酸泻之）。另如同是辛味药，既有细辛的辛散，又有知母的辛润；同是苦味药，既有白术的苦燥，又有黄连的苦泻等等。由此可见，要使药物发挥优良的治疗作用，必须密切结合脏气喜恶苦欲、病变性质、药物气味，使之互相适合，才能正确地掌握与灵活运用，而提高医疗效果。深刻地了解药物性味而使之各归其经，则力专效宏，疗效显著。如归经不明，无的放矢，即难获良效。在此基础上，并且又提出在处方时还要注意采用"引经报使"药，则能收到更好的疗效，今将药物归经理论的主要内容，归纳如下。

（1）五入：五味所入，酸入肝，辛入肺，苦入心，咸入肾，甘入脾，是谓五入。（《素问·宣明五气篇》）

（2）五欲：肝欲散，急食辛以散之，用辛补之，酸泻之。心欲软，急食咸以软之，用咸补之，甘泻之。脾欲缓，急食甘以缓之，用苦泻之，甘补之。肺欲收，急食酸以收之，用酸补之，辛泻之。肾欲坚，急食苦以坚之，用苦补之，咸泻之（《素问·藏气法时论篇》）

（3）五苦：肝苦急，急食甘以缓之。心苦缓，急食酸以收之。脾苦湿，急食苦以燥之。肺苦气上逆，急食苦以泄之。肾苦燥，急食辛以润之……。（《素问·藏气法时论篇》）

（4）五禁：辛走气，气病无多食辛。咸走血，血病无多食咸。苦走骨，骨病无多食苦。甘走肉，肉病无多食甘。酸走筋，筋病无多食酸。是谓五禁，无令多食。（《素问·宣明五气篇》）

肝病禁辛，心病禁咸，脾病禁酸，肾病禁甘，肺病禁苦。（《素问·五味篇》）

（5）五伤：多食咸，则脉凝泣而色变。多食苦，则皮槁而毛拔。多食辛，则筋急而爪枯。多食酸，则肉胝胎而唇揭。多食甘，则骨痛而发落。此五味之所伤也。（《素问·五藏生成篇》）

（6）五胜：酸伤筋，辛胜酸。苦伤气，咸胜苦。甘伤脾，酸胜甘。辛伤皮毛。苦胜辛。咸伤血，甘胜咸。（《素问·五运行大论篇》）

（7）脏腑标本寒热虚实用药式

①肺
　虚实
　　泻实
　　　泻子：泽泻、葶苈、桑皮、地骨皮
　　　除湿：半夏、白矾、白茯苓、苡仁、木瓜、橘皮
　　　泻火：粳米、石膏、寒水石、知母、诃子
　　　通滞：枳壳、薄荷、生姜、木香、杏仁、厚朴、皂荚、桔梗、苏梗
　　补虚
　　　补母：甘草、人参、升麻、黄芪、山药
　　　润燥：蛤蚧、阿胶、麦冬、贝母、百合、天花粉、天冬
　　　敛肺：乌梅、粟壳、五味子、白芍、五倍子
　标本
　　清热——清本热（清金）：黄芩、知母、麦冬、栀子、沙参、紫菀、天冬
　　去寒
　　　温本寒（温肺）：丁香、藿香、款冬花、檀香、白豆蔻、益智仁、
　　　　　　　　　　　　砂仁、糯米、百部
　　　散标寒（解表）：麻黄、葱白、紫苏

②大肠
　虚实
　　泻实
　　　泻热：大黄、芒硝、芫花、牵牛、巴豆、郁李仁、石膏
　　　泻气：枳壳、木香、橘皮、槟榔
　　补虚
　　　补气：皂荚
　　　润燥：桃仁、麻仁、杏仁、地黄、乳香、松子、当归、苁蓉
　　　燥湿：白术、苍术、半夏、硫黄
　　　升陷：升麻、葛根
　　　固脱：龙骨、白垩、诃子、粟壳、乌梅、白矾、赤石脂、
　　　　　　禹余粮、石榴皮
　标本
　　清热
　　　清本热：秦艽、槐角、地黄、黄芩
　　　散标热（解肌）：石膏、白芷、升麻、葛根
　　祛寒——温本寒（温里）：干姜、附子、肉桂

③胃
　虚实
　　泻实
　　　泻湿热：大黄、芒硝
　　　消饮食：巴豆、神曲、楂肉、阿魏、硇砂、郁金、三棱、轻粉
　　补虚
　　　化湿热：苍术、白术、半夏、茯苓、橘皮、生姜
　　　散寒湿：干姜、附子、草果、官桂、丁香、肉桂、人参、黄芪
　标本
　　清本热（降火）：石膏、地黄、黄连
　　解标热（解肌）：升麻、葛根、豆豉

④脾
- 虚实
  - 泻实
    - 泻子：诃子、防风、桑皮、葶苈
    - 涌吐：豆豉、栀子、萝卜籽、常山、瓜蒂、郁金、齑汁、藜芦、苦参、赤小豆、盐汤、苦茶
    - 泻下：大黄、芒硝、礞石、大戟、芫花、甘遂
  - 补虚
    - 补母：桂心、茯苓
    - 补气：人参、黄芪、升麻、葛根、甘草、陈皮、藿香、葳蕤、砂仁、木香、扁豆
    - 补血：白术、苍术、白芍、胶饴、大枣、干姜、木瓜、乌梅、蜂蜜
- 标本
  - 除本湿
    - 燥中宫：白术、苍术、橘皮、半夏、茱萸、南星、草蔻、白芥子
    - 洁净府：木通、赤茯苓、猪苓
  - 渗标湿（开鬼门）：葛根、苍术、麻黄、独活

⑤小肠
- 虚实
  - 泻实热
    - 气分：木通、猪苓、滑石、瞿麦、泽泻、灯心草
    - 血分：地黄、蒲黄、赤茯苓、栀子、丹皮
  - 补虚寒
    - 气分：白术、楝实、茴香、砂仁、神曲、扁豆
    - 血分：桂心、延胡索
- 标本
  - 本热寒之（降火）：黄柏、黄芩、黄连、连翘、栀子
  - 标热散之（解肌）：藁本、羌活、防风、蔓荆

⑥膀胱
- 虚实
  - 泻实热（泄火）：滑石、猪苓、泽泻、茯苓
  - 补下虚
    - 养阴清热：知母、黄柏
    - 通气散寒：桔梗、升麻、益智仁、乌药、山萸肉
- 标本
  - 本热利之（降火）：地黄、栀子、茵陈、黄柏、丹皮、地骨皮
  - 标寒发之（发表）：麻黄、桂枝、羌活、防己、黄芪、木贼草、苍术

跟名师学临床系列丛书

⑦肾
- 虚实
  - 水强泻之
    - 泻子：牵牛、大戟
    - 泻腑：泽泻、猪苓、车前子、防己、茯苓
  - 水弱补之
    - 补母：人参、山药
    - 气分：知母、玄参、破故纸、砂仁、苦参
    - 血分：黄柏、枸杞、熟地、锁阳、苁蓉、萸肉、阿胶、五味子
  - 火强泻之（泻相火）：黄柏、知母、丹皮、地骨皮、生地、茯苓、玄参、寒水石
  - 火弱补之（益阳）：附子、肉桂、益智仁、破故纸、沉香、川乌、硫黄、天雄、乌药、阳起石、茴香、胡桃、巴戟、丹参、当归、蛤蚧、覆盆子
  - 精脱固之（涩滑）：牡蛎、芡实、金樱子、五味子、远志、萸肉、蛤粉
- 标本
  - 本热攻之（下）：即承气诸法
  - 标热凉之（清热）：玄参、连翘、甘草、猪肤
  - 本寒温之（温里）：附子、干姜、官桂、白术、蜀椒
  - 标寒解之（解表）：麻黄、细辛、独活、桂枝

⑧心
- 虚实
  - 火实泻之
    - 泻子：黄连、大黄
    - 气分：甘草、人参、赤苓、木通、黄柏
    - 血分：丹参、丹皮、生地、玄参
    - 镇惊：朱砂、牛黄、紫石英
  - 神虚补之
    - 补母：细辛、乌梅、枣仁、生姜、陈皮
    - 气分：桂心、泽泻、白茯苓、远志、茯神、石菖蒲
    - 血分：当归、熟地、乳香、没药
- 标本
  - 本热寒之
    - 泻火：黄芩、竹叶、麦冬、芒硝、炒盐
    - 凉血：生地、栀子、天竺黄
  - 标热发之（散火）：甘草、独活、麻黄、柴胡、龙脑

⑨三焦
- 虚实
  - 实火泻之
    - 汗：麻黄、柴胡、葛根、荆芥、升麻、薄荷、羌活、石膏
    - 吐：瓜蒂、沧盐、齑汁
    - 下：大黄、芒硝
  - 虚火补之
    - 上焦：人参、天雄、桂心
    - 中焦：人参、黄芪、丁香、木香、草果
    - 下焦：黑附子、肉桂、硫黄、人参、沉香、乌药、破故纸
- 标本
  - 本热寒之
    - 上焦：黄芩、黄连、栀子、知母、玄参、石膏、生地
    - 中焦：黄连、连翘、生地、石膏
    - 下焦：黄柏、知母、生地、石膏、丹皮、地骨皮
  - 标热散之（解表）：柴胡、细辛、荆芥、羌活、葛根、石膏

⑩胆
- 虚实
  - 实火泻之（泻胆）：龙胆草、牛膝、猪胆、生菝仁、生酸枣仁、黄连、苦茶
  - 虚火补之（温胆）：人参、半夏、细辛、当归、炒菝仁、炒枣仁、地黄
- 标本
  - 本热平之
    - 除火：黄芩、黄连、芍药、连翘、甘草
    - 镇惊：黑铅、水银
  - 标热和之（解表）：柴胡、芍药、黄芩、半夏、甘草

⑪肝
- 虚实
  - 有余泻之
    - 泻子：甘草
    - 行气：香附、川芎、瞿麦、牵牛、青皮
    - 行血：红花、鳖甲、桃仁、莪术、三棱、穿山甲、大黄、水蛭、虻虫、苏木、丹皮
    - 镇惊：雄黄、金箔、铁落、珍珠、代赭石、夜明砂、胡粉、银箔、铅丹、龙骨、石决明
    - 搜风：羌活、荆芥、薄荷、槐子、蔓荆子、白花蛇、独活、皂荚、乌头、防风、白附子、僵蚕、蝉蜕
  - 不足补之
    - 补母：枸杞、杜仲、狗脊、熟地、苦参、萆薢、阿胶、菟丝子
    - 补血：当归、牛膝、续断、白芍、血竭、没药、川芎
    - 补气：天麻、柏子仁、白术、菊花、细辛、蜜蒙花、草决明、谷精草、生姜
- 标本
  - 本热寒之
    - 泻木：芍药、乌梅、泽泻
    - 泻火：黄连、龙胆草、黄芩、苦茶、猪胆
    - 攻里：大黄
  - 标热发之
    - 和解：柴胡、半夏
    - 解肌：桂枝、麻黄

（8）五脏苦欲补泻药

肝 ｛
苦急，急食甘以缓之——甘草，以酸泻之——赤芍
实则泻子——甘草
欲散，急食辛以散之——川芎，以辛补之——细辛
虚则补母——地黄、黄柏

心 ｛
苦缓、急食酸以收之——五味子，以甘泻之——甘草
实则泻之——甘草
欲软，急食咸以软之——芒硝，以咸补之——泽泻
虚则补母——生姜

脾 ｛
苦湿，急食苦以燥之——白术，以苦泻之——黄连
实则泻子——桑白皮
欲缓，急食甘以缓之——炙甘草，以甘补之——人参
虚则补母——炒盐

肺 ｛
苦气上逆，急食苦以泄之——诃子，以辛泻之——桑白皮
实则泻子——泽泻
欲收，急食酸以收之——白芍，以酸补之——五味子
虚则补母——五味子

肾 ｛
苦燥，急食辛以润之——黄柏、知母，以咸泻之——泽泻
实则泻子——赤芍
欲坚，急食苦以坚之——知母，以苦补之——黄柏
虚则补母——五味子

（9）引经报使药：手少阴心；黄连、细辛；手太阳小肠：藁本、黄柏；足少阴肾：独活、知母、肉桂、细辛；足太阳膀胱：羌活；手太阴肺：桔梗、葱白；手阳明大肠：白芷、升麻、石膏；足太阴脾：升麻、葛根、苍术、白芍；足阳明胃：白芷、升麻、石膏、葛根；手厥阴心包络：柴胡、牡丹皮；足少阳胆：柴胡、青皮；足厥阴肝：青皮、吴萸、川芎、柴胡；手少阳三焦：连翘、柴胡；上焦：地骨皮；中焦：青皮；下焦：附子。

以上（7）、（8）、（9）内容，是据《本草纲目》序例简化整理。张山雷说："洁古老人脏腑标本寒热虚实用药式，向无单行本，仅见于李濒湖《本草纲目》序例中……"。张氏又参考《医学指归》等著作，在原来基础上作了"疏通"、"补缀"、"纠正"而著有《脏府药式补正》一书，请作参考。清景日昣在所著《嵩崖尊生书》中有"五脏苦欲宜恶谱"，亦在前人基础上有所发展，清姚澜著有《本草分经》，均对药物归经理论有精辟阐述，请参阅。

在药性理论的研究中，医家们还特别指出药物有它的两面性，有"利"的一面，也有"害"的一面。如《内经》曾说"酸生肝"，但又说"酸走筋，筋病无多食酸"。指出了五脏皆有宜、有禁。《素问·至真要大论篇》中更明确地说："久而增气，物化之常也。气增而久，夭之由也。"通过这种辩证的看法，使临床用药既能按照不同的归经去选药组方，调治脏腑经络的疾病，又可使人随时想到"过犹不及"、"利害相连"的告诫，而指导临床医师不致造成实实虚虚之误。

三、药物归经理论的临床运用

归经理论对指导临床用药，起着重要作用，对确切地选择药物进行组方遣药和提高疗效有极大帮助，是辨证论治的重要组成部分。今结合两个病例，谈几点个人在临床上运用归经理论的肤浅体会。

病例1：董某某，男，22岁，工人。北京某某医院住院病人，会诊日期：1975年11月27日。

简要病史：1年多来牙龈时常出血，每次发病都需经口腔科处置，才能缓解。因此，已经1年半未能上班工作。本次发病后，虽经口腔科医生处理，但仍出血不止。住院后，又于11月9日拔除左上门齿2个，将其出血处的血管进行了结扎、缝合。但手术后，牙龈仍出血不止，而影响饮食，经大量止血药物注射、口服等等，均不能止血。于11月27

日邀我会诊。

现在症：左上门齿处及牙龈出血，血色鲜红，满口牙龈有肿胀感，心跳、右头部有随心跳而上冲跳动的感觉，口渴能饮，大便秘结。舌苔老黄。脉象数，左手弦滑有力，右手弦细，略滑。

辨证：阳明经的经脉入齿中，齿龈属阳明经（手阳明大肠、足阳明胃）。此患者年青体壮，脉象弦滑有力，知是实证；口渴能饮，牙龈出血，舌苔色黄，脉数，知为胃经实热；大便秘结，舌苔老黄，脉滑数有力，是大肠热结之象；牙龈出血其色鲜红，结合左手脉大，弦数有力，知是血热妄行；心跳、上冲及右头跳动感，是热炽化火，血随气升，气随血上而致。综观脉症，诊为阳明经（胃和大肠）火热炽盛，血热妄行而致之齿衄病。

治法，清泻阳明，凉血止血。

处方：生石膏 45g（先下）、生大黄 6g、知母 9g、黄芩 12g、生地 24g、玄参 30g、麦冬 9g、白茅根 30g、大小蓟各 15g、生藕节 30g。水煎服。4 剂。

方药分析：根据治法的要求，采用了白虎汤合增液承气汤随证加减。方中以生石膏清阳明经气分邪热，生大黄泻阳明经血分结热为主药。配知母、黄芩入肺胃二经而助主药清泻阳明火热之力为辅药。再据治法中有"凉血"的要求，故又选入生地、玄参入肾壮水、凉血降火。又考虑到已病了 10 余天，出血又很多，因而，他的大便秘结，舌红，既有手阳明大肠结热的一面，又有出血、病久、伤津的一面，故再加麦冬入肺胃二经凉血生津（再合生地、玄参、生大黄，为增液承气汤的主要成份）共为佐药。又据"急则治其标"的原则，加白茅根、大小蓟、生藕节入胃经以凉血止血为使药。同时，生藕节兼有活瘀的作用，使血止而不生瘀。

治疗结果：服此药后，当天夜里，出血明显减少，可以安睡。次日大便通畅，头已不晕，头脑已感到清爽，血已止住。第2次诊治时，在上方中又加生赭石30g，旋覆花9g，白及9g。又进3剂，即痊愈出院。以后又服药18剂，即正常上班工作。1977年1月追访：药后一直正常上班工作，没有再发生过齿衄病。1987年，再次追访，一直健康，未发过齿衄病。

病例2：张某某，女，67岁，初诊日期：1961年4月17日。

简要病史：10天来下腹部疼痛拒按，痛处有1个大肿块。4月12日曾住入旅大市某医院，诊断为"卵巢囊肿蒂扭转"，需要手术治疗，病人拒绝手术而连夜回京来我院诊治。

现在症：下腹稍偏右处剧烈疼痛，有一大肿块呈茄形，如儿头大小，拒按，较硬，不能移动，压痛（＋＋＋），腹肌紧张（＋＋），反跳痛（＋），坐卧不宁，不能安睡，饮食少，脘部闷胀，口干不能多饮，夜间五心烦热，大便干结。急性病容，神态疲惫，气短声低，微有呻吟。舌质红、舌苔白。六脉均有弦象，以关尺较为明显，稍数，体温37.8℃。

辨证：观其疼痛以小腹为主，波及右少腹，知病在肝肾二经。肝主筋，筋失和则腹筋弦急。《内经》说："肝足厥阴……是动则病……妇人少腹肿……"，《金匮翼》说："妇人亦有疝气，凡血涸不月，少腹有块等症皆是，要不离乎肝经为病。"据此可知病以肝经为主。再据《证治汇补》有"凡疝久成积，盘附脐之上下左右，为癥为瘕，作痛不已"的记载和病人腹痛来势如此急骤来看，本病属于癥瘕疝痛之疾。两手脉弦亦知为肝经病，又主疼痛。四诊合参，诊为癥瘕疝痛。

治法：因年高、远途病归，暂施以行气活血、调肝缓急之法，等痛减正气渐复，再与消块除癥之剂。

处方：乌药12.5g、当归12.5g、白芍25g、吴萸3.5g、炒川楝子12.5g、荔枝核9g（打）、炒橘核9g、胡芦巴6g、炒小茴香9g、青皮

6g、木香4.5g、乳没各6g、元胡末4.5g（分2次冲服）。2剂。

方药分析：方中以乌药入肝、肾、膀胱经，行腹部滞气，顺肾、膀胱、肝经逆气而治疝为主药。当归、白芍入肝经，养肝活血，舒筋缓急为辅药。橘核、小茴香、荔枝核、胡芦巴、木香，入肝肾二经，温散肝肾滞气，气行则血行；乳香、没药、玄胡索能通行诸经，活瘀舒筋、消肿定痛为佐药。吴萸、青皮主入肝经，治小腹疝痛为使药，川楝子主入肝经，舒筋行气为治疝要药，因其性苦寒，能清小肠、膀胱、肝肾之热，故在本方中既用之为治疝痛之品，又作为预防温药致热的反佐药。

治疗结果：服上药4剂后，疼痛减轻，当天夜里即能安睡1小时以上，其余症状均有减轻。二诊时去吴萸，加西洋参4.5g，黄芪9g以扶正，又进6剂，即能自由坐卧，下地行走，肿块变软并缩小，共诊5次，已无任何自觉症状。即改用扶正消积，攻补兼施之法，配制成丸剂，经常服用，以消除癥瘕肿块。配丸药仍以上方去黄芪，加三棱、莪术、桃仁、红花、槟榔、焦山楂、焦神曲、焦麦芽，共为细末，水丸如绿豆大，每日2次，每次3~6g，温开水送服。

1961年9月追访：面色红润，行动如常人，癥块已如杏状大小。1962年5月、10月2次追访：身体一直健康，腹部触诊癥块已全消，丸药已停服半年多，能正常地参加家务劳动，精神很好。原来素有的糖尿病也已痊愈。

从这2个病例的组方用药来看，药物归经理论，起了很重要的作用，疗效是十分令人满意的。同时也可看出，药物归经学说是中医理论的重要组成部分。

四、药物归经的研究方向

综上所述，可以看出，药物归经理论是中医理论的重要组成部分，必须密切联系临床实践，进一步加以研究，并利用现代科学方法整理提高，以使它更好地为解除人类疾苦服务。我认为在研究药物归经理论时应注意以下几点。

（1）必须在中医理论指导下，密切结合辨证论治的医疗体系去进行研究。

（2）要用整体观去观察、研究药物的归经，要看到药效是机体反应与药物性能相互发生作用后产生的，必须把内外因素（机体、药物、气候、环境、病理、生理等）联系起来去分析观察，不要孤立地、片面地去追求药效。

（3）药物归经不单是使药物达到病所的问题，而是在于调节有病脏腑经络以及其他脏腑经络之间的功能活动，使之影响整体，而达到使人"阴平阳秘，精神乃治"的目的。

（4）欢迎现代科学工作者，用原子示踪、同位素扫描、声、光、电等等各种近代科学方法，研究探讨药物归经的作用原理。但也要注意密切联系中医理论。

（5）"脏腑标本寒热虚实用药式"也是研究中医药的一种很好地模式。可在此基础上，发展提高。

最后，必须指出，药物归经虽然是辨证论治的重要组成部分，但不能拘泥于一药入一经、一脏，刻板机械地去生硬套用。因为每种中药本身即具有它的复杂性，例如李杲说："一物之内，气味兼有，一药之中，理性具焉，或气一而味殊，或味同而气异……"。再加上各种不同的炮制和配伍变化则更为复杂。所以必须结合四气、五味、升降浮沉、相须相使等理论以及腑腑经络的特性和它们之间的相互联系等去应用。更不能认为归经理论已经十全十美，它还有一定的缺点，如味苦的有的不入心，色红的也有的不入心，色白的有的入胃，入肾的不一定都咸，入太阳的有的也入太阴，也有许多药品可以通行各经，尚有不少药品还不知道它主要入何经何脏腑，另外，历代医家对同一药物的归经描述，有的很不相同等等，这还有待今后的医药学家们进一步研究和补充。

谈补养强壮药的不同应用

　　补气、补血、养阴、助阳等对人体有补养强壮、扶助正气作用的药物，一般称做补养药或补养强壮药。但是在临床上应用这类药物时，要根据辨证论治的要求，区别各药的不同功用特点，按照不同的适应证，去选用最适合于病人具体情况的药物，才能收到良好的疗效。今把临床常用的一些补养强壮药的功用特点，适应证、配伍变化等，结合个人经验，介绍如下，以供参考。

一、人参

　　人参味甘、微苦。生者性平，熟则性温。功能补五脏，安精神，健脾补肺，益气生津，大补人体元气。常用于以下几种情况。

　　（1）抢救虚脱：凡久病气虚，或大量失血，或急性暴病所致的突然气微欲绝，四肢厥冷，虚汗淋漓，神昏不语，脉象微、散似有似无等气脱危证，急用人参 15～30g，煎水灌服（名独参汤），可大补元气、挽救虚脱。四肢冰冷明显者，可配附片 9～12g（名参附汤）以增强回阳救逆的作用。出虚汗较甚者，可加用麦冬、五味子（名生脉散）以益气养阴、止汗固脱。近些年来，常用独参汤或参附汤、生脉散，抢救各种休克，取得了比较满意的效果（后两种，有的单位已制成注射剂）。气息奄奄，身凉脉绝者，须人参配附子、干姜同用。或四逆汤加人参。

（2）治疗气虚：脾为后天之本，为人体生气之源。肺主一身之气，为人体真气之海。脾肺气虚则气短懒言，说话声低，四肢倦怠，食欲不振，面色㿠白，精神萎靡，动作气喘，脉虚无力。可用本品补脾肺之气以治气虚，常与白术、茯苓、甘草、黄芪、山药、五味子等配合使用。例如四味补气汤（旧名四君子汤，人参、白术、茯苓、炙甘草）、补肺汤（人参、黄芪、熟地、五味子、紫菀、桑皮）等。由于"气之根在肾"，如因肺肾气虚所致气短而喘，吸气困难，咳而无力等症，可与蛤蚧同用（参蚧散）。

（3）扶正祛邪：人参能补益正气，增强抗病能力，故对正气虚而邪气盛的证候，在祛邪的药方中，加用人参，可起到扶正祛邪的作用。例如配紫苏、前胡、桔梗、枳壳等（参苏饮），可治体弱气虚之人而患感冒咳嗽等症。配生石膏、知母、粳米等（人参白虎汤），可治气分高热，热邪伤正，正虚热盛之证。

在杂病中用人参时，必须配用其他药物。例如提气时加升麻、柴胡；和中时，加陈皮、甘草，如定怔忡，可加远志、枣仁；消痰时，可加半夏、白芥子；健脾时，可加茯苓、苍术等。

在一般情况下，常用党参来代替本品（参阅"党参"条）。在抢救急症时（如虚脱、休克等）及治疗重病时，以用人参为宜。

目前市售的人参，有野生的和人工栽培的两种。野生的称野山参或老山参。人工栽培的又分为红人参、白人参和生晒参。产于朝鲜的又称高丽参。

红人参补气之中带有刚健温燥之性，能振奋阳气，适用于急救回阳。生晒参性较和平不温不燥，既可补气又能养津，适用于扶正祛邪。白人参（也叫糖参）性最平和，但效力也相对地较小，适用于健脾益肺。高丽参也有红、白、生晒之分，效力与用法同上所述。野山参大补元气，无温燥之性，补气之中兼能滋养阴津。但货源较少，价较昂贵，故一般比较少用。除极需要时才用，一般很少使用。

太子参益气健脾，但补力小。适用于气血不足、病后虚弱、津乏口干等症。以及虚不受补之人。

人参芦味苦，性上升，可致吐。身体虚弱而须用吐法者，可用此以代瓜蒂。另外，虚人脱肛者，在应证的方剂中加人参芦 0.3~0.6g，有升提的作用。

用量一般 1.5~9g。独参汤等救急时，可用 9~30g。

凡肺气壅滞、胸闷憋气、表邪未解及一切实证、热证均忌用。

本品反藜芦，畏五灵脂。

如服人参后腹胀太甚者，可用莱菔子或山楂解之。

据近代科学研究，人参能增强大脑皮质兴奋过程的强度和灵活性，提高对复合刺激的分析能力，从而增强条件反射。有强壮作用，使身体对多种致病因子的抗病力增强，改善食欲和睡眠，增加体重，减少疲劳。并有强心和促进男女性腺功能的作用。另外还有降低血糖、抗毒、提高对缺氧的耐受性等作用。可结合辨证论治参考应用。

二、党参

党参性味甘平。主要功用为补气健脾。常作为人参的代用品以治疗气虚证。临床上常用于以下几种情况。

（1）健脾胃：脾胃之气不足，可出现四肢困倦、短气乏力、食欲不振、大便溏软等症。本品能增强脾胃功能而益气，可配合白术、茯苓、甘草、陈皮（五味异功散）或白术、山药、扁豆、芡实、莲肉、苡米、茯苓（参苓白术散）等同用。

（2）益气补血：气血两虚的证候（气短、懒倦、面白、舌淡、甚或虚胖、脉细弱等），可用本品配合白术、茯苓、甘草、当归、熟地、白芍、川芎等同用（如八珍汤），以达气血双补的作用。再者，前人经验认为益气可以促进补血，健脾可以帮助生血，所以在治疗血虚证时，也常配用党参益气、健脾而帮助补血。例如配白术、茯苓、甘草、当归、熟地、白芍、远志、五味子、陈皮等为人参养荣汤（党参代人参）；配黄芪、白术、当归、白芍、陈皮、龙眼肉、木香、远志等为归脾汤，都是常用的益气补血的方剂。据近代实验证明本品能通过脾脏刺激增加血红蛋白和红细胞。近些年来常以本品配合当归、白芍、生地、熟地等，治疗各种贫血。还要注意，贫血不一定是血虚，须辨证论治。

（3）治疗气虚咳喘：肺为气之主，肺虚则气无所主而发生短气喘促、语言无力、咳声低弱、自汗怕风、易患感冒、咯痰无力等症。对气虚咳喘常以本品配合麦冬、五味子、黄芪、干姜、贝母、甘草等同用。

（4）代替独参汤：急救虚脱时，一般多用人参（独参汤），如一时找不到人参，可用党参 30~90g，加附子 6~9g，生白术 15~30g，急煎服，能代替独参汤使用。如能找到人参，还是用人参为好。

黄芪补气，既能升补脾气，又能益肺固表。党参补气，只能健脾补气，无固表之力，但党参还能益气生津，黄芪则无生津之效。黄芪兼能利水，党参无利水作用。

白术补气主要是补脾气，并能健脾燥湿。党参补气，脾肺俱补，但燥湿之力不如白术。

黄精补气兼能润心肺、填精髓、助筋骨，但其性质平和，其效缓慢，久服才能见效。党参补气，其效迅速。

因产地不同，党参有"台党参"（台参）和潞党参 2 种。药效差不多。目前药房已无此分别。

用量一般为 3~9g。重病或急病时，也可用到 15~30g，或更多些。

禁忌和注意事项同人参。

据近代研究，本品有强壮作用，能增强身体抵抗力；能使红细胞增加，白细胞减少；能使周围血管扩张，降低血压，并能抑制肾上腺的升压作用。可根据辨证论治的精神结合使用。

三、黄芪

黄芪味甘性微温。功能助卫气，固皮表，补中气，升清气，托疮毒，利小便。临床上常用于以下几种情况。

（1）固表止汗：平素体弱的人，或久病重病之后，表虚卫气不固，常有自汗、易受风寒感冒等情况。治疗表虚自汗，可用黄芪固表止汗。常配合浮小麦、麻黄根、五味子、煅龙骨、煅牡蛎等同用。对于卫气虚，易出汗，经常易患感冒的，可用黄芪助卫气、固皮表。常配合白术、防风（玉屏风散）、桂枝、白芍等同用。

（2）补中益气：脾胃虚弱、中气不足而出现体倦、懒言、食欲不振、大便久溏、面黄气短，或兼腰腹重坠，或兼脱肛者，可用本品补益中气，升提清气。常配合党参、白术、当归、陈皮、升麻、柴胡等同用（例如补中益气汤）。配党参（或人参）、升麻、白术、甘草，为"举元煎"，可治疗脾阳虚、中气下陷而致气短、腹沉坠、久泄、脱肛、崩漏等症。

（3）消水肿：黄芪还有利尿作用。常用于治疗头面、四肢水肿，可配合防己、白术（或苍术）、甘草、姜皮等同用（例如防己黄芪汤）。或配茯苓、桂枝、甘草、防己（防己茯苓汤），用于全身皮肤及四肢皆水肿，并感觉有些怕风的。据近代报导，用本品单味（每日60～90g）浓煎服，可对肾炎的水肿有效，并对消除尿中蛋白，有一定帮助。也可配合党参、茯苓、草薢、山药、苡米等同用。配北五加皮、桂枝、猪苓、茯苓等，对心脏性水肿也有效。但应随时注意结合辨证论治。据实验研究报导，用于利尿时，用量不可过大，以9g左右为宜，可资参考。黄芪皮利尿比黄芪好，古人常用之。

（4）补气生血：气血互根，如骤然大失血而血虚气脱，出现面白、出汗、气短、脉细而快等症，可用黄芪 60~120g，当归 9~15g，急煎服，以补气而生血。如出现四肢厥冷、全身凉汗、血压急剧下降者，还可配人参、附子、麦冬、五味子等急煎，进行抢救。

（5）托毒排脓：气血虚弱之人患疮疡，因正气不足，不能托毒外出使其化脓排毒而致脓为稀水状，久不收口。可用生黄芪配合党参、白芷、防风、当归、川芎、桂心、厚朴、桔梗、五味子、甘草等同用（例如托里十补散、托里黄芪散）。据近代研究，黄芪可加强毛细血管抵抗力，扩张血管，改善血行，使久坏之肌细胞恢复活力，故可治慢性溃疡痈疽。

黄芪生用偏于走表，能固表止汗、托里排脓、敛疮收口；炙用重在走里，能补中益气、升提中焦清气、补气生血、利尿。

黄芪皮功用同黄芪，但善于走表，偏用于固表止汗及气虚水肿。

古人有"牛膝有降无升，黄芪有升无降，皆屡验不爽"之论，临床可参考之。

用量一般为 3~10g，重病或需要时，可用到 30~120g。

胸闷胃满、表实邪旺、气实多怒者勿用。

据近代报道，黄芪有保肝、强心、降压、抑菌等作用，并有类生殖激素的作用，可供参考。

四、白术

白术味甘苦，性微温。功能健脾燥湿，益气生血，和中安胎。是常用的补气药，但与补血药同用，也可以补血（中焦运化旺盛，则气血自生）。临床常用法如下。

（1）健脾燥湿：脾胃虚弱，中焦运化不健，消化不良，水湿不化，食欲不振，则易出现胃脘闷，腹胀，大便溏软，呕恶，泛水，四肢倦怠等脾虚湿浊不化的症状。这时可用本品健脾燥湿以助中焦运化。常配合党参、茯苓、陈皮、半夏、木香、草蔻等同用。如脾虚运化失职，中焦湿盛，也可产生脾虚泄泻。这时可用本品配合党参、茯苓、猪苓、车前子、炒山药、炒芡实、炒扁豆等同用，以健脾止泄。

（2）益气生血：脾胃为后天之本，是人体气血生化之源。本品最能健脾益气，培补中焦，故能益气生血。常配合党参、茯苓、甘草、当归、白芍、熟地、川芎等同用，例如八珍汤、人参养荣汤等。近些年来，根据这些经验和理论，常用它治疗各种贫血，但须以辨证论治为指导。

（3）和中安胎：妊娠以后，需要更多的血液养胎，血液来源于中焦，故增加了中焦脾胃的负担，有时可导致中焦运化失常，如胃失和降、胃气上逆而为呕逆、眩晕、胸闷、不食等，名为"恶阻"。可用本品健脾化湿，和中安胎。常配合陈皮、竹茹、苏梗、茯苓、藿香、生姜等同用；兼有胎热者（脉数、烦热、苔黄、思冷饮食等），可配合黄芩、栀子、白芍等同用；兼血虚者（面萎黄、唇舌色淡、心慌、气短、脉细等），可配合当归、白芍、生地等同用；肾虚胎元不固者（腰酸腹坠，腿软无力，容易滑胎、小产，尺脉弱等），可配合桑寄生、川断、山药、山萸、熟地、五味子、黄芪、党参等同用。中气健壮，肝肾气血充足，胎元自然安固。

本品除用于上述诸病症外，还可配合猪苓、茯苓皮、冬瓜皮、车前子、桂枝等，用于治疗脾虚水肿；配合黄芪、防风、浮小麦等，用于气虚自汗；配合枳实、莪术、神曲、麦芽、山楂核、生牡蛎、桃仁、丹参等，用于腹中癥结痞块等等。另外，古人有白术、半夏（白术量大一倍）治疗疟疾的验案，可供参考。

党参、人参补气，偏于补脾肺元气，适用于补虚救急。白术补气，偏于健脾、补中焦以生气，适用于生气血以治虚。

苍术、白术均能健脾燥湿，但苍术芳香苦温，其性燥烈，兼能升阳散郁、燥湿、升散之力优于白术，而健脾、补气生血之力则不如白术。

生白术适用于益气生血；炒白术适用于健脾燥湿；焦白术适用于助消化、开胃口，散癥瘕；土炒白术适用于补健脾胃而止泄泻。

据近代实验研究，本品可使胃肠分泌旺盛，蠕动增速；入血可使血循环增快；还有降低血糖和利尿作用。

用量一般为 4.5~9g。重病或需要时，也可用到 15~30g 左右（例如抢救虚脱需用独参汤时，一时得不到人参，可急用生白术 20~45g、党参 30~80g、附片 9~12g，急煎服），可代独参汤。

脾胃阴虚者慎用。

五、黄精

黄精性味甘平。补中益气，性质平和。主要功用为补脾气，养胃阴，润心肺。并能填精髓，助筋骨。

本品配伍白术、党参、茯苓、甘草、陈皮、麦芽、谷芽等，可用于脾胃虚弱、饮食减少、精神疲倦、四肢懒动、脉象虚软无力之症。本品性质平和，适于久服、病后调养之用。前人经验认为"黄精可代参芪，玉竹可代参地"，可作为临床应用时参考。

高热病后，胃阴受伤而口干不欲食，食少便干，饮食无味，舌红少苔者，可用本品配玉竹、麦冬、沙参、冰糖、生麦芽等，养阴开胃。心肺阴虚而致咳嗽少痰、气短乏力、口干、少眠、多梦等症者，可配伍麦冬、贝母、沙参、远志、杏仁、茯神、枣仁等同用。

配蔓荆子、草决明等，可补肝明目；配枸杞子、菟丝子等，可补肾益精；配杜仲、川断等，可助筋骨；配羌活、独活等，可除风湿。

因其专补脾胃，故古人有"久服不饥，却病延年"之论。

用量一般 6~9g。

阴盛、气滞者，均忌用。

六、山药

山药味甘性温。功能补脾胃、益肺气、强肾固精、治带下。

（1）补脾胃：配白术、党参、茯苓、扁豆、莲子肉、炒芡实等.常用于脾胃虚而大便虚泻难愈、四肢疲乏无力、脉虚等症。本品有补脾胃而止泄泻的作用。

（2）益肺气：本品有补脾胃以益肺气的作用。常配合党参、五味子、黄芪、陈皮、白术等，用于肺气虚而致的气短乏力、懒言声低、自感胸中气少、右寸脉虚等症。

（3）强肾固精：山药有强肾固精的作用。常配合生地黄、熟地黄、山萸肉、五味子、锁阳、金樱子等用于肾虚而滑精、遗精等症。

本品生用能补肾生精、益肺肾之阴而治消渴。以上消明显者（口渴甚、饮水不能解渴、消瘦、尿多、自汗等），可配伍天花粉、麦冬、知母、黄芩、五味子、沙参、生石膏、乌梅等同用；以中消较明显者（饮食倍增，易饥饿，多饮多食，人体消瘦，四肢乏力等），可配伍生石膏、知母、葛根、黄精、黄芩、花粉、生大黄、生地黄等同用；以下消为甚者（尿频数，尿量多，口渴，腰酸痛，膝腿乏力，阳痿等），可配伍生地黄、熟地黄、山萸肉、五味子、泽泻、丹皮、茯苓、肉桂（少量）等同用。近些年来根据以上经验和理论，随证加减变化，用以治疗糖尿病、尿崩症、甲状腺功能亢进等（表现为消渴证者），可取得一定效果。

（4）治带下：脾肾两虚、湿邪注于下焦可发为带下病。湿寒重者多为"白带"，湿热重者多为"黄带"或"赤带"。山药既能补脾胃以化湿邪，又能固肾气以止带下。治白带常与白术、苍术、茯苓、龙骨、乌贼骨、吴萸、乌药及车前子等同用；治黄带常与黄芩、黄柏、白果、车前子、芡实、苡仁等同用；治赤带常与黄柏炭、茜草炭、川断炭、桑寄生、茯苓、当归炭、白术、白芍等同用。

补脾胃、益肺气、治带下用炒山药，强肾生精、治消渴用生山药。

白术燥湿健脾、益气生血之力大于山药，山药补肾强精之力大于白术。

炒苡仁、炒山药均能健脾止泻，但苡米偏于利湿以燥脾，山药偏于补脾肾而固涩。

对于阴虚火旺而导致脾虚泄泻者，如只用白术、苡米之类治疗，易致肾阴受伤，在这种情况下，最好是用山药配莲子、芡实等以实脾，则补脾而不妨于肾。

用山药时，有时可产生气壅、腹中胀闷、食欲不振等副作用，这时可配用一些陈皮，以防其副作用。

仲景先师有大山药丸，主治诸虚百损，五劳七伤，请参阅《金匮要略》虚劳篇。

用量一般为9~25g。必要时也可用到30g以上。

腹胀、中焦满闷者，不宜用。

七、甘草

甘草性味甘平。主要用为补脾、清热、解毒、缓急、润肺及调和药性之药。

（1）补脾：体虚或久病而致中焦气虚（四肢无力、气短、少言、饮食不香、消化不良、大便溏泄等）者，常用本品配合党参、白术、茯苓、扁豆、陈皮等以健脾益气。

（2）清热解毒：甘草生用有清热解毒作用。常用于痈疽疮疡的治疗。例如对痈疡（红肿疼痛，如火炙），常与银花、连翘、赤芍、丹皮、地丁、公英等同用。对各种阴疽（患处不红、坚硬、色暗），常与熟地、麻黄、肉桂、鹿角胶、白芥子、桂枝等同用，也有解毒作用。近代研究证明，甘草对番木鳖、水合氯醛、白喉毒素、破伤风毒素、河豚毒、蛇毒等，有解毒作用。前人经验中也有"解百毒"的记载。

（3）缓急："急"含有紧张、痉挛、收缩等意义。前人经验认为"甘能缓急"，甘草味甘有缓急作用。对腹中"急"痛者，常配白芍、饴糖、桂枝、大枣、生姜等同用（如小建中汤，适用于虚寒性的腹痛）。近人研究证明，甘草有缓解胃肠平滑肌痉挛的作用，这对甘草的缓急作用，有了进一步的认识。再如配白芍同用，名"芍药甘草汤"，可用于因误用汗法伤及阴血而出现厥逆（肢体末梢部发凉）、脚挛急不伸等症。

（4）润肺：生甘草兼能润肺。对肺热所致的咽痛、咳嗽等有效。例如配杏仁、贝母、枇杷叶、瓜蒌、知母、黄芩等，用于肺热咳嗽；配桔梗、射干、牛蒡子、玄参等，用于咽喉肿痛。近代研究证明本品为滑润性祛痰药，口服后能使咽喉黏膜减少刺激，适用于咽喉炎症。还证明甘草有抑制结核杆菌的作用，配合抗痨药，可用于肺结核。

（5）调和药性：本品药性和缓，通行十二经，可升可降，与补、泻、寒、热、温、凉等各类药物配合应用，有调和药性的作用。例如与当归、白芍、地黄、川芎、党参、白术、茯苓等补药同用，可使补药作用和缓持久而不骤；与大黄、芒硝、枳实等泻下药同用，可缓和泻药之性，使泻而不速，充分发挥药力而不伤胃气；与生石膏、知母等寒性药同用，可缓和寒性药之寒，以防其伤胃；与附子、干姜等热性药同用，可缓和热性药之热，以防其伤阴；与麻黄、桂枝、杏仁等辛温发散药同用，可使药性和缓，并保护胃气，以防汗后伤津液等等。甘草在各类药方中，能使各药互相和谐而无相争之弊，所以前人称它能"调和百药"。

本品配生姜、桂枝、麻仁、麦冬、党参、阿胶、生地、大枣、丹皮等同用，名炙甘草汤，可用于阴气虚少、阳气虚败而致的脉结代、心动悸之症有一定的效果。近人研究认为甘草有强心作用，与肾上腺素相类似。

用蜜炙过的甘草称炙甘草，适用于补中益气；生甘草适用于清热解毒；生草梢能治尿道中疼痛，适用于淋病；生草节适用于消肿毒、利关节；生甘草去皮称粉甘草，适用于清内热、泻心火。

用量一般1~9g。

脾胃有湿而中满呕吐者忌用。长期大量服用可以引起水肿、高血压。本品反大戟、甘遂、芫花、海藻。

近代研究证明甘草流浸膏能抑制组织胺所引起的胃酸分泌作用，可用于溃疡病的治疗。有类皮质激素作用，可用于阿狄森病；与可的松同用，有互补作用。

八、熟地黄

熟地黄味甘微苦，性微温。能补血生精，滋肾养肝。是最常用的滋阴补血药。

熟地黄配当归、白芍、川芎，名四物汤，是常用的补血药方，可用来治疗血虚证（面色萎黄、唇舌色淡、月经后错而且量少、目眩、心慌、脉细等）。近些年来常配合当归、黄芪、党参、阿胶等（随证加减）。用于各种贫血，但须以辨证论治为指导。

本品配山药、山萸、丹皮、泽泻、茯苓，名六味地黄丸（汤），可用于肝肾阴虚证（腰膝酸痛、遗精、盗汗、视物昏暗、耳目不聪、月经不调等）。如阴虚生内热而见骨蒸劳热、消渴、耳鸣耳聋、盗汗消瘦、下午颧红、夜间烦躁、干咳少痰、痰中带血等症者，可配合龟板、知母、黄柏、猪脊髓、地骨皮、秦艽、鳖甲等同用（如大补阴丸等）。

熟地黄配当归则补血，配白芍则养肝，配柏子仁则养心，配龙眼肉则养脾。配麻黄同用则不黏滞，并能通血脉、温肌腠。如阳和汤（熟地黄、麻黄、白芥子、鹿角胶、肉桂、姜炭、甘草）是治疗阴疽、贴骨疽、流注（寒性脓疡、闭塞性脉管炎、肠系膜淋巴结核、慢性骨髓炎、关节结核）等常用的方剂，功能温阳散结。

阿胶补血兼能止血，熟地补血兼能填精髓。阿胶滋养肝肾兼能养肺阴。熟地滋养肝肾兼能养心血。

桑椹补肝肾，其性偏凉，补血之力不如熟地。熟地补肝肾，其性偏温，滋阴补血之力远大于桑椹。

当归补血其性动，熟地黄补血其性静。当归生新血而补血，熟地黄滋阴精而养血，二药合用能互补长短。

何首乌也能补肝肾，但补血之力不如熟地黄。熟地黄乌须发之力不如何首乌。

熟地久服时，宜用砂仁拌（或佐用一些砂仁），以免腻膈（妨碍食欲、胸脘发闷）。

用量一般9～25g。重病也有时用到30g或更多些。

阳虚阴盛之人忌用。痰多、苔腻、胸膈滞闷者，均不宜用。

九、当归

当归味辛甘、微苦，性温。是治疗血分病最常用的药。能使血各归其所，故名"当归"。它的主要功用有：

（1）补血：本品配黄芪（黄芪30g、当归6～9g）名当归补血汤，常用于失血后而血虚、气血不足、产后流血过多等症。配熟地、白芍、川芎，名四物汤，是最常用的补血药方。运用此方随证加减，可用于各种血虚证。近些年来，也常用此方随证加减，治疗各种贫血。

（2）活血：当归还有活血通络、散瘀消肿的作用。与红花、赤芍、三七、桃仁、乳香、没药等配伍，可用于跌打损伤、瘀血肿痛。配连翘、银花、赤芍、红花、皂刺、炙山甲等，可用于痈疮初起、肿胀疼痛。与桂枝、羌活、独活、威灵仙、片姜黄、红花、苡米、川断、附子等配合，可用于风寒湿痹、臂腿腰足疼痛。与川芎、红花、半夏、防风、黄芪、桂枝、白芍、熟地、炙山甲等配用，可用于肌肤麻木不仁等症。

（3）润肠通便：年老、久病、产后失血、或津液不足者，因血虚肠燥而大便秘结，可用当归养血润肠而通便，常与麻仁、生地、熟地、桃仁、肉苁蓉、郁李仁、瓜蒌仁、大黄等同用。

（4）调月经：当归与熟地、赤芍、川芎、红花、桃仁、茜草、香附等同用，可用于气血凝滞而致的经闭。与白芍、香附、元胡、炒川楝子等同用，可用于行经腹痛。与生地、白芍、白术、艾炭、阿胶珠、棕炭等同用，可用于月经过多、崩漏等症。总之，当归能调理冲、任、带三脉，善能补血、和血，故为妇科调理经血最常用之药。前人把它称之为"妇科专药"，无论胎前、产后各病，都常随证加减采用。

白芍补血偏于养阴，其性静而主守。当归补血偏于温阳，其性动而主走。血虚生热者宜用白芍，血虚有寒者宜用当归。

当归配黄芪、党参，可生气补血；配大黄、牛膝，可破下部瘀血；配川芎、苏木、红花、桔梗，可活上部瘀血；配桂枝、桑枝、路路通、丝瓜络，可通达四肢、活血通络。

当归头和当归尾偏于活血、破血；当归身偏于补血、养血；全当归既可补血又可活血。当归须偏于活血通络。

酒当归（酒洗或酒炒）偏于行血活血。土炒当归可用于血虚而又兼大便溏软者。当归炭用于止血。

用量一般 3~9g。急重病有时用到 15g。

大肠滑泄，火旺者，均不宜用。

近代研究当归对子宫有兴奋与抑制两种作用：其水溶性、非挥发性、结晶性成分能兴奋子宫而使收缩加强，其挥发油能抑制子宫平滑肌而使子宫弛缓。并有抗维生素 E 缺乏症的作用。对一些细菌（如痢疾杆菌、伤寒杆菌、溶血性链球菌等）有抑制作用。

十、白芍

白芍味酸苦，性微寒。有养血荣筋、缓急止痛、柔肝安脾等作用。

白芍常用为补血养阴药。配当归、熟地、川芎、白术、阿胶等，能补血虚；配麦冬、五味子、浮小麦等，可用于阴虚盗汗；配生地、石斛、女贞子、生牡蛎、珍珠母等，能养阴潜阳。我常用本品配合生牡蛎、生石决明、生赭石、生地黄、黄芩、香附、夜交藤、远志、茯神、白蒺藜为主随证加减，用于神经衰弱病人表现为阴虚肝旺证者（头痛、头晕、目眩、急躁易怒、失眠、多梦、烘热、健忘、舌尖红、苔薄黄、脉弦细数等），供参考。

肝血不足，筋肉失荣，而出现肢体拘挛、关节强硬、屈伸不利等症，可以本品与伸筋草、苡米、鸡血藤、木瓜、甘草节、当归尾等配合应用。配甘草、牛膝、木瓜、红花、炙山甲等，可用于因阴液受伤而引致的腓肠肌痉挛（腿肚子抽筋）以及腿足挛缩难伸等。病重可加虎骨等。

白芍配当归、甘草、桂枝、饴糖等，可用于血虚肝旺或脾虚寒所致的腹中疼痛。配木香、黄连、黄芩、葛根、槟榔、白头翁等，可用于急性热痢腹痛。本品有缓急止痛的作用，对腹中疼痛效果最好。

白芍能补血养阴而柔肝，因而又能安脾。脾虚肝旺而致的慢性腹泄（生气则加重，泄前腹痛一阵，泄完后略舒适些），常用本品与炒防风、白术、陈皮（痛泻要方）等配合应用。

白芍还常用于调理月经，配当归、生地、黄芩、艾炭、阿胶（胶艾四物汤）等，用于月经赶前或月经过多。配当归、川芎、熟地、红花、桃仁（桃红四物汤）、香附等，用于月经错后、量少等。对行经腹痛，常重用白芍。配桑寄生、白术、炒黄芩等，有清热安胎的作用。

养阴、补血、柔肝，用生白芍；和中缓急用酒炒白芍；安脾止泻用土炒白芍。

赤芍偏于行血散瘀，白芍偏于养血益阴；赤芍泻肝火，白芍养肝阴；赤芍散而不补，白芍补而不散。

当归入肝，能动肝阳，白芍入肝，能敛肝阳；当归性动，白芍性静，二药合用，可互纠其偏，互助其用。

熟地、白芍皆能补血，但熟地补血以入肾生精为主，白芍补血以入肝养阴为主，熟地甘温，白芍酸寒。

据近代报导，本品有制菌作用（如痢疾杆菌、伤寒杆菌、大肠杆菌等）；能缓解由于胃肠蠕动亢进而引起的腹部疝痛。

用量一般为 4.5～12g。重症有时可用到 15～30g。

产后血瘀、恶露不下者忌用。

十一、阿胶

阿胶性味甘平。有补血、滋阴、润肺、止血的作用。

阿胶块（烊化服）能补血、滋阴。常配合当归、熟地、白芍、白术等，用于血虚证。近些年来，在辨证论治的基础上常用本品治疗各种贫血。近代研究本品能促进红细胞与血红蛋白的增加。配地黄、鳖甲、龟板、秦艽、银柴胡、青蒿等，能滋阴清热，常用于阴虚内热、骨蒸痨热等证。

阿胶炒珠常用于止血，润肺。配合麦冬、百合、白及、沙参、黑山栀、藕节等，用于肺阴虚所致的咳嗽、咳血、肺痨等。配白芍、当归炭、艾炭、棕炭、白术等，用于月经过多、崩漏等。近年来常在此方的基础上，随症加入生地炭、黄芪、党参、山萸肉、川断炭、菟丝子、桑寄生、紫河车等健脾补肾药，用于功能性子宫出血。配炒黄芩、苦参、槐花炭、炒地榆、灶心土、防风等，用于大便带血、痔疮出血等。

用于润肺化痰时，可用蛤粉炒；用于止血时，可用蒲黄炒；滋阴、补血时，多生用（烊化服）。

熟地、阿胶皆能滋阴补血，但熟地偏于补肾阴、填精髓而补血，阿胶偏于润肺养肝、补血而滋阴，兼能止血。

黄明胶（牛皮胶）的功用与阿胶相似，如无阿胶时，可以此代用。但补益之力，不如阿胶。黄明胶兼有活血解毒的作用。不可久服。

阿胶还有养血润燥而滑肠的作用，可用于妇女产后便秘、老人肠燥便秘、血虚便秘等。

用量一般为4.5~9g。

舌苔厚腻、食欲不振、大便溏泄者，均不适用。

十二、何首乌

何首乌生者味苦涩，制熟后则兼有甘味。性微温。主要功能为养血益精，平补肝肾，乌须发。兼能润便滑肠、消瘰疬、治疟疾。

本品温而不燥，补而不腻，性质平和，适于久服，常用于病后虚弱、阴虚血亏、筋骨软弱以及滋补强壮的丸药中。例如配熟地、当归、白芍、阿胶、白术等，可用于肝肾不足、血虚气衰以及各种贫血。据近代研究，本品有促进血液新生的作用。配山萸肉、山药、芡实、五味子、龙骨、牡蛎、远志、茯苓等，可用于肾虚、滑精、遗精、妇女带下等症。本品有生发的作用。

年老、久病、产后失血等，由于津血不足而致肠道津液缺乏，肠管传导涩滞，大便秘结不通者，可用本品配当归、肉苁蓉、黑芝麻、火麻仁等，养血润肠以通便。据近代研究，本品能促进肠管蠕动，适于治虚性便秘。

肝肾虚亏，精血不足，身体衰弱，须发得不到充足的营养而致须发枯白者，可用本品配合补骨脂、当归、地黄、枸杞子、女贞子、菟丝子、黑芝麻、旱莲草等，作为丸剂服用。

气血流行滞碍则可发生瘰疬、痈肿等，生何首乌可调和气血、解毒消肿，常配合蒲公英、地丁、连翘、玄参、生牡蛎、夏枯草等同用。

疟疾邪入阴分，久久不愈者，可用何首乌配人参或党参（何人饮）同用，或用何首乌25~30g，甘草3g，水煎服。我曾运用这一经验，结合小柴胡汤和白虎汤，随症加减，治愈过几例查不出原因的定时寒热病，仅供参考。

熟地黄滋补肝肾、添精益髓之力较何首乌为优，但滋腻太甚，容易腻膈害胃。何首乌则不寒不燥，不腻膈、不害胃，又有养血祛风之功，是熟地黄所不及。急需滋补时，用熟地黄为宜，长服慢补时，用何首乌为好。二药也可合用。

黄精也补而不腻，但偏于补中益气、润养肺胃阴津。何首乌偏于滋补肝肾，养血益精。

何首乌的藤，名首乌藤又名夜交藤，水煎内服，能治失眠，祛风湿，舒经络，除痹痛。煎水外洗，有解毒、和血、祛风的作用，可用于风疮、疥癣作痒。

生何首乌适用于消瘰疬，解疮毒，通便结；制何首乌适用于补肝肾，强筋骨，养血，固精。

据李时珍《本草纲目》记载，本品能"止心痛"。故此，我在治疗高血压性心脏病、冠心病、心绞痛等病时，在辨证论治的基础上，有时加用何首乌9~15g，效果尚属不错。因中医说的"心痛"也包括胃脘部疼痛，所以在虚性的胃脘痛，也有时使用。我的习惯用法是生熟各半使用。据近代研究本品有强心作用，尤其对疲劳的心脏，作用更为明显。并且能阻止胆固醇在肝内沉积，减轻动脉粥样硬化。我曾在治疗冠心病的丸药中，加入本品，让患者久服。仅供同志们参考。

用量一般为 9~15g，重症需要时也可用到 20~30g。

我治疗脱发（肝肾血虚证）时，常使用本品配合桑椹、女贞子、旱莲草、熟地、生地（生地的量要多于熟地）等同用，常常取效。体会到何乌首生发之力比乌发更明显。提供大家参考。

十三、山茱萸

山茱萸味酸而苦涩，性微温。功能补肝肾、强身体，是常用的滋补强壮药。兼能涩精、止尿频、敛汗益阴。

肝肾不足而见腰酸腿软、头晕耳鸣、遗精早泄、月经过多、身体虚弱等症者，可配合地黄、山药、丹皮、泽泻、茯苓（六味地黄丸）等同用。遗精明显者，可加锁阳、金樱子、五味子等。月经过多者，可加黄柏炭、艾炭、阿胶珠等。腰痛者，可加续断、杜仲等。

肾虚而小便频数者（腰酸腿软、小便频数无疼痛、尿色正常、尺脉弱、或为老年人），可配合桑螵蛸、益智仁、覆盆子、乌药、地黄、山药、五味子等同用。

本品味酸苦而涩能收敛，有止汗固脱作用。凡正气不足而虚脱汗出不止者（如休克时的冷汗淋漓等），可用本品配合五味子、麦冬、生黄芪、煅龙骨、煅牡蛎等同用。血压急剧降低者，可配合人参、附片等同用。

五味子偏于敛肺经耗散欲绝之气，收肾脏耗散欲失之元阳。山茱萸偏于滋肝肾不足之阴，敛阴阳欲绝之汗。

金樱子、山茱萸皆能固精秘气，但金樱子兼能收肺气、敛大肠，山茱萸兼能缩小便、收阴汗（阴部多汗）。

注意用时要去净核，前人经验认为不去核反能滑精。所以处方上常写"山萸肉"，意思是指用无核的果肉。

用量一般为 3~9g。急救虚脱时可用 20~30g。

肾阳亢奋，下焦有热，小便不利者，均不宜用。

十四、枸杞子

枸杞子味甘性平。有滋补肝肾、益精明目的作用。

肝肾不足而致的腰膝无力、脐腹隐痛、阳痿不举、大便溏泄等症，可用本品配合熟地、山药、山萸肉、肉桂、附片、鹿角胶、菟丝子等同用（如右归丸）。

肝肾不足，精血不能上注于目而致两目昏暗、视物模糊不清等，可以本品配地黄、山药、山萸肉、茯苓、泽泻、菊花等同用（如杞菊地黄丸）。

本品还有生津止渴的作用，可配合天冬、麦冬、山药、玉竹、地黄、知母等，用于消渴病（消渴病包括糖尿病在内）。据近代研究，本品有降血糖的作用。

近些年来我常以枸杞子、五味子二味合用，代替山萸肉，可供参考试用。

枸杞叶苦甘而凉，可清上焦毒热，代茶饮之，可止消渴。枸杞子的根皮，即地骨皮，能清虚热、退骨蒸。

山茱萸、枸杞子皆能滋肝肾，但山茱萸兼能收肝胆之火，枸杞子兼能益肾中之阳。

桑椹滋阴补血，益脑润燥，性凉。枸杞子滋养肝肾，益精明目，性偏温。

用量一般为 3~9g。

有外感发热，消化不良易生腹泻者慎用。

十五、沙参

沙参味甘苦，性微寒。有养阴、润肺、清热的作用。

（1）养阴润肺：前人有"沙参补五脏之阴"的说法，但从临床使用来体会，本品主要是对养肺胃之阴效果最为明显。肺阴不足而生虚热，出现干咳少痰、咽喉干燥、咽痛、痰中带血丝、久咳失音等，可用本品配合生地、知母、麦冬、天冬、川贝母、生甘草等同用。

肺性本燥，易受燥邪所侵，但又恶燥。肺燥则干咳少痰、咽喉干痒、声音嘶嗄（注：即声音嘶哑的症状，见于风热犯肺、津液受损，或见于急慢性咽喉炎症、声带受伤等症）、口鼻干燥、舌尖边红。可用本品配合桑叶、麦冬、玄参、生石膏、知母、生地、百合、麻仁、阿胶等同用。

（2）清热生津：高热病后，阴液耗伤或久病而致胃阴亏损，舌干口燥、食欲不振、咽干口渴、舌苔剥脱等，可用本品配合麦冬、生地、石斛、玉竹、玄参、花粉、生白芍等同用。

本品对阴虚内热、肺痨伤阴等有养阴清热作用。例如肺痨咳嗽、下午潮热、颧红盗汗、五心烦热、干咳少痰、人体消瘦、痰中带血、脉象细数等症，可用本品配合生地、玄参、鳖甲、秦艽、地骨皮、银柴胡、贝母、百部、白及等同用。

南沙参体较轻、质松，性味苦寒，清肺火而益肺阴，兼有风热感冒而肺燥热者，可以使用。北沙参体重质坚，性味甘凉，主用于养阴清肺、生津益胃，有外感证者不宜用。处方上只写沙参，药店即付北沙参，如须用南沙参时，须写上"南"字。

党参甘温，补肺胃之气。沙参甘凉，补肺胃之阴。

人参补阳而生阴，沙参补阴而制阳。

我曾用北沙参少配些生白术，以代替西洋参，有一定效果，请作参考。

用量一般为4.5～12g。

风寒感冒咳嗽及肺寒白痰多者不宜用。

十六、玄参

玄参味苦、咸，寒。主要功能是：滋阴降火，解毒软坚。

阴虚火旺，火热上炎而出现咽喉肿痛、口渴烦热等症者，可用本品配生甘草、桔梗、麦冬、牛蒡子、生地、黄芩、连翘等同用。

温热病热邪入营，邪热伤阴而见口干烦躁，夜寐不安，舌质红绛，甚至高热谵语、斑疹隐隐等症，可与水牛角、生地、黄连、连翘、麦冬、丹皮等同用（如清营汤）。如阴液耗伤而出现大便秘结者，可配麦冬、生地、玉竹、瓜蒌、生大黄等同用。

本品不但能滋阴降火，而且有凉血解毒的作用。如热毒炽盛而致血热发斑、烦躁不宁者，可用本品配合生地、水牛角、生石膏、知母、甘草、赤芍、丹皮等同用（如化斑汤）。

由于痰热郁结而颈部发生瘰疬者（颈淋巴结肿大），可用本品软坚散结，常配合贝母、生牡蛎同用，名曰消瘰丸。或适当加入夏枯草、昆布、海藻等同用。运用这种经验曾结合辨证论治用以治疗颈淋巴结结核（酌加：百部、黄芩、香附、青皮、炙山甲、赤白芍等）、颈淋巴肉芽肿（酌加：连翘、花粉、蒲公英、柴胡、赤芍、皂刺、穿山甲、牛蒡子、吞服小金丹等）以及甲状腺肿大（酌加：黄芩、知母、生赭石、郁金、白芍、炙山甲、橘红、旋覆花、黄药子等）等，都收到一定效果。黄药子不可长服。

生地黄与玄参都能滋阴，但生地黄甘寒补阴，偏于凉血清热，适用于血热之火。玄参咸寒滋阴，偏于滋阴降火，适用于阴虚上浮之火。

苦参苦寒，泻火燥湿。善治外部皮肤湿热疥癣。玄参咸寒，降火养阴。善治内部肾阴不足，骨蒸痨热。

麦冬养阴，偏于润肺。玄参养阴，偏于滋肾。

用量一般6~12g，重病可用至30g。

大便溏泄及痰湿盛者忌用。本品反藜芦。

据近代研究，本品有降血压和降血糖的作用。对绿脓杆菌有较强的抑制作用。

十七、麦冬

麦冬味甘微苦，性微寒。最常用于以下四种情况。

(1) 滋阴润肺：阴虚内热，烧灼肺津，肺阴不足，肺热咳嗽，干咳少痰，烦热口渴，或痰中带血，舌红少津，脉象细数等，可用本品滋阴润肺，清热治咳。常配合桑叶、杏仁、沙参、麻仁、阿胶珠、枇杷叶、天冬等同用。对肺结核、支气管炎、百日咳等病出现阴虚肺热咳嗽者，均可应用。

(2) 养阴清心：心阴虚而心中烦热、心悸、心慌、失眠、舌红、脉细数等，常以本品配黄连、阿胶、贝母、生地、玄参、丹参、珍珠母、远志等同用。

心气心阴两虚，出现气短倦怠，口渴汗出，脉微、弱欲绝而虚脱者，可急配人参、五味子同用（生脉散），以益气养阴敛汗（汗为心之液）而固脱。

(3) 生津益胃：本品有养胃阴、生津液的作用。温热病后，津液耗伤，胃阴不足而口燥咽干、食欲不振、大便数日不行者，可配合玄参、细生地、玉竹、冰糖、瓜蒌、生大黄、火麻仁、枳实等同用（如益胃汤等）。

(4) 润肺利咽：肺热阴伤，咽喉干痛，声哑失音、舌燥口渴者，可与玄参、生地、桔梗、甘草、山豆根、金果榄、知母等同用。

天冬、麦冬皆能滋阴，但天冬甘苦大寒，偏于清热降火，兼能滋肾阴，降肾火。麦冬甘而微寒，偏于润肺宁心，兼能养胃阴、止烦渴。

川贝母、麦冬皆常用于润肺止咳，但川贝母偏于散肺郁而化痰，兼能开心郁而清热。麦冬偏于滋肺阴而清热，兼能养胃阴而止渴。

麦冬用朱砂拌过，名"朱麦冬"或"朱寸冬"，适用于宁心安神。

用量一般为4.5~9g。

腹泄便溏、舌苔白腻、消化不良者，均不宜用。

十八、龟板

龟板味咸微甘，性凉。为滋阴潜阳药，以滋阴为主。例如阴虚而致的骨蒸痨热，盗汗，肺痨咳嗽，咳血等症，可用龟板滋阴养血以清虚热，滋补肝肾以壮根本。常配合熟地、生地、知母、黄柏、猪脊髓、天冬、麦冬、玄参、沙参等同用。

温热病高热经久不退，阴液耗伤而致阴虚液燥，虚风内动，证见手足轻微抽动、舌干无津、下午低热、夜间烦燥、脉细而弦数等，可用龟板配麦冬、白芍、阿胶、钩藤、鳖甲、生牡蛎等滋阴养液、潜阳熄风。常用的方剂如三甲复脉汤，大、小定风珠等（《温病条辨》方）。

肝肾阴虚，肝阳上浮而出现头晕、目眩、耳鸣、烦躁易怒、烘热、偏头痛等症者，可用本品滋阴潜阳而收降肝热。常配合白芍、生地、生牡蛎、生石决明、菊花、黄芩及六味地黄丸等同用。

肝主筋、肾主骨，对肝肾不足所致的筋骨痿弱、腰酸腿软、不能行走、驼背鸡胸、小儿囟门不合等，可用本品补肾强骨、滋肝荣筋。常配合骨碎补、牛膝、山药、山萸肉、补骨脂、胡桃肉、杜仲、续断、地黄等同用。

本品还有滋阴凉血的作用。可用于因阴虚火旺而血热妄行所致的月经过多、崩漏不止、咳血、衄血等症。常配生地、玄参、阿胶、黄芩、白芍、黄柏、白茅根、侧柏炭、棕炭等同用。

本品咸能软坚，并能通任脉、和血络，故有消散癥瘕癖块的作用。对于因血虚气滞、邪气郁于经隧血络而腹中积有癥瘕癖块者，可配合鳖甲、赤芍、生牡蛎、红花、桃仁、山楂核、郁金、柴胡、香附、莪术、三棱等同用。近些年来常以此法治疗肝脾肿大，要以辨证论治为指导。

用龟板熬的胶，名"龟板胶"，性味甘平，滋阴补血的作用比龟板更好，并有止血的作用。但通血脉消癥瘕的力量，则不如龟板。

鹿茸偏于通督脉、补肾阳。龟板偏于通任脉、补肾阴。

玳瑁长于平肝镇惊，功力偏于潜降。龟板长于补阴降火，功力偏于滋收。

鹿角胶补阴中之阳，通督脉之血。龟板胶收孤阳之汗，安欲脱之阴。鹿角胶、龟板胶可以合用，药房有成品（旧名龟鹿二仙胶）。

用量一般为9～25g；必要时可用到30～60g。须打碎、先煎。

舌苔腻、食欲不振者，慎用。龟板以放的日久些为好。

十九、鳖甲

鳖甲味咸、性凉。是常用的滋阴清热药。并有软坚散结的作用，兼能平肝潜阳。

因阴虚内热而见骨蒸痨热，盗汗湿发、潮热颧红、肺痨干咳、痰中带血等症。可用本品滋阴清热，常配合银柴胡、秦艽、青蒿、地骨皮、知母、当归、乌梅、白芍、生地、玄参等同用。

疟疾久久不愈，左胁下出现硬块，名曰"疟母"（脾肿大）。本品咸能软坚，散结消癥。可用本品醋炙研末服，每日二三次，每次3g。也可与柴胡、黄芩、党参、半夏、桃仁、丹皮、射干、生牡蛎、三棱、莪术等同用。张仲景《金匮要略》书中有"鳖甲煎丸"，是治疗疟母的专剂。近些年来用此丸治疗脾大，也有一定的效果。

妇女经闭，气血流通不畅，腹中瘀积结滞而生癥块者，可用本品配合桃仁、红花、当归尾、赤芍、生大黄、三棱、莪术、桂枝、炙山甲等同用，以通经消癥。

龟板偏于入肾滋阴，补益之力大于鳖甲。鳖甲偏于入肝退热，散结之力大于龟板。

牡蛎偏于化痰结、消瘰疬。鳖甲偏于除胁满、散疟母。

用量一般为9~15g。重症也可用到30g。入汤药须"先煎"。

无阴虚内热及消化不良、肠冷便泄者忌用。

二十、鹿茸

鹿茸性温，味甘咸。有补肾阳，强筋骨，益精髓，养血等作用。可用于肾虚腰冷，四肢酸楚，头晕目眩，遗精阳痿等虚损衰弱之证。对小儿元阳不足，发育迟慢，畏寒无力，两腿痿软，难丁行走等症，可在六味地黄丸方中加入鹿茸、南五加皮、淫羊藿、补骨脂、川断等，作为丸剂服用。本品不入汤药，常作为粉剂，装入胶囊中吞服。每次用量0.6~1.5g，1日1~2次，温开水送下，或随汤药冲服。也常常加入丸剂中使用。本品为贵重药，轻病一般不用。

二十一、鹿角

鹿角味咸，性温。也是补肾阳，益精血的药，作用与鹿茸差不多，只是作用较缓弱，可作为鹿茸的代用品。

鹿茸常用为峻补肝肾药，补力大于鹿角，鹿角补肝肾的作用虽稍缓弱，但活血、散瘀、消肿毒的作用却大于鹿茸。例如配杜仲、川断、补骨脂、附片等可用于肾阳虚衰所致的腰痛。配银花、连翘、山甲、红花、赤芍等可用于疮疡肿毒。

鹿角的处方用名为鹿角镑或鹿角片，可入汤药中煎服，也可为末冲服，或放入丸剂中使用。生用偏于助阳活血、散瘀消肿。炙熟或熬胶用则偏于温补肝肾、滋养精血。

用量一般为3~9g，需要时也可用至15g。为末冲服时，1次0.9~

2.0g，1日二三次。鹿角片应先煎。

二十二、鹿角胶

鹿角胶味甘，性温。主要功用为：温补下元，补阴中之阳，通督脉之血，生精血，止血崩。功用与鹿茸大致相似，但补力缓慢，久服方效。多用于崩漏带下、虚性出血及阴疽（没有红肿热痛的肿块）。例如配阿胶、当归炭、蒲黄、乌贼骨等，用于虚寒性的崩漏、带下。配杜仲、肉苁蓉、淫羊藿等，可用于阳痿。配熟地、山萸、山药、茯苓等，可用于小儿发育不良等症。配人参、黄芪、当归、熟地等，可用于温补气血，滋养精血，强壮身体。配麻黄、熟地、白芥子、肉桂等，可用于阴疽（如阳和汤）。

鹿角活血消肿之力大于鹿角胶，鹿角胶滋补止血之力大于鹿角。

龟板胶也为滋补药，但龟板胶偏用于滋阴，鹿角胶补阴之中兼能补阳，二胶合用，阴阳俱补，并能养血。

药店中有全鹿丸、鹿胎膏等出售，皆为峻补之佳品，可补阴阳之虚。但鹿为阳兽，故偏于补阳。阴阳之道，阴得阳助，则源泉不竭，阳得阴助，则生化无穷。又须临证参悟。

用量一般为6~9g，烊化服。

二十三、鹿角霜

鹿角霜为鹿角熬胶后的残渣，温补之力小于鹿角和鹿角胶。可用于脾胃虚寒，食少便溏，大便滑泻等症。也有时作为鹿角或鹿角胶的代用品，但用量需比二药大些。本品药比较平和，故临床常用。

用量一般为6~9g，特殊需要时也可用到20~25g。

二十四、肉苁蓉

肉苁蓉味酸咸，性温。主要用为补肾阳药，兼有润肠通便的作用。

肉苁蓉质地油润，能补肾阳，又无燥性。配熟地、菟丝子、杜仲、山药、巴戟天、淫羊藿等，可用于肾虚所致的腰痛、膝软、阳痿、性机能减退、眩晕耳鸣等症。配当归、川芎、白芍、艾叶、香附、续断等，可用于肾气虚寒，月经衍后，子宫寒冷，久不受孕等症。配熟地、当归、桃仁、火麻仁、黑芝麻等，可用于老年人或妇女产后气血衰弱，津液缺乏而致的大便干秘。本品药力柔和，往往久用才有效。

火麻仁通便由于滋脾润肠。肉苁蓉通便由于滋肾润燥。

用量一般为 6~12g。需要时也可用 15~30g。

据近代研究，本品有降血压作用；也可作为膀胱炎、膀胱出血及肾脏出血的止血药（个人意见：用于止血时最好配合凉血药同用；或仅用于下虚性的出血）。

二十五、巴戟天

巴戟天味辛甘，性微温。主要用为补肾阳药，兼有祛风寒湿痹的作用。

凡由于肾阳虚而致的性机能不好，如阳痿、早泄等，可用本品配熟地、山药、淫羊藿、枸杞子等治疗。由于肝肾虚寒而引起的少腹部冷痛，寒疝，腰骶部酸痛等，可与乌药、吴萸、葫芦巴、补骨脂、小茴香、川续断等同用。本品兼有强筋骨、祛风湿的作用，因风寒湿痹引起的腰膝疼痛或腿部肌肉日渐软弱、消瘦等症，也可用本品配桑寄生、独活、肉桂、附子、牛膝、续断、木瓜、当归、党参等治疗。

淫羊藿补肾阳，偏入肾经气分，并有燥性。巴戟天补肾阳，偏入肾经血分，燥性较小。

肉苁蓉补肾阳兼能润燥通便。巴戟天补肾阳兼能祛风寒湿痹。

用量一般 3~9g。

二十六、淫羊藿

淫羊藿味辛甘，性温。是常用的补肾阳药，兼有强筋骨、祛风湿的作用。

本品峻补肾阳，兴奋性机能而治疗阳痿。常配合熟地、仙茅、肉苁蓉、枸杞子、巴戟天、潼蒺藜、山萸肉、锁阳、阳起石、羊睾丸等同用，作丸剂服。也可用本品浸酒（浓度为10%）饮用。

淫羊藿性味辛温祛风寒，补肝肾而壮筋骨。因风寒湿所致的四肢肌肤酸痛，麻木不仁，或关节疼痛，腿软无力，可配合威灵仙、苍耳子、肉桂、附子、川芎、独活、续断等同用，水煎服；或为细末，温酒送服3g，1日2次。我曾以本品配合熟地、山萸、山药、茯苓、附子、肉桂、巴戟天、肉苁蓉、牛膝、续断、杜仲等，用于治疗脊髓痨、脊髓炎等所致的下肢截瘫，或两腿无力，二便失控等症，有一定效果。供参考。

枸杞子补肾益精，偏用于肾精虚者。淫羊藿补肾助阳，偏用于肾阳虚者。仙茅补肾阳并能助脾胃运化，增进食欲。淫羊藿补肾阳并能祛风湿、强筋骨，治四肢风冷不仁。

用量一般3～9g。特别需要时，也可用到12～15g。性欲亢奋者忌用。据现代研究报导，本品有促进精液分泌的作用。

二十七、补骨脂

补骨脂又名破故纸，味辛苦，性大温。主要功用是补肾阳，固下元，暖脾胃，止泄泻。

凡因肾阳虚而致的阳痿、性功能减退、腰膝冷痛、阴囊湿冷、下腹部虚冷等症，可用本品配胡桃肉、杜仲、阳起石、川续断、附子、熟地等同用。肾主下元，肾阳虚可导致下元不固而出现遗尿、尿频、尿失禁等症，可用本品配桑螵蛸、菟丝子、乌药、益智仁等同用。也可用本品炒脆为末，睡前服。我曾用本品配桑螵蛸、覆盆子、乌药、益智仁、熟地、山萸、炒鸡内金、茯苓、煅龙骨、煅牡蛎、桑寄生等，治疗青少年或成年人顽固性遗尿，取得满意的效果。

脾胃虚寒而致消化不良，慢性腹泄等症，可用本品配肉豆蔻、大枣、生姜（名二神丸）、茯苓、白术等同用。本品既能温肾又能暖脾，故对脾肾两虚而致的"五更泄"（又名鸡鸣泄，即每日清晨拂晓时泻肚）最为适用。常配合吴茱萸、五味子、肉豆蔻（名四神丸）等同用。我常在四神丸方的基础上随证加入炒山药、诃子、茯苓、白术、附子、炮姜等药，用于治疗慢性痢疾、慢性肠炎、肠结核等病的泄泻，有一定效果，供参考。

肉豆蔻与补骨脂均能止泄泻。但肉豆蔻偏于助脾阳、燥脾湿而涩肠止泄。补骨脂偏于补肾暖脾、固下元而止泄。

用量一般 3~9g。尿血、便秘者及孕妇慎用。急性泌尿系感染而致的尿频，不宜用。

二十八、益智仁

益智仁味辛，性温。主要功用为温脾肾，燥脾湿，摄涎唾，缩小便。

脾胃虚寒，腹中冷痛，呕吐腹泻，涎多泛酸等症。可用本品补脾阳燥脾湿，常配白术、黄芪、砂仁、木香、茯苓等同用。

益智仁有摄涎唾的作用。笔者曾治疗一位 26 岁男性病人，主要症状是严重流口水，每夜都把枕头浸湿半边，每日需洗晒枕头，二三年来很痛苦。用益智仁配合苍术、茯苓、诃子、半夏、陈皮等随症加减，服用五六剂，即止住涎水。供参考。

益智仁配乌药为末，用山药糊为丸，名缩泉丸，常用于治疗遗尿、小便频数、夜间尿多等症，每次可服6g，1日2次，温开水送下。如加入桑螵蛸、五味子、山萸肉、补骨脂等同用，则效果更好。配补骨脂、肉豆蔻等，可用于脾肾虚泻。配高良姜、丁香治胃寒呕吐（水多涎多者）。

覆盆子补肾缩小便的作用大于益智仁，益智仁燥脾摄涎唾的作用大于覆盆子。覆盆子涩性大，益智仁燥性大。

用量一般3~9g。一切燥热证及尿色黄赤而且尿道疼痛的尿频数均不应使用。

二十九、仙茅

仙茅味辛性温。有小毒。主用为温肾壮阳药，兼有暖胃的作用。肾阳虚而阳痿、腰膝冷痛，老年遗尿等症，可用本品配熟地、山萸、淫羊藿、枸杞子、五味子、川续断等同用。胃脘部冷气胀痛，或吐酸水，食欲不振等症，可用仙茅配砂仁、吴萸、木香、良姜等同用。

仙茅以补肾阳、助命火为主，故能"壮阳道、长精神"。久服还有增强记忆力的功效。

近年有用本品配仙灵脾（淫羊藿）、巴戟天、黄柏、知母、当归等同用（名二仙汤），治疗高血压表现为肾虚证者，取得了一定效果，可资参考。

用量一般3~9g。

三十、菟丝子

菟丝子味甘辛，性温。主要用为补肝肾药。对于因肝肾不足所致的腰膝疼痛，阳痿遗精，视力减退，小便淋沥等症，皆常使用。例如配五味子、莲子肉、远志、芡实等，用于遗精。配潼蒺藜、淫羊藿、枸杞子、巴戟天等，用于阳痿。配草决明、枸杞子、菊花、车前子、青葙子、熟地、生地等，用于视力减退。

根据本品有补肝肾、益精血、强腰膝、固下元的作用，近年来对功能性子宫出血、习惯性流产、再生障碍性贫血等病，也常在辨证论治的基础上加入本品，进行治疗。

蛇床子补肾，偏助肾阳，并可外用祛湿治阴痒。菟丝子补肾，偏于益精，温而不燥，很少外用。

男性不育症，也可用本品结合在应证汤药中应用，有生精作用。

用量一般 9~12g。

三十一、杜仲

杜仲味甘、微辛，性温。是常用的补肝肾、强筋骨、益腰膝的药物，并有安胎的作用。肾主腰膝，肝主筋，肾主骨。如因肝肾虚弱而致腰痛、膝腿无力者，可用本品补肝肾、强筋骨而益腰膝。常与熟地、续断、牛膝、山药、山萸、补骨脂等同用，腰腿发凉喜暖怕冷的，还可加附片、肉桂、淫羊藿等。

孕妇如因肾虚而致胎动（妊娠二三月腰痛、胎动欲坠、身体下部乏力，或兼见尺脉弱等），可用杜仲补肾安胎，常配合桑寄生、续断、白术、熟地、白芍、苏梗、当归等同用。如因肾虚而胎漏（孕妇子宫出血），常用杜仲炭配合续断炭、当归、白芍、阿胶、艾炭等治疗。

伤科中常把杜仲与续断同用，前人经验认为杜仲能促进筋骨离开的部分结合起来。续断能促使筋骨断折的部分接续起来。二药同用可互相促进其治疗作用。内科也常以这二药同用，可加强补肝肾、强筋骨、壮腰膝的作用。

桑寄生、杜仲皆能治腰痛，但桑寄生祛风湿，益血脉，适用于肾经血虚，风湿乘袭所致的腰痛。杜仲温气，燥湿，适用于肾经气虚，寒湿交侵所致的腰痛。桑寄生与杜仲都有安胎的作用，但桑寄生益肝肾血脉，补筋骨而使胎牢固，杜仲补肝肾之气，肝肾气足而胎自安。二药常同用。

本品性温而燥湿，入肾经气分，用熟地补肾时，佐用一些杜仲，可使熟地补而不滞。

用量一般为3~9g。肾阴不足而有虚热者不宜用。

近代研究证明，杜仲有降血压的作用，炒杜仲的降压作用较大，煎剂比酊剂作用较强。有热证者，可配黄芩同用。

三十二、续断

续断味苦辛，性微温。主要功能是补肝肾，续筋骨，通血脉，利关节，安胎。常用于以下几种情况。

（1）肾虚腰痛：因肾虚而致的腰痛腿软，行走不利等症，常以本品配杜仲、狗脊、牛膝、生地、熟地、制附片等同用。可补肝肾，利关节，壮筋骨而止痛。

（2）跌打损伤：跌打损伤，筋骨折断，外伤肿痛等，常以本品配当归、川芎、乳香、没药、三七、杜仲、牛膝、骨碎补等同用，可消肿止痛，接续筋骨，有促进组织再生之效。

（3）胎动、胎漏：妊娠二三个月，胎动欲堕者，常以本品配桑寄生、杜仲、白术、当归等同用，可固肾安胎。胎漏（又叫胞漏，是妊娠后，阴道时有血样液体排出而腹不痛的症状）也可致胎动不安，常以续断炒炭配合当归、白芍、生地、杜仲炭、阿胶、艾炭等同用，有止血安胎的作用。

杜仲入肾经气分，偏治腰膝酸痛。续断入肾经血分，偏治腰膝关节不利、行起艰难。二药常同用。有补肾强肾作用，古人对本品有"颇利老人"的经验。

狗脊兼入督脉，偏治腰脊部僵痛，兼能祛风湿。续断偏治腰膝腿足疼痛，兼能活血。

近年来常于腰肌劳损、扭伤、肾炎、泌尿系感染等出现腰痛者随证选用。

用量一般 5～10g，特殊需要时，也可用到 25～30g。

三十三、狗脊

狗脊味苦甘，性温。能补肝肾，强腰膝，兼能除风湿。素日肝肾虚弱，气血不足，兼受风寒湿邪所侵而发为腰脊疼痛，腿软乏力等症，可以本品配川牛膝、海风藤、木瓜、续断、秦艽、独活等同用。有补肾强督作用，古人对本品有"颇利老人"的经验。

狗脊为性质平和的补肝肾药，除上述症状外，因肝肾不足而引起的月经过多（配当归炭、白芍、艾炭、生地、黄芩等）、白带（配白术、白敛、苍术、茯苓、白鸡冠花等）、尿频（配菟丝子、五味子、桑螵蛸等）等症，均可随证加减使用。对老年人腰脊酸痛、腿软脚弱等症，更为适用。

近些年来对于脊椎关节炎、脊髓病、脊椎压缩性骨折后遗症等病，我常在补肝肾，通血脉，祛风寒的基础上加用本药 12～25g（例如曾用于治胸椎压缩性骨折而取得满意效果的主方：生熟地、山药、山萸肉、骨碎补、补骨脂、南红花、川断、杜仲、独活、制附片、淫羊藿、金狗脊、牛膝、炙虎骨、肉桂，随证加减)，似有一定帮助，供参考。狗脊毛炒炭有止血作用，主用于外伤止血。狗脊有很多黄毛，敌称金狗脊。

用量一般 6～9g，需要时可用到 12～30g。

结语：以上这些药，包括了补气药、补血药、滋阴药、助阳药以及生津养液药等等，都是临床上最常用的扶正强身药。当然补养强壮药还有很多种，但以上所谈的药品，均是常用而且具有一定代表性的，如果熟悉各药的功能及配伍变化，足够临床处方时所用。关键是要对每味药的应用与变化非常熟练，才能在处方时得心应手，左右逢源。

常用通泻药的功能特点

通泻药指能通大便使泻肚的药物。虽然这些药物都能通泻，但是功能特点和性质以及适应症，却各有不同，医者，必须熟练掌握，了然于胸中，才能很好地灵活运用，获取良效。今结合个人临床体会，谈谈常用通泻药的不同功用和其不同的应用特点，谨供临床参考。

一、大黄

大黄性味苦寒，有泻血分实热，下肠胃积滞，推陈致新的作用，故临床上常用它通便泻火、消痈散肿、清热燥湿、活血通经。但最常用于泻下。

急性热性病人，如五六天或七八天不大便，症见高热不退，下午热重，阵阵汗出，晚间神昏谵语，循衣摸床，腹部胀满、痞硬拒按，舌苔黄厚或黄褐焦黑，脉象重按有力，此为火热积结于肠胃之证。这时可急用生大黄、芒硝、厚朴、枳实、攻下泻火，患者泻下一二次稀便，常可热退症除。《伤寒论》中用此汤，后人称"急下存阴"。

胃火炽盛的人，口舌生疮，口渴咽燥，齿龈肿痛，大便秘结或衄血、吐血者，可取生大黄 3~6g，用开水浸泡 20~30 分钟，取汁饮服，每日 1 次，连用二三日，可通便泻火而使病愈。凡大便干秘，数日不行的实证，需用通便者，都可用此法。但不可过于大泻，大便通后可减量。

258

热痢初起，由于肠胃湿热积滞而里急后重、大便不爽，可用生大黄配黄连、木香、槟榔等，泻除肠胃积滞，其痢可止。此即"通因通用"之法。

大黄还有散肿消痈的作用。凡痈肿热痛不消，可用大黄内泻毒热、推荡壅滞而使痈消肿散。这时常与赤芍、归尾、银花、连翘、丹皮等配合应用。例如：大黄配白芷为丸内服，可治头背部的痈毒；配丹皮、桃仁、芒硝、冬瓜子、赤芍等，可治肠痈（阑尾炎）。近些年来，用大黄牡丹皮汤加减，治疗急性阑尾炎已收到良好效果。

大黄还可用以清热除湿。例如治疗黄疸（阳黄）时，除用茵陈、栀子、车前子、黄柏等药外，再适当配入大黄，则可加速清热除湿和退黄疸的效果；再如用大黄粉外撒，可治疗黄水疮、湿疹等。

女子由于内有瘀血而导致月经闭止不来，肌肤干燥失荣，瘦弱少食，小腹满，目珠青暗，盗汗等症（俗称干血痨），可用大黄䗪虫丸治疗，每服1丸，1日2次〔大黄䗪虫丸是前人的经验方，市上有成药出售，以大黄、黄芩、甘草、桃仁、杏仁、赤芍、生地、干漆、虻虫、水蛭、蛴螬（金龟子的幼虫）、䗪虫（即地鳖）组成〕。大黄能入血分，其性沉降下行，故妇女因血瘀而月经闭止不行者，可在调经药中加入大黄以活血通经。

另外，大黄配甘草还有止吐的作用。我曾用生大黄配生甘草（大黄甘草汤），结合生赭石、旋覆花、半夏、党参、槟榔等，治疗神经性呕吐，取得了满意的效果，仅供参考。

黑白丑泻下，有小毒，主要是攻逐腹部积水。大黄泻下，主要是推荡肠胃积滞、热结。

巴豆、大黄均为峻泻药。但巴豆性热、大黄性寒。

大黄生用则泻下的力量猛烈（所以攻下的方剂中，常用生大黄，且往往注明"后下"）；酒炒（或酒浸、酒洗）则能达身体上部而驱热下

用药经验撷要

行，酒洗并能助其泻力（目赤、牙痛、口疮、胸中焚热者适用）；蒸熟则泻力和缓，适用于老年人及体弱者；炒炭可用于大肠有积滞的大便下血，有止血作用。

大黄合芒硝同用，可使泻下之力增强而且快速；配黄芩、栀子泻肺火；配黄连泻心火；配龙胆草泻肝火；配生石膏泻胃火。

用量一般为 1.5~9g；但个别病例，有时也可用到 12~15g。

元气不足，胃虚血弱，病在气分及阴虚便燥者，均不宜用。

遇有怵（chù，音触，恐惧之意）服汤药、每喝汤药即吐者，把汤药煎好后，可先用大黄 1g、甘草 1g，煎水 1 小杯，慢慢喝下，服后约过 15~20 分钟如不吐，再服原来的汤药即可不吐，已试多人，有效，附此供参考。

二、芒硝

芒硝苦咸性寒，为盐类泻下剂。主用于治疗热邪炽盛所致的大便秘结，常和大黄同用。本品使肠中水分增多、软坚润燥，大黄推荡积滞，二药合用，泻力可以增强，攻下的效果可以加速。

本品除泻下外，尚有软坚破血的作用。可配合当归、红花、桃仁、川芎等，治疗妇女血瘀经闭；配苍术、白术、三棱、莪术、牡蛎、郁金、丹参、山楂核等，治疗腹中癥瘕积块。

芒硝煎水可作为外洗剂，用于治疗目赤、痔疮等。配硼砂、冰片等研为细粉，可外用治疗口舌生疮；或吹喉用，治疗咽喉肿痛。

芒硝与莱菔同煎，过滤，冷却后析出结晶，经过风化而成为白色粉末，叫做"元明粉"。元明粉的泻下作用比芒硝较缓和，治疗作用大致相同。多用于热较轻体较弱者。

用量：芒硝一般 1 次为 3~6g；元明粉 1 次量为 3~9g，均可用汤药冲服。

无热邪结滞及年老体衰者忌用。

三、番泻叶

番泻叶味甘苦，性寒凉，是一种使用方便的泻下药。治疗火热内结的便秘，可取本品5~7g，用开水浸泡约半小时，取汁分2次饮服，隔4~5小时服1次（服第1次如即泻下，第2次即可停服）。习惯性便秘者，可于每日睡前（或早晨）服1次即可。

本品小量使用可清除胃热而开胃进食，适量应用可泻下通便，过量服用会引起恶心，甚或呕吐。通便泻下一般用3~7g，或用水泡服或入汤药煎服。

番泻叶的泻下作用，可通过乳汁使哺乳的小儿泻肚；本品还有使身体下部充血的作用。故授乳妇忌用；妇女月经期、孕妇及有痔疮者都不适用。

四、芦荟

芦荟味苦性寒，有泻下作用，并能凉肝明目，消疳积，清热杀虫。

芦荟能入肝经血分，有通月经的作用，可配合当归、川芎、熟地、茜草、红花等，治疗妇女经闭。并能凉肝明目，配草决明、青葙子、生地、白芍、夜明砂、石斛等，可治血热目昏。

芦荟配合胡黄连、焦三仙、使君子、苍术、白术、鸡内金、茯苓、槟榔、黄芩、党参等为丸剂服用，可治疗小儿疳积、虫积所致的面黄消瘦、肚大青筋，下午低热等症。

前人经验认为芦荟引药入肝的效力最快，近几年曾用芦荟0.3g左右，为末，装胶囊中，随汤药（柴胡、黄芩、半夏、焦三仙、槟榔、白蒺藜、皂刺、红花、草蔻、炒莱菔子等）吞服，治疗慢性肝炎，对恢复肝功能及消除症状均有一定作用。对儿童肝炎，肝功能长时期不恢复者，也可用本品配合胡黄连、柴胡、黄芩、黄连、焦三仙、苍术、槟榔、炒内金、红花、茜草、半夏、枳实等，做为蜜丸服用二三个月，可渐见好转。以上体会，仅供参考。

芦荟作为泻下剂治疗热结肠胃时，每用0.6~1.5g左右即可致泻。也有个别的人，用0.3g即泻，使用时须视具体情况而斟酌。作为通经、凉血、消痔、杀虫剂时，每次约有将近0.2g左右即可。小儿用量更要酌减。因本品味极苦，故常把它研为细粉，装入胶囊中，随汤药吞服。一般不入汤剂煎服。小儿一般多入丸药中使用。

芦荟有破血作用，孕妇忌用。

五、巴豆

巴豆辛热有毒，泻寒积、逐痰癖，为峻泻猛剂。用于肠胃中有寒痰积聚、食积胀满、腹中有痞癖癥结等，须用泻法从大便消除者。

内服时，多用巴豆霜（巴豆经过制作而去油者）加入丸、散剂中应用。每次约有数厘（约0.06~0.25g）即可，不可多服。如服巴豆霜后泻肚不止，赶紧服冷稀粥或饮冷开水可得缓解。注意此时不要喝热粥或热水，越喝热的越助泻力。

巴豆除泻下作用外，还有消除腹中癥结积块的作用。笔者曾用巴豆霜1.5~2.5g，加入黄连24g、厚朴18g、吴萸9g、泽泻9g、白术9g、枳实12g、黄芩9g、茵陈9g、干姜4.5g、砂仁6g、党参9g、茯苓9g、川乌9g、川椒9g、桃仁9g、红花9g、香附12g、三棱9g、莪术9g、皂角刺3g、生牡蛎12g、炙山甲6g、昆布12g、乌贼骨6g、山楂核9g、桂枝9g的细末中研匀，炼蜜为丸，每丸重3g，日服2次，每次半丸至2丸（以大便微泄为度），温开水送下，治疗早期肝硬化的肝脾肿大，从几个病例来看，对肝大有一定的效果。有的服1剂即可见消，有的须服三四剂才见消。巴豆霜的量及其他药物均可随症增减。因治疗例数太少，仅供参考。

巴豆霜是用量很小即可致泻的泻下药，并有消痞化积的作用，所以小儿科的丸散中常用之。例如市售的"保赤散"、"铁娃散"中，都含有巴豆霜。

巴豆（去壳）配胡桃仁、大风子、水银等，捣如泥膏状，外擦，可治疥疮。注意巴豆有毒，摸过巴豆的手，不可揉眼，误揉之，可使眼睑肿胀。

六、火麻仁

火麻仁性味甘平，含有脂肪油，为滋润滑肠的通便药。适用于老年人、热性病后、产后等由于津液不足所致的大便燥结。常与郁李仁、桃仁、瓜蒌仁、熟大黄、蜂蜜等同用。

黑芝麻、火麻仁均可滋润通便，但黑芝麻偏于滋补肝肾、养血益精而润燥；火麻仁则偏于缓脾生津、增液润肠而通便。

用量一般为 9~15g，燥结重者也可用至 20~25 或 30g。

结语：以上所谈均为通泻药，但关键是要熟悉它们的不同特点，才能很好地利用它们的长处来治好疾病。

五种热性药的功能辨别与配伍应用

附子、肉桂、干姜、吴萸、川椒，均为热性药，但附子助阳走而不守；肉桂助阳守而不走；干姜散寒，温阳通脉能引附子入肾而回阳祛寒；吴萸疏肝暖肾，能引热下行，调经治疝。可见均为热性药，其性味功用又各有不同，况且复方配伍后，又发生多种变化。所以临床用药，必须分辨清楚，选配得当，才能收到起死回生之效。今将五药分述如下。

一、附子

附子味辛甘，性热，有毒。因四川产的效力最好，故又名"川附子"。有回阳救逆，逐寒燥湿，温助肾阳的作用。其性走而不守，能内达、能外彻，能升能降，凡凝寒痼冷（"痼冷"指寒气久伏于身体某一经络、脏腑，形成局部的寒证，经久不愈。多见于脾胃虚弱，内有寒饮或寒湿久痹的患者），痹结于脏腑、筋骨、经络、血脉者，皆能开、通、温、散；凡阳气将脱，四肢厥逆冰冷，凉汗淋漓或绝汗如油者，皆可回阳救逆、立挽危亡。

（1）回阳救逆：由心肾阳虚欲绝或大吐、大下、大汗后导致的阳虚欲脱而出现脉微欲绝、四肢厥逆、手足冰冷等虚寒险证，可急用附子（9～15g）回阳逐寒，鼓舞身体阳气，增强机体生命活动力。常配合干姜（9g）、炙草（6g）（名四逆汤）或人参（9～15g，甚至30g）（名参附汤）等同用以回阳救逆。一般因内寒所致者用四逆汤；因气血两虚所致者用参附汤；兼有大汗淋漓者，可再加麦冬、五味子各9g。我常用此药抢救各种休克，一般都配合人参、麦冬、五味子等同用，效果比较理想，请参考试用，如不能内服时，可用鼻饲法给药。参看"人参"、"干姜"二药，治休克时要注意"辨证"。

（2）逐寒燥湿：因风寒湿三邪侵入身体而致气血凝滞、闭塞而出现关节、肌肉疼痛，筋骨麻木、沉重，膝肘屈伸不利，阴天下雨则疼痛加重等症，可用附子逐寒燥湿。常配合羌活、独活、威灵仙、桑寄生、秦艽、赤芍、炙山甲、松节、苍术、当归等同用。脾受寒侵而见腹痛、腹泻，大便清稀，手足发凉，腹部不暖等症，可用附子逐寒燥湿。常与干姜、白术、党参、茯苓、炙甘草等同用。

（3）温助肾阳：肾阳虚衰可表现为生殖功能低下，男子则阳痿，女子则宫寒不孕。本品能补肾助阳，增强生殖功能。常配合鹿角胶、熟地、肉桂、菟丝子、枸杞子、当归、巴戟天、生艾叶、阳起石、茯苓等同用。中医学认为肾阳是人体的"元阳"（一切生命活动的原动力），故温助肾阳也寓有补元阳的作用。可用于肾阳虚衰所致的腰膝冷痛，阳痿精寒，脐腹疼痛，夜间多尿，足冷膝软，饮食少思，五更泄泻，神疲怕冷，右尺脉弱等症。用于补肾阳时，常配合熟地、山萸、山药、肉桂等同用。例如八味地黄丸（熟地、山药、山萸、丹皮、茯苓、泽泻、附子、肉桂）、右归饮（熟地、山萸、山药、枸杞、杜仲、附子、肉桂、甘草）等。

据近代研究报道，附子有强心作用。

肉桂助肾阳，暖下焦，能引上浮之火下归于肾（引火归元）。附子回阳气，通行十二经，能追复散失欲绝的元阳（肾阳）。

白附子是另一品种，白色、形似附子（体较小），故名白附子。性偏上行，能祛风燥痰，偏用于头面风痰之疾，如吊线风（颜面神经麻痹口眼歪斜）等。川附子回阳逐寒，并能助肾阳。白附子无助肾阳的作用。

附子因加工方法不同，可分炮附子、淡附片、黑（乌）附片、白附片等名目。治疗作用大致相同。若细分起来，炮附子（亦称黑附片）最常用，药力足、效果快；淡附片（亦称白附片）药力较和缓。

另有川乌，与附子是同一植物，性味功用均相近，现在药房中已有的不分开。前人经验认为温肾助阳用附子，通痹祛风用川乌。参看"乌头"项。

附子配人参、山萸，治汗脱亡阳；配熟地、当归，能助生血之力；配肉桂，能补助肾阳；配桂枝、白芍、黄芪皮，治阳虚自汗。

用量一般 1.5~9g。

凡非虚寒证、寒湿证者忌用；热厥入咽即毙；孕妇忌服。

一般不可与半夏、瓜蒌、贝母、白及、白蔹同用。

二、肉桂

肉桂味辛、甘，性热。有温补肾阳、温中逐寒、宣导血脉的作用。其性浑厚凝降，守而不走，偏暖下焦，能助肾中阳气（旧称"命门之火"），并能纳气归肾、引火归元。常用于：

（1）温补肾阳：肾阳不足则可发生男子阳痿、精冷，妇女久不生育等症。男子常配鹿茸、熟地、菟丝子、枸杞子、潼蒺藜、山萸、附子、肉苁蓉、巴戟天、山药、茯苓、泽泻等同用。女子常配合当归、熟地、白芍、川芎、香附、生艾叶、附子、紫石英、吴萸、乌药等同用。肾阳虚也可导致小便不利，甚至发生水肿等，可用本品配合熟地、山药、牛膝、山萸、茯苓、丹皮、泽泻、附子、车前子（济生肾气丸）等同用。参看"附子""温助肾阳"的内容。

（2）温中逐寒：因受寒冷之气而导致的心腹疼痛、腹胀、少腹冷痛、寒疝、痛经等，可用本品配合高良姜、香附、吴萸、小茴香、乌药、丁香、沉香等同用。脾肾阳虚影响到中焦运化失调而产生虚寒性泻泄，大便清稀，甚至完谷不化等症。可以本品配合党参、白术、茯苓、炙甘草、干姜、附子、补骨脂、肉豆蔻、诃子、五味子等同用。笔者常以本品配附子、党参、白术、茯苓、木香、补骨脂、吴茱萸、肉豆蔻、五味子、诃子、炒山药、灶心土（煎汤代水，用此汤煎药）等，随证加减，用于治疗慢性痢疾，慢性肠炎等病，表现为虚寒泄泻者，可取得一定效果，供参考试用。

据近代研究，本品所含之挥发油，有缓和的刺激作用，能增强消化机能，排除消化道积气，缓和胃肠痉挛性疼痛。

（3）宣导血脉：血在脉中流行，寒则凝涩，温则流通。如气血虚弱，寒邪阻滞，气血流行不畅而生阴疽，或手指、足趾发凉疼痛，或指节黑烂，甚则趾（指）节腐烂脱落（脱骨疽，近代称闭塞性脉管炎）。可用肉桂温通血脉，常配熟地、麻黄（同捣）、白芥子、鹿角胶、附片、红花、干姜、细辛、桂枝尖等同用。如气血虚弱的人，痈疽溃烂后久不收口，也可以本品配合党参、黄芪、白术、茯苓、当归、白芍、川芎、熟地、炙甘草（十全大补汤）等同用。据近代研究，本品有中枢性和末梢性扩张血管作用，能增强血液循环。

（4）引火归元：肾阳虚衰（旧称命门真火不足）而致虚阳上越，出现面赤、虚喘、汗出如油、足膝寒冷、脉虚无根、尺脉微弱等症，此为真寒假热的戴阳证，须速用好肉桂引火归元，纳气归肾，常配合熟地、山萸、五味子、人参、附子、煅龙骨、煅牡蛎等同用。如肾火上浮而出现上热（口干、喉痛、牙痛，不红不肿，夜间加重，痛连齿颊）、下寒（腰痛，腿足发凉，便溏，尺脉弱）之证，也可用本品引火归元，常配合玄参、川断、牛膝、熟地、知母、细辛、桑寄生等同用（这时肉桂用0.9~2.5g即可）。

附子的作用迅速急烈，能回阴寒证中几欲散失的阳气（回阳救逆），故前人称它能"救阴中之阳"。肉桂的作用和缓浑厚，能补下焦肾中不足的真火（温补肾阳），更能引火归元，以熄无根之火，故前人称它能"救阳中之阳"。救急药中多用附子，补益药中多用肉桂。紫肉桂全称是紫油肉桂。

干姜温中逐寒，偏入脾经气分，回阳通脉，兼通心阳。肉桂温中逐寒，偏入肾经血分，抑肝扶脾，兼交心肾。

质量好药力足的肉桂称"紫油桂"；刮去外面粗皮及里面薄皮的称"桂心"，性不太燥，适用于助心阳、交心肾；幼桂树皮，称"官桂"，力弱性燥，适用于温中燥湿。一般通称肉桂。紫肉桂全称是紫油肉桂。

笔者常以六味地黄汤（熟地60g或生熟地各30g、山药60g、山萸9g、茯苓9g、丹皮9g、泽泻6g）中加肉桂（最好是紫油桂）0.9～2g，煎水一至二暖瓶，晾温，代茶饮，用于治糖尿病口渴引饮者，渴则饮此水，症情逐渐减轻，饮水日渐减少，煎药汁也逐渐减少，减至与正常人差不多时，则改为汤药服用，每日1剂，常收良效，谨供参考（有时再加五味子6～9g）。

用量一般0.6～4.5g；特殊重症可用9～15g。

阴虚火旺，热病伤津者忌用，孕妇禁用。不宜与石脂同用。

三、干姜

干姜味辛，性热。主要功能为温中散寒，回阳通脉。能引血分药入血中气分而生血，引附子入肾而祛寒回阳。并能温助心肺的阳气。常用于以下几种情况。

（1）腹痛、腹泻：由于脾胃虚寒，寒邪影响脾胃运化功能而致脘腹冷痛，喜热喜按，或吐或泻，吐泻物清稀等症，可用干姜温中散寒。常与党参、白术、炙甘草、藿香、吴萸、茯苓、陈皮等同用。若胸腹俱冷痛、大寒、呕吐不能食，腹中寒气上冲，上下疼痛者，可配川椒、人参（党参）、饴糖同用（《金匮要略》大建中汤）。

（2）亡阳虚脱：体弱阳虚者抵抗力弱，如遇寒邪太盛，内侵脏腑，而出现脉微欲绝、四肢逆冷、凉汗湿衣、大便清稀完谷不化；或用发散药过多致大汗淋漓出汗太多而出现四肢厥冷，体温低下等，此为寒邪伤阳、或大汗亡阳而造成阳气欲脱的证候。可急用干姜回阳通脉，常配附子、甘草同用（《伤寒论》四逆汤），虚人、老人还可再加党参（或人参）、冷汗不止者，还可加麦冬、五味子、山萸肉等等。

（3）寒痰咳喘：由于阳气虚，水湿不化，聚而为饮，水饮寒痰，上犯于肺可致咳嗽，吐白色稀水泡沫状痰，气喘，畏冷，头眩，不欲饮水，冬季易发等症，可以本品配细辛、五味子，名"姜辛味"法，有温肺、开肺、合肺的作用，常加入应证汤药中使用，例如小青龙汤（麻黄、桂枝、白芍、甘草、半夏、干姜、细辛、五味子）等。

薤白辛苦温滑，入心经，通气滞，助胸阳而治胸痹（心、胸及背疼痛）。干姜辛温入脾经，兼入心肺，助阳而补心气。

炮姜炭偏用于温经止血，偏治小腹、脾肾之寒。干姜偏用于治胃脘、脐腹、心肺之寒。

用量一般 0.9～6g。炮姜炭用 0.6～3g。

精血不足、内有热邪者，不宜用。

四、吴茱萸

吴茱萸味辛苦，性热。有温胃散寒、疏肝燥脾、暖肾治疝的作用。常用于治疗：

（1）胃痛吐酸：胃寒疼痛，吞酸，呕吐，胸满等症，可用吴茱萸温胃散寒、降逆止呕。常配合生姜、半夏、高良姜、藿香、砂仁等同用。如肝气郁而化热，肝热犯胃而吐酸、胃痛者，因本品有疏肝作用，可配黄连（黄连用量要大于吴萸五倍）同用（名左金丸）。

（2）脾肾虚泄：脾肾虚寒引起的泄泻，主要表现为天将黎明时，腹中响鸣、疼痛，立即上厕泻肚，或伴有腰痠腿冷、腹部喜暖等。本品辛温入肾，能散下腹部寒气，常配合补骨脂、五味子、肉豆蔻（四神丸方）等同用。以这四味药为主，再适当配合一些应症药物即可，确有效果。我常用四神丸方加炒白术、茯苓、党参、木香、土炒白芍、槟榔、炒黄柏、灶心土（煎汤代水）等，随证加减，用于慢性肠炎，肠功能紊乱等病，确能取得一定疗效，仅供参考。

（3）疝痛：因肝肾寒气而致的疝气疼痛、睾丸坠痛等，可以本品配乌药、青皮、川楝子、橘核、小茴香、肉桂、荔枝核等同用。

（4）痛经：子宫寒冷而致月经衍期，血少而黑，经行腹痛，可以本品配川芎、当归、红花、桃仁、香附、小茴香、牛膝、熟地、肉桂等同用。据近代研究，本品有收缩子宫的作用。

半夏止胃气不和、中焦有湿的呕吐。吴茱萸止脾胃虚寒、厥气上逆的呕吐。吴茱萸还有能治厥阴头痛（头顶痛、呕吐涎沫）的特点。

川椒偏治肾火衰微、肾经冷气上逆。吴茱萸偏治浊阴不降、肝经厥气上逆，并能引热下行（可用于虚火上炎的口舌生疮）。

山茱萸滋厥阴（肝经）的阴液，温肝补肾而收虚汗，止遗精。吴茱萸开厥阴的气郁，温肝暖脾而下逆气，止寒呕。

用量一般0.9~6g；特殊重症可用9g。

凡燥热之证皆忌用。

五、川椒

川椒味辛，性热。有温中祛寒，下气，杀虫等作用。

因寒所致的胃痛、腹痛、腹中冷气攻胀等症。可配干姜、党参（人参）、饴糖（大建中汤）、高良姜、香附等同用。据动物实验报导，本品所含的挥发油，小量对离体肠管呈持续性的蠕动增强，大量则使之抑制。川椒配荜拨、附片、羌活、独活、草乌等，泡酒外涂，可用于关节疼痛。

由于蛔虫引起的脘腹疼痛、呕吐等，常以本品配乌梅、黄连、黄柏、细辛、桂枝、附子、干姜、当归（《伤寒论》乌梅丸）等同用。

本品煎汤外洗，可用于皮肤湿疹、四肢风湿疼痛等。

附："川椒目"，椒目味辛苦，性寒。入肾行水，能利小便、消水肿、除水饮。常配合茯苓皮、大腹皮、槟榔、赤小豆、泽泻、木通等同用。

笔者曾用"椒目瓜蒌汤"（《医醇賸义》）随证加减，治疗渗出性胸膜炎、胸腔积液数例，都取得了良好效果。我常用的处方如下：川椒目 9g、全瓜蒌 30g、桑白皮 12g、葶苈子 9g、泽泻 12g、猪苓 15g、茯苓 15g、车前子 12g（布包）、杏仁 9g、白蒺藜 9g、枳壳 9g、冬瓜皮 30 皮、桂枝 4.5g，随证加减。供参考试用。

用量一般为 1.5~4.5g。川椒目的用量可稍大些。

阴虚火旺者忌用。

谈常用的寒凉清热药

一、石膏

石膏味辛甘，性寒。本品生用为清肺胃火热药，能清火、止渴、除烦、退热；煅用名熟石膏或煅石膏，清热作用大减，有收敛作用，外科常用在敛疮、祛湿、止痒，或作为石膏绷带用。内科常用在以下几种情况。

（1）伤寒阳明经证：外感风寒，传变化热，出现高热炙手，全身出大汗而高热不退，口大渴、思冷饮，烦躁，甚或神昏狂乱，脉象洪大而数。生石膏能清解阳明经火热，可以本品为主药，配合知母、甘草、粳米、花粉、芦根等同用（如白虎汤）。如发高热、大汗、口渴已数日，见舌燥乏津、脉象虚大者，可加党参或人参。

（2）时行热疫：流行性热性传染病表现为恶寒发热，头痛目痛，颇似伤寒（但本证头痛如劈，两目昏痛，与伤寒不同），高热狂躁，烦心，口干，狂妄少眠，甚则吐血、衄血、发斑，舌红生刺，口唇焦裂，或大汗口渴，或有小汗，脉象或沉或浮但均有数象，此为气血毒热俱盛。可用生石膏配生地、犀角（水牛角代）、黄连、栀子、黄芩、知母、赤芍、玄参、连翘、丹皮、竹叶、大青叶等同用（如《疫疹一得》清瘟败毒饮，请参看第一讲关于药物用量大小的变化）。笔者曾用清瘟败毒饮方随证加减，治疗流行性脑脊髓膜炎、流行性乙型脑炎等流行性热性传染病，确有效果。有的单位用此方加减，已制成注射剂应用，使用起来，既方便又快速，请参阅各地报道。此类制剂，多为医院制剂而应用，药店不售。

（3）温病发斑：温病热毒深入血分而高热发斑，或皮下红斑如锦纹，或斑成一片一片，妄狂不宁，舌质绛赤而干晦，或生芒刺，舌苔黄褐少津，脉象细数。可用生石膏配玄参、知母、生甘草、粳米、犀角（水牛角代）（化斑汤）等同用。

（4）胃火牙痛：胃经火热而致牙痛、齿龈红肿、口渴、大便干秘等症。可以生石膏配地骨皮、生地、生大黄、丹皮、升麻、薄荷等同用。兼有伤风者，可加荆芥、防风。

（5）肺热咳喘：肺素有热，外感风寒，皮毛束闭，肺气不宣，邪热内郁，而见咳嗽、气喘、口渴、痰黄、面红、口鼻气热、脉浮数等症。可以生石膏配麻黄、杏仁、甘草（麻杏石甘汤）、荆芥、薄荷、前胡、黄芩等同用。笔者常以麻杏石甘汤加银花、连翘、薄荷、荆芥、芦根、黄芩、桔梗等，用于大叶性肺炎、急性支气管炎表现为肺热咳喘证者。如痰中带血，可去麻黄加白茅根、炒栀子等，谨供参考。

寒水石与生石膏均为清热泻火药，但寒水石清肺胃实火，偏入血分，无解肌达表之力。生石膏清肺胃火热，主入气分，并有解肌达表，使邪外透的效力。

大青叶与生石膏皆常用于时行热疫。但大青叶苦咸大寒，偏用于心胃毒热、狂热烦乱、血热赤斑、热毒赤痢等症。生石膏辛甘而寒，偏用于肺胃疫热炽盛，肌热炙手，头痛如劈，大汗烦渴等症。

用量生石膏一般为9~45g。特殊需要时，可用至90~120g。入汤药须打碎先煎。注意，治疗重病时，不可用量太小。煅石膏以外用为多，内服较少用。血虚发热，胃弱，肺虚，非实热证者，均忌用。

据近代研究报道，用天然石膏煎汁对人工发热之家兔有明显退热作用。但对石膏的药理尚未完全探明。

二、黄连

黄连味苦，性寒。主要有清泻心胃火热、凉肝胆、解热毒的作用。并有燥湿作用。四川产者效力较好，故又名川黄连。

由于心胃火热而致口舌生疮、目赤牙痛、尿赤便秘等症，可以本品配生地、木通、竹叶、黄芩、生大黄等同用。如血分热毒郁积而生疮疡疔肿等症，可以本品配黄芩、栀子、黄柏、赤芍、地丁、银花、连翘等同用。

温病热邪入心而见神昏谵语、烦躁不宁、汗出口渴、身热、舌红等症。可以本品配合天竺黄、郁金、菖蒲、远志、连翘、水牛角、生地、玄参等同用。

心热亢盛而致心烦失眠、口干舌红、尿黄脉数等症。可以本品配栀子、生地、当归、甘草、辰砂、豆豉等同用。

热邪结滞于胃脘而见心下痞满、脘腹热痛等症。可以本品配合厚朴、枳实、半夏、瓜蒌、陈皮、茯苓、生大黄等同用。黄连配枳实为治"心下痞"（胃脘部堵塞感）的常用药。

本品还有清肝明目作用。常用方如黄连羊肝丸（黄连、龙胆草、草决明、石决明、密蒙花、夜明砂、茺蔚子、黄芩、柴胡、木贼草、青皮、黄柏、羊肝、蜂蜜），主治肝经火盛，血虚不荣致两目昏暗，视物不清，羞明怕日，雀目夜盲，胬肉攀睛等症。用黄连煎水，外用洗目，也可治目赤目痛，暴发火眼（包括急性结膜炎等病）等症。

黄连还能燥湿。对湿热积滞而致的痢疾（腹痛、大便频数不爽、带有脓血、里急后重、舌苔黄腻、口干不欲多饮、脉象滑数），常以黄连配木香、白芍、当归、槟榔、黄芩、白头翁、茯苓、厚朴、枳实等同用。

黄连配吴萸可用于肝火旺、肝胃不和而致的胃痛嘈杂，泛吐酸水；配细辛可用于口疮；配肉桂可用于心肾不交；配木香可用于痢疾；配干姜用于腹寒痛下痢；配大蒜用于大便下血。前人这些经验，皆用一寒一热、一阴一阳、互相配伍、互相制约而取得功效，在组织处方时，可资借鉴。

黄柏偏用于清下焦湿热，并能坚肾。黄连偏用于清中焦湿热，并能泻心火。

胡黄连偏用于骨蒸痨热，五心烦热，并用于小儿疳疾惊痫。川黄连偏用于中焦湿热，并用于各种疮疡肿毒。

用量一般 0.9~6g 或 9g。阴虚烦热，脾肾虚泄，气虚作泄等皆忌用。

据近代研究报道，黄连有广泛的抗菌作用，其中对痢疾杆菌作用最强。主要有效成分为小檗碱（即黄连素）。

三、黄芩

黄芩味苦，性寒。是常用的清热燥湿和清热解毒药。能泻中焦实火，燥肠胃湿热，清少阳邪热。兼能凉血安胎。临床主要用于：

（1）泻中焦实火：因胃火上壅而致的咽痛、牙痛、口腔溃疡、扁桃腺肿痛、膈间闷热、大便干结、肺热咳嗽等症。可用本品清热泻火。常与生地、玄参、连翘、黄连、生大黄等同用。兼有外感表证的，可加荆芥，薄荷；咳嗽较重的，可加桔梗、瓜蒌、杏仁、杷叶等。

（2）燥肠胃湿热：对由于肠胃湿热，湿热下注而致的泄泻、痢疾、热淋等，皆可用黄芩清热燥湿。常配合黄柏、茯苓、猪苓、炒扁豆、炒苡米（治湿热泻）、黄连、葛根、木香、槟榔（治湿热痢）、木通、萹蓄、滑石、猪苓、泽泻（治湿热淋）等同用。对中焦湿热郁蒸而致的黄疸（阳黄），也常用本品配合黄柏、栀子、茵陈、猪苓、泽泻、车前子等同用。

（3）清少阳邪热：病邪据于少阳而出现寒热往来、口苦咽干、胸胁苦满、食欲不振、恶心欲呕等症，可以黄芩配合柴胡、半夏、生姜、甘草、党参等同用（如小柴胡汤）。笔者常用小柴胡汤减去党参、甘草、加茵陈、黄柏、栀子、生大黄、车前子、焦三仙、炒槟榔等，用于治疗黄疸型传染性肝炎，对退热、退黄均有良效。去党参、甘草，加炒川楝子、草蔻、炒莱菔子、红花、茜草、白蒺藜、皂刺、焦三仙、槟榔等，随证加减，用于无黄疸型传染性肝炎，也有良好效果。可使肝功能好转，仅供参考。

（4）凉血安胎：妇女妊娠，因胎热不安而出现恶心呕吐、心中烦热、口中吐水、腹部不适、饥不欲食等症。可以黄芩配竹茹、橘皮、生姜、黄连、苏梗、茯苓等同用。

黄芩酒炒偏用于泻肺火，治上焦湿热；黄芩炭可用于各种热性出血；枯芩（又名片芩，中空而黑的）偏于泻肺胃之火，清肌表之热；子芩（又名条芩，里外坚实、黄色微绿的）偏于泻肠胃之火，并常用于清热安胎。

桑皮、地骨皮泻肺经气分之热。黄芩、栀子泻肺经血分之热。

柴胡清热由于"苦以发之"（发散的意思），是散火热之标。黄芩清热由于"寒以胜之"（苦寒直折，以寒胜热的意思），是直折火热之本。同是清热，作用各有不同。二药合用，为治少阳邪热的专剂。

据近代研究报导，黄芩有退热及利尿作用；有降低血压作用；对痢疾杆菌、伤寒杆菌、大肠杆菌、百日咳杆菌及葡萄球菌，溶血性链球菌、肺炎双球菌皆有抗菌作用；对流感病毒有一定抑制作用。

用量一般为 3~9g。脾胃虚寒者禁用。

四、栀子

栀子味苦，性寒。是常用的清热泻火药。能清泻三焦火热，祛湿解毒。常用于以下情况。

（1）各种热性病：凡一切由于火热所致的头痛，目赤，牙痛，咽喉痛，口舌生疮，火毒疔肿，发热烦躁，大便干结，小便黄赤等症，皆可用栀子清热泻火。常与黄连、玄参、黄芩、赤芍、生石膏、生大黄等同用。

（2）血热妄行：由于血热而出现衄血、吐血、咳血、尿血等症，可以本品配合生地、丹皮、侧柏叶、白茅根、生藕节、白及等同用。我曾用栀子炭配生石膏、生地炭、黄芩炭、藕节炭、白及、生赭石、旋覆花、白茅根、玄参、知母、杏仁等，治疗较顽固的咳血，取得较好的效果（一男性患者，患支气管扩张而咳血甚剧，每晚需到某大医院急诊室过夜，咳血时即急由静脉滴注脑垂体后叶素而止血，连续多夜，届时即咳血，经用上述汤药随证加减，服用数剂，未再咳血，即正常上班工作），仅供参考。

（3）黄疸：由于湿热郁蒸而致的黄疸（阳黄），可以本品配合黄柏、茵陈、生大黄、车前子等同用。

（4）湿热淋：湿热下注而发为热淋（小便频数、排尿热痛、尿色黄赤、舌苔黄腻、脉象滑数），可以本品配合黄柏、木通、滑石、萹蓄、车前子、泽泻、猪苓等同用。

生栀子用于泻火；炒栀子、栀子炭（炒炭）用于止血；栀子衣用于清肺及皮表之热；栀子仁用于清内热、去心烦。

黄芩偏用于泻中、上二焦的火热；黄连偏用于泻心、胃的火热，并能燥湿；黄柏偏用于泻下焦膀（胱）、肾的火热；栀子可用于泻上、中、下三焦的火热。

用量一般为 3~9g。

注意栀子有使大便溏泄的作用，大便虚泄、无湿热证者均忌用。

据现代研究，栀子有促进胆汁分泌的利胆作用；对多种细菌有抗菌作用。

五、黄柏

黄柏味苦，性寒。能清热燥湿，坚肾益阴。配黄连、木香、马齿苋、白头翁等，可用于湿热痢；配木香、藿香、茯苓、白术等，可用于湿热泄泻；配木通、生地、竹叶、滑石、萹蓄、猪苓等，可用于湿热淋；配茵陈、栀子、车前子、生大黄等可用于湿热郁蒸而致的黄疸；配槐角、槐花炭、地榆、防风等，可用于痔疮便血；配苍术、牛膝、木瓜、苡仁等，可用于湿热伤筋而出现下肢痿弱，甚或麻木、瘫痪等症。本品能坚肾清热而益阴，故能清热降火，常配合滋阴药用于清阴虚阳亢所致的虚火。例如知柏地黄丸（熟地、山萸、山药、茯苓、丹皮、泽泻、知母、黄柏）和大补阴丸（地黄、龟板、知母、黄柏、猪脊髓）等，都是治疗阴虚火旺所致骨蒸痨热、盗汗、梦遗、口干、经闭、下午颧红等症的有效方剂。

据近代研究报道，本品的抗菌作用与黄连差不多；对阿米巴、利什曼原虫也有抑制作用；有降低血压及血糖的作用。

笔者常用黄柏或黄柏炭（12~15g），随证加入白茅根或茅根炭、大小蓟、川断炭、猪苓、茯苓、木通、生地等，用于治泌尿系感染，尿血等症，有较好效果，请参考试用。

清热燥湿用生黄柏；坚肾、清虚热用盐水炒黄柏；治尿血、便血用

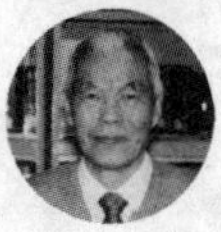

黄柏炭。

用量一般 3~9g；重症也可用 12~18g。无实热者慎用。

六、生地黄

生地黄味甘微苦，性寒。主要有凉血清热和滋阴补肾的作用。

（1）凉血清热：生地黄甘苦而寒，能凉血而清热，并能凉血止血。最常用于温热病，热邪侵入营分（高热、甚或神志恍惚、口反不渴、舌质红或绛、斑疹隐隐欲现、脉象数而略细）或血分（高热、谵语、舌质紫绛少津、斑疹透露、或吐血、衄血、昼静夜躁、脉象细数）时，常与玄参、连翘、栀子、郁金、竹叶心、丹皮、赤芍、生石膏等同用，如清营汤、化斑汤、犀角地黄汤等。据近代研究报导，生地有止血作用，能促进血液凝固。

（2）滋阴补肾：本品能滋阴补肾，可用于阴虚有热而产生的骨蒸痨热、干咳、咽喉燥痛、痰中带血、手足心热、盗汗等症。常与地骨皮、炙鳖甲、丹皮、秦艽、知母、白薇、玄参、天冬等同用。

另外，温热病后期，因热邪伤耗津液而致的口渴、食欲不振、下午烦热、暮热早凉等症，也可用本品与麦冬、玉竹、沙参、梨汁、冰糖、藕汁、生麦芽、炒谷芽、香稻芽等同用，可以养阴生津，清热益胃（如益胃汤等）。

对于阴虚不能胜热，而致消渴（口渴思冷饮，饮不解渴，人渐瘦弱，小便频多，易饿等），常以生地黄与山萸肉、山药、茯苓、丹皮、泽泻、五味子、天花粉等同用。笔者常重用生地黄、熟地黄、山药，配合山萸、茯苓、泽泻、丹皮、五味子、紫肉桂（不可太多，0.9~2.5g即可）等，随证加减，用于治疗糖尿病、尿崩症等，每获良效，请参考试用。据近代研究报道，本品有明显降低血糖作用。

生地黄简称生地，主用于凉血、清热、滋阴、生血；炒炭称生地

278

炭，主用于止血（衄血、便血、尿血、吐血、咳血、崩漏等）；用黄酒蒸制者，名熟地黄，主用于补肾滋阴、养血；地黄从土中挖出洗净即用者名鲜生地，性大寒，主用于温热时疫，血中火毒热炽而狂热谵语等症。另有细生地或小生地，养阴而不腻，适用于温热病后期、阴津不足而食纳不好的情况。生地黄味厚滋腻，用大量或久服时，容易滞腻有碍胃口，此时宜用细生地；或配用一些砂仁，或用姜汁炒用。

配麦冬润肺清火；配天冬滋肾降火，配玄参解毒清热凉血；配犀角（水牛角代）凉血化斑。

用量一般 9~15g；重症可用 30g，或更多些。鲜生地常用 30~60g。

脾胃虚寒、大便溏软者不能用；暑湿盛、胸闷不食者禁用。

七、龙胆草

龙胆草味苦，性寒。有清泻肝胆火热的作用，并能除下焦湿热。

（1）清泻肝胆火热：肝胆二经有实热火邪而致头晕、头胀痛、胁痛、口苦、耳聋、耳肿、口渴、尿黄、尿少、黄疸等症。可用龙胆草配合黄芩、栀子、泽泻、木通、车前子、当归、柴胡、生地、甘草同用。这个药方名"龙胆泻肝汤"，是临床常用的方剂。清泻肝胆湿热有良好效果。治疗传染性肝炎，表现为肝胆湿热证者，在辨证论治的基础上，加用一些龙胆草，对降低转氨酶有时有一定帮助，仅供参考。

（2）清除下焦湿热：龙胆草主入肝经，肝主下焦，对肝经湿热所致的阴部湿痒热痛，阴部湿疹，尿道疼痛，小便频数而尿热，尿少、尿血等症，可以本品配黄柏、泽泻、石韦、萹蓄、木通、苦参、竹叶、茯苓等同用。对湿热下注而致足膝红肿、脚气肿而流水等症，可配牛膝、木瓜、黄柏、苍术、槟榔、防己、忍冬藤、赤芍等同用。

（3）促进食欲：本品用小量（0.6~1g），有刺激胃液分泌，促进食欲，帮助消化的作用。但如用大量，则苦寒害胃，反而会引起恶心呕吐，头昏不欲饮食等症。

（4）清肝明目：肝胆有火热，上犯于目而致目赤肿胀、胬肉高起、羞明多眵等症，可以本品配木贼草、菊花、草决明、荆芥、蔓荆子、黄芩等同用。

用量一般 0.6~6g。

脾胃虚弱大便泄者忌用。

结语　以上这些药物功效显著，临床上最常使用。如果遣用得当，真可起到立竿见影的效果。所以对这些药必须深入了解，熟练地掌握它们的特长和配伍变化规律，才能提高临床医疗效果，为更好地解除人民疾苦做出贡献。

解毒祛火药的功用分析

以下这些药，俗称祛毒火药。

一、金银花

金银花（又名忍冬花）味甘，性寒。是常用的清热解毒药。有以下三大功用。

（1）解表清热：温病初起，邪在卫分，热在上焦，症见身热头痛、口渴、咳嗽咽干、脉浮数等。可用本品清散上焦风热，解表清热。常配合连翘、牛蒡子、荆芥、薄荷、豆豉等同用。

（2）清热解毒：对血分毒热壅滞而生痈肿疮疡，红肿热痛，甚或化脓溃烂，可用本品清血热、解疮毒。常配合连翘、赤芍、归尾、菊花、没药、乳香、天花粉、甘草等同用。凡一切痈疮疥癣、梅毒恶疮等症，皆可以本品随证加减治疗。

（3）清热止痢：对于热毒停滞于中焦而致发热腹痛、大便带脓血、里急后重等症，本品能清热解毒，常与当归、白芍、葛根、黄连、木香、白头翁、赤芍、甘草等同用。据近代研究本品对痢疾杆菌、肠伤寒杆菌、大肠杆菌、百日咳杆菌、葡萄球菌、肺炎双球菌等有抗菌作用。故可用于急性菌痢（表现为热证者）。常与黄连、黄芩、白芍、葛根、木香、马齿苋等同用。

大叶性肺炎初起时，也可用本品配杏仁、连翘、牛蒡子、桔梗、薄荷等同用（参看"解表清热"项）；如病情转化为肺热咳喘症时，可用本品配合麻黄、生石膏、杏仁、生甘草、连翘、黄芩、知母、薄荷等同用。

用量一般为6~12g；特殊重症也可用到30~60g。

虚寒泄泻及疮流清脓无热毒者不宜用。

附：金银藤的性味功能都与金银花相似，在一时找不到金银花时，可用金银藤代替，不过"藤"的作用比"花"的作用稍小些，故用量要比金银花大些，一般15~30g。金银藤并有通经活络、消经络中风热的作用。笔者常用于急性关节炎表现为关节热肿疼痛者，常配合威灵仙、秦艽、羌活、独活、黄柏、赤芍、苍术、防己、木瓜、透骨草、红花等同用。金银花的叶也可入药用，但药力小，只用于轻病。

二、连翘

连翘味苦辛，性寒。是常用的清热解毒药。它的主要作用有三。

（1）清心火：温热病热邪入心而出现高热神昏、谵语、烦躁等症，可用连翘配合玄参、麦冬、竹叶卷心、莲子心、天竺黄、郁金、黄连、犀角（水牛角代）等同用。心经有火，移热于小肠而致小便热痛、淋浊不清、尿频、尿痛等症，常配合生地、木通、猪苓、泽泻、萹蓄、茯苓、滑石等同用。心火上炎而目赤肿痛，咽喉肿痛，口舌生疮等症，可配合银花、赤芍、黄芩、生石膏、生地、玄参等同用。

（2）解疮毒：本品有清热散结、解毒排脓的作用。对于因毒热结聚而致的各种疮毒、痈肿，可以本品配金银花、菊花、赤芍、红花、地丁、公英等同用。因本品常用于治疗各种疮毒痈疖，所以前人经验认为它是"疮家要药。"

（3）散温邪：温热病初起，温热毒邪尚在卫分，热在上焦，症见身热头痛，口渴，微恶寒或不恶寒，微咳，咽喉痛，脉浮数等，可以本品清散上焦心肺热邪，常与银花、桔梗、薄荷、竹叶、荆芥穗、淡豆豉、牛蒡子、芦根、甘草等同用（如银翘散）。如咳嗽较多者，可配合桑叶、菊花、杏仁、薄荷、桔梗、甘草、芦根等同用（如桑菊饮）。

金银花兼能散风热，升散透达的作用大于连翘。连翘兼散血中郁火壅结，消肿散结的作用大于银花。

蒲公英消疗毒的作用大于连翘。连翘清上焦心肺火热的作用大于蒲公英。

前人经验认为带心连翘偏入心经，故温病热入心包时。所用的清宫汤中就专用连翘心。连翘心味苦性寒，主入心经，在清心火的药方中，可用此引经攻邪。

连翘与莲子心同用，可入心经；与金银花同用，清热解毒兼散风热；与赤小豆同用，可清利湿热；与荆芥、薄荷同用，可辛凉解表。

用量一般6~9g；特殊重症，可用15~30g。

大肠有寒，大便溏泄者；阴疽不红不痛者，均不宜用。

据近代研究报导，本品对金黄色葡萄球菌、痢疾杆菌、伤寒杆菌、大肠杆菌、绿脓杆菌、肺炎双球菌有较强的抗菌作用。也有抗真菌的作用。

三、蒲公英

蒲公英味苦，性寒。有清热解毒、消痈散结的作用。外科常用于治乳痈，肠痈，疔疮，疖肿、痈肿不散等症。内科则多用于治疗热痢，瘟毒，腮腺炎、扁桃腺炎等。常与银花、连翘、黄芩、黄连、大青叶、赤芍、玄参、山豆根等同用。

笔者常用蒲公英 15~30g、瓜蒌 30g、白芷 6~9g、连翘 9g、炙穿山甲 6g、赤芍 12g、红花 9g、皂刺 4.5g、夏枯草 9g，治疗急性乳腺炎（已破溃者，去穿山甲、皂刺，加花粉、当归），有良好效果，谨供参考。

据近代研究，本品对金黄色葡萄球菌、大肠杆菌、痢疾杆菌有抑制作用。

地丁凉血解毒的作用大于蒲公英。蒲公英散结消肿的作用大于地丁。二药常合用。

败酱草清热排脓，偏用于治肠痈（包括阑尾炎）。蒲公英清热解毒，偏用于治乳痈（乳腺炎）。

鱼腥草清热解毒味辛入肺，宣散壅结，偏用于治肺痈（肺脓肿）及肺部感染。蒲公英兼能入肝胃二经，消肿散结，偏用于治乳痈及乳房肿块（治肿块可在上述治乳痈方中，加生牡蛎一两、玄参五至八钱、大贝母三钱）。

用量一般 9~25g；病重者可用 30~60g。

鲜蒲公英捣烂外敷，可用于乳痈、疔疮、痈肿等。

凡阴疽、久败疮均忌用。

四、地丁

地丁味苦辛，性寒。有清热解毒、凉血消肿的作用。外科常用于治疗疔毒、痈肿、无名肿毒、恶疮。经常与蒲公英、银花、连翘、菊花、赤芍、归尾等同用。

内科常配合银花、连翘、大青叶、玄参、生地、丹皮、赤芍、黄芩、黄连，等用于瘟毒、疫毒、发斑、狂躁等营血毒热证。也可用于细菌感染而导致的高热烦躁等症。

配银花、天葵、蒲公英、野菊花，名"五味消毒饮"，可用于一切毒疮、痈肿，尤其更常用于治疔毒。也可以此为基础，随证加减。

蒲公英散结消肿的作用较好，长于治乳痈。地丁凉血解毒的作用较好，善于治疔毒。

据近代研究报导，本品有广谱抗菌作用。

用量一般9~15g；病重者可用30~60g。

无热证的阴疮，不宜用。

五、射干

射干味苦、性寒。主要有清热解毒、消痰散结的作用。常用于以下情况。

(1) 咽喉肿痛：由于痰热交结、壅塞咽喉而致的咽喉肿痛、痰不易咯吐、痰声如拽锯、呼吸困难等症。可用本品清肺胃痰热、消肿散结利咽喉。常配合山豆根、桔梗、甘草、玄参、连翘、黄芩、锦灯笼等同用。本品是治喉痹咽痛的要药。

(2) 肺热喘咳、喉中痰声：由于肺热痰结而出现咳嗽气喘，喉中如水鸡声等症。可用本品清肺消痰。常与麻黄、半夏、黄芩、细辛、冬花、紫菀、杏仁、瓜蒌、白果等同用。

(3) 腹中癥结痃癖：腹中积痰瘀血，结成癖块痃痕（包括肝脾肿大等）等症，可用本品散血消痰、开结消积。常配合鳖甲、神曲、莪术、山楂核、炙山甲、生牡蛎、生大黄、枳实、红花、桃仁、当归、赤芍、黄连、白术、槟榔等，做为丸剂服用。古方"鳖甲煎丸"中就有本药。

山豆根泻火清热的作用大于射干，射干消痰散结的作用大于山豆根。

马勃清散肺热而利咽喉，偏用于肺气不得宣畅而致的咳嗽、喉痛、音哑。射干泻胸中实热，消痰散结而利咽喉，偏用于热盛痰结而致的咳嗽、咽肿、喉中水鸡声。

据近代研究报导，射干能消除上呼吸道的炎症渗出物，并有止痛、解热作用。

用量一般2.5～4.5g，重症可用6～9g。用量不可过大。

脾胃虚寒及孕妇忌用。

六、锦灯笼

锦灯笼又名金灯笼，味苦，性寒。有清热解毒、祛火消肿的作用，主要用为清肺热药。

对于肺热咳嗽，痰多黄黏，咽喉肿痛等症，可用本品清散肺热。常配合瓜蒌、黄芩、知母、玄参、桔梗、山豆根等同用。

笔者常以本品配合生地、玄参、荆芥、薄荷、银花、连翘、桔梗、黄芩、山豆根、射干等，用于治疗急性扁桃腺炎。笔者的体会是：扁桃体发红肿大的可用射干；咽喉发红疼痛而扁桃体不甚肿大的可加用山豆根；兼见声音嘎哑的可加用牛蒡子、蝉衣；兼见颈部红肿的可加用马勃、板蓝根；扁桃体化脓腐烂的加用青黛、板蓝根，或用青黛散（方见青黛项下）吹喉；扁桃体肿大不易消退的，除用射干外，并加用僵蚕。锦灯笼于以上各症中均可加入，对热症咽喉肿痛有效。同时也要注意全身情况，随证加减，不可机械死板。

用量一般3～6g；重症也有时用到9g。无火热的喉痛（全身无热象，局部不红不肿）不能用。

七、大青叶

大青叶味苦，性大寒。主要有清热、解毒、凉血的作用。

本品最常用于温病、瘟疫、瘟毒所致的高热神昏、咽喉肿痛、头痛牙痛、口舌生疮、出疹发斑、吐血衄血以及丹毒、痄腮（腮腺炎）、猩红热等。可配合玄参、生地、生石膏、知母、黄芩、银花、连翘、荆芥、薄荷、丹皮、水牛角等同用。例如《证治准绳》大青汤（大青叶、玄参、生石膏、知母、木通、甘草、地骨皮、荆芥穗），可用于热毒发斑等证。我常用大青叶 15g、黄芩 6~9g、板蓝根 9g、玄参 9~12g，随证加减，用于腮腺炎有效。对于温病血分毒热炽盛而发斑、衄血、吐血等症，笔者常用化斑汤（生石膏、知母、玄参、甘草、粳米）加大青叶、生地黄、丹皮、赤芍、炒栀子、大小蓟等同用，可收比较满意的效果，谨供参考。

据近代研究报导，大青叶有抗病毒和杀灭钩端螺旋体的作用。对金黄色、白色葡萄球菌、甲型链球菌、脑膜炎球菌、肺炎双球菌等有抑制作用。

用量一般 6~15g；重症有时用到 30g。

脾胃虚寒者忌用。

八、青黛

青黛味咸苦，性寒。主要作用与大青叶差不多，但凉血作用比大青叶更好，并且有消膈上热痰的作用。本品为爵床科植物马兰、蓼科植物蓼蓝或十字花科植物菘蓝叶干燥色素的加工制品，为青兰色细粉末状，还可以外用。

对于因血热妄行而发生的衄血、吐血、咳血以及温热入血、热毒发斑等症，可以本品配生地、玄参、大青叶、白茅根、生石膏、知母、丹皮炭、栀子炭、藕节炭等同用。用脱脂棉或纱布条沾青黛、血余炭（2:1）塞鼻，可止鼻衄。

对肝火炽盛、热极生风而致的高热抽搐、惊痫神昏等症，可配合胆星、全蝎、天竺黄、郁金、黄连、远志、菖蒲、钩藤等同用。

对肺热咳嗽，痰黏成块，不易咳出者，可用青黛消膈上热痰，常配蛤粉同用（名"黛蛤散"），随汤药冲服，每次0.9~1.5g。

青黛还可以吹喉用，治疗咽部生疮、红肿痛烂。例如青黛散（青黛、牙硝、朱砂各1.8g，黄连、黄柏各9g，雄黄、牛黄、硼砂各0.9g，冰片0.3g，研细末，吹敷咽部）。腮腺炎时腮腺肿大疼痛，可用青黛冷开水调涂，能消肿止痛。

大青叶清心胃毒热，偏用于瘟疫热狂。青黛泻肝经郁火，偏用于惊痫斑热。

用量一般0.9~4.5g，用纱布包煎；如用汤药冲服，每次0.3~0.6g或1g。

中焦虚寒及阴虚潮热者忌用。

九、板蓝根

板蓝根味苦，性寒。主要有清热凉血、解毒利咽的作用。常用于以下几种情况。

（1）大头瘟：风热瘟毒，侵入血分而致头部红肿、发热、咽喉肿痛，甚至神昏谵语，可用本品降心火、清胃热、凉血、解瘟毒。常与黄连、牛蒡子、玄参、连翘、黄芩、柴胡、马勃等配伍同用。

（2）时疫斑疹：时疫（流行性、传染性、季节性热病）传染，瘟毒入血，营血热炽，出现身热、烦躁、口渴、头痛、咽痛、鼻衄、出疹、发斑、舌绛紫暗等症。可用本品配合银花、连翘、薄荷、牛蒡子、玄参、生地、丹皮、生石膏等同用。

（3）咽喉肿痛：风热毒火上犯咽喉而致头痛、发热、口渴、便秘、咽喉红肿热痛、单双乳蛾（单侧或双侧扁桃体肿大）等症，可用本品清热、凉血、解毒。常与黄芩、栀子、生地、玄参、薄荷、牛蒡子、射干、锦灯笼、连翘、银花、生大黄等同用。

大青叶、板蓝根均能清热、凉血、解毒，但大青叶凉血、解毒、化斑的作用胜于板蓝根；板蓝根利咽喉，治大头瘟（温毒的一种，又称"大头风"或"大头伤寒"。是由于感受风温时毒，入侵肺胃而发病，以头面红肿或咽喉肿痛为特征）的作用胜于大青叶。

用量一般4.5～9g或12g。脾胃虚寒者不宜用。

据实验研究及临床报道，板蓝根对伤寒杆菌、溶血性链球菌、大肠杆菌、副伤寒杆菌、痢疾杆菌、金黄色葡萄球菌等有抑制作用；治疗流行性腮腺炎有良好效果（每次用生药粉或压成片，每服8～10g，温开水送服，每4小时1次，连用三四天）；用板蓝根6～9g煎服，每2小时1次，治疗流行性乙型脑炎取得满意效果；对流感及麻疹均有疗效；板蓝根注射液用于无黄疸型肝炎、慢性肝炎也有一定效果。

十、山豆根

山豆根味苦，性寒。主要有泻火、解毒、利咽喉的作用。常用于治疗咽喉红肿疼痛。

对于火热上炎，热毒上侵咽喉而致的咽喉红肿、疼痛、咽下困难等症，可用本品泻火清热、解毒消肿。常配合玄参、麦冬、银花、桔梗、甘草、薄荷、锦灯笼等同用。对于喉风急症（包括严重的急性扁桃体炎），牙关紧闭，水谷不得下者，也可用山豆根15g、桔梗12g、白药子12g，急煎服，有效。

对肺热咳嗽，也可用本品配黄芩、瓜蒌、贝母、知母、桔梗、玄参等同用。

山豆根配射干，治痰热结滞于咽喉而致咽喉肿痛；配板蓝根，消毒热炽盛而致咽喉烂痛，配槐角、槐花，治痔痛出血。

板蓝根偏治瘟毒颐肿，咽喉红烂。山豆根偏治火毒上炎、咽喉红肿。

马勃治喉痛，偏于轻宣肺热，使热邪外透。山豆根治喉痛，偏于泻热解毒，降火消肿。射干治喉痛，长于清热、消痰、散结，偏治痰热结滞，扁桃体红肿。

据近代研究报道，山豆根对治疗癌瘤有效。也有人报告山豆根治疗鼻咽癌效果好，可供参考。

用量一般为3~9g。脾胃虚寒，大便溏泄者，不宜用。

十一、马勃

马勃性味辛平，主要用为清肺热、治喉痛药。

对由于肺经有热而致咽喉肿痛、鼻干咽燥等症，可用马勃配连翘、荆芥、山豆根、射干、黄芩、薄荷、玄参等同用。对咽喉肿痛及颈部、腮部赤肿者，此为瘟毒所致，可用本品配板蓝根、连翘、牛蒡子、薄荷、荆芥、玄参、僵蚕、苦梗等同用。笔者常用此方随证加减，用于治疗流行性腮腺炎有良效。

马勃也可用于肺热所致的咳血、鼻衄等症，常配合黄芩炭、白茅根、生藕节、生侧柏等同用。马勃末外用，可以止外伤出血。

对肺受风热所致的咳嗽、失音等症，可用马勃配荆芥、薄荷、杏仁、牛蒡子、蝉衣、前胡、锦灯笼等同用。

马勃配连翘、薄荷、牛蒡子、芥穗、僵蚕、黄连、黄芩、玄参、板蓝根、苦梗、甘草、升麻、柴胡（此方名普济消毒饮），可用于治疗大头瘟（有的去升麻、柴胡）。

用量一般 1.5~6g；瘟毒及大头瘟等重症，也可用到 15g 或再多些。

十二、蚤休

蚤休又名草河车、金线重楼、七叶一枝花。味苦，性微寒。有小毒。是常用的清热解毒药。常用于以下几种情况。

（1）咽喉肿痛：对肺胃有毒热而致的咽喉肿痛、单蛾（一侧扁桃体红肿）、双蛾（两侧扁桃体红肿）等症，常以本品配合连翘、黄芩、生地、玄参、赤芍、射干、山豆根、薄荷、锦灯笼等同用。

（2）疔毒疮疡：对血有毒热而致的各种毒疮痈肿、疔毒恶疮，常以本品配银花、连翘、赤芍、归尾、红花、天花粉、炙山甲、地丁、蒲公英、野菊花等同用。《本草纲目》中曾记载一首民谚："七叶一枝花，深山是我家，痈疽如遇着，一似手拈拿。"说明本品对痈疡疮毒有良好功效。配夏枯草等也可用于淋巴结核。据近代研究，本品有抗菌作用。也有试用于治癌瘤者。

本品解毒、祛毒的作用大于蒲公英、地丁、银花等品，故凡对毒性大的疾病，常用本品解毒护心（可免毒气内侵的意思）。

用量一般为 6~9g。用量大时，可出现恶心、呕吐等副作用，一般说并无危险。据前人经验认为体内有毒者，容易发生呕吐，但吐后，毒即可内消。可根据具体情况分析。

结语：这些药品，也有的称谓清热解毒药，笔者称它们为解毒祛火药，是把毒与火联系在一起理解的。因为清热邪时，有的用寒凉清热药就可以解决。如治"毒火"，则必须用解毒祛火类药品。当然寒凉清热也与祛火有一定联系，但是"毒火"和"热邪"还是有一定区别，在用药上有一定的不同之处，希能仔细体会它们的异同点。

常用发散风寒药的临床应用

一、麻黄

麻黄的主要功用有四：①发汗散寒。②宣肺平喘。③行水消肿。④散阴疽，消癥结。由于临床上最常用为辛温发汗药，所以一般都归在发散风寒药中。

麻黄除了辛温发汗、解表散寒以外，并有明显的宣肺平喘作用。凡是风寒外侵、毛窍束闭而致肺气不得宣通的外感喘咳，都可用麻黄治疗。即使是表证已解，但仍喘咳的，还可以继续用麻黄治疗，这时可改用炙麻黄。生麻黄发汗解表的效力大，炙麻黄发汗力小而平喘止咳的效果较好。

用麻黄治疗喘咳，最好配上杏仁。麻黄宣通肺气以平喘止咳，杏仁降气化痰以平喘止咳，麻黄性刚烈，杏仁性柔润，二药合用，可以增强平喘止咳的效果，所以临床上有"麻黄以杏仁为臂助"的说法。

喘咳的病人，如出现肺热的证候（痰黄稠、喉燥咽干、口鼻气热、遇热则喘咳加重、苔黄、脉数等），则需加入生石膏，或黄芩、知母等，以清肺热而平喘。常用的方剂如麻杏石甘汤、定喘汤等，可资参考。

麻黄除了解表平喘之外，还可以用它行水消肿。主要用于上半身水肿明显的，或头面四肢水肿或急性水肿兼有表证的治疗。麻黄可以温宣肺气、开发腠理、助上焦水气宣化而达到行水消肿的作用。用麻黄治水肿，可能出现以下情况：①水从汗解而消肿。②小便增多而消肿。③大便水泻而消肿。④身有微汗出而小便明显增多而水肿消退。这与"肺主皮毛，肺布津液下输膀胱、肺与大肠相表里、水肿病其本在肾，其标在肺"等理论有关。近些年来，根据这些经验，用越婢加术汤（麻黄、生石膏、苍术、甘草、生姜、大枣）加减，治疗肾炎病的水肿，也取得了一定的效果。

麻黄配熟地、白芥子、当归等可以散阴疽、消癥结。麻黄温通发散，气味轻清，外可宣透皮毛腠理，内可深入积痰凝血，《神农本草经》有"破癥坚积聚"的记载。《外科全生集》的阳和汤（麻黄、熟地、白芥子、鹿角胶、炮姜炭、肉桂、甘草）就是把麻黄（5分）、熟地（1两）同用，来消散阴疽、痰核、流注结块的最好例子。通过实践摸出了"麻黄得熟地则通络而不发表，熟地得麻黄则补血而不腻膈"的经验。

根据这些经验，笔者曾用麻黄、熟地、白芥子、桂枝、红花、鹿角霜、炙山甲等随证加减，治疗过肢端动脉痉挛病、闭塞性脉管炎等病，确能取得一定的疗效，仅供参考。

麻黄的用量一般是 2～9g 之间。治疗水肿时常比一般用量较大，可由 10g 渐加至 15g，个别的还有时用到 20～25g，这时要配用生石膏 25～45g 左右（生石膏与麻黄之比约为 3:1），以减少麻黄的发汗作用而达到宣肺利尿的作用。

另外，用麻黄发散风寒时（解表），要注意地区性。例如笔者在大西北用麻黄经常是 10g 或 12g，但在北京则用 6～9g，河南则用 6g 左右，到江南则用苏叶荆芥代之。不可不知。

注意：肺虚作喘、外感风热、单臌胀、痈、疖等证，均不可用麻黄。

二、桂枝

桂枝性味辛温，有散寒解表的作用，常配合麻黄治疗无汗的风寒感冒，有助麻黄发汗解表的作用。配合白芍治疗有汗的风寒感冒，有调和营卫、解肌止汗的作用。

桂枝还能温经、祛风寒、活血通络。可配合当归、赤白芍、川芎、红花、桃仁等，治疗月经后错或经闭不潮以及行经腹痛、腹部癥块等证；配合片姜黄、防风治疗因风寒阻络、气血不畅所致的肩臂疼痛；配合赤芍、红花、伸筋草等治疗骨节拘挛难伸、肢体疼痛等；配合羌活、独活、防风、威灵仙、当归、附片等，可治疗风、寒、湿所引起的关节疼痛、四肢疼痛。常用于治疗风湿性关节炎等病。

桂枝还有助心阳和温化水饮的效能。常配茯苓、猪苓、白术、泽泻、苏子、桑皮、炙甘草，治疗水饮凌心的心悸、怔忡、浮肿等；配瓜蒌、薤白、红花、五灵脂，治疗心阳不振而致的胸痹心痛。近些年来，根据这些经验，常用于治疗心功能不全、心绞痛、心肌梗死等病。但要注意辨证论治，不可用于有热证的病例。

桂枝有横通肢节的特点，能引诸药横行至肩、臂、手指，故又为上肢病的引经药。

用量一般为3~9g。特别情况下也可用到15~30g。

注意：阴血虚乏，素有出血，外无寒邪，阳气内盛者，皆不应用桂枝。

三、荆芥

荆芥味辛、性微温，有发汗解表的作用。配防风、苏叶，用于辛温解表；配薄荷、银花、桑叶，用于辛凉解表；配防风、当归、川芎、苏梗，用于产后受风。荆芥与其他辛温解表药不同的是风寒、风热的表证，都可以应用。

荆芥还可以透疹、止痒、治皮肤病。配蝉衣、葛根、薄荷等，可治麻疹不易透出；配赤芍、苍术、黄柏、白鲜皮、苦参等，可治风疹、湿疹、疥、癣等。

荆芥兼能清血分伏热，有理血止血作用。配地榆、槐花炭，可用于治疗便血；配藕节、黑山栀、白茅根，可治衄血；配当归、益母草、棕炭、川断炭，可治月经过多、崩漏、产后失血；配红花，可行恶血等。用于止血时，须炒炭用。

本品茎穗同切生用，称荆芥；只用其穗称生芥穗；炒炭用时，称荆芥炭、芥穗炭。荆芥适用于散全身的风邪；生芥穗适用于散头部的风邪；荆芥炭和芥穗炭适用于止血，并可治疗产后失血过多和血晕症。需选用哪一种，处方时要写清楚。

荆芥能祛血中之风，故为风病、血病、疮病、产后病的常用药。

荆芥善治皮里膜外，及血脉之风邪。防风善治骨肉之风邪。

用量一般是 3~9g。治产后失血而血晕时，可用芥穗炭 30g，单味水煎服。

服用荆芥时，不要食鱼、蟹、河豚、驴肉。

四、防风

防风是最常用的辛温发汗剂。配荆芥、苏叶，治疗感冒风寒的表证。防风祛风解表治全身疼痛的效果比荆芥好，荆芥祛风解表发汗的作用比防风明显，临床上常常是荆芥、防风同用。

防风有祛经络筋骨中风湿的作用，可用于治疗风寒湿痹、周身骨节疼痛、脊痛项强、四肢挛急等症。这时常与羌活、独活、当归、苡米、威灵仙、伸筋草、鸡血藤等配合应用。

防风还有明显的祛风解痉作用，可用于治疗肝风内动、风痰上扰、破伤风等引起的咬牙、吊眼、四肢抽搐、角弓反张等症。这时要与全蝎同用，防风能增强全蝎祛风止痉的作用。还可随证配用钩藤、蜈蚣、僵蚕、白附子等。

防风还能入肝经气分，故可用于肝郁伤脾而致腹痛、腹泻的治疗。常配合白术、白芍等同用，例如痛泻要方（防风、白术、白芍、陈皮），就是治疗这类疾病常用的方剂。

防风还有治疗肠风便血的特殊作用。反复发作，日久不愈的大便下血，前人经验认为是大肠有风邪，可在对症药方中，加入防风，每收良好的效果。常配合地榆炭、槐角炭、炒槐花等同用。

防风与附子同用可减小附子的毒性。防风与黄芪同用，可增强黄芪的作用。

用量一般6~9g。

阴虚火动的头痛不宜用。

五、紫苏

紫苏性味辛温其气芳香，主要用于解表散寒，但兼有芳香理气、和胃止呕的作用。常用它治疗兼有胸闷、呕吐、胃部不适的风寒感冒（即俗话说的"停食着凉"）。常用藿香、荆芥、防风、陈皮、神曲等配合应用，例如藿香正气散。从近些年的临床经验来看，本药常用于急性胃肠炎的治疗。

解表散寒用苏叶，行气宽中用苏梗，和胃止呕用紫苏（梗叶齐用），降气消痰用苏子（要略炒捣碎用）。

苏梗还有理气安胎的作用，常用于妊娠呕吐、妊娠腹胀等的治疗。

紫苏有香气，能芳香辟秽、祛暑化浊，解鱼蟹毒，所以也常用于暑湿秽浊、鱼蟹中毒而致的胸闷、呕吐、腹痛等的治疗。

苏子下气消痰的作用比较明显，善治肺气喘逆、痰嗽等症，但脾胃气虚常有腹泄者忌用。

紫苏配独活、苍术、槟榔，可用于脚气病；配生石膏、白芷，可用于口臭病。配香附、麻黄，可用发汗解表。

常用量是6~9g。用苏叶时，一般要写明"后下"。

六、羌活

羌活的主要功用有三：①辛温解表。②祛风胜湿。③升太阳经和督脉经的阳气。

羌活常用于治疗风寒感冒表证，对身冷无汗，头痛明显的有显效。由于羌活兼有胜湿的作用，所以对夹有湿邪的感冒（恶寒、发热、身体沉重、骨节疼痛、嗜卧、不愿转动翻身）具有特效。

羌活除用为辛温解表药外，"祛风湿"也是它的一大特点，对治疗风湿相搏而致的全身骨节疼痛，颈项疼痛，脊背强痛，脊柱骨节疼痛等，有良好作用。根据这些经验，近些年来多用它治疗风湿性关节炎、风湿热、类风湿性关节炎等，也都取得一定的效果。常与独活、桂枝、赤芍、红花、威灵仙、防风、附子、知母、苡米、松节等同用。

羌活祛风湿与独活不同。羌活偏于祛上半身的风湿，善治脊、项、头、背的疼痛。独活偏于祛下半身风湿，善治腰、腿、足、胫的疼痛。

羌活与桂枝都能祛风散寒，但羌活善于祛散头项脊背部的风寒，而桂枝则善于祛散肩臂手指的风寒。

羌活配片姜黄、桂枝，可治肩、臂、手等部位的风湿疼痛；配荆芥、防风，治风寒感冒、头痛、无汗，尤其对后头部疼痛明显的，效果更好；配苍术，治头痛如裹；配菊花、白蒺藜、蔓荆子，治受风目赤。

羌活又常用为治疗上半身疼痛和后头部疼痛的引经药。

羌活的常用量是3~10g。

本品辛温燥烈，由于血虚而致全身空痛、虚弱乏力者禁用。

七、独活

独活也有辛温发散的作用，可用于治疗风寒感冒所引起头痛、恶寒、发热、身体疼痛、腰腿酸痛等症。但由于独活祛风胜湿的作用较为明显，故临床上，常把它用为祛风湿、治痹痛的药。可与威灵仙、防风、秦艽、豨莶草、松节、透骨草等同用。笔者常用它配合桑寄生、川断、补骨脂、威灵仙、牛膝、泽兰、红花、附片等，治疗风湿性关节炎偏于虚寒性者效果较好，尤其是对腰痛、腿痛，效果更为明显。一般用法是：上半身疼痛明显者用羌活；下半身疼痛明显者用独活；全身疼痛者，羌活、独活同用。独活发散解表的力量不如羌活。近代经动物实验研究，证明有镇痛、抗关节炎的作用。

独活配细辛能治疗少阴头痛（头痛、目眩、痛连齿颊部，或见风即痛）；配牛膝、木瓜、苍术、地龙、五加皮、川续断，可治两脚风湿疼痛、软弱、难于行走。独活配黄柏炭、川断炭、桑寄生，还可用于子宫出血。

一般用量为 6~9g；个别体壮而病重者，可用至 12g；外用为风湿痛、骨节痛的熏洗剂时，可用到 15~30g。外用为熏洗剂时，常与桂枝、透骨草、乌头、当归、红花、防风、生艾叶等配合使用。

血虚头痛，肾虚腰痛，阴津不足等证，均不宜用。

八、白芷

白芷性味辛温，有散风、除湿、通窍、排脓、止痛五大功能。

（1）散风：白芷辛温发散，能治疗风寒感冒，尤其是头痛重的，更为有效。还能治风疹瘙痒，时起时落。

（2）除湿：白芷气味芳香燥烈，燥可胜湿，有除湿作用。可用于寒湿下注所致的白带，常配合苍术、炒苡米、茯苓、樗白皮、白鸡冠花等同用。对脾虚湿盛所致的久泻，也有治疗作用，可与肉豆蔻、诃子、茯苓、芡实等同用。

（3）通窍：白芷辛香走窜，有芳香开窍的作用。常用于通鼻窍，治疗鼻塞不通，鼻流腥臭脓涕（鼻渊）等，常与细辛、苍耳子、辛夷、薄荷等配合应用。临床上常用这些药随证加减治疗各种急、慢性鼻窦炎、鼻炎等，每收良效。

（4）排脓：白芷还有消毒排脓，生肌长肉，去腐生新的效能。可配用丹皮、冬瓜仁、败酱草、红藤、生大黄等，治疗肠痈（包括急性阑尾炎）。配瓜蒌可治乳痈。配赤芍、红花、公英、地丁、野菊花、银花等，治疗痈肿疮疡。例如消疮饮（旧名仙方活命饮，银花、防风、赤芍、贝母、山甲、花粉、甘草、乳香、白芷、没药、皂刺、归尾、陈皮）中，就有白芷，是外科常用的著名方剂。

（5）止痛：白芷善治各种头痛，尤其是对前头痛或眉棱骨处疼痛，有显著效果。除能治头痛外，还可用来治牙痛、胃痛、疮疡痛。但要注意辨证论治随加减药物，配合使用。

白芷与细辛都能止牙痛，但细辛偏治齿髓疼痛，或夜间牙痛，白芷偏治齿龈连面颊部肿痛的牙痛。

近些年来，有的使用白芷治疗溃疡病的胃痛，除白芷的止痛作用外，它的生肌长肉、去腐生新的作用，是否对本病也有一定的影响，尚待进一步研究观察。

据近代研究，本品有抑制细菌和抗真菌的作用。使用小量有兴奋延髓和脊髓神经的作用。

常用量为 3~9g。

血虚有热或阴虚火旺者忌用；痈疽已溃者也宜少用，以免耗伤气血。

九、藁本

藁本也有辛温发散的作用，主用于治疗风寒感冒引起的头顶疼痛。

头巅顶处为督脉经所过之处，藁本散督脉经风寒，善治头顶痛；羌活散太阳经风寒，善治后头痛；白芷散阳明经风寒，善治前头痛；川芎搜少阳经风邪、解少阳经血郁，善治两侧头痛。

藁本能直走头顶部，故又为治头顶部疾病的引经药。但又因督脉经与肾经相连，故本品也能治风寒侵入腰部而致的腰脊冷痛。

用量一般为 1.5～10g。

利水祛湿要药辨能

据本草专书所载，利水祛湿药有数十种之多，今选临床最常用的利水祛湿药 15 种，每种都分辨其功能特点及配伍应用，故名之曰"要药辨能"。

一、茯苓

茯苓味甘淡，性平。主要功用有三：①利水除湿。②宁心安神。③益脾止泄。

茯苓淡渗利湿，能利尿消水。凡五脏六腑身体各部出现水湿停留的证候，皆可用茯苓治疗。例如配党参、白术、半夏、陈皮、猪苓、泽泻、桑皮、冬瓜皮等，可治脾虚湿停而全身浮肿；配党参、白术、枳实、橘皮、生姜（外台茯苓饮），可治胃和胸部有停痰宿水而致满闷不食；配瓜蒌、川椒目、桑皮、苏子、葶苈子、橘红、桂枝、猪苓、泽泻、白蒺藜等，可治胸胁部停水（悬饮）。

茯苓味甘益脾，能助脾运化水湿而达到健脾的作用。例如配党参、白术、猪苓、泽泻、藿香、车前子、炒芡实、伏龙肝等，可治脾虚湿盛引起的水泻。配党参、白术、甘草，可治脾虚气弱等证。

用苓桂术甘汤（茯苓、桂枝、白术、甘草）加炒白芍、木香、吴萸、肉豆蔻等，治疗肠功能紊乱（出现脾虚、中焦水湿不化而致消化不良、大便不整者），能取得一定疗效。

茯苓有宁心安神作用，可治失眠健忘。主用于心脾两虚、心神不宁、失眠健忘之证。常配合当归、白术、柏子仁、远志、枣仁、朱砂（0.6～0.9g 冲服）等同用。如加珍珠母、龙齿，则效更佳。

猪苓利水之力大于茯苓，但无补益之性，多用于祛邪，不用于补正。茯苓淡渗利湿、益脾宁心，兼有补益之性。祛邪、扶正均可使用，多用于补益剂中。

茯苓一般指白茯苓而言。其色淡红者，称赤茯苓，偏于清热利湿；抱松根而生者，称茯神，偏于宁心安神；茯神所抱之松根称茯神木，偏于舒筋止挛，善治心胸掣痛。茯苓外面的皮质部分称茯苓皮，偏于利水消肿。茯神木可治心掣痛、神惊、健忘，并可平肝祛风，治疗冠心病心绞痛时，在宽胸、通阳、活血、开窍剂中，加入茯神木 15～30g，有时可收到止痛的效果。

用量一般为 9～12g。茯苓皮可用 15～30g。茯神木可用 15～30g。

阴虚津液枯乏者不宜用，滑精者亦须慎用。

二、猪苓

猪苓味甘淡，性平。主要功用为利水渗湿。各种水肿、尿少，湿盛泄泻、淋浊、黄疸等症，皆可使用。例如配白术、茯苓，可治水泻尿少；配苍术、白术、厚朴、砂仁、陈皮、茯苓，可治脾湿肿满、中脘闷胀等症；配萹蓄、瞿麦、木通、黄柏、滑石等，可治热淋、小便疼痛不利；配茵陈、车前子、黄柏、栀子、大黄等，可治黄疸（阳黄）；配泽泻、滑石、阿胶（名猪苓汤），可治发热、口渴、小便不利、脉浮等症。

猪苓与泽泻合用，能增强利水的效果。

车前子利水而不伤阴，兼能清热。猪苓专主利水。

用量一般为 6~12g，特殊情况时也可用至 20~25g 或 30g。

阴虚目昏，无湿而渴者，皆忌用。

近人研究，猪苓多糖有一定抗癌作用。

三、泽泻

泽泻味甘淡微咸，性寒。主要功用有二：①泻肝、肾二经之火。②逐膀胱、三焦之水。临床上主要用为利尿祛湿清热药。例如配合车前子、通草、桑皮、猪苓等，治疗水肿胀满、小便不利。配合茯苓、海金沙、滑石、萆薢等，治疗小便浑浊如膏。配合生地、木通、猪苓、黄柏、石韦等，治疗热淋尿痛、小便不利。配桑皮、枳壳、桑寄生、茯苓、大腹皮等，治疗妊娠水肿。配合海金沙、金钱草、牛膝、泽兰、冬葵子、猪苓、茯苓、赤芍等，可用于治疗泌尿系结石。配龙胆草、黄芩、柴胡、茵陈、青黛、车前子等，能清利肝胆湿热，治目赤、胁痛、呕恶少食、黄疸、尿赤等症。

临床上常在补肾药中，佐用一些泽泻，以防补药生热而致产生肾火。治疗肾、膀胱或肝、肾有火邪、湿热时，泽泻是首选药物。

泽泻配白术（泽泻汤），可治支饮及胃内停饮而致的头目眩晕。

泽泻利尿消水，适用于消水臌之腹水。泽兰行血消水，适用于消血臌之腹水。

用量一般为 6~9g，病情需要时，也可用到 15~18g 或至 30g。

笔者常用泽泻 30g，白术 6~9g，治疗眩晕，效果很好。阴虚无湿热及肾虚目昏者忌用。

四、车前子

车前子味甘性寒。有利水清热，通淋，益肝肾，明目的功效。常用于以下几种情况。

（1）消水肿：车前子有利水消肿作用，常配合茯苓、泽泻、冬瓜皮等，用于治疗各种水肿。

（2）通淋闭：车前子甘寒滑利，性善降泄，能利湿清热。可用于因湿热下注，热结于膀胱、小肠而致的小便淋涩不畅，欲尿不出，不尿自滴，尿道疼痛，甚或小便癃闭，点滴难下。常与茯苓、泽泻、滑石、木通、瞿麦、黄柏、萹蓄等同用。

（3）疗目病：本品甘寒能清热明目。可用于肝火上升所致的目红、目肿、目痛等急性眼病。常与清火、散风热的药同用，如菊花、桑叶、草决明、黄连、黄芩、蔓荆子、银花、密蒙花等。

车前子有养阴滋益肝肾的作用。可用于因肝肾阴虚而致的两目昏暗、视力减退。常与滋补肝肾药如生地、熟地、菟丝子、石斛、枸杞子等同用。

（4）止泻泄：治疗因湿盛引起的水泄，常用"分利"止泻法，即用利尿药引导水湿从小便排出而达止泻目的。可将车前子与猪苓、茯苓、苡米、竹叶、白术、炒扁豆、炒山药等同用。夏季小儿腹泻、大便如稀水状，多日不止者，可用五味异功散（党参、白术、甘草、茯苓、陈皮）加车前子3~9g，桔梗0.9~1.5g，往往收到比较满意的效果。

车前子利水清热、明目止泻。车前草利湿清热兼能凉血止血，可用于尿血、吐血、衄血。

滑石与车前子均能利水，但滑石兼能祛暑，车前子兼能益肝肾明目。

据近些年实验证明，车前子确有显著利尿作用，不仅增加水分的排泄，而且对尿素、尿酸、氯化钠的排泄量也同时增加。另外，也有一定的降低血压的作用，可用于高血压兼目昏、目赤、尿黄、尿少者。

车前子多入汤药煎服，因其含有多量的黏液质，故须用纱布包之入煎。

用量一般3~9g，特殊情况，也可用到15~30g。

五、滑石

滑石甘淡性寒。功能利水祛湿，通淋滑窍（滑利尿道），清暑止渴。常用于治疗热淋、血淋、砂淋等所致的尿道疼痛、小便不利等，可与猪苓、泽泻、车前子、瞿麦、海金沙、冬葵子、萹蓄等同用。

滑石淡可渗湿、寒能清热，适用于暑热病（身热烦渴、小便不利、自汗、脉濡滑等）与湿温病（身热不很高但多日难退，身重嗜卧，神情淡漠，食欲不振，舌苔白厚而腻，脉滑缓）。治暑热病常与甘草（如六一散）、扁豆、扁豆花、竹叶、荷叶、绿豆衣等同用。治湿温病常与苡米、通草、佩兰、白豆蔻、大豆卷等同用。治疗中暑呕吐、泻利等症，可与藿香、佩兰、竹茹、半夏曲、茯苓等同用。治尿路结石，常配合金钱草、海金沙、鸡内金等同用。

滑石粉外用有滑润皮肤、清热祛湿的作用。可用于痱子、湿疹、脚趾湿痒等病。可以单用，也可以与石膏、枯矾、薄荷等同用。

冬葵子与滑石都能利尿滑窍，但冬葵子兼能通乳汁，滑石兼能清暑热。

通草、木通、滑石皆能利小便，但通草能引肺热下行而利小便；木通能导心火下行而利小便；滑石能除膀胱湿热而利小便。同中有异，异中有同。

用量一般为9~30g。

脾胃虚寒、滑精、小便多者忌用。

六、石韦

石韦味苦性微寒。它的主要功能是清肺经气分之热，利膀胱湿热而利水通淋。可用于肺气不清和膀胱湿热所致的尿癃闭和热淋、血淋、砂石淋。常配合滑石、瞿麦、萹蓄、木通、海金沙等同用。配小蓟、仙鹤草、白茅根等，可治尿血，配槟榔、知母等，可用于肺气热所致的咳嗽。配金钱草、鸡内金、海金沙、冬葵子等，可用于肾结石、输尿管结石。

海金沙与石韦都能清利膀胱湿热而治淋，但海金沙偏入血分，石韦偏入气分；海金沙多用于砂石淋，石韦多用于湿热淋。

据近代实验研究，本品对因化学疗法或放射疗法所致的白细胞下降，有使白细胞升高的作用。可资临床参考使用。

用量一般为 6~9g，特殊情况也可用 15~30g。

七、萹蓄

萹蓄味苦性平。功能清利膀胱湿热，主要用于治疗热淋、小便不利。常与猪苓、茯苓、泽泻、木通、滑石、瞿麦等同用。

本品有利湿清热的作用，故有时也用于治疗湿热郁蕴而致的黄疸（阳黄），可与茵陈、车前子、黄芩、黄柏等配合应用。与苍术、黄柏、白鲜皮、苦参等同用，也可用于治疗皮肤湿疹。

根据本品主治热淋的作用特点，近些年来常配合黄柏、木通、茯苓、泽泻、瞿麦、石韦等，用于治疗急性泌尿系感染，有一定效果。据实验报导，本品对金黄色葡萄球菌、痢疾杆菌、绿脓杆菌、伤寒杆菌及皮肤霉菌有抑制作用。

萹蓄醋炒有治蛔虫的作用，可用于蛔虫所致的上腹部疼痛。可与乌梅、川椒、黄连、使君子、大黄、吴萸等配伍使用。

用量一般 6~15g。

八、瞿麦

瞿麦苦寒，能清心热，利小肠、膀胱湿热。主要用于热淋、血淋、砂淋、尿血、小便不利等。常与泽泻、滑石、木通、萹蓄、猪苓、茯苓等同用。

本品的特点是能入血分、清血热，故治血淋、尿血时常用。一般多与炒栀子、黄柏炭、海金沙、白茅根、灯心炭等同用。并有活血祛瘀的作用，配合当归、川芎、红花、桃仁、牛膝等，可用于治疗经闭、月经有紫黑块等。

瞿麦的穗部利尿作用比茎部效果好，故用于利尿时常选用瞿麦穗。

据近代报导，本品治疗血吸虫病腹水有效。

本品与萹蓄、石韦比较：萹蓄清利膀胱湿热为主，兼治黄疸、湿疹。石韦清肺与膀胱湿热为主，偏入气分，多用于湿热淋。本品清心与小肠、膀胱湿热为主，偏入血分，多用于血淋。

用量一般为 4.5~10g。孕妇不宜用。

九、海金沙

海金沙甘淡性寒，有利尿作用，能清利小肠与膀胱湿热，主要用于各种淋病。例如：配石韦、萹蓄、木通、猪苓、茯苓、泽泻、黄柏等，用于热淋；配冬葵子、金钱草、滑石、车前子、猪苓、石韦等，用于砂石淋；配黄柏炭、白茅根、泽泻、瞿麦等，用于血淋。

根据近些年来的经验，用海金沙配合冬葵子、牛膝、金钱草、泽泻、泽兰、赤芍、槟榔（或沉香）、王不留行等，治疗泌尿系结石，有时可收到比较理想的效果（曾有二三例输尿管结石，用药后结石由尿道排出，经 X 线拍片证实）。腰痛明显的可配用桑寄生、续断、狗脊、杜仲、乳香、没药等。

瞿麦、萆薢、海金沙皆用于治淋，但瞿麦多用于治血淋，萆薢多用于治膏淋，海金沙多用于治石淋。

20世纪50年代笔者曾用本品15~20g，水煎服，每日2次，用于矽肺病人，可使尿中排砂量增多。仅供参考。

用量一般为3~9g。单用本品时，也可用15至30g。

体虚尿频、无湿热者忌用。

十、金钱草

金钱草甘苦微寒。有利水排石作用，能清利肝、胆、膀胱、肾经湿热。主要用于利尿通淋（石淋）和排除结石（胆结石、肾结石、输尿管结石、膀胱结石）。

本品配柴胡、黄芩、半夏、枳实、槟榔、大黄、元明粉、茵陈等，可用于胆结石；配猪苓、茯苓、冬葵子、滑石、牛膝、槟榔、海金沙、泽兰、泽泻等，可用于泌尿系结石。但要同时注意辨证论治，根据证候的虚实寒热，随证加减用药。例如胆结石患者出现肝郁气滞证（胁痛、肋胀、胸闷、脘堵、精神抑郁、喜长吁……）者，应配合木香、香附、炒川楝子、郁金等疏肝理气之品；如胁痛或右上腹痛其疼痛之处固定不移、舌上有瘀斑者，又应配合五灵脂、生蒲黄、元胡、乳香、没药、丹参、红花等活血化瘀之品；大便经常秘结者，又应重用大黄和元明粉；泌尿系结石如出现肾虚腰痛、膝软乏力等症者，则应配用桑寄生、川续断、枸杞子、潼蒺藜等益肾之品；如少腹疼痛喜暖或波及睾丸、会阴等处者，则应配合炒川楝子、炒小茴香、吴萸、乌药、荔枝核等暖肝肾行气之品；如小便赤涩、尿道疼痛甚或尿血者，则应配合黄柏、木通、瞿麦、生地、萹蓄等。总之注意随证加减，疗效就能相应提高。

用量一般为30g左右。单味使用也有用到60~90g者。

十一、冬葵子

冬葵子甘寒滑利，能利尿、滑肠、通乳。配车前子、猪苓、茯苓、瞿麦、萹蓄、滑石，可用于小便淋痛、尿少、尿频兼有大便燥结之症。配通草、王不留、炙山甲等，可用于乳汁不通。配漏芦、瓜蒌、白芷、赤芍等，可用于乳痈初起。近些年来，曾利用本品有滑利通窍的作用，配合金钱草、海金沙、牛膝、泽兰、泽泻等，用于泌尿系结石，有一定帮助。例如一患者，2天来右下腹部剧痛，疼痛向腰部及尿道放射，尿短赤而痛，大便干。舌苔黄，脉滑数。诊断为湿热淋兼砂石淋。西医诊断为泌尿系结石。方用：冬葵子15g，牛膝15g，泽兰、黄柏各12g，泽泻9g，猪、茯苓各15g，金钱草30g，萹蓄12g，生大黄6g，乌药6g，瞿麦12g，黄芩10g。水煎服。共服2剂，在排尿时，排出黑褐色结石2小块（小些的如大米粒大小）而痊愈出院。仅供参考。

车前子清利湿热而通淋，兼能利湿止泻。冬葵子滑利达窍而通淋，兼能滑肠通便。

王不留通行血脉而下乳，冬葵子滑利除滞而通乳。

用量一般为6~9g，特殊情况也可用到15~30g。

本品为滑利通达之品，故孕妇及无实邪者不宜用。

十二、薏苡仁

简称苡仁或苡米，苡仁性味甘淡微寒。主要功用有四：利湿、健脾、排脓、舒筋。生用利湿、排脓、舒筋，炒用健脾胃。

（1）利湿：生苡米有利水祛湿的作用，常配合车前子、猪苓、茯苓、泽泻等，用于水肿、小便不利。配木瓜、牛膝、防己、紫苏、槟榔等，用于足膝肿痛、湿脚气。

（2）健脾：炒苡米有健脾除湿的功效。常配合白术、茯苓、炒山药、炒扁豆、芡实米等，用于脾虚泄泻。对于脾虚湿盛者，常生、熟苡米同用，可收健脾利湿之效。

（3）排脓：生苡米不但能利湿，并有清热排脓的效果。例如配冬瓜子、桃仁、芦根等，用于肺痈（肺脓肿）；配桔梗、白及等，用于肺痈已溃、吐大量脓血者，有帮助排脓的作用；配银花、当归、生地、玄参、生地榆、黄芩、甘草、生大黄、丹皮等，用于急性阑尾炎；配附子、败酱草等，用于阑尾炎已化脓穿孔形成脓肿多日不愈者。

（4）舒筋：生苡米还有舒筋、利关节及缓解痹痛的作用。配威灵仙、防己、羌活、独活、桑枝、赤芍、当归、附片等，用于风湿痹痛、筋急拘挛、肢体不能屈伸等症。对由于风湿久痹，筋急拘挛而关节、肢体变形者，除重用苡米配合上述祛风湿之品外，还可同时选配骨碎补、伸筋草、炙山甲、红花、地龙、寻骨风、自然铜、续断、木瓜等活血通络、舒筋壮骨之品。这时可以生、熟苡米同用，既利湿舒筋又健脾益胃。

木瓜、苡米均能舒筋，但木瓜偏于治湿寒所致的筋脉拘急和腿肚转筋；苡仁偏于治湿热所致的筋急拘挛、肢体难伸。

扁豆、苡米均能健脾，但扁豆偏于消暑除湿以健脾；苡米偏于淡渗利湿以健脾。

用生苡米熬粥服用，日久可祛除面部小疙瘩（俗米口袋），使面部干净。

用量一般为 10～20g。但本品味淡力缓，病重者常须重用（30～60g）和久服。

滑精及小便多者不宜用。孕妇忌用。

十三、防己

防己大苦辛寒。功能：利水、祛风，通行经络，泻下焦血分湿热。

本品配黄芪、桂枝、白术、茯苓等，用于风水（头面、四肢浮肿，兼有恶风、骨节疼痛，脉浮）、皮水（四肢水肿明显）证。例如防己黄芪汤（防己、黄芪、白术、甘草、生姜、大枣）、防己茯苓汤（防己、黄芪、茯苓、桂枝、甘草）等。这时可适当加用麻黄、桑皮、冬瓜皮等兼以宣肺利水。配威灵仙、苡米、羌活、独活、红花、赤芍等，可用于风湿痹证的关节肿痛、肢体挛急等症。配木瓜、苡仁、地龙、牛膝、槟榔、茯苓等，可用于湿热郁滞而致的下肢浮肿、疼痛、脚肿，湿脚气等症。配木通、泽泻、猪苓等，可用于膀胱湿热、小便不利等症。

防己有汉防己和木防己两种，作用大致相同。但仔细分析，也微有不同，一般说汉防己偏于祛湿利水，治下焦湿热，下半身水肿，湿脚气时适用；木防己偏于祛风通络、止痛，治上半身水肿及风湿疼痛时适用。若处方上只写防己，药店一般习惯即给"汉防己"，如须选用木防己时，药方上一定要写明"木防己"。

通草甘淡，祛气分之湿热。防己苦寒泻血分之湿热。

木瓜酸温，化湿兼能舒筋活络，善治筋挛，足痿。防己苦寒，利水兼能通络泻热，善治水肿，脚气。

据近代报道，木防己有治各种神经痛的作用，可用于肋间神经痛、结核胸痛、各种肌肉痛、肩凝、闪挫、胃痛、月经痛等。

用量一般3~9g。本品大苦大寒，不宜大量使用，恐害胃伤中。近代报导汉防己用小剂量可使尿量增加，用大剂量反使尿量减少。

本品性善行，阴虚及无湿热实邪者忌用；热在气分者也不宜用。

十四、木瓜

木瓜酸温。主要有利湿理脾、舒筋活络的功能。

（1）利湿理脾：本品能利湿温脾胃，可用于中焦湿盛所致的吐泻、腹胀，常与紫苏、吴萸、茴香、佩兰、甘草等同用。又常用于湿邪流注于小腿、足跗而致的湿脚气（两脚浮肿胀痛、沉重、麻木、妨碍行走），常与紫苏、吴萸、桔梗、槟榔、橘皮、生姜（如鸡鸣散）等同用。

（2）舒筋活络：本品主治筋病，筋急者能缓，筋缓者能利。临床用于：①因暑湿伤中，发生吐泻不止而致的两腿腓肠肌痉挛（古书名霍乱转筋），常与藿香、佩兰、扁豆、党参、吴萸、白芍、甘草等配伍同用。②因湿邪侵袭，经络不和，筋软关节不利，肿胀沉痛（湿痹），常与牛膝、五加皮、当归、川芎、川乌、威灵仙、海风藤等配伍应用。

白芍治筋病，主要是柔肝缓急而养筋。木瓜治筋病，主要是利湿温肝而舒筋。

用量一般 6~12g。

本品味酸，单独使用，可有收涩作用，故筋骨关节不利而兼有小便不畅者，不宜单用，须配合利水之品同用。

十五、五加皮

五加皮辛苦而温。功能利湿消肿，强腰膝，壮筋骨。可用于风湿痹痛，脚软无力，腰膝酸痛，下肢浮肿等，常与牛膝、苡仁、萆薢、木瓜、独活等同用。

本品配木瓜、牛膝，研末服用，可用于小儿脚软不能行走。据近代研究证明，南五加皮含有丰富的维生素 A、B，挥发油（五加皮油），故可用于缺乏维生素 A、B 引起的诸种疾病。配茯苓皮、桑皮、冬瓜皮、陈皮、麻黄等，可用于急性肾炎腰痛水肿。配茯苓、猪苓、泽泻、桂枝等，可用于心功能不全所致的下肢浮肿。据实验报导，北五加皮有类似毒毛旋花子苷 K 样作用，可作为强心药。在辨证论治的基础上结合近人的发明，配伍应用，可进一步提高疗效。

用本品泡酒，名五加皮酒，有祛风湿、壮筋骨、强腰膝的功效，可随证饮用。

本品还可以外用。例如配黄柏、蛇床子、防风、苦参等，煎水外洗，可用于阴囊湿痒，皮肤湿疹等病。

五加皮有南五加皮、北五加皮两种，功用大致相同。但仔细分辨，也有不同之处。北五加皮多用于利湿治水肿。南五加皮多用于强筋骨治脚软无力。为了区别，北五加皮现称"香加皮"，有毒。

用量一般为 3~9g。

用北五加皮时，如发现脉搏减慢（1 分钟少于 60 次），则需停用。

理气解郁药的功用辨别

一、陈皮

陈皮味辛苦，性温。是常用的理气药，并用燥湿化痰的作用。常用于以下几种情况。

（1）消胀止呕：由于肺胃气滞而致的胸闷、上腹部胀满、恶心、呕吐、胸腹胀痛等症，可以本品配合枳壳、半夏、苏梗、苏子等同用。兼有胃热的（苔黄、喜冷饮食，脉数）可加黄芩、川楝子；兼有胃寒的（苔白、喜热敷及热饮食，脉象迟缓）可加乌药、良姜；兼有中焦湿盛的（舌苔白厚而腻、不喜饮水，脉象滑）可加茯苓、苍术等。

（2）祛痰止嗽：对于中焦湿痰上犯或外感风寒导致肺气不利而发生咳嗽、痰多、胸闷、不思食、舌苔白腻、脉滑等症，常以陈皮配合半夏、茯苓、苏子、杏仁、炒莱菔子、金沸草（旋覆花，古时又名金沸草，近代以其花为旋覆花，全草名金沸草）、前胡等同用，外感证明显的，可再加荆芥、桔梗、麻黄。

（3）理气开胃：对中焦气滞、食欲不振等症，可配麦芽、谷芽、蔻衣、神曲、山楂等同用。有促进食欲的效能。

（4）在使用党参、黄芪、白术、山药、熟地、生地等补药时，如配合一些陈皮同用，则有免除产生胸闷、中满、食欲不振等副作用的功用，从而更充分发挥补药的补益作用。

《本草备要》中有陈皮"辛能散，苦能燥能泻，温能补能和，同补药则补，同泻药则泻，同升药则升，同降药则降，为脾肺气分之药，调中快膈，导滞消痰，利水破癥，宣通五脏"的记载，可以说概括了陈皮的功用。

陈皮就是橘子皮，以存放的时间长，陈久者为好，所以叫陈皮。广州产的橘子皮较好，故又名广陈皮。橘皮刮去里面的白东西，叫广橘红。

化橘红、广橘红、陈皮均有化痰作用，但化橘红化痰效力最大，对痰多、痰稠、痰白黏者适用；广橘红偏于轻清入肺，适用于外感咳嗽痰多胸闷者；陈皮理气消胀开胃的作用大于橘红，橘红化痰的作用大于陈皮。

橘络有化痰通络的作用，常用于咳嗽、胸胁闷痛以及手指麻木等。橘核可散结止痛，常用于治疝气痛。橘叶能疏肝解郁，常用于胸胁闷痛、乳房发胀等。

青皮偏入肝胆，破气散滞，兼能治疝。陈皮偏入脾肺，理气和胃，兼能化痰。化橘红为化州柚皮，化痰之力优于广橘红。

用量一般为3~9g。

本品性味香燥，过用、久用可耗散正气；无气滞者勿用。

二、青皮

青皮味苦辛，性温。功能破气消滞，舒郁降逆，并能治疝气疼痛。

由于肝气郁结而致的胸膈胀闷，气逆不食，胁肋痛胀，善怒，气滞胃痛等症，可用青皮破气结、疏肝郁。常与枳壳、苏梗、香附、槟榔、厚朴、陈皮等同用。

青皮能破气平肝，引诸药至肝经。配乌药、川楝子、吴萸、小茴香、橘核等，能治疝痛。例如天台乌药散（乌药、川楝子、木香、小茴香、高良姜、青皮、槟榔）中就用青皮破气平肝。这是治疗小肠疝气牵引脐腹疼痛常用的方剂。笔者常运用前人这些经验对睾丸结核、慢性睾丸炎、前列腺炎等病，出现睾丸坠痛、牵引小腹疼痛、会阴部坠胀、喜暖畏冷等症者，用炒川楝子 9~12g、炒橘核 9g、青皮 6~9g、炒小茴香 6~9g、乌药 9g、吴萸 3~6g、荔枝核 9g、白芍 12~15g、肉桂 0.9~3g，随证加减，常可取得满意的效果，仅供参考。

香附能通十二经的气分，行气开郁，兼能调经理血。青皮主入肝经，破气开郁，兼治疝痛。

枳实破气苦寒而降，偏用于快利胸膈，消导肠胃积滞。青皮破气，辛温而散，苦温而降，偏用于胁肋疼痛，破肝经气结。

用量一般 3~9g。

气虚者慎用。无气滞及多汗者不用。不可过用、久用，恐伤伐正气。

三、枳实

枳实味苦性微寒。主要功用是破气、消积、导滞、除痞。

枳实善于破泄胃肠结气，对心下痞痛，胃脘硬胀，食滞腹胀、腹痛，肠胃结气、大便不畅等，效果很好。常与枳壳、木香、槟榔、神曲、麦芽、山楂、大黄等配伍使用。对胆道感染、胆囊炎等引起的脘腹胀满、呕逆、食物不下、两胁膜胀等症，可用小柴胡汤（柴胡、黄芩、半夏、党参、甘草、生姜、大枣）减党参、甘草，加枳实、槟榔、大黄、元明粉等，常可取得一定疗效。但要注意随证加减。

枳实有下气导滞通大便的作用，常用于胃肠有积滞而大便秘结不通之症。可与大黄、厚朴、芒硝、元明粉、瓜蒌、槟榔、火麻仁等同用。例如大承气汤（枳实、厚朴、生大黄、芒硝）、小承气汤（枳实、厚朴、生大黄）、枳实导滞丸（枳实、大黄、黄芩、黄连、神曲、白术、茯苓、泽泻）等。

枳实破气结的作用很强，对气结而成的坚积，用枳实破其气结，气行则积消；因气结而痰阻者，用枳实破其气结，气行则痰行；由于气结而胸脘痞闷、胸痛者，用枳实破其气结，则痞闷自除。

枳实配白术，能除腹中积聚痞满，按之硬痛等症。例如《金匮要略》枳术汤（枳实、白术）治心下硬大如盘，痞满。芍药枳实丸（赤芍、枳实、白术、陈皮）治食积痞满及小儿腹大胀满，时常疼痛等症。配厚朴能除中满，配大黄、芒硝，能破泻肠中结实。

青皮破肝经气结。枳实破胃肠气结。

木香行肠胃滞气，偏用于理气消胀。枳实破肠胃结气，偏用于除痞消积。

用量一般1.5~9g。

孕妇慎用。气虚中满、气陷便溏、胃虚不思食者，禁用。

四、枳壳

枳壳味苦酸，性微寒。功效与枳实相近似。但枳实主入脾胃，枳壳主入脾肺。枳壳力缓，偏于理气消胀。枳实力强，偏于破气消积。枳实破降下行之力强，枳壳开胸宽肠之力强。

枳壳配桔梗，可宽胸消胀；配槟榔，可使胸中结逆之气下行；配荆芥、防风、红花、赤芍，能治遍身肌肤麻痒。

用量一般为3~9g。脾胃虚、气虚者慎用。

据近代研究报道，枳实、枳壳煎剂，可使胃肠、子宫平滑肌兴奋性增强，并可使胃肠蠕动规律化。对胃扩张、胃下垂、消化不良、脱肛、疝气、子宫脱垂等有效。

五、沉香

沉香味辛苦，性微温。主要用为降气药，兼能温肾平喘。常用于以下几种情况。

（1）温中降气：由于中气失其和降、气逆为害而出现胸脘胁肋闷胀、心腹疼痛、呕吐泻泄、胃冷、呃逆等症。可用本品降气温胃而调中。常配合香附、枳壳、炒川楝子、青皮（治胸脘胁肋闷胀）、良姜、吴萸、玄胡索、蒲黄（治心腹疼痛）、半夏、藿香、竹茹、茯苓、木香、白术（治呕吐泻泄）、紫苏、豆蔻、丁香、柿蒂（治胃冷呃逆）等同用。

（2）温肾平喘　本品性温而降，能引气归肾温补肾阳，用于肾虚寒所致的气喘。多见吸气较呼气困难，吸气不能深纳丹田（脐下部分），腰膝冷痛，阳痿滑精，腿软乏力，尺脉缓弱等症。常配合补骨脂、葫芦巴、阳起石、黑锡、硫黄（后两味药不入汤药，只是做丸药时用）、附子、小茴香、肉豆蔻、金铃子、木香、肉桂等同用。例如局方黑锡丹，即用上述诸药配制而成。每次可服1.5~2.5g，最多不超过3g，每日1~2次。沉香有时也可用于肺气不降、痰浊壅阻的实喘咳嗽。常配合苏子、前胡、半夏、厚朴、陈皮等同用。例如局方苏子降气汤（苏子、半夏、前胡、厚朴、陈皮、甘草、当归、沉香）等，利用本品降气之力而消痰平喘。

旋覆花降肺脾痰气。沉香降脾肾逆气。

槟榔降气，但偏于破泻下降，正气虚者忌用。沉香降气，无破泻的作用，不伤正气。前人经验认为沉香"行气不伤气，温中不助火"，可资参考。

降香降血中之气而止血。沉香降肾虚不纳之气而平喘。

本品常研为细粉，用汤药送服。既节省药品，又效果可靠。一般不入汤药煎服。

用量一般为0.6~2.5g，汤药送服。气虚下陷者忌用。

六、檀香

檀香味辛，性温。为理气开郁之品，主要有调脾肺、利胸膈的作用。

本品能引脾胃之气上升而增进饮食；能开发胸肺之气郁而宽畅胸膈。故对因脾肺之气失调，而出现胸膈闷胀、心腹疼痛、饮食少进、噎嗝吐食等症，常以本品配合苏梗、瓜蒌皮、枳壳（治胸膈闷胀）、丹参、砂仁、乌药、百合、良姜（治心腹疼痛）、陈皮、生麦芽、沙参、麦冬（治饮食少进）等同用。

笔者常以檀香配合瓜蒌、薤白、桂枝、红花、赤芍、远志、五灵脂、蒲黄、槟榔等，用于冠心病心绞痛，对除胸闷、定疼痛有较满意之效果。还常以本品配合丹参、砂仁、良姜、香附、百合、乌药等同用，治疗久治不愈的胃脘痛（包括溃疡病）。上举两种方药，可以随证加减（注意：丹参与百合都用31g，其他约6~9g即可），仅供参考。

檀香有紫、白两种，紫檀香性味咸寒，偏入血分，外用敷金疮（指金属利器造成的创伤，并包括因创伤而化脓溃烂的疮）能消肿定痛。处方上只写檀香二字时，即给予白檀香，如需要紫檀香时，须在处方上，写明"紫檀香"。

沉香降气，降中有升，但偏用于降气。檀香理气，升中有降，但偏用于宣散气郁。

降香理气兼入血分，偏用于治疗折伤，止血、活血，消肿定痛。檀香偏用于理气开郁，并能治心腹诸痛。

用量一般为 1.5~9g。入汤药时要"后入"。

七、柿蒂

柿蒂味苦涩，性平。能降逆气、止呃逆。治呕哕时，常配半夏、竹茹、生姜、藿香、刀豆子、代赭石等同用。治呃逆时，常配丁香、沉香、旋覆花等同用。对虚证呃逆（重病、久病、老人体弱者），还可加党参、人参、附子、白术、陈皮等同用。笔者曾对脑血管意外等脑神经系统疾病引致的呃逆，用柿蒂 7~10 个、公丁香 2.5~4.5g（后下）、生赭石 30~45g（先下）、旋覆花 9g（布包）、党参 9~12g、半夏 9g、刀豆子 9g、苏子 6~9g 等，随证加减，水煎服，有一定效果，仅供参考。

用量一般为 3~9g。或 3~7 个。

八、香附

香附味辛微苦，性平。是最常用的理气开郁药。其性宣畅，能通行十二经、八脉的气分，前人称它能"主一切气"，解六郁（气郁、血郁、痰郁、食郁、火郁、湿郁），调月经。常用于以下几种情况。

（1）疏肝解郁：香附芳香辛散，有调气、疏肝、解郁的作用。可用于因情绪不畅、肝气郁滞而致的脘腹胀满，胁肋胀痛，吃饭不香，胸闷喜长吁等症。常配合柴胡、白芍、郁金、青皮、陈皮、木香、厚朴、苏梗等同用。兼有血郁的（舌质紫暗、月经不潮，面色不华等），可酌加川芎、红花等；兼有痰郁的（舌苔白腻、呕恶多痰、体胖、不欲饮水等），可酌加半夏、橘红、茯苓；兼有食郁的（食欲不振、嗳腐吞酸、舌苔厚、胃脘痞闷等），可酌加炒槟榔、焦神曲、炒麦芽等；兼有湿郁的（舌苔水滑、胸闷、不愿喝水、或有轻度浮肿、便溏等），可酌加苍术、白术、羌活、猪苓、泽泻等。兼有火郁的（口苦、心烦、尿黄、舌尖红），可酌加栀子、黄芩、川楝子等。

（2）行气定痛：香附行气通滞，通则不痛。最常用于气滞胃痛（胃痛由生气引起，或遇有心情不舒畅则胃痛加重，兼有胁肋胀痛，脉弦等）。常配合高良姜、木香、白豆蔻、川楝子、玄胡索、白芍、苏梗等同用。常用的药方如良附散：取香附 60～90g 为细末，装入瓶中盖紧；再取高良姜 60～90g 为细末，装入另一瓶中盖紧。遇有气滞寒郁的胃脘痛，如辨其为气滞重于寒郁（生气则痛加重或攻及胁肋、性急易怒、脉弦），可取香附末 2.1g、高良姜末 0.9g，混合为 1 包，温开水送服。如辨其为寒郁重于气滞（胃脘喜暖、喜热饮食、遇寒则痛加重、脉弦迟缓），可取高良姜末 2.1g、香附末 0.9g，混合为一包，温开水送服。如辨其为气滞寒郁并重的，可取香附末、高良姜末各 1.5g，混合服用。注意两种药末，要在使用时再混合，效果较好。笔者还常把良附散、百合汤、丹参饮三个方子合起来使用，自命名"三合汤"，用于久治不愈、虚实寒热证交错互见的胃脘痛（包括溃疡病、慢性胃炎、胃窦炎等），往往取得比较满意的效果。现把具体药方举例如下：高良姜 9g、香附 9g、百合 30g、乌药 9g、丹参 30g、檀香 6g（后下）、砂仁 2.5g（或草蔻 9g）如痛点明显固定及舌质暗或有瘀斑的，还可加失笑散（五灵脂、蒲黄）。吐酸水的，加煅瓦楞子。大便干的加生大黄、槟榔等等，请参考试用。

（3）理气调经：香附本为行气药，但又能入血分，所以前人称它为"血中气药"（意思是能入血分的行气药）。能理气调经（调整月经周期），对妇女因情绪不畅、肝气郁滞而引致的月经不调、过期不潮、行经腹痛等症有效。常配合当归、白芍、熟地、红花、五灵脂、川楝子、小茴香、乌药、桃仁等同用。本品还能引补血药至气分以生血，无论胎前、产后各症，皆可结合使用，所以前人又称香附为"女科要药"。

香附生用，偏于上行胸膈，外达皮肤；制熟用则偏入肝肾而利腰足。用于通行经络时宜酒浸炒；用于消积聚时，宜醋浸炒；用于消化痰饮，宜姜汁浸炒；用于妇女崩漏、月经过多，宜炒黑用（名黑香附，兼有止血作用）。

香附与党参、白术等同用，可助其益气；与熟地、当归等同用，可助其补血；与木香同用，可疏滞和中、行肠胃滞气；与檀香同用，则理气宽胸、消胀醒脾；与沉香、柴胡同用，可升降诸气；与川芎、苍术同用，可解诸郁；与栀子、黄连同用，可降火清热；与茯苓、远志同用，可交心肾之气；与小茴香、补骨脂同用，可行肾经滞气；与厚朴、半夏同用，可降痰消胀；与三棱、莪术同用，可消散积块；与葱白、紫苏同用，可宣解表邪；与艾叶同用，可暖子宫、活气血。

木香辛温，偏于行肠胃滞气，主入气分。香附辛平，偏于宣畅十二经气分，兼入血分。

青皮入肝，破气散结，兼能治疝。香附入肝，理气开郁，兼能调经。

厚朴行气，偏用于消胀除满。香附行气，偏用于疏肝解郁。

用量一般3～9g。气虚血燥者慎用。

据近代研究报道，香附能抑制子宫肌收缩，并对肌紧张有弛缓作用。

九、木香

木香味辛、苦，性温。能行肠胃滞气，疏肝开郁，和胃健脾。是常用的行气药。气行则痛定，故可治一切冷气滞塞疼痛。

木香偏于行肠胃系统的滞气。常用于肠胃气滞而引致的胃脘痛，胃脘胀闷，脘膈间胀闷多嗳、腹胀、腹痛等症。可配合藿香、香附、良姜、槟榔、砂仁、草蔻、丁香等同用。兼有胁痛的，可加炒川楝子、枳壳、青皮等。

本品又有芳香化湿的作用。对于肠胃气滞、湿停不化所致的呕吐、腹痛、泻泄等也常以本品配合藿香、佩兰、竹茹、半夏、茯苓、灶心土、木瓜、黄柏、黄连等同用。

木香配黄连，名香连丸，是治疗痢疾的常用方。以木香行肠胃滞气而除里急后重，兼能芳香化湿；黄连燥湿清热、凉血解毒而止大便脓血。故对肠胃湿热积滞所致的痢疾，效果很好。临床上常以香连丸方随证加减，用于治疗各种痢疾。例如湿重者可加茯苓、苡米、苍术、车前子；热重者可加黄芩、黄柏、白头翁、马齿苋；食滞者可加焦三仙、槟榔、炒内金；有表症者可加葛根、荆芥；有寒者可加吴萸、肉桂、干姜；腹痛重或大便脓血多者，可加白芍（重用）、当归等等。本节所举的药方例子，可用于细菌性痢疾、溃疡性结肠炎等。

木香配砂仁可治脘腹痞满；配槟榔可除里急后重；配莱菔子可治腹胀；配小茴香可治疝痛；配乌药可治小腹部气逆作痛。

砂仁行气偏用于和中消食除痞闷，兼能引气归肾。木香行气偏用于行肠胃滞气而消腹胀，兼能燥湿治泄、实大肠。

槟榔破气去滞消食，其性降，兼治脚气。木香行气消胀和肠胃，其性燥，兼能治痢。

乌药偏用于顺膀肾逆气（小腹部气胀、气痛）木香可用于治冲脉逆气里急（从小腹两侧至脐旁的部位逆气攻冲作痛）。

入行气药时，宜用生木香；入治泄、实大肠药时，宜用煨木香（用纸裹煨过）。

补药中，少佐一些木香，可以免除滋腻、呆滞的弊病而增强治疗效果。例如香砂六君汤、归脾汤中都用了一些木香。

用量一般为0.9~9g。特殊需要时也可用至12g。

肺虚有热、血分燥热、及虚火上冲者均忌用。

据近代研究报道，木香对副伤寒杆菌及一些致病性霉菌有抑制作用；并对胆绞痛时的脘腹胀痛、逆气攻痛等有效。

十、厚朴

厚朴味苦辛、性温。主要作用是下气、除满、燥湿、消胀。

对脾胃运化力差，又受寒湿侵袭而致中焦运化失常、寒湿停滞所引起的胸腹满闷，呕吐，腹部胀满等症，可用本品配合木香、干姜、草蔻、陈皮、茯苓、半夏、藿香等同用。如湿邪较重的（胸闷少食、舌苔白厚而腻、脉濡、滑、缓），可再加用苍术、炒苡米、砂仁壳等。如外感寒邪入里化热，热结肠胃而出现腹部胀满、痞硬不喜按、大便秘结、下午身热加重、谵语等症，可配枳实、生大黄、芒硝等同用。例如《伤寒论》中的大承气汤（厚朴、枳实、生大黄、芒硝）、小承气汤（厚朴、枳实、生大黄）等。

因本品能降气，故对胸腹胀满、气上逆而喘咳之症，也常配用。例如桂枝加厚朴杏仁汤（桂枝、白芍、炙草、生姜、大枣、厚朴、杏仁），可用于外感风寒、自汗的咳喘。苏子降气汤（苏子、半夏、炙草、前胡、厚朴、陈皮、当归、生姜、肉桂），可用于痰多气逆、胸满咳喘等症。

枳实破气，偏用于消积滞、除痞硬，兼能泻火。厚朴下气，偏用于消腹胀、除胃满，兼能燥湿。

大腹皮下气消胀，兼能利水，偏用于腹部水肿。厚朴下气消胀，兼能燥湿除满，偏用于腹胀便结。大腹皮利水之力优于厚朴；厚朴下气之力优于大腹皮。

苍术燥湿，能除脾湿、升清阳。厚朴燥湿，能除胃满降积滞。虽都能燥湿，但一升一降，各有不同。

青皮破肝气郁结，治因怒胁痛。厚朴下胃肠积气，治胀满腹痛。

厚朴花性味功用与厚朴大致相同，但药力较小。兼能理肝气、治肝胃气滞、胃脘闷痛等，又是其特点。厚朴花偏用于上、中二焦，厚朴偏用于中、下二焦。

厚朴生用偏于下气，姜汁炒用，偏于止呕。配党参、白术、茯苓、肉蔻、五味子等，可用于治泄。配青皮、川楝子，可用于肝胃气滞而痛。

用量一般为 2～6g。急、重症也有时用到 9～12g 或再多些。

本品为温燥下气之品，虚人及孕妇慎用。

现代研究报道，本品煎剂在试管中，对金黄色葡萄球菌有很强的抑制作用。

十一、乌药

乌药味辛，性温。主要有行气宽胀、顺逆止痛、温散肝肾冷气、疏达腹部逆气的作用。是常用的温性行气药，兼能温肾缩小便。

本品善长于治下焦属于寒性的气痛，临床上最常用为温肾治疝的要药。对由于肾间冷气波及肝经而致的少腹攻痛、疝气疼痛、睾丸冷痛坠胀等症，可以本品配合吴萸、木香、青皮、炒小茴香、炒橘核、荔枝核、肉桂、川楝子等同用。常用的药方如天台乌药散：乌药、木香、小茴香、良姜、青皮、槟榔、川楝子（用巴豆、麦麸同炒，去巴豆与麦麸）等。

对于因寒邪侵犯脾胃，中焦寒冷，气行不畅而致消化不好，胸腹胀痛、绵绵不休，甚则呕吐，胃部喜暖，进稍凉的饮食则上述症状加重等症，可用本品温散脾寒、行气宽胀、顺逆止痛。常与香附、高良姜、陈皮、半夏、神曲、生姜、吴萸等同用。对妇女受寒而致的行经腹痛，可配合当归、吴萸、香附、炒小茴香、川芎、炒白芍、肉桂、炮姜等同用。

因肾经虚冷而致小便次数多者（尿色不甚黄、尿道无疼痛、遇寒加重），常用本品配桑螵蛸、益智仁、山药、五味子等同用。根据前人这一经验，曾治疗一妇女，产后尿失禁10多年，西医诊断为膀胱麻痹。虽经多处诊治，都未见效，裤中经常垫以棉絮等，非常苦恼。经望、闻、问、切四诊合参，诊断为肾经虚寒、小便失司之证。治以温肾固摄之法，处方以八味地黄丸加乌药、桑螵蛸等，服用10余剂，病去大半，再稍调处方，又进10余剂而痊愈。其处方主要药物如下：熟地、山药、山萸、茯苓、泽泻、丹皮、附子、肉桂、乌药、桑螵蛸、益智仁、覆盆子、五味子、煅龙骨、煅牡蛎、淫羊藿。这些药物可随证加减，仅供参考试用。

小茴香暖下焦、散寒邪而定疝痛。乌药温肝肾、散冷气、顺逆气而治疝痛。

香附行十二经滞气，开郁散结，偏入肝胆，长于治少腹气滞。乌药顺膀肾逆气，治疝、缩尿，偏入肾经，长于治小腹气逆。

用量一般为4.5~9g。气虚有内热者慎用。

十二、槟榔

槟榔味辛，性温。降气破滞是它的特长，兼能行痰下水，消积杀虫。

本品长于降气，前人经验认为"性如铁石之降"，能把人体最高部位之滞气，降泻至极下之处。所以对于因气逆、气滞所造成的胸腹胀闷、嗳气呕逆、腹满便难、痢疾后重、脚气水肿等症，都可使用。例如：对胸腹胀闷，常配合枳壳、苏梗、藿香梗、厚朴花等同用。对嗳气呕逆，常配合生赭石（先下）、旋覆花（布包）、苏子、丁香、半夏、竹茹等同用。对腹满便难，常配合厚朴、枳实、生大黄等同用。对痢疾后重（前人认为调气则后重可除），常配合木香、厚朴等同用。对脚气水肿，常配合紫苏、陈皮、木瓜、防己等同用。

对由于气滞不运而致痰食积聚，痃癖癥瘕（肝脾大及良性肿物、囊肿、以及某条肌肉紧张等）、虫积疳积、腹水胀满等症。可借本品降气破滞、行痰下水、杀虫消积之力，配合消食、化痰、活血祛瘀、利尿、消积等品，随证加减治疗。例如；对痰食积聚、痃癖（"痃"与"癖"是两种证候，但习惯上通称痃癖。"痃"是形容脐两边有条状筋块扛起，状如弓弦，大小不一，或痛或不痛；"癖"是指潜匿于两胁之间的积块，痛时摸之才觉有物）癥瘕等症，可配合焦三仙、莱菔子、黑白丑、桃仁、红花、三棱、莪术、生牡蛎、香附、郁金、皂角子、山楂核、苍术、白术、枳实等同用。对虫症疳积等，可配合使君子、乌梅、榧子、雷丸、南瓜子、胡黄连、川椒、细辛、焦三仙、炒内金等同用。对腹水胀满，可配合茯苓、猪苓、泽泻、大腹皮、桂枝、陈皮、冬瓜皮等同用。

本品配葶苈子，能降痰治喘；配山楂核、莪术，能消积化滞。

枳实消导积滞，除痞满的功效大于槟榔。槟榔降气下行的效力大于枳实，兼能杀虫。

大腹皮（即槟榔的皮）散无形的气滞，消胀而利水。槟榔消有形的坚积，降气而行痰。

使君子杀蛔虫、健运化。槟榔驱绦虫、消疳积。

用量一般为 4.5~12g。驱绦虫时，可用到 60~90g 或更多些，视情况而定。

气虚及大便溏泄者不宜用。

活血散结药的应用体会

活血散结药，除包括一般所说的活血化瘀药外，还有些药不仅能活血，而且还能散积结、化痃癖、消癥痕、除包块，与一般活血化瘀药，又有一定的不同之处。今将我应用活血散结药的临床体会，介绍如下，以供临床参考。

一、川芎

川芎本名芎䓖，因四川省产量多，质量好，习惯上就称为川芎。川芎味辛，性温。有行气活血、搜风、开郁等作用。为血中气药，上行头目，下行血海，辛温走窜，一往直前，走而不守。

（1）行气活血：血中气滞而血行不畅，可致妇女月经不调、经闭、行经腹痛难产、胞衣不下等，本品入血行气，气行则血活。常配合当归、芍药、红花、益母草、熟地、香附、艾叶等同用。本品无论胎前、临产、产后皆可随证应用，为妇科常用的药物。笔者对妇女产后血瘀气滞而致小腹作痛或产后虽已多日，但自从产后即致小腹或少腹疼痛、月经不调等症，常用川芎6~9g、配当归9g、红花3g、桃仁3g、炮姜1.5~2.5g（生化汤法）再加益母草9~15g、五灵脂9g、玄胡索6g等随证加减，确有较好效果，仅供参考。内科因血瘀气滞而造成的各种固定不移的疼痛，常配合红花、桃仁、五灵脂、乳香、没药等随证选用。

（2）燥湿搜风：血中风寒湿凝阻，血滞而运行失畅引致肢体关节疼痛、或麻木不仁、手足拘挛等症，川芎可入血行气，气行则血活，血行则风寒可散，并且能燥血中的湿邪，故风寒湿所致的痹证均可应用，如三痹汤（党参、黄芪、川芎、当归、白芍、生地、杜仲、牛膝、桂心、细辛、秦艽、独活、防风。清·张石顽于本方中去生地、杜仲、牛膝、秦艽、独活，加入防己、白术、乌头、亦名三痹汤，可随证选用）。头部受风寒而致血滞气阻产生头痛或偏头痛，本品能上行头目，散风疏表，常配白芷、羌活、防风、细辛、薄荷（如川芎茶调散）等同用；如兼风热者，可配菊花、蔓荆子、荆芥、薄荷、黄芩、银花等同用。本品能入肝、胆经，故又为治偏头痛的引经药。

（3）开郁调肝：肝主藏血，以气为用，血郁、气郁都可影响肝经气血的调畅而致胸闷、胁痛、偏头胀痛、月经失调等症，可用川芎辛散（肝以辛散为顺）解郁，常配合香附、柴胡、白芍、川楝子、当归、苏梗、枳壳等同用。

川芎加入补血剂中，能行血滞，并能行血中湿气。例如四物汤（熟地、白芍、当归、川芎）中即利用川芎的行血散湿气以防止熟地、白芍的黏腻滞碍，而促使补血药物能更好的发挥补血作用。但用量要随证增减。古本草中有："久服则走散真气"和"单服、久服令人暴亡"的记载，当予注意。

白芷偏于治阳明经（前头部）风湿头痛。川芎偏于治少阳经（头两侧部）血郁气滞头痛。

据近代研究报道，本品动物试验有降低血压的作用；小量可使受孕动物的子宫收缩增强，但大量反使收缩受抑制。

用量一般 1.5～9g。最好是与他药配伍应用。

阴虚火旺症不宜用。

二、丹参

丹参味苦，性微寒。功能活瘀血，生新血，凉血，安神。

（1）活瘀血：凡因气血瘀滞所致的诸种疾病，均可随证选用。

①月经困难或经闭，可配合当归、赤芍、熟地、川芎、桃仁、红花、香附、生蒲黄、牛膝、茜草等同用。

②癥瘕积聚（包括肝脾肿大、腹部囊肿、包块等），可配合炙鳖甲、生牡蛎、枳实、当归尾、桃仁、红花、白术、茯苓、三棱、莪术、山楂核、苍术、香附、桂枝等同用。前人有单用丹参久服，治疗腹中病块者，如《沈氏尊生书》丹参散。

③瘀血腹痛（痛处较为固定，病程久，舌上有瘀斑或有跌打损伤史等），可配合当归、赤芍、白芍、红花、桃仁、木香、乌药、吴萸、五灵脂、生蒲黄、刘寄奴等同用。对于病程长久的（久病入血分）胃脘痛（包括溃疡病在内），往往虚实证并见、寒热证交错出现，笔者常用丹参饮（丹参 30g、檀香 6g 后下、砂仁 3g）活瘀调气，配合良附丸（高良姜 9g、香附 9g）、百合汤（百合 30g、乌药 9g）同用，瘀血明显者，还可加失笑散（五灵脂、蒲黄）；再结合具体病情加减二三味药，大部分取得良好效果，为了容易记忆，取名三合汤或四合汤，仅供参考和试用。

④关节肿痛，风、寒、湿邪，痹阻经络，郁而化热关节肿痛兼见红、热者，可用丹参配合忍冬藤、秦艽、威灵仙、苡米、红花、赤芍、黄柏、羌活、独活、桑枝、蚕沙等同用。

⑤丹毒、痈肿，可配丹皮、赤芍、天花粉、银花、连翘、公英等同用。

（2）生新血：本品专走血分，有祛瘀生新的作用。前人有"一味丹参饮，功同四物汤"的经验。对血虚而微有热象者，最为合适，功能生新血而补血虚。也可配合当归、生地、白芍、川芎、党参、白术、茯苓等同用。近些年来对各种贫血以及血小板减少性紫癜（表现为血热者）等，均常使用，有一定效果。本品性微寒，如气血两虚没有热象者，可用炒丹参，能改善其微寒之性。

（3）凉血、安神：温病热入营血而致血热心烦、昼静夜躁、或出斑疹等症，可用丹参配生地、玄参、赤芍、丹皮、地骨皮、水牛角等同用。对血虚有热，烦躁不眠者，可配合生地、黄连、郁金、远志、枣仁、珍珠母、麦冬等同用。

当归性温，补血的作用大于祛瘀。丹参性微寒，祛瘀的力量大于补血，但能祛瘀生新，故也可有生新血的作用，但补力不如当归。

紫参破血通经而通九窍、利二便，偏入肝经。丹参祛瘀生新而养血安神，偏入心经。

据近代研究报道，动物实验观察有降血压的作用；有人报道丹参对晚期肝炎及血吸虫病的肝脾肿大，有促进肝脏生理功能好转，并使肿大的肝脾缩小变软的作用；本品含有碘的成分，故对缺碘引起的甲状腺肿大有一定疗效。

用量一般9~30g。

月经过多及咳血、尿血者，慎用。

三、元胡

元胡又名延胡索，味辛、微苦，性温。主要作用是活血行气，前人认为它能"行血中气滞，气中血滞"。通过活血行气而能治一身上下、心腹腰膝、内外各种疼痛。常用于以下情况。

（1）治诸痛本品辛温善走，活血利气，血气通则不痛。例如热性胃脘痛（口干、舌苔黄、时痛时止、喜凉饮食，脉数），可配金铃子（金铃子散）、黄连、香附、炒山栀等同用；腹中冷痛（喜暖、舌苔白、喜热饮食、脉弦），可配高良姜、肉桂、干姜、附子等同用。气滞作痛（攻冲刺痛、生气加重），可配香附、青皮、木香、砂仁、沉香等同用；瘀血作痛（疼处不移、病程长、或舌上有瘀斑、或有跌打损伤史等），可配五灵脂、乳香、没药、桃仁、红花等同用；睾丸偏坠疼痛或痛引少腹的疝痛，可配小茴香、桔核、荔枝核、乌药、川楝子、吴茱萸等同用；妇女月经痛，可配香附、当归、白芍、川芎、熟地等同用；上肢疼痛，可配桂枝、桑枝、羌活、片姜黄等同用；下肢疼痛，可配桑寄生、牛膝、川续断、独活等同用；跌打损伤疼痛，可配乳香、没药、血竭、苏木、骨碎补等同用等等。同时，要注意辨证论治，随证加减，不可呆板的搬套。

（2）除癥瘕：腹中（尤其是下腹部）血凝气聚，成条成块，长期存在，固定不移的叫癥；发病则有，不发则无，时大时小，时有时无的叫瘕。本品走血分，能散瘀利气，消积除腐。可配当归、赤芍、红花、桃仁、牛膝、泽兰、炙山甲、莪术、三棱、大黄、乌药、青皮等同用。

胡芦巴偏用于腹痛喜热、喜按者，元胡偏用于腹痛筋急拒按者。

香附与元胡均为气血药。香附主入气分，善理十二经八脉诸气，但行气之中，兼行气中血滞。元胡主入血分，善理一身内外上下诸痛，但行血之中，兼行血中气滞。

小茴香治疝瘕疼痛，偏重于理气。元胡治疝瘕疼痛，偏重于活血。

据近代研究报道，元胡含有延胡索素，有镇痛作用，兼有镇静、镇吐、催眠等作用；对治疗胃肠系统疾病引起的钝痛以及周围神经痛，肢体痛等有效；对暂时性的失眠，也有一定效果。

生用活血效力大，醋炒也可用于止血。

用量一般 2.5~9g。现在货源广，以入汤药为多。过去常把它研为细粉，随汤药冲服，每次 0.9~2.5g，1 日 2 次。

血热气虚者不用，孕妇忌用。

四、姜黄

姜黄味辛、苦，性温。主要功用是破血、行气。

姜黄破血兼理血中气滞，入肝脾二经，善破肝脾二经的血瘀气结，功能活血化瘀、行气止痛。因血瘀气滞而引致的胸胁疼痛，可配合枳壳、苏梗、桔梗、川楝子、香附、元胡、桂心等同用；胃脘痛、腹痛，可配合高良姜、香附、砂仁、木香、干姜、乌药、元胡等同用；月经痛，可配合当归、白芍、艾叶、香附、五灵脂等同用。笔者常用片姜黄或姜黄配合枳壳、白蒺藜、川楝子，加入应证汤中，治疗肝炎患者肝区痛表现明显者，对除疼痛恢复肝功能，均有一定帮助。仅供参考。据近代研究报道，姜黄对肝炎病毒有抑制作用，有改善肝脏实质病损的作用。

片姜黄功用与姜黄大致相同，但有入肩背手臂等处活血祛风而治风湿痹痛的特点，常配合桂枝、羌活、归尾、红花、防风、秦艽等，多用于治疗风寒湿痹疼痛表现在上肢及肩关节者。

郁金、姜黄均能破血活瘀，但郁金苦寒入心，偏于活血，姜黄辛温入肝脾，兼理血中之气。

莪术苦温，偏入肝经气分，兼破气中之血，姜黄辛温，偏入肝经血分，兼行血中之气。

据近代研究报道，姜黄有兴奋子宫的作用，使子宫阵发性收缩；能促进麻醉犬的胆汁分泌，但作用较弱而持久。

用量一般 2.5~9g。

无瘀血及身体虚弱者慎用。

五、郁金

郁金味辛、苦，性寒。主要有活瘀、凉血、行气、解郁的作用。常用于以下几种情况。

(1) 吐血、衄血：由于郁怒伤肝，肝气郁结，气郁生火，血热血瘀，肝火上逆，夹血上犯而致吐血、咳血、衄血，胸胁刺痛，吐血有块以及妇女倒经（每到月经期鼻出血）等症，本品有凉血散瘀、解郁行气的作用，可配生地、丹参、丹皮、炒栀子、三七、藕节、牛膝、泽兰等同用。

（2）血热神昏、癫狂惊痫：由于邪热入心，血热痰浊蒙心而致神志不清以及惊狂、癫痫等症，可用本品清心热而开心窍，活瘀血而化痰浊。常配合朱砂、黄连、天竺黄、牛黄、远志、菖蒲等同用。本品配白矾，名"白金丸"，可用于治癫痫、惊狂。笔者常以郁金配生香附、生白芍、生赭石、珍珠母、天竺黄、胆南星、远志、菖蒲、半夏、茯苓、黄连、生铁落、生大黄等，随证加减，用治疗精神分裂症及癔病的狂躁不眠，笑骂无常等，可有一定效果，仅提供参考。

（3）胁肋胀闷，胸腹疼痛：郁金辛散苦降，入肝肺二经，解气郁，散血瘀，故由气滞血瘀而引致的胸胁胀闷、刺痛，腹中作痛等，可配合柴胡、赤芍、香附、枳壳、青皮、陈皮（治胸胁胀痛）、当归、白芍、元胡、桃仁、木香（治腹痛）等同用。

（4）胆热黄疸：由于肝胆郁热而致胆热液溢产生黄疸，可用本品散肝郁、凉肝血，活血散瘀、健胃利胆（据近代研究本品有促进胆汁分泌的作用）。常配合茵陈蒿、栀子、生大黄、车前子、黄柏、泽泻、焦三仙、枳实等同用。

川郁金活血化瘀的作用优于理气。广郁金行气解郁的作用优于活血。

香附行气之中兼能理血。郁金破血之中兼能理气。

近代有人报道，郁金中含有挥发油，能溶解胆固醇，促进胆汁分泌和胆囊收缩，可用于治胆结石、胆囊炎及黄疸等。

用量一般 3~9g。

血虚无瘀滞者及孕妇均忌用。

六、莪术

莪术味辛、苦,性温。为常用的行气破血消积药,兼能助消化。常用于以下情况。

(1) 消除痞痃癥瘕:腹中气血凝滞,积之日久结聚成块,偏在脘腹正中(或略偏右)者,叫痞;偏在两胁隐避之处者,叫癖;偏在脐旁、脐下处,成条状、如弓弦紧急,或如小儿臂者,叫痃;偏在下腹部者,叫癥(时有时无者叫瘕)。都可以用本品配合桃仁、红花、三棱、赤芍、槟榔、山楂核、炙山甲、当归等同用。一般说痞块可酌加神曲、麦芽、莱菔子、半夏、黄连、枳实之类。癥块在右胁者可酌加柴胡、枳壳、生牡蛎、片姜黄之类。癖块在左胁者,可酌加柴胡、炙鳖甲、蛤粉、射干之类。痃积可酌加香附、青皮、丹参、郁金、桂枝之类。癥块可酌加元胡、黑白丑、牛膝、泽兰、五灵脂、䗪虫之类。总之须结合辨证论治随证加减,注意扶正与祛邪的辨证关系,不可单纯地攻伐积块,应全面考虑。

(2) 助消化、消胀痛:本品有行气活瘀、助消化、消积滞的作用。因饮食偏嗜、食伤脾胃而致脾胃功能失调,出现脘、腹胀痛、消化不良、饮食积滞不化等症,可配合谷芽、槟榔、枳实、木香、炒山楂、砂仁、香附、大腹皮等同用。

三棱苦平,破血中之气,破血的力量大于破气。莪术辛温破气中之血,破气的力量大于破血。二药常合用,散一切血瘀气结。

香附行气而活血,通行十二经,以行气为主。莪术行气破血,主入肝经,以散肝经气滞血结为主。香附力缓,莪术力峻。

元胡、郁金、姜黄皆为血中气药(活血行气)。莪术为气中血药(行气破血)。

据近代研究报道,本品有一定的抗癌作用,近些年有的用为抗癌药。可资参考。

笔者在治癌症加用本品时，往往出现患处疼痛的情况，将用量减少，再逐步加量（从 3g 渐至 9g），则不痛。故建议不可突然用大量。仅供参考。

用量一般 3~9g。

气血虚弱者及孕妇忌用。

七、三棱

三棱味苦，性平。主要功用是散血行气、软坚消积。常与莪术同用。

凡因血瘀气滞而引致的腹中硬块（包括肝脾肿大等）、食积、痰滞以及妇女血瘀经闭等症，皆可以本品活血化瘀、行气消积、通经散结。一般说，对腹中硬块，常配合莪术、生牡蛎、炙鳖甲、炙山甲、焦山楂、神曲、黑白丑、红花、桃仁、当归等同用。对食积痰积、消化不好，常配合木香、砂仁、麦芽、谷芽、半夏、莱菔子、陈皮、茯苓等同用。对血瘀经闭，常配合当归、赤芍、桃仁、红花、牛膝、香附、茜草等同用。

莪术行气破血、散瘀消积的功力优于三棱。三棱软坚散结、削除老块坚积的功力优于莪术。

三棱、莪术经常用以消积除癥，但须用于实证。如中气不运而成积块者，应健运中焦佐以削磨积块之品，使积渐消。切不可不顾正气而一味攻伐。

用量一般 3~9g。

脾胃虚弱者及孕妇忌用。

八、乳香

乳香味辛、苦，性微温。它的主要功用有二。

（1）行气活血：本品气香能香窜调气，味辛能散瘀活血，性温能通经络。凡因气滞血瘀，凝涩不通而致的心腹痛、跌打肿痛、痈肿疼痛等皆可随证选用。

①心腹痛，可配元胡、五灵脂、草蔻、没药各等分，为细粉，每服3~6g，酒调服，或温开水送服，前人称此方叫"手拈散"，意思是能很快止痛。

②跌打损伤，伤处青紫肿痛，可配归尾、红花、川芎、牛膝、续断、骨碎补、没药等同用。

③痈疽疮毒初起，红肿高大疼痛，可配银花、连翘、赤芍、红花、天花粉、皂角刺、炙山甲、白芷、防风等同用。如已溃烂破口，则不宜用，并去皂刺、山甲。如脓已排净，可用乳香、没药，加入煅龙骨、血竭、儿茶、冰片等，研细粉外敷用（以膏药贴护）有生肌收口作用。如痈疽初起平塌不痛不红，可配当归、黄芪、连翘、木香、没药、桂心、桔梗、党参、甘草等同用，有托里通经、活瘀消肿作用。乳香并有托里护心、使毒气外出、不致内攻的作用，是外科常用药。

（2）伸筋舒络：本品能温通经脉、伸筋舒络。对于风寒湿痹，或中风偏枯等病由于气血不通畅而致的肢体筋脉拘挛难伸等症，可配合羌活、独活、防风、川芎、当归、没药、红花、地龙、炙山甲、苡米等同用。

另外，乳香能入心，有时配辰砂、枣仁、远志等，用以治癫狂等症。

用量一般1.5~9g。

无气血瘀滞者及孕妇忌用。痈疮破溃后，则不宜作内服用。

九、没药

没药味苦、辛，性平。有散瘀血、通结滞、消肿定痛的作用。常用于以下几种情况。

（1）痈疡肿毒：痈疡初起，红肿热痛，可用本品活瘀散结，消肿定痛。常配合银花、连翘、赤芍、红花、防风、白芷、归尾、炙山甲、皂角刺等同用。

（2）跌打损伤：由于跌打损伤而瘀血青紫、筋骨肌肉肿痛，可以本品配合当归、川芎、牛膝、红花、续断、骨碎补、乳香等同用。

（3）经闭癥瘕、产后腹痛：因血凝气滞，月经久闭不潮，腹中凝血日渐增大，形似怀孕，按之有块，或剧烈疼痛而拒按等症。可以本品配合当归、桃仁、红花、川芎、三棱、莪术、乳香、元胡、水蛭、虻虫、生大黄等同用。妇女产后瘀血未尽而下腹疼痛，可配当归、红花、川芎、元胡、炮姜、益母草等同用。

（4）风湿痹痛：本品能入十二经，通滞血、散结气，消肿定痛。对于风寒湿痹引致的肢体关节疼痛，可配合羌活、独活、防风、桑寄生、威灵仙、细辛、当归、赤芍、红花、炙山甲、制附片等同用。

乳香、没药皆能活血止痛，但乳香是行气以活血兼能伸筋，通经舒络而止痛。没药是散瘀而活血，消肿定痛，一偏于气，一偏于血，二药合用则相得益彰，故临床多是二药合用。

用乳香、没药止痛，须详审疼痛的病因，有风祛风、有热清热……再佐以乳、没定痛则可，若单持乳、没去止痛，则不符合辨证论治的精神。

乳香、没药于疮疡破溃后则不宜用。

乳香、没药用醋制后可加强疗效。

用量一般 1.5~9g。

因有活血散瘀的作用，孕妇不宜用。

十、红花

红花味辛、甘、苦，性温。功能活瘀血、生新血。少用有活血养血作用；多用可有破血行瘀的作用。

红花是最常用的活血化瘀药。妇科使用尤多。凡血瘀经闭，或月经量少，行经有血块，或经期后延等症，皆可选用。常配合当归、川芎、白芍、熟地、桃仁、茜草、香附、牛膝等同用。行经腹痛者，还可选加五灵脂、元胡、蒲黄、川楝子、吴茱萸、小茴香等。

若胎死腹中，也可用本品配当归、川芎、牛膝、肉桂、车前子、生大黄、芒硝、桂枝、桃仁等同用。

内科疾病中，凡因瘀血阻滞而产生的胃脘痛、腹痛、腹中积块等，皆常应用。例如胃脘痛可配高良姜、香附、五灵脂、蒲黄、砂仁等同用；腹痛可配合当归、白芍、丹参、元胡、桂枝、吴萸、木香等同用；腹中有积块者，还可选加三棱、莪术、炙鳖甲、生牡蛎、桃仁、炙山甲、海藻等同用。

由于瘀血不去、新血不生而致气血两虚者，也可用本品（量不可大）配当归、丹参、白芍、生地、熟地、白术、党参、茯苓、陈皮、炙草等同用，有祛瘀血、生新血的作用。

本品能入心经兼入肺经，对于血瘀气滞或气血不通畅而致的胸痹心痛，可以本品配合瓜蒌、薤白、桂枝、五灵脂、枳壳、苏梗、檀香等同用。笔者常用瓜蒌30g、薤白9g、桂枝3~6g、檀香6g（后下）、制乳香3g、红花9g、五灵脂9~12g、蒲黄9g、槟榔6~9g、远志6~9g、半夏9g、茯神木15g，随证加减，用于冠心病、心绞痛，有一定疗效，仅供参考。

对于传染性肝炎（肝大或不大）表现有胁痛、腹胀闷、病程久、或舌质暗、或舌有瘀斑，中医认为有血瘀气滞的证候者，笔者常用红花配合柴胡、皂刺、白蒺藜、茜草、川楝子、苏木、泽兰、泽泻、焦三仙、槟榔等同用，每周服6付，连用4~10周，对恢复肝功能及使肿大的肝变软变小有一定帮助。仅供参考试用（肝大而较硬者，可加莪术

3～6g或炙山甲6g、片姜黄6～9g、生牡蛎30g、炒莱菔子9g等，并且须较久服用，随证加减）。

中风半身不遂，可用本品配合桑枝、当归、赤芍、川芎、桃仁、炙山甲、地龙、黄芪、牛膝、片姜黄、竹沥等同用。

红花有南红花、西（藏）红花的分别，二者功用相近似。但南红花祛瘀活血的作用较强，而养血作用较差。西红花性质较润，养血的作用大于祛瘀作用。处方上只写"红花"时，药房中即给南红花（又名草红花）。西红花价较贵，多不入汤药同煎，常用0.9～1.5g，放入酒杯中再放黄酒半杯多，隔杯用开水炖化，兑入汤药内服用。

桃仁治瘀血偏于局部有形、或在卜腹部者。红花治淤血偏于散在全身无定处者。二者常同用，可有协同作用。

用量一般2.5～9g。

前人有"过用能使血行不止"的经验记载，故不可过用。无瘀血者及孕妇忌用。

据近代研究报道，红花煎剂能使实验动物的在体子宫及离体子宫有兴奋作用；尤其对已孕子宫更为明显；对实验动物有降血压作用；能使犬心脏的收缩及扩张增加；对实验动物的支气管平滑肌有收缩作用。

十一、桃仁

桃仁味苦、甘，性平。主要有破血散瘀、润燥滑肠的作用。分述如下。

（1）破血散瘀：凡因瘀血，蓄血引致的疾病，均可随证选用。

①妇女血瘀经闭：可用桃红四物汤（桃仁、红花、当归、川芎、熟地、赤芍）随证加减。

②膀胱蓄血：伤寒病热邪与瘀血蓄结于下腹部，症见小腹胀满，大便黑、小便利、烦躁谵语、发热如狂，名为膀胱蓄血。可用桃仁承气汤

（桃仁、大黄、芒硝、甘草、桂枝）随证加减。

③肺痈：多由热毒内郁、气血壅滞所致。可用千金苇茎汤（桃仁、冬瓜仁、生苡仁、芦根）随证加减。

④肠痈：由于热毒内聚，气血凝滞，肠道传导不利，气血壅塞、蕴结成痈，初起恶寒发热，腹部疼痛拒按，腿喜屈蹉（本证包括急性阑尾炎）。可用大黄牡丹皮汤（大黄、丹皮、桃仁、冬瓜仁、芒硝）随证加减。

⑤跌打损伤：可配合归尾、赤芍、苏木、姜黄、红花、乳香、没药等同用。

⑥痈毒：痈肿毒疮初起，可配合银花、连翘、赤芍、红花、天花粉、炙山甲、乳香、没药等同用。

（2）润燥通肠：年老体衰，或久病血虚津亏，或产后失血过多而致血少肠燥大便秘结不通，可用桃仁泥（桃仁捣碎）配杏仁泥、火麻仁、郁李仁、柏子仁（五仁丸）、当归、瓜蒌、地黄等同用。

杏仁泥入气分，用于大肠气秘引致的便秘。桃仁泥入血分，用于大肠血秘引致的便秘。二药也常同用。

据近代研究报道，桃仁醇提取物有显著的抑制凝血作用。

用量一般 2.5~9g。

无瘀者及孕妇忌用。

谈谈中药的煎服方法

中药的煎服方法对疗效有很大影响。在煎服中药方面，除医生嘱咐要用特殊煎法外，一般可按下述方法煎服。

1. 煎药法

煎药俗称"熬药"或"熬汤药"。煎药最好用砂锅（或砂壶），用铝锅或搪瓷用具也可，但不能用铁锅和有油质的锅。

先将药锅洗干净。将药包（袋）打开，挑出其中打印有"先煎"、"后下"、"布包煎"等字样的小药包，然后按先煎、后下等顺序和要求煎药。

煎药前，可将质地特别坚实的生药浸泡10余分钟，一般不需特别浸泡。

煎药要用冷水。加入冷水的量要看药品的多少和质地松坚轻重而定。一般是1付中药加4~5茶杯水（约400~700ml左右），第2煎时水量酌减。如有吸水量大的中药，应适当多加一些水。一般中药煎两煎，每煎煎取一茶杯药汁（约150~180ml），小儿酌减。如倒出药汁量还太多，可在低温下浓缩，直至煎到药汁量合适时，将药汁去渣倒出，这叫做"第1煎"。然后往药锅内加冷水，再煎取药汁1茶杯，这次煎取的药汁，叫"第2煎"。将第1煎和第2煎的药汁倒在一起混合均匀，再平均分为2次服用。

煎药时，有时须用急火（也称"武火"），有时须用慢火煎（也称"文火"），有时先急后慢，必须根据药性和医嘱调节火候。例如，发汗解表的药，宜用急火煎，一般药常常先用急火后用慢火，补益药宜用慢火煎，滋补药则宜用小火久煎。

煎药所需的时间要注意掌握。一般说发汗解表药约煎15分钟左右（以水沸时开始计算，下同）；一般药剂约煎20分钟左右即可；治疗慢性病的药剂或一般补益药须煎30分钟左右；滋阴养血类的慢性滋补强壮药，则须煎40分钟左右。第2煎可比第1煎时间缩短约1/3或1/2左右。

汤药剂型内常有先煎、后下、溶化、分冲、布包煎、煎汤代水等种种要求，须按不同情况煎熬。

（1）先煎药：将先煎药放入冷水中（水量约所需全量的 1/3 或 1/2），煮沸约 10 余分钟，再从火上取下，加全量的冷水，使水变温，然后把其他药品放入（此时如水量未掌握好，可适当增加些冷水）一起煎。

（2）后下药：煎药前先将后下药取出，等药汁将要煎好时，把"后下药"放入，约煎 5~8 分钟，即可将第 1 煎药汁倒出。一般在第 2 煎则无此分别，但也有少数的医嘱要求将"后下药"在第 1、2 煎中各放 1 半。

（3）布包煎（或简称"包煎"）药：将"包煎"药装入所附的纱布袋中，再将纱布袋口用线扎紧，然后放入锅中与其他药品一起煎熬。

（4）分冲药："分冲"的意思就是将这一小包药（多是粉药）分成两次，放入药杯中用煎好的药汁冲服。或在临喝药汁前，将药粉倒在舌上，先喝一二口温开水将药粉服下，立即再将药汁喝下。

（5）溶化药：中医术语也称"烊化服"，意思是指这种药品不必放入药锅中煎熬，而是将溶化药放入已煎好（去渣）的药汁中，微微加热搅拌使药品溶化后，再搅匀服用。

（6）煎汤代水药：先将煎汤代水药放入药锅中，加入较大量的冷水（约足够煎两煎所需的水量），煮沸约 10~15 分钟左右，将药锅从火炉上取下，静置等药液澄清后，轻轻倒出上面的清汤，把锅中渣滓扔掉，洗净药锅，放入其他药品，再用所煎的汤代替冷水来煎药（如煎汤不足时，也可加些凉水）。

注意："分冲"和"溶化"药，在服用第 1 煎和第 2 煎药时，要各用 1 半。

另外，在煎药过程中，要用玻璃棒或筷子时时搅动，以免有的药品粘于锅底而致糊锅。如将药渣倒出时，发现有糊锅现象，则不能服用，须另煎一剂。所以，在每次倒去药渣时，一定要注意检查锅底有无糊锅现象。

2. 服药法

"服药"俗称"吃药"或"吃汤药"。服药也必须根据医生的嘱咐，按照正确的方法服用，才能收到良好效果。疾病有多种，治法和药方也有多种，因而服药方法也有多种。一般情况为：

①解表发汗药，约3～4小时服1次。

②攻下（泻药）药，宜空腹时服。服药后经过4～5小时如不泻大便，可继续服下第2杯药。如服药后约4个小时左右即泻出大便，达到了泻下的目的，就不必再服第2杯药。

③治疗人体上部疾病（头、面、肺、心、胸等处）的药，宜饭后约半小时服。

④治疗人体中部疾病（胃、肠等）的药，宜于饭后1个半小时左右服用。

⑤治疗人体下部疾病（肝、肾、膀胱、膝、足等）的药，宜饭前空腹时服。

⑥慢性滋补药，早晚各服1次，可以较长期服用。

⑦治疗急性病的药，宜4～6小时服1次，昼夜连续服用，直至病情好转。

⑧治疗疟疾的药，必须有1次药在发作前3小时服用。

另外，还有热药冷服、寒药热服、少量频服等方法。丸药、散药有的用淡盐汤送服，有的用温酒或温开水送服。在时间上有的立即服，有的早晚各服1次，有的睡前服，有的早晨空腹时服。有的随汤药服，有的用汤药化服。芳香开窍的丸药又须用偏凉的温开水化服，不能用热开水溶化。总之，都应注意或根据医嘱服用，绝不可不依据病情及药性，死板地按所谓常规服药，不分外感、内伤、病情急慢，都是早晚各服1次，这样往往发生药方开得虽然符合病情，中药调制得也好，但由于煎服的方法不对而致无效的情况。因此，对中药的煎服方法，必须十分注意。

成方活用浅悟

成 方 活 用

前人的方剂，皆为医学理论和临床经验密切结合融汇集积而成，是留给后人的宝贵遗产，我们必须很好地继承与发扬。前人的很多方剂组织严谨、配伍巧妙，直至今天，依法使用，仍有非常良好的效果，成为临床上经常应用的方剂。但是，我们在使用这些方剂时，也应注意到古今生活不同、社会环境不同、人体禀赋、饮食、居住、病因等，均有不同。故曾有不少医家提出古方宜古不宜今而创制新方，并提出运用前人的方剂，不可固执不变，依样葫芦，呆板照抄。例如《成方切用》序言中说："故方有宜古不宜今者，设起仲景于今日，将必有审机察变，损益无已者，……且病有标本先后，治有缓急逆从，医贵通变，药在合宜，苟执一定之方以应无穷之证，未免实实虚虚，损不足而益有余，反致杀人者多矣"。徐灵胎也曾说："欲用古方，必先审病者所患之证，悉与古方前所陈列之症皆合，更审方中所用之药，无一不与所现之症相合然后施用，否则，必须加减。无可加减，则另择一方。断不可道听途说，闻某方可治某病，不论其因之异同，症之出入，而冒然施治，虽所用悉本于古方，而害益大矣"。可见在临床上运用前人的方剂时，既要学习与掌握前人关于方剂的法度规矩、严谨的组方理论和宝贵的临床经验，又要注意运用中医理论按照辨证论治的原则，结合具体情况，进行加减化裁而灵活变通才能方证合宜，起死回生。

一、瓜蒌薤白白酒汤（《金匮要略》）

全瓜蒌30g，薤白10g，白酒30~60ml。取前二味用水约400ml，煎取150ml。第2次再用水250~300ml，煎取150ml，去渣，将两次药液，放入锅中，兑入白酒，煎二三沸，分2次服（关于白酒，请参看本篇最末一段）。

本方原为瓜蒌一枚、薤白半升、白酒七升，三味同煎，取两升，两次温服，可作参考。

本方为张仲景《金匮要略》治胸痹的第一张药方，主治胸阳不布，气机痹阻，阴气弥沦上逆而致胸背痛，短气，喘息咳唾，寸口脉沉迟，关上小紧数等症。

关于"寸口脉沉迟，关上小紧数"的解释，自古以来，各注家意见颇不一致。例如徐忠可从病机解释，认为："寸口主阳，因虚伏而不鼓则沉而迟；关主阴，阴寒相搏则小紧而数"。程云来则认为"数字误"。沈明宗则认为"迟下当有一若字"。他说："然阳虚，则肺气亦虚，痹胸中，故寸口脉沉而迟，乃言正气虚寒之痹脉也。若中上二焦阳气未至，虚极，寒邪挟阴上逆，邪正相搏，而为有余，则关上脉现小紧而数，即是寒实之证，法当行阳散邪，则胸痹得开"。笔者认为诸家之注，都有一定的道理，可供临床参考，要结合临床病情灵活掌握，切不可拘于句下。

胸痹的主要病机为上焦阳虚，阴气上逆。正如仲景先师所说："脉当取太过不及，阳微阴弦，即胸痹而痛，所以然者，责其极虚也，今阳虚知在上焦，所以胸痹心痛者，以其阴弦故也"。此方以瓜蒌宽胸降气，消痰开结为主药。薤白辛苦性温而滑利，能通痹（闭）著之气滞为辅药。白酒味辛性温，宣发助阳，通行营卫为佐药，三药合用，能助胸中阳气，开上焦痹滞，使胸中阳气布达，胸中大气一转，浊阴之气下降，阳行痹通，诸症自然消除。

本方加半夏10~12g，名瓜蒌薤白半夏汤。主治胸痹兼有不得卧，心痛彻背，舌苔白厚或白厚腻，脉象弦滑等症者。此证为痰浊盛所致，故加半夏除痰降逆，本方去白酒加枳实、厚朴、桂枝，名枳实薤白桂枝汤。主治胸痹有心中痞气，气结在胸，胸满，胁下逆抢心诸症者，此证为客气留结在胸中，不只上焦阳虚，而中焦阳亦虚。故阴邪得以留据而上逆动膈所致。故加枳实除痞气，厚朴开气结，桂枝行阳兼疏肝，不但胸阳得畅而中焦亦调，诸症自除。《金匮要略》在本条中又说："人参汤（人参、甘草、干姜、白术）亦主之"。观人参汤之组成，实即理中汤中大意，对兼见中焦阳虚证者可随证应用。总之，胸痹的虚，为胸中阳气微而不振，故不必用补，而用宣通之法，阳气宣畅布达则清阳盛、浊阴退而病除。所以，我们认识到仲景用瓜蒌薤白的方剂，是以行阳为主，并非补阳。即使所谈"人参汤亦主之"，亦是兼补中阳，不是补胸阳。由此可以体会到仲景先师启示后人，应认识到胸中大气为全身之主，实为生死第一关键，特于胸痹篇独发其精义，不可不知。

今人常以此方随证加减，用于治疗以胸、背疼痛为主要症状的疾病。如冠心病心绞痛、心肌梗死、心肌炎、胸肋神经痛等。常去白酒加半夏、红花、赤芍、丹参、川芎等。笔者治疗冠心病、心肌炎等病出现心绞痛而心痛彻背、背痛彻心、心慌、短气、脉见寸沉，关弦或寸关弦滑沉紧等，常以本方加减如下：瓜蒌30g，薤白10～15g，半夏10g，桂枝3～12g，檀香6～9g（后下），茯神木30g，苏梗10g，红花10g，五灵脂9～12g，蒲黄6～10g，焦山楂10g，赤芍10g。随证加减运用，每收良效。病情严重，服后效果不甚明显者，如病人会饮酒，可在汤药中兑入黄酒20～30ml。不会饮酒者，可在汤中对入米醋20～30ml。心绞痛发病频繁，痛重者，可再加用苏合香丸半丸至1丸，随汤药服，可提高疗效，请参考试用。

瓜蒌薤白白酒汤与瓜蒌薤白半夏汤、乌头赤石脂丸（赤石脂30g、乌头15g、川芎30g、附子15g、干姜30g，为细末，蜜丸）均能治疗胸痹、胸背疼痛。但三方主治又有不同。瓜蒌薤白白酒汤主治已如前述：

瓜蒌薤白半夏汤则主治胸痹之偏于痰浊壅盛，痹滞胸阳而心痛彻背、不得卧者。乌头赤石脂丸则治阴寒之气厥逆上干，格痹胸背经脉，乱其气血而致心痛彻背、背痛彻心者。三方虽皆治胸痹，但主症、病机却有种种不同，必须详细辨证，随证运用，决不可呆板硬套。深研《金匮要略》胸痹心痛短气篇自知。

对于痰热结聚、滞塞胸膈而致心胸疼痛者，则不可用本方。前些年笔者与中国医学科学院首都医院心内科协作进行急性心肌梗死的治疗与研究时，曾发现不少患者呈现胸痛、脘堵、舌苔黄厚且腻、大便秘结数日不行，脉象滑数有力的痰热结塞之证。经用小陷胸汤（瓜蒌、黄连、半夏）合小承气汤（厚朴、枳实、大黄）随证配入红花、丹参、檀香、焦三仙、焦槟榔等进行治疗。病人随着大便通畅，痰热被涤泄，舌苔化薄而心胸疼痛明显减轻。余症亦随之而安。此证如误用瓜蒌薤白白酒汤或瓜蒌薤白半夏汤等辛温药治疗，则不但无效反可使病情加重或延误。可见每个方剂都有它一定的主治范围，必须按照辨证论治的原则去灵活运用。

本方中之"白酒"，据《千金方》用"白酨酒"，后人考证"读再，即酢浆"。"酢"字《辞源》引古人注中有"醋本字"之句。《金匮玉函要略辑义》说："今用米醋极验"。但今人有用醋者，有用黄酒者，笔者的临床体会是：用醋效果最好，用黄酒也有一定效果，用白干酒（半盅至1盅）未见疗效。很不成熟的个人体会，仅供参考。

二、旋覆代赭汤（《伤寒论》）

旋覆花9g（布包），生代赭石24g（先煎），半夏9g，人参5g（或党参9~12g），炙甘草5g，生姜9g，大枣4枚，水煎服。

本方原为治疗"伤寒发汗，若吐若下，解后，心下痞硬，噫气不除者"而设。具有调补胃虚，和降逆气，降浊升清的功效。

伤寒病经过汗、吐、下各法的治疗，虽然寒邪已解，但胃气已虚，未能自和，升降失职而虚气上逆，故出现心下痞硬闷者，时时噫气而痞硬不得除去其症状。此为胃虚气逆之证。宜用此汤降虚气之逆而和胃安中，则证可愈。方中以旋覆花下气除痰，咸能软坚而治心下痞硬（硬则气坚）为主药。虚则气浮。代赭石下气除痞逆之气为辅药。人参、大枣能缓中、补胃气之虚为佐药。甘草调和百药补虚安中为使药。诸药共达补虚散痞、降逆安中之效，其病自除。

后世医家常用此方治疗因胃失和降，胃气上逆而致的呕吐、反胃、噎膈、呃逆等病症。

笔者常用此方合大黄甘草汤随证加减，治疗神经性呕吐，收到良好效果，例如1964年曾治一中年女性患者，患神经性呕吐将近2年，经北京各大医院检查，诊断相同，治疗均未见效。每顿饭后。随即把食物吐出，人体日渐消瘦，体重仅有70市斤左右，大便干秘，数日一行，粪如羊屎，舌苔薄白，脉象细，辨证为中焦虚弱、胃气上逆而致呕吐。治以调中补虚、下气降逆之法，方用本方合大黄甘草汤随证加减。处方如下：旋覆花10g（布包），生代赭石30g（先煎），半夏10g，党参12g，甘草3g，生大黄5g，当归10g，桃杏仁泥各9g，全瓜蒌30g，生姜3片，伏龙肝60g（煎汤代水）。以此方为基础，有时稍有一些加减，共服40余剂，呕吐全止，大便通畅，饮食正常，诸症痊愈，体重增加30多斤，与治疗前比较，真是判若两人，治愈类似的病人较多，不赘述，仅供参考。

笔者也常用旋覆代赭汤合半夏厚朴汤随证加减，治疗梅核气病，取得满意效果。例如曾治一女同志，自觉咽喉部有东西，似痰非痰、似物非物，咯之不出，吞之不下，咽喉堵闷不适，曾经大医院耳鼻喉科详细检查，咽喉无异常发现。但久治不愈。查其舌苔较白微腻，脉象右手沉滑，左手稍带弦意，诊为梅核气病，治以降气化痰、佐以调肝和中之法，方用本方合半夏厚朴汤加减。处方如下：旋覆花 10g（布包），生代赭石 30g（先煎），半夏、厚朴各 10g，苏梗 10g，苏叶 10g，茯苓 15g，香附 10g，乌梅 2g，生姜 3 片，金果榄 10g。水煎服。以此方为基础随证加减，服用 20 剂痊愈。此方笔者经常使用，请参考试用。

笔者还用旋覆代赭汤合丁香透膈散或通幽汤加紫肉桂，随证加减，治疗反胃病，取得良好效果。例如患者胡某某，男，39 岁，中药师，患溃疡病合并幽门不全梗阻。近月余以来，饭后腹胀，胃内烦乱，每晚须吐出带酸腐味的黄色稀粥状物，有时还能看到未完全消化的食物，吐出后才能睡觉。食欲不振，下午烦热，有时嗳气、腰酸腹坠，每月有遗精二三次，大便尚可，小便黄，舌质略红，脉沉细无力。按其朝食暮吐，吐物中有未消化的食物，腰酸遗精，脉沉细诸症，诊为脾虚中焦不化、肾虚、火不生土而致之反胃病。治以温中降逆、佐助命火之法。处方如下：旋覆花 9g（布包），生代赭石 30g（先下），人参 9g，清半夏 9g，公丁香 9g（后下），广砂仁 3g，干姜 9g，紫油桂 4.5g，单桃仁 9g，红花 6g，炒白术 9g，焦三仙各 6g，白芍 9g，沉香粉 1.5g（分 2 次随汤药冲服）。服药 7 剂，呕吐即止。以此方为基础，随证加减（后来又加黄芪 6~9g、补骨脂 9g、升麻、柴胡各 6~9g，去公丁香、桃仁、焦三仙等）共进 39 剂，诸症皆除，即改服附子理中丸、补中益气丸、桂附地黄丸调理善后而愈。对有胃痛喜暖者，也可结合良附散方；大便干结者也可加大黄甘草汤……总之，要辨证论治。

生姜泻心汤、半夏泻心汤与本方，三方均用于治心下痞，但各有不同的适应证，要注意分辨。生姜泻心汤主用于胃中不和而心下痞硬，干噫食臭，胁下有水气，腹中雷鸣下利者，如《伤寒论》所说："伤寒汗出，解之后，胃中不和，心下痞硬，干噫食臭，胁下有水气，腹中雷鸣下利者，生姜泻心汤主之"。半夏泻心则主用于邪在半表半里而误下成痞，心下痞满，不硬不痛，大便自通者。本方则主治胃虚气逆而心下痞硬、噫气不除者。

心下痞证如兼有大便泄利、腹中雷鸣者，则不可用本方。

三、丁香柿蒂汤（《济生方》）

丁香 6g，柿蒂 6g，人参 3g，生姜 5 片。水煎服。

本方主用于治疗久病、中焦湿寒而致的呃逆。呃逆有脏腑虚实之分。据清·吴仪洛所说："呃在中焦，谷气不运，其声短小、得食即发，为胃呃。呃在下焦，真气不足，其声长大，不食亦然，为肾呃。久呃则胃肾俱寒者为多。此病有因痰阻气滞者，有因瘀血者，有因胃实失下者，此皆属实。有因中气大虚者，有因大下胃虚阴火上逆者，此皆属虚。寒热虚实。治法不一，古方以此方治寒呃"。从而可知本方以用于"久病则胃肾俱寒者"为适宜。

本方用丁香辛温，通肺、温胃、暖肾，降虚逆之气，祛胃肾之寒。与柿蒂苦涩降气，共为主药。辅以人参补元气而使正气展布，再以生姜开郁去痰而散寒。四药合用主治虚寒证之呃逆。

本方与《金匮要略》橘皮竹茹汤（橘皮、竹茹、人参、甘草、生姜、大枣）、《济生方》橘皮竹茹汤（橘皮、赤苓、枇杷叶、麦冬、竹茹、半夏、人参、炙甘草、生姜），三方均用于治呃逆。但本方主治久病胃肾虚寒所致的呃逆。《金匮要略》橘皮竹茹汤则主治久病体弱、胃有虚热、气逆不降所致的呃逆。《济生方》橘皮竹茹汤则主治热病后胃热、口渴、呕哕不食、气逆不降所致的呃逆。

老人久病或大病之后，或重病患者，突然发生呃逆，连声不止。中医认为这是脾气欲败、正气欲绝的危险症状，须要抓紧时间进行救治。对于这种情况，笔者常用本方合《金匮》橘皮竹茹汤重用人参（30g 左右）进行抢救。屡屡取效。兼有全身出虚汗者，可再加山萸肉 30g、五味子 10g。仅供同志们参考。

急性闭塞性或开放性脑血管病人以及大手术后的患者，有时出现膈肌痉挛而呃逆频频不止，笔者在会诊这种病时，常用本方结合旋覆代赭汤、《金匮》橘皮竹茹汤随证加减而取效。笔者组织的基本方法是：旋覆花10g（布包），生代赭石30g（先煎），半夏10g，人参6~12g，公丁香3~5g（后下），柿蒂5~7个，竹茹6g，生姜3片。以此为主，随证加减，屡收良效。请参考试用。

前人另有一方在本方中加陈皮、半夏、茯苓、甘草、高良姜，亦名丁香柿蒂汤，治症相同。温中降逆的功效更为加强。本方去人参、生姜，加竹茹、橘红，名丁香柿蒂竹茹汤，用于治疗少阳虚热、中气上逆作呃。

注意本方不能用于胃热、胃实证的呃逆。

四、复元活血汤（《医学发明》）

柴胡9g，天花粉9g，当归9g，红花9g，桃仁9g，炙山甲6g，酒大黄6g，炙甘草6g。水煎服。兑入黄酒少许为引，以利为度。

本方主治跌打损伤、砸伤、扭伤，从高处坠扑伤而致瘀血留滞，胸胁疼痛，疼不可忍等症。

中医学认为，人体遭受跌、打、砸、挤、压、砍等伤害，皆可产生瘀血而致经络瘀阻发生疼痛，除受伤处疼痛外。因经络瘀阻的关系，别处也可发生疼痛。又因为肝内藏血，肝脉布两胁，故无论伤在何处，也常常会因瘀血留滞肝经而发生胸胁闷疼痛等症。本方以柴胡引药入肝经为主药。当归活血、甘草缓急为辅药。桃仁、红花、山甲、花粉破瘀润血，为佐药。大黄涤荡败血，推陈致新为使药。瘀去血活，经络通畅，疼痛自止。

本方与七厘散（血竭、乳香、没药、红花、朱砂、儿茶、冰片、麝香，共为细末）都能治疗跌、打、损、伤、金刃刀斧等外伤所致的瘀血疼痛。但本方用于疼痛偏在胸胁之处者。七厘散则用于全身各处发生疼痛者，并可以用酒调外敷于肿痛之处。

本方与活络效灵丹（当归、丹参、生乳香、生没药，水煎服）相比较，本方治症已如前述。活络效灵丹则主治气血凝滞，心腹疼痛、痃癖，肢体疼痛，内外疮疡等。近代也用于治疗子宫外孕。

笔者在内科临床上，凡遇因瘀血所致诸病，常用本方随证加减，每收良效。例如1973年曾治一中年妇女因山顶坍塌而被砸伤。四根胁骨骨折，胸椎两节压缩性骨折，并发血气胸。经外科抢救后，遗有胃脘发胀、腹痛、腰痛，呕吐1日七八次，晚间也吐，吐前打哈欠、流眼泪、打冷战，小腹胀疼难忍，大便秘结。5~7天一行，干燥如球，排便非常困难。右上肢麻木，睡眠不佳。1年半多以来，虽到处医治，均未见效。查其舌上有瘀斑，唇色较暗，舌苔黄厚，脉象弦滑较细。四诊合参，诊为血瘀所致的腹痛、呕吐、便秘。治以活瘀、降逆、润肠、通腑之法，方用复元活血汤随证加减：柴胡15g，当归12g，红花9g，桃仁9g，炙山甲6g，赤芍12g，瓜蒌12g，生大黄9g，刘寄奴12g，生赭石30g（先煎），珍珠母30g（先煎），生甘草6g，芒硝6g（分2次冲服）。共进12剂，诸症著减，已不呕吐，大便1日1行。以后在此方基础上，随证加减，调治4个月，完全治愈。

笔者还治疗1例腹部手术后，因输血浆而发生过敏性休克，用西药抢救6天多。血压不能升到正常范围，须用很浓的升压药物静脉点滴来维持，后来又出现尿量太多，口舌生疮，即请中医参加抢救。我诊为少阴病。以麻黄附子细辛汤加味，又考虑到病在手术以后，恐有瘀血留滞，即又结合复元活血汤之意，进行治疗，很快痊愈。其药方如下，仅供参考。麻黄3g，制附片3g，细辛2g，生熟地各12g，桃仁10g，红花6g，当归6g，酒大黄5g，木通5g，五味子6g，桑螵蛸10g，西洋参12g（另煎兑入），连翘15g。此方共进6剂（在服此方之前，曾服2剂加有紫肉桂2g，以引火归元）。

如疼痛较重，痛处较多，可加乳香、没药、丹参、刘寄奴、泽兰、鸡血藤、郁金、川芎等，随证选用；也可用本方冲服七厘散0.3～0.7g（如无七厘散，可用云南白药或三七粉）。兼有攻串疼痛者为气滞血瘀，可适加香附、木香、青皮之类以行气活血。上肢痛可加桂枝、片姜黄。下肢痛加牛膝、泽兰。腰痛加补骨脂、杜仲、川断。胸部闷胀加枳壳、桔梗。后背疼痛加羌活、葛根。

近代也有用此方随证加减，治疗肋间神经痛、肋软骨炎、结节性红斑、风湿性关节炎（有风湿结节者）等病的报道。

孕妇及无瘀血者忌用。

附原方：柴胡15g，瓜蒌根9g，当归9g，红花6g，甘草6g，炮山甲6g，酒浸大黄30g，桃仁50g（去皮尖研如泥）。除桃仁外，挫如麻豆大，每服30g，水1盅半、酒半盅，同煮至七分去渣，食前温服之，以利为度，得利痛减，不尽服。

五、龙胆泻肝汤（《兰室秘藏》）

龙胆草1g，柴胡3g，泽泻3g，车前子1.5g，木通1.5g，生地1g，当归1g，水煎服。

以上为李东垣原方，目前在临床处方时，多根据原方精神加大其用量。由于后世方书中所列的剂量，各有出入，并且还有加入黄芩、栀子的也名龙胆泻肝汤。故而把笔者用龙胆泻肝汤时常用的剂量列后，以供参考。

龙胆草5～6g，柴胡6～9g，黄芩9g，泽泻9g，木通6g，生甘草3g，竹叶5g，生地6～12g，当归5g，有时加栀子5g。

东垣原方本为治疗因饮酒湿热下注于下焦，前阴热痒臊臭等症而设。后世又加黄芩9g、栀子6g、生甘草3g，用来主治肝胆湿热所致的胁痛口苦、耳聋耳肿、前阴湿热痒肿、尿赤溲血、筋痿（阳痿）阴汗、妇女黄带臊臭等症。

方中以龙胆草泻厥阴肝经之热，柴胡平少阳胆经之热，二药共泻肝胆之热为主药。辅以甘草缓其急且护胃。更以黄芩清泻中上二焦之热；泽泻、木通泻肾与膀胱之湿，大利前阴，为佐药。车前子利湿而不伤阴为使药。尤为妙者，是恐大队泻肝胆利湿之药伤肝阴，而少佐了归、地以养肝血，在泻肝之中设有补肝之品，又寓有战胜之后，兼顾安邦之意。

近代医家也常以此方加减用于治疗急性传染性肝炎，出现肝胆湿热证者。有黄疸者，笔者常加茵陈 15~30g、黄柏 9~12g、生大黄 3g（大便干结者可用 5~9g）。上腹胀满者加厚朴 9g、枳实 9g。食欲不振者加陈皮 6~9g、麦芽 9g。肝区痛者加炒川楝子 9~12g、元胡 6~9g。呕恶嗳气者，加半夏 9g、苏梗 12g、茯苓 12g。

笔者最常用此方随证加减，治疗缠腰蛇（龙），即西医诊断的带状疱疹，能获得良好效果。在日本和美国讲学时，也遇到过此病患者，都很快治愈。今简举 2 例仅供参考。

例 1 在美国时会诊 1 位韩国中年妇女，半个多月以来，左胁肋部起红色疱疹，从左乳外下方向左腋下及肩胛下蔓延，起疱疹处有的约 2cm 宽，有的约 4~5cm 宽，烧灼疼痛，影响饮食及睡眠，舌苔略黄，脉弦，小便短赤，大便略干。证属肝胆湿热，蕴成毒火，发为缠腰蛇病。治以清利肝胆湿热，泻火解毒。龙胆泻肝汤加减：龙胆草 3g，泽泻 21g，车前子 9g（布包），木通 9g，柴胡 9g，生地 12g，当归尾 6g，蒲公英 24g，连翘 15g，苦参 15g，白鲜皮 15g，黄芩 9g，竹叶 6g，忍冬藤 30g。水煎服 3 剂。二诊时疼痛大减，夜间已能睡，食纳亦转佳，起床时很快即能起身下地，大便偏干。患处已有 1/3 干瘪生痂。上方去竹叶，加酒军 4.5g、青黛 6g（布包煎），又进 5 剂而痊愈。

例 2　苏某某，男，65 岁。3 天来初起似感冒，但很快即局限在左眼赤痛及左鬓额处头痛，左鬓额处皮肤发红，起小红疹，疼痛难忍，半夜即急去某某大医院急诊，诊断为眼型带状疱疹。经治疗无效，次日即来邀余诊治。诊其脉弦数，左目赤痛，左偏头痛，大便偏干，小便黄赤，口苦舌红，苔薄黄腻。辨证认为肝开窍于目，头两侧属少阳，脉症合参诊为肝胆湿热，肝火上亢之证。方用龙胆泻肝汤加减：龙胆草 5g，泽泻 30g，生石决明 30g（先煎），夏枯草 15g，菊花 10g，桑叶 10g，车前子 15g（布包），连翘 15g，银花 15g，蒲公英 30g，蔓荆子 10g，木通 6g，白鲜皮 15g，柴胡 6g，黄芩 10g，川连 6g，玄参 12g，5 剂。服 3 剂，头目即不痛，诸症减轻。仍以此方加减，共进 14 剂而愈。

当归龙荟丸（当归 30g、黄连 30g、黄芩 30g、龙胆草 30g、栀子仁 30g、大黄 15g、芦荟 15g、青黛 15g、木香 7.5g、黄柏 30g、麝香 1.5g，共为末，炒神曲糊丸，如绿豆大，每服 20 丸，姜汤或温开水送下）与本方皆治肝胆实热之证。但当归龙荟丸治肝胆实火兼见惊悸、烦躁狂妄、大便秘结者，功用偏于治肝胆实火，可使火热从大便而去；本方功用偏于治肝胆湿热，可使湿热从小便而去。二药功能同中有异，异中有同，临床使用，须详为辨析。

泻青丸（龙胆草、山栀、大黄、川芎、当归、羌活、防风、蜜为丸）虽也可泻肝胆火热，但偏用于肝胆风热，症兼多惊多恐、目赤肿痛及小儿急惊抽搐者。

六、四逆汤（《伤寒论》）

制附子 9~15g，干姜 9g，炙甘草 12g，水煎服（剂量参考高等中医院校教材《方剂学》）。

此汤为回阳救逆之要剂。主用于阳气衰微，阴寒内盛，四肢厥逆冰冷，畏寒蜷卧，下利清谷，腹痛，口不渴，或兼见干呕、咽痛，或大汗亡阳，脉沉微细欲绝者。近人用它抢救休克，全身冷汗，体温下降，血压测不到，脉搏触不到，或似有似无等症。

经云：寒淫于内，治以甘热。又说：寒淫所胜，平以辛热。故用附子大辛大热之品，温经济阳，以救欲绝之阳为主药。辅以干姜辛热之品温中散寒，助附子振发阳气，姜、附同用，相得益彰。更佐以甘温补中阳之品，鼓发胃气，并能缓调姜、附之烈性。三药相合，而为甘热回阳、辛热救逆之剂。取附子之热、干姜之辛、甘草之甘而为治也。

本方加人参 10g，名四逆加人参汤，治大吐大泻后，身恶寒，脉微欲绝，又出现下利，急以此汤温经回阳，益气生津。去甘草，加葱白 4茎，名白通汤，治阳虚寒盛下利，脉微，阳气不能通达之证。四逆汤加重干姜（改为 12~18g），名通脉四逆汤，治阳虚寒盛，下利清谷，手足厥逆，里寒外热，身反不恶寒，面色红赤，或腹痛、或干呕、或咽痛、或利，脉不出等症。面赤者可再加葱 9 茎；腹中痛加白芍 18g；呕者加生姜 10g；咽痛者加桔梗 3g；利止脉不出者加人参（益气行血）。

近二三十年，曾有些大医院把人参、附子、干姜做成注射液，名"参附姜"注射液，用于抢救休克、心衰，有良好作用。

理中汤、四逆汤、吴茱萸汤皆治阳虚吐利之证。但理中汤的主证在利；四逆汤的主证为厥；吴茱萸汤的主证在呕。同中又有异也，不可不辨。

四逆汤与回阳救急汤（附子 9g、干姜 6g、肉桂 3g、人参 6g、白术9g、茯苓 10g、陈皮 6g、炙甘草 4.5g）相比较：前者主治阳虚寒盛四肢厥逆之证；后者回阳救逆之力更大，主治寒邪直中三阴或吐泻亡阳，阴寒较重，呕吐较轻，正气欲脱者。

四逆散与四逆汤均治手足厥逆，但四逆汤主治阳虚不能温煦四末之厥逆。四逆散则治肝郁气滞，表里不和，热邪内郁，气机不能通达四肢之厥逆，故治以和解表里，疏肝理脾之法，与四逆汤法截然不同，不可混淆。

真热假寒之证禁用四逆汤。

七、当归四逆汤（《伤寒论》）

当归 9g，桂枝 9g，白芍 9g，细辛 6g，炙甘草 6g，通草（古亦称木通）6g，大枣 8 枚。水煎服（原方中细辛用量同桂枝）。

主治厥阴伤寒，风寒中于血脉，手足厥寒，脉细欲绝之证。此为阴血内虚，不能荣于脉。阳气外虚，不能温于四末，故手足厥寒，脉细欲绝。本方以当归辛温，养血通脉为主药；以桂枝通经络、祛风寒，白芍养阴血、和营卫，共为辅药；细辛散血分之寒，通草利九窍、通血脉，共为佐药；大枣、甘草甘味益脾，补虚生血，为使药。

今人也用此汤治疗寒邪侵袭，痹阻经络，而致肌肉、关节疼痛，以及动脉炎而无脉等症，不少报道称疗效较好。

四逆汤所治之厥逆，是阳虚不能温达四末，故治以回阳救逆。当归四逆汤所治之厥逆，是血虚不能温达四末，故治以养血通脉。从此我们也可进一步领悟，仲景先师的四逆汤类方，均有附子、干姜，惟独当归四逆汤中不用姜、附，是因诸四逆汤主治阳虚阴盛之证，故须用姜、附。当归四逆汤主治阴血虚甚，乃由阴及阳之证，故不用姜、附。

笔者曾用当归四逆汤加减，治疗雷诺病，取得了非常理想的效果。其经验方为：桂枝 12~20g，赤、白芍各 12g，当归尾 10g，细辛 3~5g，炙山甲 6~9g，红花 10g，片姜黄 9~12g，通草 6g，路路通 10g，白芥子 6~9g，熟地 20g，麻黄 6g（这二药同捣），桃仁 10g，水煎服。

第一二煎药汁混合，分 2 次服。将药渣放到小盆中再煎，俟不太烫时，把两手浸泡药水中至药水不热，即弃之，每日 1 次。如此治疗 1~3 个月。

从病例谈方剂的加减变化

辨证论治的具体体现是理、法、方、药，在这四个方面，方、药占了很大比重，可见方药的灵活运用在辨证论治中是非常重要的。所以说，根据辨证、立法的要求，对所选用的药方，结合具体情况进行灵活加减、随证变化，是取得良好疗效的重要措施。今结合 3 个病例，谈几点关于在临床上灵活运用方药的肤浅体会，仅供参考。

一、验案 3 则

例 1：谭某某，女，61 岁，干部。初诊日期：1961 年 12 月 9 日。

主诉：两肋部各横有一大条硬肿块，时有疼痛，已 10 余年。

问诊：10 多年来发现两肋部各有 1 条形硬肿块，横于两乳房下方，后半截稍高、稍粗，前半截稍低、稍细，好似倒放的牛角形。平时稍软，体积也略小些，可以不影响躺卧。每当情绪不好及劳累时，肿块处胀痛、坚硬、增大，甚则坚硬如砖而不能向左右侧卧。曾在北京几个医院做过多次诊治，并做过活体组织检查，均未能确诊，治疗亦未见效果。近几天来，肿块又作痛，身体前屈及弯腰则疼痛加重。二便尚调，有时自觉心跳。素有高血压病史。

望诊：发育正常，营养良好，体略偏胖。痛苦病容，精神尚佳。舌质、舌苔正常。两乳房下方各有 1 条明显隆起的条状肿块，皮肤颜色不变（参看切诊）。

闻诊：未发现异常。

切诊：头、颈、腹、四肢未发现异常。胸肋部于两乳房下沿第六七肋骨走向，各有 1 个条状肿块，两边对称，其后部稍高、略粗，起于腋后线上，前部稍低、略细，止于胸骨外沿，粗可盈握，其硬如砖，表面不平滑，不能移动，有压痛。脉象：两手均沉滑。

辨证：肿块生于两肋，知病属肝经。每情绪不好则发生胀痛，知为肝气郁结所致。再参考脉象沉滑、身体略胖，可知有痰气凝结。病久入血，气痰血互结不散，年积月久，结为硬块。痰血有形，故肿块经久不散，常具其形。肝气有郁有达，故胀痛时发时止，肿块亦随肝气郁达而略见增减。四诊合参，诊为肝气郁滞、痰血凝结之证。

治法：疏肝行气，消散痰结，佐以活络、安神。

处方：柴胡疏肝散合消瘰丸加减：川柴胡 5g，制香附 10g，炒枳壳 10g，生石决明 19g（先煎），生牡蛎 12g（先煎），浙贝母 12g，玄参 10g，化橘红 6g，白芥子 5g，茯苓 10g，朱远志 6g，路路通 2 个。水煎服，3 剂。

方义：本方取香附行气以散结；柴胡疏肝以解郁为主药。取枳壳宽胸快膈；生石决明滋肝阴以潜肝阳；生牡蛎既能潜阳又能软坚散结；浙贝散郁消痰；玄参降火解毒、消散结块（牡蛎、浙贝、玄参为消瘰丸方）为辅药。又以橘红化痰；茯苓祛湿；白芥子祛皮里膜外之痰，消散痰核结块；远志开心豁痰、安神定志为佐药。路路通通经活络为使药。共组成疏肝解郁、行气消痰、活络散结、安神定志之剂。

二诊（12 月 12 日）：服上药 3 剂，肿块仍硬而大，胀痛略减。考虑病块已久，宜在前方基础上加重活血散瘀之品，并加服白金丸（白矾、郁金）以增强解郁消痰之力。处方：香附 10g，枳壳 10g，郁金 6g，生石决明 25g（先煎），生牡蛎 19g（先煎），浙贝母 12g，玄参 10g，白芥子 6g，丹参 12g，炙山甲 5g，菖蒲 5g，远志 6g。3 剂。

另：白金丸 15g，每次服 1.5g，每日 2 次。

三诊（12月20日）：上方进8剂，肿块大为缩小，已不胀痛，身体前屈时亦不感疼痛，只在两臂向上伸时，微有痛感，余无明显不适。脉象滑而和缓。再守前方，稍事加减。

上方加牛膝10g，增丹参为15g，白金丸仍同前。

四诊（12月27日）：上方服7剂，两个条形肿块已基本消失，望诊已看不到形迹，切诊仅摸到原发生肿块处的肌肤略有些发僵，臂、身活动时，亦无不适感，已能自由地左右侧卧安睡。舌苔厚腻，脉象沉滑。再加减上方，进行调理。香附10g，浙贝12g，生石决明15g（先煎），生牡蛎19g（先煎），玄参10g，白芥子5g，天竺黄6g，炙山甲6g，细生地9g，夏枯草6g，海藻9g，牛膝6g。6剂。

1962年6月24日追访：去年服药后，两边肿块已全部消失，至今未再复发。1963、1964年又两次追访，均未见复发。

例2：王某某，男，42岁，北京某部队团长。初诊日期：1978年9月12日。

主诉：少腹痛，尿中带血2个多月。

问诊：2个多月来，右少腹部疼痛，经常有血尿。平时用显微镜查尿，红细胞满视野，严重时肉眼也可看到血尿。曾住在中国人民解放军某医院经X光肾盂造影等详细检查，未发现器质性病变，拍摄X光腹部平片，亦未发现泌尿系统结石，后来仍以"血尿待查"出院。出院后，听人说也要怀疑有癌性病变的可能性，故来试找中医诊治。

现感右侧少腹疼痛，时轻时重，腰部及小腹有轻微不适感，排尿时尿道微感不适，但不痛，小便色赤，大便尚调。

望诊：体格发育良好，营养佳，有焦急表情。舌苔薄白，但满布于舌。

闻诊：无异常。

切诊：头、颈、胸部及四肢未见异常。腹部肝脾不大，右下腹部的筋肉比左侧稍现僵滞。不如左侧柔软，无压痛及肿物。腰部无叩痛。脉象：两手皆弦滑略细。

辨证：少腹及小腹为肝、肾、膀胱经脉所过之域，肝肾二经气血逆滞、经脉不通故少腹阵阵作痛、筋肉僵滞不柔，小腹不适。肾与膀胱为表里，主水湿气化，肝肾气滞，下焦水道失利，湿蓄膀胱，湿郁日久渐有化热之势，故小便色赤、尿道不适。舌苔薄白满布，脉兼滑象，皆主内有湿邪。六脉皆弦，知病与肝经有关，并主疼痛。四诊合参，诊为肝肾气滞、湿蓄膀胱之证。

治法：调肝缓急，行气利湿，佐以益肾、止血。

处方：芍药甘草汤合天台乌药散加减：白芍15g，炙甘草6g，乌药12g，炒川楝子12g，炒小茴香5g，炒橘核9g，茯苓12g，泽泻10g，金钱草15g，黄柏炭12g，小蓟炭21g，川断炭21g。水煎服，6剂。

方义：本方以白芍养血柔肝，舒筋缓急；乌药顺逆气为主药。辅以甘草为芍药甘草汤，可缓急而定痛；以川楝子、小茴香配乌药，再加橘核，四药相伍，可治肝肾气逆、牵引脐腹阵阵作痛。佐以茯苓、泽泻、金钱草利湿，黄柏坚肾清热，川断强肾壮腰，炒炭又兼能止血。小蓟为治尿血要药，故用以为使。

二诊（9月19日）：用药后自觉症状减轻。在本单位查尿也有好转。尿中红细胞30~40个/HP。惟感腹中疼痛，似有气下攻。舌苔薄白，脉仍同前。再加减上方。白芍15g，炙甘草6g，乌药9g，炒川楝子12g，炒小茴香5g，炒橘核9g，海金沙12g，鸡内金9g，金钱草15g，小蓟炭21g，川断炭15g，黄柏炭9g。水煎服，6剂。

三诊（9月26日）：已服中药12剂，原自觉症状已基本消失，右下腹肌肉亦柔软。虽有时可见尿色发红，但镜检已有明显好转。惟在排尿时，感到少腹部有气向下攻窜样疼痛，未发现尿中有结石。舌苔薄白，脉同前。再加减前方（减去理气缓急之品，加重益肾破瘀、滑窍、通淋之品）。川断炭 30g，生地 15g，冬葵子 10g，瞿麦 12g，泽泻 10g，茯苓 12g，金钱草 15g，玄参 12g，黄芩 9g，黄柏炭 15g，小蓟炭 25g。水煎服，6 剂。

10 月 21 日接到病人来信说："6 剂药于 10 月 2 日服完。服这最后 6 剂药期间，有明显的变化，一是放射性腹痛次数增多，有时隔 1 天痛 1 回。二是每次痛的时间增长，由过去的半小时，增加到 4~5 个小时。在这期间，按照您的嘱咐，多喝开水，跳一跳。10 月 15 日，尿道排出一块枣核大小的结石。我高兴极了。之后，连续检尿 4 天，再未发现红细胞"。

11 月上旬，病人亲自送来尿结石 1 块，状如小红枣核，其色褐黄。并说早已上班工作。

12 月初，随访：已能参加正常工作，执行飞行任务。

1979 年 3 月随访：身体一直很好，正常飞行。

例 3：呕吐，便秘（外伤骨折后遗症）

杨某某，女，40 岁，工人。初诊日期：1973 年 5 月 21 日。

问诊：主诉胃胀，腹痛，呕吐已 1 年半以上。

1971 年 8 月，正在劳动时，因山洞坍塌而被砂石砸倒、埋住，当即被同志们从砂石堆里扒出来送往医院，经检查诊断为颈椎神经损伤，胸椎两节压缩性骨折，多发性肋骨骨折，有 4 根肋骨折断扎坏了右肺而发生血气胸。经中西医抢救治疗，2 个月后，上半身渐能动，右臂麻木疼痛。每天恶心呕吐数次，晚上也有时呕吐，腹部胀痛，尿频而少，红赤而痛。经继续治疗至年底，能扶墙站立、行走，但恶心、胃胀、腹痛日渐加重。1972 年曾到北京治疗数月，均不见明显效果。1973 年 3 月经黑龙江省某医院会诊，诊断为骨折后遗症；2、3、4、5 组肠道轻度狭窄、粘连、梗阻；结肠癌？仍建议到北京治疗。到京后经几个医院诊治，均认为是骨折后遗症，多建议中医治疗，而来我院。

现症：胃脘发胀，腹痛，腰痛，恶心、呕吐，1日吐七八次，晚间也吐，吐前打哈欠、流眼泪、打冷战。小腹胀得象鼓一样，胀痛难忍。大便5~7天1次，干结如球，排便非常困难。胃中总觉着很饿，1日要吃六七次饭，但吃后仍觉很饿。右半身麻木，以右上肢为主，有时木痛。左半身出汗，右半身不出汗，健忘，睡眠不好，一夜只能睡3小时。

望诊：面色青暗不泽，形瘦（据云体重仅重90余市斤），行走须人搀扶。舌上有瘀斑，唇色较暗。舌苔厚较黄。

闻诊：言语声低，气息细怯。

切诊：腹部胀痛、拒按，叩之呈鼓音，下腹部胀较重。脉象弦滑较细。

辨证：病起于砸伤之后，舌有瘀斑，口唇青暗，知有瘀血。胸腹血瘀，气血升降失常，中焦气逆而呕吐频作，浊阴不降而大便干结难排。血不荣心而健忘、失眠，血之精华不能上现于面，故面色青暗不泽。经络气血流行失畅，故半身麻木、无汗。脉细主血虚，脉弦主疼痛。四诊合参，诊为血瘀所致之腹痛、呕吐。

治法：活瘀、降逆、润肠、通腑。

处方：柴胡15g，当归12g，红花9g，桃仁9g（打碎），赤芍12g，炙山甲6g，生赭石45g（先煎），半夏9g，瓜蒌45g，刘寄奴12g，珍珠母30g（先煎），生大黄9g，生甘草6g，芒硝6g（分2次冲服）。3~6剂。另：大黄䗪虫丸20丸，每日2次，每次1丸，温开水送服。

方义：本方以复元活血汤加减化裁而成。肝主藏血，故瘀血常留于胸胁，况此患者又有多发性肋骨骨折，故以柴胡入肝经，当归活血养肝为主药。红花、桃仁、刘寄奴、赤芍、炙山甲活瘀血、通经脉为辅药。生赭石降逆和中，半夏和胃止呕，全瓜蒌降气润肠，珍珠母养心安神，槟榔降气下行，甘草缓急和中为佐药。生大黄破除败血、祛瘀生新（配甘草为大黄甘草汤亦能止吐），芒硝润燥通腑为使药。以其病已久，故又配以大黄䗪虫丸以消除干血、祛瘀生新。

二诊（6月2日）：上药已服12剂，诸症有所减轻，已能每日大便1次。腹胀减轻，呕吐减少，但不吃中药则无大便。舌苔化薄，脉滑。再守上方，稍事出入。将上方中的柴胡改为12g，炙山甲改为5g，芒硝改为5g，赤芍改为15g，加陈皮6g。3～6剂，效可继服。

三诊（6月19日）：诸症减轻，精神转佳。再加减前方。改瓜蒌为30g，炙山甲6g，陈皮7.5g。再加片姜黄9g、桂枝3g。6～12剂。

四诊（6月30日）：每1～2天即能顺利大便1次，呕吐减少，腹胀及腹痛都明显减轻。近几天小便黄而少，且有轻微感冒。舌苔、脉象无大变化。再以前方加减：柴胡9g，红花9g，桃仁9g，苏木9g，刘寄奴12g，赤芍15g，片姜黄9g，香附9g，苏叶9g，荆芥6g，生大黄3g，陈皮9g，猪苓12g，茯苓12g，木通5g，黄柏9g，泽泻9g，桂枝3g。3～6剂。

五诊（7月6日）：腹胀明显减轻，自服药以来，未再发生胀得象鼓一样的情况，现每日只呕吐1次，有时1天中1次也不吐。吐前打哈欠、打冷战、流眼泪之症状已消失。胃部发饿的感觉也大为减轻。右半身也有时能出些湿润的微汗。睡眠一夜能睡8～9个小时。小便已不黄，尿量正常。已能1个人在院中自由行走。现尚有心中如悬之感，不服汤药，则不拉大便，不拉大便则发生呕吐及腹胀，故每日服中药1剂。腰部尚疼痛，偶有头晕。舌苔已化，脉象略滑。处方如下：柴胡9g，香附9g，红花9g，桃仁9g，赤芍15g，桑寄生25g，川断12g，生大黄6g，瓜蒌30g，生赭石30g（先煎），珍珠母30g（先煎），钩藤12g，片姜黄6g，黄芩9g，半夏9g，党参9g。12剂。

六诊（7月19日）：症情稳定，且渐渐减轻。但近日舌苔又较厚，脉滑，睡眠稍差。仍以上方加减。上方去赭石、党参、黄芩、钩藤、瓜蒌，加生龙骨、牡蛎各 30g（先煎），当归、生蒲黄、荆芥、藿香各 9g，猪苓、茯苓各 12g。6~18 剂。

七诊（8月9日）：面色已润泽，唇舌已不青，体重增加（治疗前 90 余斤，现 118 斤），已能 1 个人到百货大楼买东西。小腹有时隐痛，有黄带、恶臭。舌苔正常脉象呈和缓之象。据其有黄带、且恶臭，知为下焦血瘀化热、湿热蓄滞所致。故在原方基础上，结合一些消化湿热之品。处方：柴胡 9g，当归 12g，红花 9g，桃仁泥 5g，清半夏 9g，赤白芍各 12g，瓜蒌 30g，生大黄 9g，党参 9g，白术 6g，茯苓 12g，炙山甲 6g，川断 12g，吴萸 5g，黄连 5g，佩兰 9g，乌药 9g。6~10 剂（效可继服）。

八诊（8月30日）：小腹痛、腰痛均明显减轻，体重又有增加，体力、精神均转佳，可以独自逛市场、商店。黄带已减少，近 2 天小便黄，微有坠痛感，近日因感冒而呕吐 1 次。舌苔略黄，脉滑。再加减前方：红花 9g，桃仁泥 9g，清夏 9g，赤芍 15g，生大黄 9g，黄柏 12g，黄芩 12g，炒吴萸 6g，猪苓 15g，茯苓 15g，萹蓄 9g，生、熟苡米各 15g，生赭石 30g（先煎），旋覆花 9g（布包），川断 12g，泽泻 12g。6~12 剂，效可继服。

此后，以上方随证候及时令等的变化而随症加减，服至 10 月 4 日，诸症均基本消除，饮食大增，人胖，力壮，遂带药 10 剂喜返原籍。

1974 年 10 月随访，已痊愈，上班工作已近 1 年。

二、方剂活用体会

（1）运用前人方剂要灵活加减、随证变化。中国历代医家通过长期医疗实践，给我们留下了许许多多具有良好效果的方剂。我们必须深入学习，熟练掌握这些宝贵经验。但是在临床上运用前人的方剂时，还必须要注意根据具体情况灵活加减。如明代医家李梴谈方剂的变化时说："外感内伤，当依各门类加、减、穿、合、摘，变而通之。……千方、万方，凡药皆然，知此则处方有骨，正东垣所谓善用方者不执方，而未尝不本于方也"。清代医家陈修园亦主张"方不在多，贵乎加减得法"。可见选用前人方剂时，决不可生搬硬套。当然，病情非常符合原方剂主治的情况时，也可以使用原方剂，但药物剂量也常常因人、因时、因地而与原方有所不同。所以绝对地、一字不变地搬用原方的情况，是很少的，绝大多数是要灵活加减、随证变化的。例如第一例病人的条状硬肿块，是由于肝郁气滞，气痰凝结，久病入血，气、痰、血互相积结而成。故根据疏肝行气、消痰散结治疗法则，选用了柴胡疏肝散中的柴胡、香附、枳壳行气疏肝，又加入生石决明滋肝阴、潜肝阳以助调肝行气之力。为了加强行气作用而比原方加重了香附、枳壳的用量（考虑到病人素有高血压病，恐柴胡的升阳作用对高血压不利，故后来改用郁金代替柴胡）。为了增强化痰作用，改原方的陈皮为化橘红（原方七味药，选用了四味）。为了深入一步消散痰结，又加入了白芥子辛通走散，行气豁痰，消皮里膜外之痰结。为了消除肿块，除用了行气消痰之品外，又把具有解郁柔肝、软坚散结、消痰核作用的消瘰丸方（牡蛎、贝母、玄参）结合进来，以加强消除肿块的作用。因久病入血，气痰血互相积结，非用活血散瘀之品不能促其消散。故于第二诊时，加入丹参、炙山甲活血散瘀、化癥消积。又考虑病已 10 余年，不但需要药力集中而且需要持久，故另外加服了白金丸（白矾祛湿消痰，郁金解郁疏肝兼能活血）。这样，本例的处方，实际上是柴胡疏肝散、消瘰丸和白金丸三方的随证加减、灵活运用。在药量上也因人、因证而异，进行了调整变化。第二例的治疗则法是调肝缓急、行气利湿、佐以益肾止血。根据治法的要求，考虑到在初诊、二诊时有明显的右少腹疼痛，故选用了芍药甘草汤柔肝缓急以治腹痛。又配合天台乌药散的乌药、茴香、川楝子并以橘核易槟榔，另加茯苓、泽泻、金钱草以行气利湿。川断、黄柏益肾，诸炭止血，标本兼顾。第三诊时，已无少腹疼痛，故减去白芍、甘草，又根据病人出现了排尿时即有向下攻窜疼痛的症状，考虑到恐其湿郁化热、灼湿成石而成为沙石淋病。故除加用滑窍、利湿、治淋的冬葵子、瞿麦以配合泽泻、茯苓、金钱草增强利湿、滑窍、排沙石的作用外，还根据病已2个月余、脉现细象，是有正虚的一面，故加重了补肾、益阴之品（把川断炭加为30g，又加了生地、玄参），既能提高病人自身抗病力以扶正祛邪，又能防止过利伤阴，而收到了满意的效果。

（2）根据证情需要，敢于组织新方。在临床上，根据证情的变化、治法的要求，从前人留下来的方剂中，一时选不到符合要求的方剂，或是虽已用过不少前人的方剂而疗效不理想时，也要敢于根据病情、治法的需要，按照处方组织规律和药物配伍的宜、忌，吸取古今经验，选择合适的药物，自己组织新方。例如例2第3诊的处方，就是据证组织的一张新方。因为当时的病情通过服药10余剂的治疗，证情已经改变：右少腹已不痛，腰及小腹的不适感亦消失，尿血亦明显好转。在排尿时有气向下攻窜的痛感，故有成为沙石淋之势，但不久前在医院检查，未能确诊有尿路结石。故一面根据症状表现，一面据其脉细知有正气不足，而重用了川断以强壮肾气，加入生地、玄参补肾养阴，加强扶正祛邪的功能。同时更加冬葵子滑窍利湿，瞿麦活血利湿、治淋，黄芩清热，配合金钱草、茯苓、泽泻的利湿排石作用，组成补肾益阴、佐以利湿排石的方剂。服用此方，如有尿路结石可以排下，如无结石也可以补肾利湿，扶正祛邪兼顾，加速恢复健康。果然用药后排出结石1块，而尿血亦止，恢复了健康。这张处方是在前人的理论和经验的基础上，结合了金钱草有排石作用的近代报道组织的新方。笔者在临床上常以这张处方随证加减，用于泌尿系结石，往往收到理想的效果。加减法是：尿血不甚者，方中的川断、黄柏、小蓟可不用炒炭；证明有结石但久久不下者，可加牛膝、泽兰、鸡内金、炙山甲；冬葵子可用 10~20g；金钱草可用 20~40g；无阴虚证者，可减玄参，改生地为熟地，或生熟地黄同用。笔者的体会是，治疗尿路结石，要注意加强补肾药的力量，扶正以祛邪。不单纯用利湿通淋之品，组织处方。

（3）药方加减变化的方法：前人在方剂加减变化方面积有丰富经验，可供我们学习应用。今把前人关于方剂加减变化的经验加以归纳，结合个人体会，提出以下几种方法，仅供参考。

①加："加"即在原方上加一、二味药，或是加重原方中一、二味药的用量。

②减："减"即是在原方中减去一、二味药，或减轻原方中某药的用量。

③裁："裁"如裁衣，即在原方上裁去目前不需要的一部分药物。

④采："采"即是在保留原方主要药物的基础上，再把其他方剂中功效最突出的或配伍最巧妙的二、三味药采摘过来。

⑤穿："穿"即把所需要的二、三个或三、四个药方的主要部分，有主次、轻重的穿插起来成为一方。

⑥合："合"即把两个或两个以上原有方剂合并、结合起来使用。

⑦化："化"亦是方法亦是要求。上述的加、减、裁、采、穿、合，有时可以单独使用，有时要配合应用，主要注意灵活运用，切忌死板。对所选用的方剂，经过加减、裁采或穿合的变化后，还要注意到"化"，即是把经过变化的药方，除再次与证候、治法、人、地、时等多种情况进行分析、核对无误外，还要仔细分析药方中各药的组织配伍和药力比重、用量大小、先煎后下、炙包研炒等是否合适，各药之间以及与证候、治法之间是否有着有机的联系，能否达到发挥其最大的治疗特长并纠正其原药的所短等等，使药方达到比原方更符合治疗要求的方剂。前人把这种经过变化而取得良好效果的方剂，称赞曰出神入化。有

些有效的新方，就往往是在这"化"中所出。实际上，"化"也就是要求把方剂的药物组织、配伍变化与证情、治法达到"化合"的水平，而不是一些药物彼此孤立地"混合"在一起。

（4）要吸收经方、时方、土单验方的长处："经方"一般指《黄帝内经》、《伤寒论》、《金匮要略》等书中记载的方剂。这些方剂有很多优点，如药味较少，配伍巧妙、组织严谨，义理精深，主辅佐使，大、小、缓、急、奇、偶、复，区分明确。药物炮制煎服，分量轻重，加减出入，都考虑得比较周到。"方"与"法"统一，治证明确，有是病必用是方，用其方必守其法，易一病即易一方，甚至方中药味虽同而用量不同，则立方之理已不相同，治证也随之不同，方名也随之改变等等，所以至今还在临床上广泛应用。本章例3的药方，即采用了《金匮要略》中治疗"食已即吐"的大黄甘草汤以治其大便不通、积滞化热而导致的呕吐。还采用《金匮要略》的大黄䗪虫丸以祛瘀生新。例2则采用了《伤寒论》的芍药甘草汤以养血缓急而定腹痛。

时方是在经方的基础上发展而来的，方中主辅佐使的组织，组方立意的宗旨，药量轻重的权衡，配伍变化的须、使、畏、反，炮制煎服的宜忌等，都体现着中医理论的深邃变化，所以必须熟悉中医理论，才能善用时方。时方中还有许多方剂不但发展了经方的组方、治证、变化等原则、精神，而且还补充了经方的不足。例如刘河间的防风通圣散，李东垣的补中益气汤，《太平惠民和剂局方》的凉膈散、紫雪、至宝丹，《韩氏医通》的三子养亲汤，《温病条辨》的安宫牛黄丸、银翘散、增液承气汤，《医林改错》的膈下逐瘀汤、补阳还五汤等等，都是疗效可靠、大家喜用的著名方剂，真是举不胜举。本章例1的药方中采用了柴胡疏肝散、消瘰丸，例2采用了天台乌药散，例3采用了复元活血汤，都是学习与运用这些时方的组方、立意、治证、配伍等原则而随证变化的，这些体会仅供参考。

土单验方则是指流传在广大劳动人民手中和收载于"方书"中，或一些医家的秘方、经验方以及草药、单方等而言，也有的是师徒、父子之间口传亲授的特效方。这些方剂不但具有简、便、验、廉等优点，并且配伍精当，能启发人的思路，增长学识。如例2则吸收了金钱草治石淋的草药单方，例3则吸收了刘寄奴治疗血气胀满的单方。

在运用这些方剂时，要注意防止偏执的倾向。如喜用补药则凡病皆补，喜用攻药则一动笔即攻下，喜用凉药则动辄即寒凉，喜用热药员则一动笔即温热，爱用经方者则讥讽用时方者为离经叛道，喜用时方则认为用经方者因循守旧等等。这些偏执思想，都不利于我们学习与发扬中医学。笔者认为临床用药必须根据病情需要，应补则补，应泻则泻，应热则热，应凉则凉。用经方比较合适，则采用经方。适于时方治疗者，则用时方。能用土单验方者，则用土单验方。需要三者（经方、时方、土单验方）结合起来加减变化者，则三者有机地结合起来应用。总之，不要刻板偏执，而是要吸取众家之长灵活运用，以提高疗效。正如明代医家李梴在《医学入门》中引李东垣之语说："善用方者不执方，而未尝不本于方也。"

总之，运用前人的方剂也好，自己组织新方也好，吸收土单验方也好，都必须紧密结合病情、证候，根据治法的要求，因人、因时、因地随证加减，灵活运用，才能取得良好效果。

简谈方剂的灵活运用

前人流传至今的方剂，都是在中医理论指导下密切结合丰富的临床经验，经过历代医家无数实践而逐渐筛选出来的战胜疾病的武器，是中医学的重要组成部分，我们必须很好的继承发扬。尤其是那些著名方剂，组织严紧，配伍精妙，医理深邃，变化灵巧，直到今天，依法使用，仍有非常良好的疗效，成为临床上经常使用的方剂。但是，我们在使用这些方剂时，也要注意想到古今生活不同、社会环境不同、饮食、居住、体质、病因、气象、病种等等，均有不同。尤其是疾病证候，发生发展，传变转化，标本缓急，随时都在变动。所以使用前人的方剂时，必须注意做到灵活运用。既要掌握前人关于方剂的法度规矩、严谨的组方理论和宝贵的临床经验，又要注意运用中医理论遵照辨证论治原则，适当吸取近人成果，结合具体情况，进行加减化裁，随证变通，做到灵活运用，方证合宜，才能收到起死回生的效果。如果死搬硬套、刻板呆滞、依样画葫芦，不但收不到良好效果，或可能贻误病情，害人非浅。

一、芍药汤 （《医方集解》）

白芍 30g，当归尾 15g，黄芩 15g，黄连 15g，大黄 9g，广木香 6g，槟榔 6g，炙甘草 6g，肉桂 4.5g。共为粗末，每次用 15g，水煎服。痢不减，加重大黄。

上述方剂组成为《医方集解》所采用张洁古方的用量和煎服方法。因为芍药汤方各书所引出处、用量各有不同，笔者认为本方的用量比较符合临床实用，故选了《医方集解》中的药量组成，很便于临床应用。但是近些年来，用于治痢疾时，常改为汤剂服用，不做粗末，直接抓饮片，水煎服。为此，笔者再把我在临床上治痢疾开汤药方时的剂量，写在这里，供同志们临床参考。

白芍 20~30g，当归尾 10g，黄芩 10g，川黄连 6~10g，生大黄 5~9g，槟榔 6~10g，广木香 9~12g，炙甘草 3~5g，肉桂 1~3g，水煎服。

本方为临床治痢疾常用的药方。原书说："治下痢脓血稠黏，腹痛后重。"方中以白芍酸寒泻肝热以抑肝扶脾，和血调营而柔肝缓急，以除腹痛为主药。辅以归尾行血活瘀而达"和血则脓血可愈"之目的；木香、槟榔行气通滞而达"调气则后重自除"之效果；芩、连苦寒，燥湿清热而调肠胃。更佐以大黄破积除滞，通因通用。使以炙草调中焦而和百药。又因方中寒性药较多，故又加肉桂辛热以为反佐药。

本方剂适用于赤白痢疾，大便带黏稠的脓血，或血多脓少，里急后重，便意频数，腹部窘痛，或兼身热口干，舌苔黄腻，脉象滑数或带弦象。此为湿热郁滞肠胃之证，用本方治疗有良效。但一定要注意不能用于慢性痢疾虚寒证候，切记！切记！误用会害人。

笔者用此方治疗急性痢疾、湿热积滞证时，常再加焦山楂、焦神曲、焦麦芽（俗称焦三仙）各10g；腹胀者加厚朴10g，炒莱菔子10g。因痢疾常为饮食不节、胃肠积滞而成，故加些消食、导滞、消胀之品。如果大便色红多血、脓少，或纯为少量多次的血便者，笔者常在本方中加白头翁12g、马齿苋15~30g。口渴者可去肉桂，加葛根15~20g、枳壳10g。例如1972年夏季，笔者在河北省丰润县医院带西学中班实习时，曾治一患者郭某某，女，69岁。发热、腹痛、腹泻已3天。大便次数多得无法计数，量少，为脓血便，血多脓少，伴腹痛及里急后重、尿短赤，已3天未进饮食。卧床不能起，用车推进来，望诊见其体弱、常闭着眼、面红、皮肤灼热，体温39℃，血压100/70mmHg（13.3/9.3kPa），心肺（−），腹平软，左下腹部及脐围有压痛。大便镜检，有大量红白细胞，舌苔白腻，舌绛，脉象弦滑。辨证为湿热滞于肠，伤及气血，而致里急后重、下痢赤白。治以导滞消积、清热解毒、行气和血之法，选方以芍药汤加减。处方：白芍15g，当归9g，黄芩9g，黄连5g，木香6g，槟榔9g，肉桂1.5g，葛根9g，白头翁9g，银花15g，水煎服，2剂。

服第 2 剂药后，大便次数明显减少，量增多，转为黄色，已无脓血，腹痛减轻，已能下床行走，又服 3 剂，已基本近痊愈，上方去当归、肉桂，加地榆 9g，茯苓 12g，又进 3 剂而愈。

葛根芩连汤也常用于治疗痢疾，但该方主治太阳病，桂枝证，医反下之，热邪内侵而夹热下痢，症见发热恶风，头痛，自汗，利不止，喘而汗出，脉促，证属表未解而里热内乘者。芍药汤则主治腹痛大便下痢脓血，里急后重，无表证者。

香连丸也能治疗痢疾。但该方以黄连为君，主治大肠积热而致的痢疾便脓血，因有里急后重，知为气滞所致，故又加木香以调气。行血、和血之力不如芍药汤。尤其对腹痛明显者，则大不如芍药汤。

近些年来本方也常用于治疗急性菌痢属于湿热积滞证者，我有时还加马齿苋 20~30g；对急性肠炎腹痛明显，证属大肠湿热者，也可应用本方，这时可加茯苓 15~20g、车前子 12g。对于阿米巴痢疾，发作时腹痛明显，大便色红，里急后重，口干、脉滑数，尿短赤，证属湿热积滞者，亦可用本方随证加减，进行治疗。笔者常去肉桂，加秦皮 10g、白头翁 15g、鸦胆子 7~15 粒。以上仅供参考。

近代药理研究认为白芍有解痉、镇痛、抗炎、抗溃疡、抗菌等作用，故此，笔者对溃疡性结肠炎患者，表现出肠胃湿热积滞证者，也常用此方加减治疗，一般常去黄芩、肉桂、大黄，加炒黄柏 10g、白及 6~9g、肉豆蔻 10g、补骨脂 10g。因此病常缠绵难愈，故对病程久而正气虚弱者，还有时加党参 6~12g、土炒白术 6~9g。湿盛大便稀而次多者，还可酌加茯苓 10~20g、车前子（布包）10g。

对于肠痉挛的腹痛，无热证者，笔者常用此方去芩、连、大黄，加乌药 15g、吴萸 6g、炒小茴香 6~9g，再适当加重白芍用量，也常收良效。供参考。

总之，本方为治疗急性、热性痢疾的常用而且有效的方剂，用时要注本方主用于热证，禁用于虚证、寒证。

二、痛泻要方（《景岳全书》引刘草窗方）

土炒白术90g，炒白芍60g，防风60g，炒陈皮45g。本方可作散剂、丸剂、汤剂用，可随证变通。近人多酌减其用量，作汤药服用。笔者在临床上常使用的剂量如下，可供参考。土炒白术9~15g，炒白芍9~12g，防风10g，炒陈皮6~9g。水煎服。

此方的主要功用是扶脾疏肝，缓痛止泻。用于治疗因肝郁犯脾而致的腹泻。这种腹泻的症状特点是每遇生气则腹痛、腹泻加重。先感腹痛，随即泻肚。泻后腹部即感觉舒服，痛一阵，泻一阵，反复发作，时轻时重，有的常年不愈。舌苔薄白或较白，脉象常见弦意，有时左弦右滑，有时右手弦滑，大于左手。本病乃因肝气久郁、肝郁乘脾，脾虚，中湿不化，气郁不疏，气湿相搏而作腹痛、腹泻。故古人曾说，泻责之脾，痛责之肝。脾责之虚，脾虚故泻。肝责之实，肝实故痛。脾虚肝实，故令痛泻。所以临床上常兼见气滞烦闷，性情急躁，食欲不振，体倦易疲，女子月经不调等症。在西医学的慢性肠炎，过敏性肠炎，肠功能紊乱，结核性结肠炎，慢性痢疾等疾病中，有不少常出现痛泻之症，有肝郁害脾之痛泻证者，可用本方随证加减，进行治疗。

方中用白术苦甘而温，健脾、燥湿、和中为主药。白芍酸微寒，抑肝而扶脾，柔肝缓急而止痛为辅药。防风辛温气香，能散肝郁、醒脾气，风药又有胜湿的作用而为佐药。陈皮辛温开胃利气，炒香则又加强燥湿醒脾之效，气行则痛止，为使药。四药相合成为泻木益土之剂。本方原名白术芍药散，因为是1个治疗"痛、泻"的重要方剂，故后人皆称此方为"痛泻要方"。如久泻不愈的，还可再加升麻、伏龙肝、补骨脂等。

本方中的白芍与防风，配伍使用甚为巧妙，二药相合则有抑肝、柔肝、疏肝、扶脾、醒脾、燥脾的作用。李东垣论防风时曾说"若补脾胃，非此引用不能行。"《汤液本草》论白芍时说："腹中虚痛，脾经也，非芍药不能除。"前人认为白芍既入肝、脾经血分，又为脾虚的引经药。防风不但有风能胜湿的作用，且能升举阳气而醒脾，搜肝气而疏肝。白术配陈皮，补脾兼能行气，体现了前人"补而不滞"的要求。白术燥湿补脾，但偏于呆滞，易生中焦满闷之弊，加陈皮行气调中，既疏肝气之郁，又醒脾气之滞，一动一静，一补一行，相得益彰。可见刘草窗深得药物配伍之妙用，所创之痛泻要方，疗效卓著，广为后人所习用。希望今人学习本草的同志，不要被所谓补血药、解表药等分类法所限制，而只把白芍视为补血，把防风视为解表，要深入全面的学好每味药的性味功能，相须相使，尤其是配伍变化，更要注意。打好中医理论的基本功，才能理解前人组方的奥妙之处，从而发扬中医药学的特长，更好地为人民服务。

笔者常用本方和四神丸方、附子理中汤合起来使用，治疗老年人年久泄泻；或晨起时腹中鸣痛，大便泄后则觉腹中舒适；或经常白天溏泄1~2次，遇到使情绪不好之事，泄情即加重，腹中阵阵作痛，泄后痛减，食欲不振，饮后迟消，四肢乏力，大便化验检查为阴性，肠镜检查无器质性改变。笔者以本方加味的经验方举例如下：

土炒白术10g，土炒白芍10g，防风6g，陈皮6g，补骨脂10g，吴茱萸6g，五味子6g，肉豆蔻10g，茯苓18g，党参10g，制附片6~9g，炮姜3~5g，炙甘草5g。水煎服。

如患者为中年人，附片和干姜的用量可酌减；如每次均为水泻，可将茯苓加到25~30g，肉豆蔻加至12g、五味子加至9g，另用伏龙肝60~100g，煎汤代水，用此汤煎药；如兼见腹胀可加广木香6~9g，常收良效。请参考试用。

本方与四神丸相比较，四神丸主用于脾肾两虚，火不生土，脾不化湿而致的五更泄（又名鸡鸣泄），患者必在清晨上厕。痛泻药方所主则为肝郁害脾之证，其特点是每遇生气之事，泻即加重（或复发），泻前先有腹痛，大便泻后腹痛可减，但可再痛、再泻，痛一阵，泻一阵，1日可数次发生。前者可见尺脉弱，后者常见左关弦或右关弦滑。

本方与附子理中汤比较，附子理中汤则主用于脾虚受寒之证，症见腹痛喜暖，大便水泻，不喜饮水，舌苔白，脉沉濡。本方则主治肝郁害脾之腹痛泄泻。前者偏于温补脾阳，后者偏于调肝和脾，抑木扶土，温补中阳之力不如前方。

西医学诊断的过敏性结肠炎、肠功能紊乱、慢性结肠炎、肠神经官能症等，如出现肝郁害脾证，而见腹部痛一阵、大便泄一次，遇生气之事则加重，脉兼弦象者，可用本方随证加减应用，可参考笔者前述的经验方（注意有热证的不能用）。

1985 年春天笔者曾治一女性老年患者，3 年来，大便经常溏泄，每日 1~2 次，但吃鸡蛋后，泄可加重，尤其是春季或吃虾后则泄泻加重，1 日可达 3~4 次。且性情急躁爱生气，生气时也可加重泄泻，1 日 3 次左右，腹部隐痛喜暖。秋天夏天也偶有大便干燥，舌苔薄白，脉象左手弦略细，右手沉滑，关带弦意。曾到几个医院诊治检查，均诊断为过敏性结肠炎，未发现器质性病变，服药无效。笔者当时认为本病时轻时重，有发时、有止时，以春季最重。春季主风，风邪善行而数变，故时好时坏，脉见弦滑之象，生气泄加重，知为肝脾不和，又考虑到肾司二便，年老则下元不足，肾气虚衰。四诊合参，诊为风木克土，肝脾失和，肾气虚弱所致的慢性泄泻之证。治用抑木扶土，温肾化湿之法。处方：土炒白芍 15g，土炒白术 10g，防风 10g，青皮 6g，羌活 5g，香附 9g，陈皮（炒）6g，茯苓 18g，补骨脂 12g，吴茱萸 6g，紫肉桂 3g，肉豆蔻 12g，车前子（布包）12g，煅龙牡各 18g（先煎）。水煎服。

上药服 5 剂后，大便次数减少，腹痛未作，脉弦之象渐缓和，上方去青皮，加伏龙肝90g，煎汤代水。共进20余剂，疾病痊愈。

这个方子，即是以痛泻要方为主体，又加羌活协助防风，不但能加强"风能燥湿"和疏达的力量，并且还有升阳作用。加香附、青皮，协助白芍加强调肝抑木之作用。又加茯苓、车前子配白术，以加强利湿健脾。加肉豆蔻辛苦而温，助陈皮行气，燥大肠之湿而止泻。温肾药用了补骨脂与肉桂，肉桂不但温补命门之火而助脾之运化，而且还能平肝。吴茱萸能温老年妇人之血海，通过温肝止小腹痛而亦能温肾。煅龙牡既能潜肝阳又能涩固下元而止泻。诸药和合，既调肝和脾又温肾化湿，且能升阳化风，故3年痼疾，20余剂而痊。

三、防风通圣散（刘河间《宣明论方》）

防风、荆芥、连翘、麻黄、薄荷、川芎、当归、白芍、炒白术、炒山栀各7.5g，大黄、芒硝各15g，黄芩、生石膏、桔梗各30g，滑石90g，甘草60g。

上药共为末，每服6～15g，加生姜3片，水一盏，煎至6分，温服。近代多按原方比例，斟酌用量，作为汤剂服用。或水泛为丸，如绿豆大，每服6～9g，温开水送下。

大便自利者，去芒硝、大黄；自汗者，去麻黄加桂枝；咳嗽痰涎多者，加姜半夏；头痛目昏者，加桑叶、菊花；两太阳穴处痛者，可加蔓荆子；体胖痰盛者，可加制半夏、化橘红、茯苓，适减当归、白术。

本方应用甚广，为解表通里、疏风清热之剂。凡属气血怫郁、表里三焦俱实、风火壅盛诸证，皆可应用。例如内有蕴热，外感风邪，症见恶寒发热，头目昏晕，耳鸣耳聋，鼻塞不通，目赤睛痛，口苦舌干，咽喉不利、唾涕稠黏，咳嗽上逆，大便秘结，小便赤涩等证。甚至胃火引动肝风而致手足瘛疭，惊狂谵妄；由于气血怫郁、壅滞，胃经风热而致的疮疡肿毒，丹瘰瘾疹，头面疮癣等，随证用之皆有良效。

现代在临床上，笔者按照辨证论治的原则，常应用于流行性感冒、急性扁桃体炎、疖痛、败血症、胆囊炎、胰腺炎、阑尾炎、荨麻疹、过敏性紫癜等病出现上一节所述证候者。对于难治性头痛、偏头痛，经过辨证分析属于实证者，随证应用，均有效果。

近些年来，本方还用于减肥和预防中风。患高血压而体胖痰盛者，可经常服用此方（可加化橘红、半夏、茯苓），保持大便通畅，对预防发生脑血管病有一定作用，尤其对大便经常干结者更为合适。对于体胖（肥人多痰）之人，本方有活血消积、推陈致新和祛湿等作用，久久服用，保持大便通畅，每日 1~2 次，可有减肥作用。

本方初看起来，药味繁多，似偏杂乱，其实组方立意很合乎经旨，所以此方问世以来，沿用甚广。方中取防风、荆芥、薄荷、麻黄，轻浮发散以解表，使表邪从汗出而散之于上。大黄、芒硝破结通腑；栀子、滑石降火利水，使热邪从大小便出而泄之于下。风淫于内，肺胃受邪，以桔梗、石膏清肺泻胃。风邪为患，肝木受之，以川芎、归、芍和血益肝。再用黄芩清中上二焦之火；连翘散气聚血凝而解全身毒热。重用甘草缓峻而和中，配滑石又有六一散利水泻热之意。白术健脾而燥湿，使上下分消，表里交治，而于散泻之中又寓有温养之意。故清代名医喻嘉言先生赞誉本方是一个"汗不伤表，下不伤里"的有效良方，可以多服。

笔者在临床上，除用此方治疗上述诸病症外，还经常随证加减，治疗多种疾病。例如：去麻黄、滑石，加羌活治后头痛；加白芷治前头痛；加蔓荆子治疗两太阳穴处痛；去滑石、山栀、芒硝，加赤芍 10g、炙山甲 6~9g、忍冬藤 20~30g、白鲜皮 20~30g、苦参 20~30g，治疗荨麻疹。去滑石、川芎、芒硝，加紫草、玄参、生地、茜草炭，治疗过敏性紫癜；去滑石、芒硝、麻黄、白术、白芍，加赤芍、银花、地骨皮、升麻、白芷，治疗风火牙痛，齿龈红肿。去年治一青年女子，面部皮肤发黑而微有浮肿，面皮粗糙而暗，致使面容很难看。笔者嘱其常服防风通圣丸，使大便微溏，每日要达 1~2 次。另用：荆芥、生地、当归、红花、白芷、白附子、麻黄、生石膏、白僵蚕、白蔹、苍术，水煎内服，约服 3 周以后，面部浮肿消退，皮肤变白而现光润，恢复了青年女子面部的美观。以后断断续续服用一些防风通圣丸，又服约 1 个多月，停药后一直未再复发。由此可见，中药之效真是往往令人不可思议。

有的医籍中记载，本方去大黄、芒硝，名双解散，可用于表里皆实、皆热之证，服后表里证同时可解。以方中麻、防、荆、薄、芎可以解表，芩、栀、翘、膏、滑可以解里，又有归、芍和血，桔、草、术调气，表里气血，治疗全面，故名双解散。但刘河间先生《宣明论方》双解散是以益元散七两，防风通圣散七两，相合均匀，名双解散。每服三钱，水一盏半，入葱白五寸、盐豉五十粒，生姜三片，煎至一盏，温服。本方加强了治暑湿的作用，故对"小儿疮疹，使利出快，亦能使气宣通而愈"。扩大了防风通圣散的治疗范围，故凡是风寒暑湿，饥饱劳役，内外诸邪所伤，无问自汗、汗后杂病，自觉不快，便可通解得愈。尤其在夏秋季节，本方更较适用。

用本方加人参补气，熟地益血，黄柏、黄连除热，羌活、独活、天麻、细辛、全蝎祛风，共为细末，炼蜜为丸，每丸重 9g，每服 1 丸，茶清送下，名"祛风至宝丹"。可用于防治中风，已病能治，未病能防。清明喻嘉言、陈修园等医家，均称此方为"中风门不易之专方也"。

本方与三黄石膏汤（生石膏、黄芩、黄连、黄柏、栀子、麻黄、淡豆豉）二方虽然皆能解表清里，但三黄石膏汤辛寒味苦，偏于清里热，祛风解表之力不足。再者，三黄石膏汤缺乏顾正之品，故不如防风通圣散之"汗不伤表、下不伤里"。

本方与五积散（白芷、川芎、甘草、茯苓、当归、肉桂、白芍、半夏、橘皮、枳壳、麻黄、苍术、干姜、桔梗、厚朴，为粗末，每服 9g，加生姜 3 片，水煎服）比较，防风通圣散为解表清里之剂，主用于外感风热（或风寒化热）、内有蕴热之证；五积散为解表温里之剂，主用于外感风寒、内伤生冷之证。

一切虚证头痛、脾胃虚弱、内伤生冷所致的恶寒发热（恶寒重、发热轻、舌苔白滑）等证，均忌用本方。

四、蒿芩清胆汤（《重订通俗伤寒论》）

青蒿 5～6g、淡竹茹 9g、制半夏 4.5g、赤茯苓 9g、黄芩 4.5～9g、枳壳 4.5g、陈皮 4.5g、碧玉散（由滑石、甘草、青黛研制而成）9g（布包），水煎服。

本方主治少阳胆经湿热郁阻，三焦气机不畅而见寒热如疟，热重寒轻，胸闷呕恶，口苦，吐酸，胸胁胀疼，舌红苔白腻。由于木郁犯土，胃经痰浊不化，土壅又可加重木郁，胆气疏泄不利，故脉见右手滑数，左手弦数，或见濡数之象。

方中用青蒿苦寒芳香入少阳经以清透邪热，黄芩苦寒清泄少阳郁火，清泄之中寓有芳化，共为主药。竹茹轻清化痰，除烦止呕，陈皮、半夏理气化湿，和胃降浊，茯苓利水化湿，共为辅药。枳壳理气宽胸，消闷除胀为佐药。碧玉散清热利湿，引胆热下行为使药。诸药相合具有清胆、利湿、和胃、畅三焦的作用，故对感受暑湿时邪，寒热交作，寒轻热重者，也常用此方治疗。方中各药的用量，有时可根据地域、禀赋、体质、证候特点等的不同需要适当加重。要深入领悟组方精神，随证运用，不可拘泥死板。

呕酸多者，可加左金丸；湿邪重者，可加草果、蔻仁；全身肌肉酸困痛楚者，可加生苡仁、桑枝、络石藤、晚蚕沙；兼发黄者，可加茵陈、栀子、黄柏、车前子，可去陈皮、半夏。胃热胀满者，可加厚朴、黄连。

笔者常用此方随证加减治疗女青年原因不明的低热，症见胸脘闷胀，胁肋不适，先冷后热，冷少热多，心烦，食欲不振，低热（37.3～37.8℃）多发生在下午2～4时，后半夜渐渐消退。舌苔白，脉象细数等。笔者常用的药方加减如：青蒿15～30g、黄芩10g、银柴胡9～12g、竹茹6～9g、枳壳10g、陈皮9g、半夏6～9g（口渴者不用）、地骨皮9～13g、生白芍9g、丹皮10g、茯苓12g、秦艽12～18g、香附9g、青黛6g（布包煎）。水煎服，每日1剂，连服15剂左右，如有效，再服15剂。每收良效。

　　近年来，对西医诊断的急、慢性胆囊炎，急、慢性肝炎，慢性胰腺炎、胃炎等病患者，如出现胆经湿热、郁而不化证候者，也用本方加减治疗。

临床运用小柴胡汤的点滴经验

　　笔者从医50余载，在方剂的灵活运用方面，积有一些心得体会，常把经方、时方、验方、单方的长处结合起来创组新方。兹结合3个病例，介绍我灵活运用小柴胡汤的一些经验，供同道参考。

　　病例1：荣某某，男，52岁，售货员。患者于1983年2月22日因患门静脉性肝硬化、合并上消化道出血、腹水而住院，拟手术治疗。3月30日由静脉输入血浆200ml后，出现寒战、心悸、恶心、呕吐、头痛、高热（体温升至40℃以上），脉搏140次/分钟，血压8/4kPa。诊断为"过敏性休克"。即刻注射异丙嗪、肾上腺素、地塞米松、多巴胺、间羟胺等抢救。虽已抢救7天，但仍要用浓度较大的升压药（在

5%葡萄糖500ml 中加多巴胺100mg、间羟胺40mg，滴速25 滴/分钟，才能维持血压90/60mmHg（12/8kPa），体温为37.5℃，口腔内及舌上溃疡，尿多不能控制，病情危重，故于4月5日特请笔者急会诊。时见患者胸胁苦满，口苦咽干，寒热往来，头晕恶心，不思饮食，口舌生疮，颊内及上腭均有白色疱疹，小便黄而量多（3170ml/日），舌苔白厚腻，脉细无力。

辨证分析：此证系邪据少阳，阴阳失调，虚火上炎而致。治宜和解少阳，燮理阴阳，引火归元，佐以清心热之法。选用小柴胡汤加减：柴胡12g、黄芩10g、半夏10g、党参20g、沙参9g、生地10g、木通6g、紫肉桂2g、连翘10g、川黄连6g、升麻6g、地骨皮6g。

服上方1剂后，升压药物用量大为减少（5%葡萄糖1000ml 中仅加入多巴胺80mg、间羟胺20mg，滴速为20 滴/分钟）即能维持血压在90～100/60～70mmHg（12～13.3/8～9.3kPa）。呼吸平稳。

4月8日二诊：服2剂药后，口腔溃疡减轻，尿量减少（1700ml/日），能进饮食，口疮已结痂。舌苔尚白厚，脉略弦。再守原法，上方去升麻，加竹叶9g、佩兰12g，3 剂继服。

4月11 日已不用升压药物，患者血压仍稳定在正常水平（12～13.3/8～9.3kPa），体温、小便正常，余症均除。

按：对本例患者的抢救，笔者并没有着眼于选择具有"升压"作用的药物，如麻黄、附子、肉桂、桂枝等，而是从整体观念出发，根据四诊所得，分析其证候特点，知其为邪据少阳而采用了小柴胡汤加减。方中柴胡和解达郁，使半表之邪得从外宣。黄芩苦寒清火，使半里之邪得从内彻，共为君药；半夏豁痰浊，降里气之逆。党参补内虚，扶正气以抗邪气，共为臣药；佐以生地益肾养阴，沙参润肺生津；共复阴津。连翘及川黄连清心解毒，治口舌生疮之标。紫肉桂补肾固本，引火归元，治口舌生疮之本；升麻升清解毒，与降虚火、清血热之地骨皮同用而更利于清虚火，治疮疹。木通为使，导心热下行，引心经之火从小肠而去，共奏和解少阳，燮理阴阳，引火归元，调理整体，标本兼治之功。整体阴阳气血趋于平衡，血压也自然得到了恢复。

病例2：程某某，女，48岁，工人。1980年4月初，患者突然出现高热、体温在39℃以上，咽痛。白天体温稍降，晚间则升高，本厂医务室查血沉80mm/小时，白细胞正常，左侧颈淋巴结肿大。疑为淋巴结核，经用阿司匹林、链霉素等治疗，体温维持在37.8~38.5℃，于5月初住进石家庄某医院诊治。经肌注青霉素、链霉素，口服红霉素、阿司匹林、氢化可的松等治疗，体温仍不能控制。血沉102mm/小时，血红蛋白93g/L，白细胞11.4×10^9/L，中性粒细胞0.64，淋巴细胞0.36，抗"O" 1:625，血中未找到狼疮细胞。尿常规：红细胞7~8个/HP、白细胞5~7个/HP。肝功能正常，心肺检查未见异常。于1980年5月31日来京请笔者诊治。患者日间体温37.8~38.5℃，夜间38.5~39℃，发烧之前先见畏寒口苦，呕恶欲吐，汗出恶风，胸闷，食欲不振，大便干燥，苔厚腻而黄。患者言语声音略低，呼吸正常，两肺听诊未见异常，左侧颈淋巴结肿大，有压痛，肝脾不大，体温38.5℃，脉象右手滑、左手沉滑细。四诊合参，诊为湿热伏于少阳之证。治宜和解少阳，化湿清热。方用小柴胡汤合桂枝汤、白虎汤随证加减：柴胡15g、黄芩10g、半夏10g、党参10g、桂枝10g、白芍10g、焦槟榔10g、草果10g、生石膏40g（先煎）、知母10g、生甘草3g、粳米12g。

服3剂药后，发热减轻，午后及夜间自觉身体温度已下降，自汗已止，寒热亦退，舌苔黄，中部厚腻，脉象右手略滑、左手沉滑，右手脉大于左手脉。药已合宜，再守前法出入。药用：柴胡10g、黄芩10g、半夏10g、党参6g、草果12g、玄参15g、蚤休12g、生石膏30g（先煎）、佩兰10g、青蒿15g、知母10g、生甘草3g、粳米10g。

服4剂后，日间已无发热，晚饭后仍有低热（体温37.1~37.4℃），睡眠较前好转，恶心已除，舌苔黄，中部厚腻渐退，食纳已好，脉象沉滑已见缓、静之意。再守前方出入，药用：柴胡 10g、黄芩 10g、焦槟榔 10g、半夏 10g、党参 6g、草豆蔻 6g、草果 10g、玄参 15g、蚤休 12g、青蒿 15g、佩兰 10g、地骨皮 9g、生甘草 3g。

服药 5 剂后，体温已正常，面色出现润泽，精神转佳，饮食正常，尚感乏力，舌质略暗，舌苔中部及根部略黄、稍厚。再以前方稍事加减。药用：柴胡 15g、黄芩 10g、半夏 10g、党参 9g、草果 10g、草豆蔻 8g、槟榔 10g、青蒿 15g、藿香 10g、玄参 20g、蚤休 12g、地骨皮 10g。

服药 4 剂后，颈部已不痛，左侧肿大的淋巴结已消退。劳动时尚感疲乏无力，舌质略暗，舌边有轻度瘀斑，舌苔已化为薄白，脉象和缓略沉，两手基本相同。继投上方加红花 10g，共服 12 剂。

服药后患者面色润泽，精神好，体力渐复，舌脉无大变化。再投上方 7 剂，患者面容光润，精神佳，无自觉症状，舌苔薄白，中部微黄，脉象沉略弦。—表里已和解，发热之症已痊愈。

按：此例据其先怕冷，后发热，恶寒轻，发热重，发作定时，月余不解，舌苔厚腻，脉见滑象，纳呆不欲食，胸闷，呕恶欲吐等特点，知为邪据少阳，膜原伏湿之证。颈部左侧有肿物疼痛，亦为湿热久郁，蕴而生毒，聚而不散所致。其汗出恶风，是为尚有营卫不和。据此，我投以小柴胡汤合桂枝汤及白虎汤加减化裁。方中以小柴胡汤（柴胡、黄芩、半夏、党参）和解表里，为治此证之主方；因其恶寒轻、发热重、热多寒少而辅以白虎汤（石膏、知母、粳米、甘草）清弥漫于全身之热邪，以防入侵阳明；因其恶风自汗、营卫不和，故又佐以桂枝汤（桂枝、白芍）调和营卫；再使以槟榔、草果以化伏于膜原之湿浊，而具达原饮之意。共奏和解少阳，化湿清热，调和营卫之功效。

病例 3：刘某某，男，30 岁，干部。患者诉经常发热 39℃以上，反复发作已近 2 年。每于发热时即咳出血痰，用抗生素治疗 2~3 天即可退热，但7~10天后又发热，咳吐血痰。再经上述治疗2~3天，又缓解。如此反复发作，虽经几个医院诊治，均未能治愈。本次来诊时，已是发作缓解后六七天。曾多次做胸部检查，心肺未见异常。发育正常，营养中等，神情略现焦急。舌质、舌苔均正常。言语、声音、呼吸均无明显异常。腹诊正常，肝脾不大，两手脉象均弦。四诊合参，诊为少阳郁热之证。治宜和解少阳，清热凉血。处方：柴胡22g、黄芩12g、半夏9g、党参12g、地骨皮12g、青蒿12g、白薇12g、生地12g、白及9g。

病人服第1剂药后腹泻数次，问能否继续再服。笔者说此乃药物在体内起整体调节作用，本方并非泻药，可继续服完3剂。服完3剂药，未再腹泻，虽距上次发热缓解已10余天，但感到自服药后身体轻快，精神转佳，一直未再发热，舌苔、舌质正常，脉弦渐退。仍投原方，减柴胡为12g，服药3剂。

25天后赴患者家中追访，诉一直未再复发，亦无欲发病之感，早已正常上班，精神健旺。

按：观其病证反复发作，作有定时，先寒后热，六脉皆弦，知为邪居少阳之证。久病入血，郁而化热，每于热作时，热邪扰血，致血不归经，而上逆咳血。据此投以小柴胡汤加减。方中以柴胡轻清疏达、和解少阳；黄芩清少阳之热为君药。以半夏和胃降逆；党参扶正气以助驱邪外出之力为臣药。以青蒿清已深入骨间、阴分之邪，引邪外出；白薇治发热有定时；地骨皮清热泻肺火而止咳血；生地凉血益阴，清热止血为佐药。以白及止肺出血兼有活瘀作用为使药。共达和解少阳，清热，凉血，止血之效。在本病例的诊治中，笔者一开始就不惑于咳血频作之"标"，而严遵"治病求本"之训，和解少阳，清热凉血以治病"本"。故仅服药6剂，便可起2年反复高热、咳血之沉疴。

结语：从这几例的治疗中，可以看出不论是采用古人的成方，或是在成方基础上创组新方（第二例即是经方、时方相合组成的新方），都必须紧密结合病情、证候，随证灵活变化，符合治法的要求，具有君臣佐使的组织配伍，紧扣病证，灵活运用，才能取得预期的良效。切忌刻板呆滞，对前人的成方不敢随证情变化而变化，对不需要的药物，不敢减去，对必须用的有效药物不敢加入，墨守成方。这样，往往用的是古人的名方，但由于不会随证变化，灵活运用，而常常收效甚微，甚至贻误病情，失去治疗的良机，而使证情加重。所以为医者，必须深入学习、领悟方药的灵活变化规律，才能提高疗效，做到成竹在胸，临危不惧。

简谈藿香正气散的临床运用

藿香正气散是临床上经常使用的著名方剂。它为什么会这样著名呢？主要是因为这个药方使用得当则疗效非常良好，可以说是"百发百中"。尤其是在夏秋之交的季节，使用的机会更多。今结合实际病例，谈谈个人在临床上使用这张药方的点滴体会，仅供同道们参考。

藿香正气散出自《太平惠民和剂局方》：藿香90g，陈皮、半夏曲、白术、厚朴、苦桔梗各60g，大腹皮、白芷、紫苏、茯苓各30g，炙甘草75g。共为细末，每服6g，水1盏，生姜3片，枣1枚，同煎至7分，热服。如欲出汗，盖衣被，再煎并服（后世的剂量与此不同，可互为参考）。

以上是原方的服用方法。但现在临床上多参照原方组织精神，改为汤剂服用。笔者在开藿香正气散汤药时的处方如下，仅供参考。藿香9~12g，紫苏叶（后下）6g，白芷10g，厚朴10~12g，陈皮9g，白术6~

9g，半夏曲 10g，苦桔梗 6g，大腹皮 9g，茯苓 6g，炙甘草 5g，生姜 3
片，大枣 2 枚。水煎服。

本方主要用于治疗内伤湿冷，饮食停滞，又外感风寒。症见憎寒壮
热，头痛呕逆，胸膈满闷，咳嗽气喘等，以及伤冷、伤湿、中暑、霍
乱、吐泻，感受岚瘴不正之气等病。舌苔可见白腻，脉象滑、濡、滑而
带浮等。

方中以藿香辛温散寒、理气和中，芳香祛秽，表里兼治作为主药。
辅以紫苏、白芷、桔梗，发表散寒、宣畅肺气、芳化暑湿；半夏曲燥湿
降气、和胃止呕；厚朴行气化湿、消胀除满。佐以白术、茯苓、陈皮，
健脾化湿，理气开胃；大腹皮行气利湿；生姜、大枣辛甘和胃。使以炙
甘草益中焦、和百药。

本方在夏暑季节及夏秋之交最常使用。如果表邪偏重，恶寒发热而
无汗者，可加香薷 5~9g，以助解表之力。如兼食滞，可加焦山楂、焦
麦芽、焦神曲各 10g，或焦槟榔、炒莱菔子各 10g，以加强消导功效。
如湿盛腹泻者，可加炒扁豆 10g、炒苡米 20g、车前子 10~15g，以加强
健脾利湿之效。

本方以藿香命名，因藿香清芳微温，为醒脾快胃、振奋清阳之妙
药。正如《本草正义》所说："芳香而不嫌其猛烈，温煦而不偏于燥
热，能祛阴霾湿邪而助胃正气，为湿困脾阳，倦怠无力，饮食不甘，舌
苔浊垢者最捷之药。"但本品温和力缓，用时须配伍苍术、厚朴、佩兰、
紫苏或白术、陈皮、茯苓等。王好古也曾赞扬本品："入顺气乌药散则
补肺，入黄芪四君子汤则补脾。"本方有发越脾气、调中焦升降之力，
故名"正气散"。

笔者常用此方治疗急性胃肠炎、胃肠型感冒等病，证属外感风寒，
内有湿、食停滞者，均可收到良效。例如李某某，女，26 岁，因 8 月

天气炎热，吃冰镇水果太多，夜卧窗前，睡眠受寒，次日头痛发热，憎寒无汗，全身酸懒，脘胀腹痛，呕吐4次，水泻3次。舌苔白腻，脉象浮滑，重按少力。据此脉症，四诊合参，知为暑夏季节，内伤湿冷，外感风寒，肠胃气乱，寒湿不化而致吐泻；表邪不解，故头痛寒热。诊为暑湿吐泻之证。治法采用温散化湿，佐以解暑。以藿香正气散加减，处方如下：藿香10g，紫苏9g，白芷9g，半夏10g，干姜6g，香薷9g，炒扁豆9g，茯苓20g，大腹皮12g，广木香6g，车前子12g（布包），炒白术6g，伏龙肝60g（煎汤代水）。1剂显效，3剂痊愈。再如万某某，男，49岁。1982年10月5日来诊，言说自昨晚感到头痛昏沉、胃胀腹痛，呕吐2次，吐物有明显的酸腐味，现尚感恶心，大便溏软。食欲不振，口不渴，微恶风寒，身热无汗，体温38℃。舌苔白厚腻，脉象弦滑带浮。实验室检查未见异常。四诊合参，知为夏秋之交，外感风寒暑湿之邪，内受饮食停滞之伤，内外合邪，既有头痛发热等表症，又有胃痛呕吐等里症，表里相兼，发为头痛呕吐之证。治宜芳香疏解，化湿导滞。方用藿香正气散加减。处方：藿香10g，佩兰10g，紫苏6g，荆芥10g，防风10g，白芷10g，半夏10g，焦神曲10g，焦山楂10g，焦槟榔10g，炒枳实12g，厚朴12g，酒川军6g，茯苓12g，炙草3g，生姜3片。水煎服，投与2剂。药后身得溱溱汗出而热退，大便泻腐秽两次而腹痛、呕恶尽除。又以上方去防风、槟榔，减酒军为3g，加炒扁豆9g，再进2剂而痊愈。

　　1～3岁的小儿，内伤饮食，外受风寒而身热不食，头痛恶心，胸膈满闷，倦怠不玩耍，大便不爽，舌苔白厚，脉象滑数。北京民间对此证俗称"停食着凉"。此证也可用藿香正气散加减治疗。笔者常用的处方如下：藿香3～5g，紫苏3g，白芷3g，防风3g，半夏曲3g，焦山楂3g，焦麦芽3g，焦槟榔3g，炒内金5g，炒莱菔子3g，白术2g，枳实5g。水煎，1日分3~4次服。另外再用万应散0.5~1包（用量可按说明书），1日1~2次，随汤药服。一般服1~2剂，即可痊愈。仅供参考。

本方与六和汤（砂仁、藿香、厚朴、杏仁、半夏、扁豆、木瓜、人参、白术、茯苓、甘草、生姜、大枣）皆能治疗夏月饮食不调，外感暑气而致寒热、吐泻等症。二方相比，本方解表除湿之功大于六合汤，但正气虚弱之人慎用。六合汤解表芳化之力虽小于本方，但益气匡邪之功，却大于本方，并且还有和肝舒筋之作用，对吐泻转筋者有效。

本方与不换金正气散（苍术、厚朴、陈皮、甘草、藿香、半夏、生姜、大枣）皆用于治疗湿浊内停，兼受感冒而吐泻等症。但本方解表发散、利湿和中之力较大，不换金正气散则化湿和胃、调中止呕之力偏重，解散之力较轻。

本方合三味香薷饮（香薷、扁豆、黄连）名藿薷汤，用于治疗伏暑吐泻、腿肚转筋等症。

笔者常以本方（适当加减）合葛根芩连汤，用于治疗夏暑季节内伤饮食，外受风寒暑湿之邪，发生泄泻，未得及时芳化疏散，而致郁而化热，湿热结滞肠胃，气血不调，发为赤白痢疾，大便带脓血，里急后重，便频且滞，窘迫难忍等病症。古人云：风寒暑湿之邪，伤脾则泻，伤胃则吐，伤肺则渴，伤膀胱则溺赤。此时宜急择藿香正气散、六和汤、藿薷汤之类方剂，随证治之，则很快痊愈。如治失时机，风寒暑湿之邪，渐渐化热，深侵肠胃，阳明经气不和，湿热凝滞，气血不调，发为痢疾，笔者每以本方合葛根芩连汤同用，仍从疏解风寒暑湿之邪入手，兼清解阳明湿热，里急后重明显者，还可加广木香、焦槟榔等，调肠胃气滞，每收良效，请参考试用。

凡阴虚火旺、中焦火盛而作呕作胀以及温热病的吐泄，均忌用。

补气补血方剂的临床应用

一、四君子汤 （《时方歌括》）

人参6g，白术6g，茯苓6g，甘草3g，水煎分2次服。

此方为治疗气虚的总方。主治面色㿠白、精神萎靡、言语声低、四肢倦怠无力、动则气短、食欲不振、大便溏泄、脉来虚濡等症。近代常用来治疗慢性胃肠炎、消化不良、神经衰弱、胃肠功能紊乱等病表现为气虚证者。

本方以人参之甘温，健脾补气，能致冲和之气为主药；白术甘苦微温，燥脾补气，培益中焦为辅药；茯苓甘淡而平，渗湿健脾，兼能泄热以防参、术生热为佐药；甘草甘平，和中益脾为使药。脾为后天之本，为人体生气之源。脾胃气足，中运健旺，饮食增加，生化功能加强，则其他四脏均能受益而身体自然健壮。本方甘温，甘合中焦之味，温助中焦之气，药性柔和，功效可靠，补而不烈，培本扶中，好象具有不偏不倚谦正冲和之德，故以"四君子"名之。以此比喻，可启发对本方治疗作用的理解。

本方加陈皮以理气开胃，名五味异功散，调理脾胃的效能更好，既能补气，又可免除一些人服补气药所致的胸闷、中满、少食等不良反应。常用于病后调理，益气健脾。在补气方中稍加理气药，从而更加充分地发挥补气药的作用，这也说明中药"配伍"的妙用。

本方加陈皮、半夏以燥湿除痰，名六君子汤，适用于脾胃气虚，中焦痰湿郁阻所致之呕恶咳唾、返吐涎水、饮食少进、胸脘发闷、舌苔白、脉象滑或濡滑等症。若胸腹满闷，嗳气胀满，可再加木香、砂仁，名香砂六君子汤。

本方加木香、藿香、葛根，名七味白术散（钱乙）。方中木香、藿香芳香化浊，理气调中，佐四君子健脾益气；配葛根解肌热而除渴。常用于治疗脾虚所致的泄泻、消化不良、肌热口渴等症。儿科多用之。

本方合四物汤（熟地、当归、白芍、川芎）名八珍汤，主治气血两虚，中运不健，饮食不为肌肤，面色不华，阴血内亏，虚阳外越等。八珍汤中再加黄芪以助阳固表，加肉桂引火归元，名十全大补汤，适用于气血营卫俱虚之证，全身倦怠，四肢无力，自汗盗汗，虚火上泛，腰膝畏冷，女子兼见月经少或白带多等症。

本方加香附、砂仁，亦名香砂六君子汤（亦名六君子汤）。方中配香附行气疏肝，砂仁温中醒脾，可用于治疗脾胃虚寒及肝郁犯胃而致的胃脘疼痛或腹痛泄泻。笔者用该方治此证时，常加广木香、炒白芍、高良姜以加强理气柔肝温中的作用。

本方加山药、扁豆健脾和胃，加姜、枣、粳米调和营卫养胃气为引，名六神散（陈无择）。主治小儿表热去后又发低热，再用解表药或凉药不效者。此证为表里俱虚，气不归元，阳浮于外所致，并非实热之证，故需此方和其胃气而收阳归内，则身凉不热。治热不可过用解表、过用寒凉，此不可不知也。

本方去人参加白芍、生姜、大枣，名三白汤（白术、白芍、白茯苓），用于治疗伤寒太阳病（头项强痛、恶寒、脉浮），服过桂枝汤或误用下法后，仍头项强痛，翕翕发热，无汗，心下满微痛，小便不利，或虚烦或渴或泄（按：此汤实即《伤寒论》桂枝去桂加茯苓白术汤方）。

笔者常用四君子汤加陈皮、生麦芽、焦神曲、莲子肉、焦山楂、黄芪、香附等，治疗因患慢性胃肠炎而导致体倦神疲，面色无华，食欲不振，消化不良，舌苔薄白，或舌质较胖，脉象虚或濡者。治气虚而头痛加白芷、蔓荆子、川芎。治气虚而眩晕加天麻、白芷、钩藤、川芎、黄芪。治脾气虚而泄泻者，加车前子、桔梗（少量）、土炒白芍、肉豆蔻，茯苓加量，伏龙肝60～120g煎汤代水。治气虚咳喘加苏子、五味子、桑白皮、橘红、沉香、砂仁。

本方的人参在一般情况下，可用党参代之，用量可稍加大。对虚弱重证，仍需用人参。气虚兼手足畏冷，喜着厚衣者可用红人参。兼有口干者，可用白人参。

近些年来，有人用本方加当归、熟地等，治疗缺铁性贫血、营养不良性贫血；有的加远志、酸枣仁、五味子、麦冬、柏子仁、琥珀，用于治疗体弱者的失眠症；有的加桂枝、白芍、黄芪、乌贼骨、贝母、白及、熟大黄，用于治疗溃疡病，可供参考。

本方与补中益气汤同为补气药。本方为治气虚的总方，有冲和之气，性质平和，主治气虚脾弱之证；补中益气汤则主治劳倦内伤，身热心烦，或中焦清阳下陷而致泄痢下坠，脏器下垂等症。本方功效主在补气健脾，强壮中焦，只能补气无和血之功；补中益气汤则脾肺双补，升举清阳，益气之中兼能和血养血，甘温除热。

阴虚咳嗽、盗汗、五心烦热及阴虚肝旺等症者忌用本方。

注意：使用本方时加些行气之品，如陈皮、香附、木香、藿梗、砂仁等，补气效果会增强，且能防止有的人服补气药后出现胸脘痞满等副反应。

二、补中益气汤（《脾胃论》）

蜜炙黄芪5～10g，人参3g，炙甘草3g，炒白术1.5～3g，陈皮1.5～3g，当归1.5～3g，升麻1～1.5g，柴胡1～1.5g，水煎服。因原方用量太轻，故参考后世临床常用方，对剂量进行了修改。

附《脾胃论》原方：黄芪 1.5g（病重或劳倦热甚者 3g），炙甘草 1.5g，人参 1g，当归 0.6g，陈皮、升麻、柴胡各 0.6～1g，白术 1g，水 3 盏煎至 1 盏，去滓，食远稍热服。

本方的用量，李东垣原方黄芪最多大为 3g，其余皆为 0.6～1g，意取轻清上升。后世医家用于济急时常加大剂量，病重者参、芪可用到 9～15g。本文开篇所列的剂量是参考薛立斋及吴仪洛二氏之意拟订的，临症时请斟酌使用。需要注意的是，升麻、柴胡二药用量不能太大，一般为 1～2.5g，即使余药加至 9～15g 时，这二药也不得超过 3g。因为内虚之证忌升散，本方借此二药只为升提下陷之清气，多用了此二药则使本方成了升散剂，非制方的原意。

本方主要用于治疗饥饱劳役内伤脾胃所致的身热心烦、头痛畏冷、懒言少食、四肢困倦、自汗口渴、不愿活动、动则气短而喘、脉象虚大之症；或因中气不足，清阳下陷所致泄痢，或寒热似疟久久不愈之症。

清代医家柯琴说：劳倦形衰，气少阴虚而生内热者，表证颇同外感，惟李杲知其为劳倦伤脾，谷气不胜阳气，下陷阴中而发热，制补中益气之法。本方组织是遵照《内经》"劳者温之"、"损者益之"的治则，选有甘温之品补其中气，升其中阳。饥饱劳役，伤其脾胃，中焦阳气下陷，则阴火上浮，故身热心烦（这并非外感实热之证）；头为诸阳之会，清阳不升，则浊气上逆，故头痛（疼痛时作时止，不象外感者常痛不已）；阳虚不能卫外故自汗；气虚故懒言、不愿活动；脾虚故少食、肢倦；脾胃虚则肺气不足故气短；肺气不足，不能敷布津液故口渴；脾虚中阳不升，清阳下陷故泄痢；正虚邪陷，邪正相争故寒热似疟久久不愈。病属内伤，东垣立补中益气汤以主之。若误作外感治，则重虚元气。脾胃虚则肺气不足，肺为气之本，故方中以黄芪补肺护固腠理为主药；人参补元气，健脾益中，甘草和中益脾，合芪、参而除热为辅药

（过度烦劳，则虚热内生，得甘温之品以益元气，而虚热自退，故东垣认为芪、参、草三药为除烦热之圣药）；更以白术燥湿健脾，当归和血益阴，陈皮理胸中清浊相干之乱气，且防甘味药导致滞满，共为佐药；升麻、柴胡升阳明、少阳之清气，提中焦下陷之清气，清阳升则浊阴降，再用生姜、大枣和营卫、开腠理、致津液，共为使药。中虚得补，元气恢复，诸症自愈。赵献可曾说："凡脾胃，喜甘而恶苦，喜补而恶攻，喜温而恶寒，喜通而恶滞，喜升而恶降，喜燥而恶湿，此方得之"（《医贯·后天要论·补中益气汤论》）。

补中益气汤原为饮食劳倦内伤元气，内生虚热，病状类似伤寒之证而设。此证实属气虚发热，切勿用治疗伤寒的汗、下之法去治。故《医贯·主客辨疑·伤寒论》中说："若读伤寒书而不读东垣书，则内伤不明而杀人多矣。读东垣书而不读丹溪书，则阴虚不明而杀人多矣。……东垣《脾胃论》，与夫内伤外感辨，深明饥饱劳役发热等证俱是内伤，悉类伤寒，切戒汗下。以为内伤多外感少，只须温补，不必发散。外感多而内伤少，温补中少加发散，以补中益气一方为主，加减出入"。由此可见，内虚之人冬季受寒而恶寒发热无汗脉浮紧时，可用补中益气汤加些麻黄，脉浮缓有汗者，可加桂枝、白芍。但后世医家皆把此方用为调补气虚之药，是采取本方配伍之妙和调补中焦阳气的功能而变化运用的。确有许多阳虚、中虚之证，得用本方而治愈。用本方为补剂时要知道此为治气虚清阳下陷的方剂，而不是治清阳不升的。

笔者常用本方加蔓荆子、川芎治疗气虚头痛；加藁本、细辛、吴茱萸治疗头脑中疼痛或空痛；加羌活、防风、威灵仙、海桐皮治虚人感受风湿而周身疼痛；加茯苓、益智仁、肉豆蔻治疗久泄；加白芍、甘草、吴茱萸、乌药治中虚腹痛；重用当归再加熟地治因中气虚而致的血虚（包括各种贫血）；重用人参（或以党参 10～15g 代替）再加茯苓、枳壳（15～30g）治由于脾失健运，中焦清阳下陷而致的胃下垂、子宫脱垂

（症见身体软弱、面色萎黄、腹部发坠感、饭后腹胀倒饱等）；加青蒿、银柴胡治疗青年女子西医查不到原因的低热证候群、中医辨证属劳倦伤中内生虚热者。本方不但可治脾胃气虚，亦可调补心、肺、肝三脏。如加五味子、款冬花、紫菀、旋覆花等，可治肺气虚而气喘、咳嗽，此乃符合《难经》"损其肺者益其气"的治则。加香附、厚朴、青皮、蔻仁，可治肝气郁而致的脘闷腹胀、食欲不振等，此寓有《内经》"木郁达之"之意。五脏之中惟肾虚者不可用此方。

本方去陈皮、当归、柴胡，名举元煎（张景岳），治气虚下陷、血崩血脱、亡阳垂危等须升补元气的证候。去人参、白术、甘草、陈皮、当归，加知母、桔梗名升陷汤（张锡纯方：黄芪18g，知母9g，柴胡4.5g，桔梗4.5g，升麻3g）。主治胸中大气下陷，气短不足以息，或呼吸似喘或气息将停，脉象沉迟微弱，关前尤甚。

东垣调治中焦的方剂除补中益气汤外还有调中益气汤、益胃升阳汤、升阳益胃汤、升阳顺气汤等。这些方剂的作用同中有异，异中有同，须掌握它们的主治特点方能很好地运用之。一般说，调中益气汤（本方去当归、白术加木香、苍术）治脾胃不调之胸满肢倦、食少短气、口不知味、食入反出等症。益胃升阳汤（本方加炒黄芩、炒神曲）为血脱者益其气的方剂，主治妇人经水不调，或脱血及食少、水泻等症。升阳益胃汤（以后再讲专篇）主治脾胃虚弱而倦怠嗜卧，时值秋令，湿热方退，体重节痛，口苦口干，心不思食，口不知味，二便不调等症。升阳顺气汤（本方去白术加草豆蔻、神曲、半夏、黄柏）治饮食劳倦所伤，满闷短气，不思食，不知味，时恶寒者（方中升、柴辛甘升清气，清气升则阳气顺；黄柏苦寒降其浊，浊降则阴气顺；参、芪、归、草补其虚，虚补则正气顺；半夏、陈皮利其膈，膈利则痰气顺；草豆蔻、神曲消其食，食消则谷气顺，故名升阳顺气汤）。补中益气汤则主用于饮食劳役伤其脾胃，清阳下陷，内生虚热，状类伤寒或疟、痢久不愈者。细细体会其中的异同点，会对提高辨证论治的水平有所帮助。

近些年来，有人用补中益气汤做实验，证明它对子宫及其周围组织有选择性收缩作用，并能调整小肠蠕动及恢复肠肌张力的作用，对营养机能是有直接影响的。其中升麻和柴胡在药方中对其他药有明显协同作用，并能增加这些药物的作用强度，尤其在肠蠕动方面。如去掉这两味药，本方对肠蠕动的作用随即减弱。若单用这两味药，则无以上各种作用。可见在临床加减运用本方时，不能把升、柴全部去掉，如去掉这二味药，则失去本方的特点，而成为其他方剂，不可不知。

三、独参汤

人参30～60g　急煎服。

人参的用量多少，要随证、随人具体情况而定。须选用上品，浓煎顿服，待元气渐回，再随证加减。笔者常用的用量为25～60g，病危重者尚可多些。

独参汤主治元气大虚，神昏气弱，脉微欲绝；或大出血者，或崩产脱血，血晕神昏等病情危急者；或行走之间，暴然眩仆，气微欲绝，喉无痰声，身无邪热，此阴血虚而阳气暴绝，急宜此汤救之，须辨出不是假虚。

关系人体生命之安危者，气也。故先贤于气几息、血将脱之证，独用大量人参（约60多g）浓煎顿服，能挽回性命于瞬息之间，绝非其他药物所能代替。故必须独用而力专，量大而效宏，才能收起死回生之效。气为阳，血为阴，阴阳之在人身，互为其根，不可分离。若阴血亏乏则孤阳无所依附，亦自飞越而脱。这时有形之阴血，不能急生，无形之阳气，急宜护固，况且阴生于阳乃太极之妙，因而取独参汤主之。人参得天地冲和之气以成形，用之以补冲和之气，使其一息尚存，而疗诸疾。

人参有野山参、园参和移山参的不同。目前药店中出售多为园参，移山参则较少，野山参更少且价钱昂贵。由于加工的不同，一般又分为生晒参、红参、白人参、白糖参等不同品种。独参汤中应选用生晒参、红参。白人参及白糖参较上述品种药力小、性平和，适用于补益药方中。另有大力参、高丽参，选其上等品也可用于独参汤。当然生晒野山参效力更好，但因产品少，价昂贵，不易得，故一般均不用，如有家藏或在大城市有条件购买者，也可以使用，量可稍小些。

　　独参汤的用量，成人一般为50～80g，病情较轻者可用30～40g。病情极其危重者，有时须用100g左右，急煎灌服或鼻饲。

　　笔者用独参汤时，常因病情危急，嘱急取人参捣一捣或轧为粗块，急煎15～20分钟即取一匙灌服，一边煎一边服，越煎药力越大，约1小时取浓汁再大量服下。

　　笔者遇到经济条件差者，也有时用人参30g加党参60g、白术30g，同时煎服，以加强人参的力量，也能收较好效果。但条件许可者，还是重用人参为好。

　　如病人兼见四肢厥冷者，可加用制附片10g、干姜10g同用，以助回阳之力。有的单位做成了"参附姜"注射液，以备救急用，可资参考。

　　古人尚有参附汤、参芪汤、参地汤等，药味少而用量大，力专效宏，用为阴阳气血暴脱证的急救方剂。一般说，参附汤（人参、炮附子）用于脾肾两脏皆极虚弱，先后二天之气欲脱，气息微微，手足逆冷，阴囊冰冷，关尺脉微者。参芪汤（人参、黄芪）用于气虚欲脱表虚自汗出者。参地汤（人参、生地）用于失血阴亡，气亦难存者，以固气救阴。

　　笔者会诊抢救急危重病时，遇有戴阳证患者（颧红如妆，两足冰冷，全身冷汗出，脉弱尺微，血压测不到），常用人参30g、制附片

10g、山萸肉 30g、五味子 10g 急煎服。对过敏性休克，西药升压药不能维持血压者，在辨证论治的基础上，有时用麻黄附子细辛汤加人参、肉桂，有时用小柴胡汤重用人参加肉桂。救治脾虚气不摄血而大量呕血时，常在归脾汤中重用人参 50g 左右加入生地炭 30g 而取效。

总之，独参汤主要是取其量大、力专、效宏，可以单独应用，也可以佐入其他药品，主要据病情需要而定。如古人也有于独参汤中加附片者，或加黄芪者，或加白术者，已如上述。还有加当归以救血之脱；或加姜汁以治呕吐；或加黄连折火逆冲上而治噤口毒痢者，均为相须相得，互相配伍以提高疗效。明·薛立斋治疗中风时，曾把独参汤加入三生饮中使用，可谓善用独参汤者也。

使用独参汤虽能起死回生，但要注意必须辨证准确，千万不可不辨脉症，四诊不参，主观臆断，轻易使用。如误用于"大实见羸状"的真实假虚证，则犯"实实"之戒，而杀人于补法之中，铸成大错。故再次指出：千万注意！

四、四物汤 （《太平惠民和剂局方》）

当归 10g，熟地 12g，白芍 6g，川芎 5g，水煎空腹服。

本方主治一切血虚、血热、血燥及妇女月经不调诸证。

方中以当归辛苦甘温，能入心脾而生血为主药；地黄甘平入心肾，滋阴生血为辅药；白芍酸寒，入肝脾，敛阴养血为佐药；川芎辛温走窜，通上下而行血中之气为使药。四味药二静（地黄、白芍）二动（当归、川芎），动静结合，有补血、和血、活血、调经之效。

本方对血分有病者，是很常用的药方。临床上以本方加减变化出来治血病的药方很多。例如把熟地换为生地，俗称"生四物"，用于治疗血虚生热。对血虚潮热，手足心热者，可再加龟板、鳖甲、秦艽。本方加桃仁、红花，名"桃红四物汤"，可治血瘀、血滞者。加蒲黄炭、京墨，去川芎，可治经血不止。加艾炭、阿胶，去川芎或减少川芎用量，名"胶艾四物汤"，常用于月经过多。加香附、牛膝、桃仁、红花，治月经后错或二三个月一行。加黄芪、人参，寓有阳生阴长之义，可治各种大失血，能补气而生血（去掉川芎或减小用量）。

笔者治疗女子月经过期不来，经闭数月甚或1年多不来潮而成痨者，常用桃红四物汤加茜草30g、乌贼骨10g、香附10g、牛膝10g，另加服大黄蟅虫丸，每次1丸，每日2次，常取良效。

1975年1月笔者曾用此方重用生地30~45g，去川芎，加玄参30g、黄芪30g、白术30g、仙鹤草30g，以及阿胶、黄柏、生石膏、川续断、补骨脂、白茅根、茯苓等随证加减，治疗一女性再生障碍性贫血患者（经大医院3次骨穿证实），中医辨证为血热，下元不固，月经过多，小便淋痛，曾经几个大医院用大量补血、补气药以及胎盘粉、三七等医治未效，经服上方（以凉血为主，兼益脾肾，随证加减），至1976年3月即参加半日工作，血红蛋白升到105g/L左右，1976年9月即上全日班，血红蛋白115g/L，白细胞3.7×10^9/L，网织红细胞0.018，经过多次追访，至今健康，全日工作。中医治病主要是辨证论治。此例经验可供参考。

本方加黄柏、知母、玄参，名滋阴降火汤，治阴虚火旺；加黄连、胡黄连，名二连四物汤，治气旺血虚，五心烦热，夜间发热；生熟二地同用，再加黄芪、丹皮、升麻、柴胡，名三黄补血汤，治亡血血虚，六脉俱大，按之空虚；去白芍、地黄，为末，水煎服，名佛手散，产前服用可治妊娠伤胎，难产者服之可使易产，产后服用治血虚头痛等。

注意，凡遇血崩、血晕（因大失血而晕厥）、产后大出血等症，不可单纯用四物汤，必须加用补气药如人参、黄芪等，并须结合具体证候随证加减。正如《医宗金鉴·删补名医方论》说："此方能补有形之血于平时，不能生无形之血于仓卒，能调阴中之血，而不能培真阴之本，为血分立法，不专为女科套剂也。"所以，那种以为本方为妇女病专用方，不论胎前、产后，随证加一二味，即认为可以取效的看法是不全面的，学者不可不知。

四物汤与归脾汤均能养血，治疗血虚之证。四物汤偏入肝肾，而以治血虚、血热、血燥为主；归脾汤偏入心脾，而以治疗思虑过度，劳伤心脾，心脾血虚，怔忡健忘，惊悸不眠，四肢倦怠为主。四物汤单纯补血，归脾汤则可气血双补。

五、当归补血汤（《兰室秘藏》）

黄芪30g，当归（酒洗）6g，水煎，饭前服。

本方主用于劳倦内伤，血虚阳浮而肌热，面赤，烦渴引饮，脉大而虚；或大失血后，血虚阳盛，面色萎黄，口渴心烦，心慌，头晕等症。

方中用黄芪五倍于当归，是取"血脱者，益其气"和"有形之血，生于无形之气"的理论为配方原则。以黄芪补脾肺之气，又以当归养血补血为引导，使气从之而生血，故名曰当归补血汤。全方寓有《内经》中"阳生则阴长"之意。

当归补血汤与四物汤皆为补血之剂。本方益气补血，生血之效速于四物汤；四物汤滋阴养血，仅能补有形之血于平时，不能生无形之血于急促之时。故抢救大失血时，常以当归补血汤随证加减；治疗血虚、血热、血燥、调理月经时，常用四物汤随证出入。

本方与人参养荣汤皆能治气血虚证。本方用于血虚而热，出现面赤、肌热、烦渴引饮、脉来虚大无力之证；人参养荣汤则善治气血俱虚，肢瘦体倦，畏冷怕热，食少便泄之证。当归补血汤功在补气以生血；人参养荣汤功在养荣而和五脏。

笔者常在治疗大出血时，应用本汤随证加减。例如1968年笔者曾在甘肃祁连山区农村治一例产后胞衣未全下（胎盘残留）而子宫出血不止已 10 余日的患者。其症面白唇淡，心慌气短，声低神疲，脉弱不食，腹部按之隐痛。即用此汤合生化汤随证加减（黄芪 21g，当归 12g，川芎 6g，炮姜炭 3g，桃仁 3g，益母草 15g，丹参 12g，柏子仁 9g，艾炭 9g，阿胶 9g＜烊化＞，棕榈炭 9g，杜仲炭 9g。急煎服）。附注：因同时要排下残留胎盘，故黄芪与当归的用量稍有变化。药后，胎盘顺利娩出而血止，仍以此方随证加减调理，很快即痊愈。仅供参考。

《内经》说：阳虚生外寒，阴虚生内热。血属阴，血虚则阳浮，故出现面赤、肌热、烦渴引饮等症，颇类似阳明白虎汤证。但仔细辨析，本汤证为内伤所致，为虚证；阳明白虎汤证乃外感寒邪入里化热，且有大汗、大热、大渴诸症，为实证。细察其脉象，本汤证脉虽虚大似洪，但按之无力；阳明白虎汤证则脉象洪大有力。最须注意详细辨认，不可误用。古人对当归补血汤证曾经有"若误投白虎必死"的告诫。

谈四承气汤的灵活运用

承气汤是"下"法中最常用的方剂，自张仲景先师在《伤寒论》中，应用各种承气汤以来，在临床上遵法用之，常取得惊人的疗效。后世医家对承气汤，又有新的补充与发展，使其适应证更广，应用更灵活。笔者在临床上使用承气汤，常取到立竿见影的效果，真有"用当通神"之感。今谈谈我的应用体会，供大家参考。

一、大承气汤（《伤寒论》）

大黄（酒洗）四两，厚朴（炙去皮）半斤，枳实（炙）五枚，芒硝三合，上四味，以水一斗，先煮二物（厚朴、枳实），取五升，去滓，纳大黄，煮取二升，去滓，纳芒硝，更上微火一二沸，分温再服，得下，余勿服。注意本方用量为汉制，今人用量，请看后文。

本方为峻攻泻下的代表方剂。主治伤寒邪入阳明，从阳化热，热邪积滞，互结肠胃，出现发热不退，潮热谵语，循衣摸床，手足濈然汗出，矢气频转，大便秘结不通，脘腹痞满硬痛，拒按，舌苔焦黄起刺，或焦黑燥裂，脉沉滑或沉迟有力，即阳明腑实证痞、满、燥、实、坚全见者。用此方急下泻热，以存津液，常取立竿见影般的良好效果，为临床常用之方，疗效可靠。

本方也可用于治疗高热谵语，口干烦躁，甚至发狂，下利稀水，极臭难闻，脐腹疼痛，按之坚硬有块，舌质红，舌苔黄，中部厚而少津，或焦黑起刺，脉沉实有力，此为热结旁流证，虽有大便，但仅拉些稀水，秽臭难闻。苔黄燥、脉沉实是辨证要点。

对于高热神昏、手足挥动、烦躁饮冷、大便秘结不通、舌苔黄燥、脉沉伏有力者，中医称热厥，亦可用此汤急下之。

还有痉病之属于刚痉证者，其症咬牙龂齿，手足痉挛，角弓反张，卧不着席，胸腹胀满，大便秘结，热而无汗，亦可用此汤急下之。

杂病中，出现热结肠胃之阳明腑实证者，用此汤治疗也可取得神速的疗效，不必一定拘泥于伤寒病。临床上见到阳明腑实证，具备前述证候特点者，即可用之，效果极佳，真有"用当通神"之妙。

临床上除用于治疗高热疾患出现阳明腑实证者外，也常用于急性肠梗阻、急性阑尾炎、急性胆囊炎、急性胰腺炎出现阳明腑实证者，均有佳效。

本方所主治者，为热邪内盛结于阳明之腑的里实热证。根据《内经》治则精神，热淫于内，治以咸寒，气坚者以咸软之，热盛者以寒消之，故方中以大黄之苦寒，泻热通腑，涤荡肠胃积滞结热为主药；又用芒硝之咸寒，润燥软坚为辅药；更以厚朴行气除满，降浊运脾，枳实苦降破气，消积除痞，共为佐使，协助硝、黄推荡肠胃积滞，通下阳明腑气。诸药合和，使大便畅而腑气通，泻热邪而保津液，使后天之本得以畅运，而水谷精华得以化生。所以后世医家称此方为"急下存阴"之特效方。

本方所记各药的用量是汉制用量，因为现代的度量衡与古代不同，故此将笔者在临床上使用本方时各药的用量，介绍如下，以供参考。酒大黄9～12g，厚朴10g，枳实10g，芒硝10～18g（分2次冲服）。煎服法与前记者相同。对老年人或体弱者，可将芒硝改为元明粉，用量也可稍减。

大黄有时也用生大黄。据近代研究，大黄经过酒洗或酒浸后，其有效成份容易被煎出，可增强泻下作用。古人用酒洗大黄，是为了取酒能上行，使大黄能同时将上焦的热邪一齐泻出，不用酒制则恐怕上焦留邪，变生喉痹、耳鸣目赤、颈肿、膈上热诸疾，酒洗后则无此弊。

笔者曾很多次使用本方治疗急重病症，均能起到立竿见影般的效果。今介绍两个验案，供参考。

例1：张某某，男，38岁，1961年4月21日初诊。

患者4月16日下午，吃过蒸野菜后，即感到上腹部有些不适，至夜12时，上腹部胀满疼痛，并泻稀便3次，均为消化不好的食物，无脓血及后坠感，恶心欲呕，但吐不出，于次日晨5时，即到医院急诊，经验血、查大便等检查，诊断为急性肠炎而收住院治疗。

入院后经用西药及输液等治疗，腹痛腹泻很快即止住。但自4月18日起，体温由37.5℃、37.8℃很快即升到39.3℃，高热不退。虽经过用抗生素、乙醇拭浴、冰袋、灌肠以及注射复方奎宁、内服撒烈痛、阿司匹林等多种治疗，高热仍不退。且于20日夜间，病入神昏谵语、循衣摸床，不能安睡。

查白细胞 $9 \times 10^9/L$，分类：中性粒细胞 0.85，血沉 26mm/小时，肥达、外裴试验均为（－）。诊断为：①沙门菌属感染。②高热待诊。于 21 日下午请我会诊。

现症：头痛，头胀，烦躁不安，高热口渴，喜冷饮，胸脘痞满，欲呕不出，饮食不进，大便 4 日未行，小便黄赤，下午 4 时以后神志不清，夜间谵语，不认亲疏，甚则循衣摸床，已两夜未眠，气粗声高，口有热臭味，面红目赤，舌苔黄厚少津，中部褐黄略黑，头部汗出。脘腹痞满拒按，腹部发胀，脉象洪滑而数。

据此脉症，知为阳明实热之证。但再进一步分析，患者目前尚有头痛、头胀、恶心欲呕、胸闷、脉洪等象，知太阳经证尚未全罢，热邪尚未完全结实于阳明之腑，目前尚属于太阳、阳明合病，故先用银花、连翘、桑叶、菊花、荆芥、薄荷、生石膏、知母、黄芩、焦四仙等水煎一剂，以辛凉清解太阳经及阳明经尚未全罢的余邪，俟表热、经热全清，只剩阳明腑实之证，再投予大承气汤急下存阴（因目前尚有头痛、呕恶、胸闷等忌下之症）。

二诊：服辛凉清解之剂后，全身有汗，头痛、胸闷、恶心之症均消除，体温虽略有下降，但下午又上升，仍有腹部痞满拒按、夜间谵语等症，手足濈然汗出，大便五日未行，舌苔黄厚腻，脉滑数，重按有力。据此脉症，诊为阳明腑实证，投大承气汤急下之。处方如下：生大黄 24g，川厚朴 15g，枳实 21g，芒硝 21g（后下），焦三仙各 12g，川连 9g，槟榔 12g，清半夏 15g，陈皮 12g。1 剂。煎取药汁 400ml，分为 2 次服。嘱咐病家：服第 1 次药后，过 4 个小时以上，如泻下稀大便，则停服第 2 次药，如不见泻下即赶紧继服第 2 次药。

服第 1 次药后 4 小时排大便 1 次量不多，通过电话联系，又嘱其服第 2 次药量的 1/2。

三诊：药后大便又泻 3 次，体温已降到正常，夜能安睡，神识清爽，能进饮食，口中渐和，舌苔渐化，脉已不数，右手脉略滑，左手脉近平。稍事调理中焦而痊愈。

例2：杨某，男，38岁，1961年12月14日初诊。主诉腹痛2天。前天晚上从外地回京，腹中饥饿，即急食米面蒸糕约半小盆，食后即睡，未盖被而受了凉。次晨即觉上腹部及脐左处疼痛，胃脘痞塞胀满，不思饮食，小便短赤，大便3日未行，今日疼痛难忍，急来就诊。观其舌苔白，脉象弦滑有力。上腹及脐左处疼痛拒按。白细胞计数 $11.7 \times 10^9/L$，分类：中性粒细胞 0.86。据此脉症诊为食滞腹痛。治以消导攻下之法，以大承气汤随证加减，处方如下：酒军12g，枳实12g，厚朴9g，芒硝6g（后下），焦槟榔9g，焦三仙各9g。水煎服1剂。立即针合谷、内关、商阳、天枢四穴，不留针，以迅速止痛。

药后排出稀臭大便2次，胃脘及脐部之疼痛完全消失，病即痊愈。以后追访，腹痛未作，早已上班工作。

笔者用大承气汤随证加减治疗阳明腑实证及胃肠邪实证数10例均取得了立竿见影之效。多数病人是一泻即安，请读者放心使用。但必须确认为阳明腑实证——痞、满、燥、实、坚俱备，才可使用。要记住辨证准确才能速效。

二、小承气汤（《伤寒论》）

大黄（酒洗）12g，厚朴6g，枳实3枚（约9g），以上3味，以水500ml，煮取300ml，去滓，分2次温服。服第1次药后，当泻下大便。如服药后，未见泻下者，可将第2次药服下。如得到泻下者，则不可再服第2次药。

本方也是常用的有泻下作用之方剂，主治阳明腑实证，或杂病出现胸腹胀满属实证者。热邪结滞于阳明之腑，出现阳明腑实证者，皆可用攻下法治疗。但大热结实而大满、大实、痞硬、大便燥坚者，须用大承气汤急下之。若热邪微结阳明，尚未大实、大满、大燥，而见大便难、潮热、腹中痛、脉沉滑者，宜小承气汤下而和之。或阳明温病出现谵语、潮热、大便六七日未行，而痞、满、燥、实、坚证又未全备，可先与小承气汤服1次，如转矢气（放很臭的屁）者，知腹中已有燥屎，可用大承气汤攻之。如服小承气汤1次后，不转矢气，则不可用攻泻之法，大、小承气汤皆不可用，杂病中如出现胸满脘胀，胃实而大便不畅，或胸闷而喘，舌苔厚，脉滑实有力者．可用本汤治之。

由于本方所主尚非大热结实于阳明肠胃之腑，不须用大承气汤急下存阴之法，故于大承气汤中去芒硝，又因热邪结滞尚不甚坚实，故减少厚朴、枳实的用量。以大黄为君而荡除邪热，以枳实为臣而消痞破结，以厚朴为佐使而调中气除胀满。一般说，邪在上焦则满闷；邪在中焦则痞胀；胃中邪实则潮热谵语。方中以厚朴、枳实去上焦、中焦满闷、痞胀，以大黄荡胃中之实热。因尚无大便燥硬坚实之症，故去芒硝，乃免伤下焦之意也。故杂病中见上、中二焦不通而满闷、痞胀或热喘者，均可用之。

笔者曾治一患者，因2天前吃煮糖萝卜过多，食后又受寒而致胃痛剧烈难忍，西医诊断为急性胃炎。虽经服阿托品片和注射阿托品针2支，均未能止痛，上腹部痞满闷胀，不思饮食，大便3日未行，舌苔白满，中后部微黄，怀中抱着热砖熨腹，脉象弦滑。诊为寒实停滞所致的胃脘痛。治以温中导滞之法，以小承气汤加味治之，处方如下：酒军9g，枳实9g，高良姜9g，干姜6g，吴茱萸9g，木香5g，焦槟榔12g，焦神曲12g，三棱9g，元胡12g。急煎1剂，分2次服。

药后胃脘痛即止住，不再疼痛，但大便未行，故又于上方加当归9g、桃仁泥9g、鸡内金9g、附片6g。药后大便通畅，阳明腑气通畅，寒凝、食滞被推荡泻下，故病亦痊愈。

仲景先师在本方中加重厚朴的用量，名厚朴三物汤，用以治疗支饮胸满、腹胀等症。

后世医家在本方中加羌活 5 ~ 10g，名三化汤，主治中风病痰热结滞，二便不通，肠胃内实之证。注意：中风虚证不可用之。

仲景在《伤寒论》中将此汤中大黄稍减量为 6 ~ 9g，去枳、朴，再加炙甘草 6g，芒硝 3 ~ 6g，名调胃承气汤。主用于伤寒汗、吐、下后，病不解，心中烦躁，不得安卧，不恶寒，反恶热，口渴，便秘．腹满胀痛拒按，甚或烦躁谵语等症。方中以甘草甘缓以缓大黄、芒硝之急下，缓留中焦以彻泄阳明胃热，名"调胃"，并不是用甘草护胃，胃中结热泄尽，阴气也得上承，故也叫"承气"。调胃承气汤加桃仁、桂枝，名桃核承气汤。主用于伤寒太阳病不解，热结膀胱，其人如狂，瘀血蓄结于下焦之证，是祛瘀活血的代表方剂之一。近人也用此方治疗妇女盆腔炎、附件炎等属于瘀血证者。

三、增液承气汤（《温病条辨》）

玄参30g，麦冬（带心）24g，细生地24g，大黄9g，芒硝4.5g。用水 8 杯，煮取 3 杯，先服 1 杯，不知，再服。

本方用增液汤（玄参、麦冬、生地）滋阴增液，壮水清热，益肺润肠，增水行舟，用滋阴清热、壮水扶正之品，而达润肠通便泄热之功。因阳明温病热结伤阴，肠道乏津，犹如水乏舟停，而大便秘结不下，故又加硝、黄为臣使，推陈致新，泻热通便。硝、黄配增液，下之而不伤其阴；增液配硝、黄，润之而无恋邪之弊。

本方所主治之证，为阳明温病，热结阴亏，燥屎结滞不行，下之不通，口渴，咽燥，舌质红绛，苔黄少津，甚或糙干裂纹，脉象细数者。近人也常用于高热性疾病后期，津液耗伤而大便结滞不下者。也可用于其他疾病伤阴而便秘者，如阴虚体弱，阴津不足，产后便秘，大失血后便秘等症。

本方与大承气汤皆能治便秘，但大承气汤为"急下以存阴"之剂，增液承气汤为"增水行舟"之剂。前者是阴尚未伤，下之而防伤阴，后者是阴津已伤，增液滋阴而下之。虽然都是下法，却各有奥妙不同。

《温病条辨》中对承气汤有很大发展，除上述增液承气汤外，尚有宣白承气汤（生石膏15g<先煎>，生大黄9g，杏仁粉6g，瓜蒌皮5g，水5杯煮取2杯，先服1杯，不知再服），用于治疗阳明温病，下之不通，喘促不宁，痰涎壅滞，右寸实大，肺气不降者；导赤承气汤（赤芍9g，细生地15g，生大黄9g，黄连6g，黄柏6g，芒硝3g。煎服法同宣白承气汤），用于治疗阳明温病，下之不通，左尺脉坚牢，小便赤痛，时烦渴甚者；护胃承气汤（生大黄9g，玄参9g，细生地9g，丹皮6g，知母6g，麦冬9g。煎服法同上），用于治疗阳明温病，下后数日，热不退，或退不尽，口燥咽干，舌苔干黑或金黄色，脉沉而有力者。

另外，还有陷胸承气汤、紫草承气汤、犀连承气汤等等，均为后世医家在仲景承气汤精神指导下，据证加减变化而成，各有其主症，使承气汤法的治疗范围更为广泛。

四、三一承气汤（刘河间）

大黄15g，芒硝15g，厚朴15g，枳实15g，甘草30g，研为粗末，用水1盏半、生姜3片，煎至7分，分2次温服。

本方的"名义"有两种说法：第一种说法，认为本方把大、小、调胃3个承气汤合成为一个方，故名"三一"；第二种说法，认为河间先生于大承气汤中，加入了等于全汤1/3量的甘草，故名"三一"承气汤。但据河间在《伤寒直格》中说："然此一方，是三承气等汤也"的说法，以第一说为是。

关于本方的主治，刘河间先生在《伤寒直格》中说："通治大、小、调胃三承气汤证"。又说："可急下之者，宜大承气汤也，……或可微下及微和胃气者，小承气汤、调胃承气为后先之次。由是观之，而缓下，急下，善开发而难郁结，可通用者，大承气汤最为妙也。故今加甘草名曰三一承气汤，通治三承汤证于效甚速而无加害也，然以其甘草味能缓其急结，温中润燥而又善以和合诸药而能成功，故《本草》云国老子也。是以大承气汤得其甘草则尤妙也"。

以上是河间先生对伤寒下法的论述，可以看出他对承气汤的使用又提出了新的使用方法，这也是他对下法使用的补充与发展。刘河间先生不论对伤寒、杂病，均常运用此方，主治范围很广。今将刘河间《伤寒直格》三一承气汤下的"主治"录下，以供临床参考："无问伤寒、杂病、内外一切所伤，日数远近，但以腹满、咽干、烦渴、谵妄、心下按之硬痛，或热甚喘咳、闷乱、惊悸、癫狂、目疾、口疮、舌肿、喉痹、痈肿、疮疡，或伤寒、阳明胸热、发斑、脉沉、须可下者；及小儿惊风、热极潮搐、涎喘、昏塞，并斑疹、痘疮、热极黑陷、小便不通、腹满喘急、将欲死者；或斑疹后热毒不退，久不作痂者；或作斑痈、疮癣，久不已者；或佛热内成、痃癖坚积，腹满而喘，黄瘦潮热，惊风热积，及大人小儿久新疟疾，暴卒心痛，风痰酒膈，肠垢积滞，久壅风暴，伤酒食，烦心闷乱，脉数沉实，或肾水阴虚，阳热暴甚，而僵仆卒中，或一切暴瘖不语，失喑，或蓄热内甚，阳厥极深，脉反沉细而欲绝者；或表之冲和正气与邪气并之于里，则里热亢甚，而阳极似阴，反为寒战，脉微欲绝者；或风热燥甚，客于下焦而大小便涩滞或不通者；或产妇胎死不下者；及两感表里热甚，欲可下者。并宜三一承气汤"。

从以上主治来看，河间先生把仲景先师承气汤主治的 20 多症，发展到 30 多症，实为师古而不泥古的大好例子，虽然发展了其主治范围，但又强调不可乱用，故明确指出"须可下者"方可应用，可见其立意之细致。

本方在大承气汤中重用甘草，使急剂缓投，变峻剂为平剂，扩大了使用范围。

笔者在治疗老年人以及病后体虚须用下法者，常用此方，确实平缓而效确。治小儿实热病须用下法时，也常以此方加减投之，因为本方有甘草，味不甚苦，且用量不大而效宏，小儿容易服用。我在临床上，一般方剂中，使用甘草较少，惟在使用三一承气汤法时，特重用甘草，实受河间先生之益也。

结语：承气汤是治病八法"下"法中的具有代表性的方剂，自仲景先师提出大小承气汤和桃仁承气汤方以后，历代医家又对承气汤有了许多发展，创出了不少新的承气汤，可以看出"下"法在临床治疗上的重要性。笔者临床50多年，也深深体会到在临床上如能恰当的应用承气汤，真有起死回生、妙手回春之神效。希望同道对承气汤类加深理解、悟其真谛，熟练掌握，为人类的医疗保健，多做贡献。

大小建中汤的活用体会

一、大建中汤（《金匮要略》）

炒川椒6~9g，干姜9~12g，人参4.5~6g，饴糖3羹匙。

前3味药用水500ml，煮取250ml，去滓，加入饴糖，再用微火煎取160ml，分为2次温服。服药后约25分钟，再喝稀粥半碗，以助药力。1日服药2次，药后盖被卧床休息。忌硬食。

主治："心胸中大寒痛，呕不能饮食，腹中寒上冲皮起出见有头足，上下（攻串）痛而不可触近"者（仲景原文）。

本方出于仲景先师的《金匮要略》"腹满寒疝宿食病脉证治"篇，主治阳虚之人，中焦受寒，阴寒之气，逆而上冲心胸，而见"心胸中大寒痛"；横格于中焦，故腹部皮肤之下，出现似有头足（肠蠕动波）的上下攻冲作痛；脾寒不运，水谷不消，故痛、呕、不能饮食。因证属寒邪盛实，故腹部剧痛而手不可近，拒触按。此证急需治以温中补虚，散寒止痛之法。方中川椒（炒去汗）味辛性热，既能入脾暖胃，又能入肾补火，入肺散寒，作为主药；干姜辛热，通心助阳，逐冷散逆，为辅药；人参甘温，大补元气，为佐药。饴糖甘温补脾，缓急和中，为使药。人体以中气为主，本方用辛辣甘热之品，大建中焦之阳，以祛其逆上之浊阴。中阳得健，阴寒祛散，诸症自消，脾运复元，故名"建中"。因仲景先师还有"小"建中汤，故本汤又别以为"大"建中汤。

笔者常用此方治疗肠痉挛、肠疝痛等所致的腹中绞痛。如疼痛波及少腹、小腹，以及男子睾丸或女子阴部均感寒痛者，可加吴茱萸6~9g、乌药10~15g、炒小茴香6~9g、炒荔枝核10g等温暖肝肾、散寒理气之品。

大建中汤与小建中汤比较：二方均用于治疗中焦阳虚的腹痛。但前者主治中阳虚弱，寒气上逆之心胸、脘腹疼痛；后者主治中焦虚弱，营卫失调，肝脾不和，腹中隐痛。前者药力偏于辛热；后者药力偏于甘温。前者力峻，多用于急性病，是急则治其标之法也；后者力缓，多用于慢性病，适用于久服，是缓则治其本之法也。

大建中汤与理中汤比较：二方均可用于治疗中焦阳虚寒盛的证候。但前者适用于中焦阳虚，寒邪上逆的心胸、脘腹上下攻冲作痛；后者适用于脾胃阳虚，寒湿内盛的腹痛、呕泄、口不渴，甚或手足厥冷，以及感寒霍乱（吐泻交作，手足挥霍缭乱，腹中绞痛）。

二、小建中汤（张仲景）

桂枝9g，炙甘草9g，大枣4枚（擘），白芍18g，生姜9g，饴糖

40g（约3汤匙）。

取前5味药加冷水7茶杯，煮取3茶杯，去渣，加入饴糖，更上微火煮二三沸。每次服1茶杯，1日服3次。

本方由桂枝汤倍芍药加饴糖而成，应用范围较广，外感伤寒病中用之，内伤杂病中亦用之。在伤寒病中用于"伤寒阳脉涩阴脉弦，法当腹中急痛者，先与小建中汤，不差者，与小柴胡汤主之"。又"伤寒二三日，心中悸而烦者，小建中汤主之"。从《伤寒论》的记载来看，本汤是温中补虚之剂。伤寒太阳病中如出现中焦营血不足（阳脉涩），脾胃虚寒，木来乘土（阴脉弦）而腹中急痛者，应用本汤温建中焦营气，则腹痛自愈。如服此汤中焦营气得以复建，而腹痛仍不能痊愈者，则应再投小柴胡汤以转枢，使邪气外达，其病自愈。如遇伤寒二三日，因过服发表之剂，虽然恶风寒之症状已无，二三日后因过汗而致的虚证已经形成，由于营血已虚，血不营心，故心悸，血虚则心神无所依附，故又见虚烦，此时病已入心包络，不能再用转枢之法，故必须用小建中汤温补脾胃以生营血，悸烦自愈。

在内伤杂病中用于"虚劳里急，悸，衄，腹中痛，（做）梦失精，四肢酸疼，手足烦热，咽干口燥"。从《金匮要略》中这段记载来看，本汤为甘温补中，和育营卫，通行津液，健脾治虚之剂。虚劳病久不愈，营血已耗，中阳虚弱，脾胃失养，故里急腹痛；血不营心故心悸；精血俱虚，虚热内生，故衄血、手足烦热、咽干口燥，相火妄动而梦失精；中土虚则四脏皆虚，故用此汤温健中脏，育化营血精津，以灌四旁，诸症自愈。正如喻嘉言先生所说，虚劳病已至亡血、失精、五心烦热、口干咽燥，已经精血枯槁，难以为力，故急建其中脏，使饮食增而阴血旺，取甘味以生精血，舍此则别无良法。仲景此汤正体现出《内经》所说："补阳则阴竭，补阴则阳脱，可将以甘药"的精神。

中医学认为脾胃居于中焦，位于四脏之中，生育营卫，通行津液，为后天之本。若中脏失调，则必以此汤温健中脏，故名建中。脾欲缓，急食甘以缓之，以甘补之。故以饴糖甘温养脾为主药。甘草、大枣入脾和中，以甘助甘，加强"缓补"之功力，为辅药。桂枝辛散温润，取营卫不足润而散之之意，白芍酸寒敛阴，柔肝护脾（土中泻木），取津液不通收而行之之意，共为佐药。生姜辛散温胃。能益卫阳，为使药。营出中焦，卫出上焦，卫为阳，益之必以辛，营为阴，补之必以甘。方中辛甘合化生阳，酸甘合化生阴，使脾胃健，营卫通，津液行，精血生，补中土以灌四旁，全身健壮，虚劳诸症自愈。

近人经过动物实验研究证明，本方有提高机体免疫功能的作用，故有许多虚损、劳伤之证，虽已近垂危，往往经服用小建中汤，而渐见起色，经慢慢润补中焦而愈。

腹中虚痛者，加黄芪 30~40g 名黄芪建中汤。今有人报道用此汤治疗溃疡病取得了良好效果，并且已经动物实验证实可使溃疡灶愈合。兼见心痛、胃脘痛者可加元胡 6~12g。有血虚证者，加当归 9g、川芎 6~9g。盗汗多者，加浮小麦 30g、茯神 12g。兼生虚热，体温在 37.6~38℃左右者，可加北柴胡 9~12g、地骨皮 9~12g。

经常容易呕吐的人，不可服大小建中汤，以太甜故也。前人有呕家忌甘之说。

笔者曾用此方随证加减，治愈过许多疑难病证。如过敏性结肠炎、肠胃神经官能症、肠功能紊乱、顽固的溃疡病、年久难愈的腹痛等等。今举 2 个治愈病例如下，以供参考。

例1：李某某，男，45 岁，1975 年 10 月 16 日某大医院会诊病例。患者于 1969 年开始脐右上腹部阵发性疼痛，约 1 个月发作 1 次。因右下腹部也痛，故于 1972 年做了阑尾切除手术。术后，发作性右上腹部疼痛未能解除。今年开始，发作时伴有发烧（体温 38~39℃），白细胞增高，用抗生素治疗，对发热、白细胞升高有效，但对腹痛无效。今年

5~6月，曾住院检查，出院诊断为右上腹痛待查，胆石症？胆道感染？痛部固定，舌苔正常，脉象略弦滑，诊为脾胃经气滞血瘀。治以温经、行气、活瘀。用小建中汤加味：桂枝9g，白芍18g，炙甘草6g，生姜3片，大枣4枚，饴糖30g（分冲），吴茱萸4.5g，当归9g，红花9g，桃仁6g，五灵脂9g，香附9g，木香9g，10~20剂。

1975年12月4日，腹痛减轻，未用抗生素，只服中药，舌脉同前。因有按时发作之状，故在上方中加柴胡12g、草果9g、常山4.5g。10~20剂。此后病情渐渐减轻，发作时也不必休息。共服90剂，病痊愈，为了巩固疗效，用此方减常山，加党参、黄芩、青皮、槟榔，用蜜、饴糖各半炼蜜为丸，每丸9g，每次1丸，每日3次，此后，病未再作。

例2：郑某某，男，45岁，1965年9月25日初诊。多年来便秘，大便如羊矢，数日一行，脐周经常隐痛，食纳少，失眠。西医院诊断为肠功能紊乱。腹部喜暖。舌尖红，脉象细。辨证为中阳不运，肠道血虚。治以温中养血。处方以小建中汤加味：桂枝5g，生白芍15g，全当归10g，瓜蒌30g，炙甘草4.5g，桃仁泥10g，火麻仁6g，饴糖60g（分2次兑入）。4剂。

二诊（1965年9月30日）：药后大便每日1次，不像以前那样干燥，脐围仍有隐痛，舌苔薄白，脉象较前活泼。再投上方6剂，加元胡末2g，分2次随汤药冲服。

三诊（1965年10月9日）：大便已能保持每日1次，不甚干，脐围尚隐痛，食纳同前，睡眠有好转，舌苔已正常，脉象细缓。再加减前方：桂枝6g，生白芍20g，全当归10g，全瓜蒌30g，炙甘草4.5g，桃仁泥10g，火麻仁7.5g，饴糖60g（分冲）。6剂。

四诊（1965年10月16日）：大便每日1行，有时2次，基本成条状，已不干燥，脐腹痛未再发作。食纳增加，睡眠好转，舌苔正常，脉略细。再投上方（去桃仁泥）6剂，而收全功。

几张化痰、攻痰方剂的应用与辨别

一、二陈汤 （《太平惠民和剂局方》）

制半夏150g　橘红150g　白茯苓90g　甘草45g。为粗末，每服12g，加生姜7片、乌梅1枚，水煎服。现多改为汤剂：半夏9g、橘红9g、茯苓6g、炙甘草3g。乌梅有时用，也有时不用。

本方为治一切痰湿的基础方。主治痰湿所致之咳嗽痰多、恶心呕逆、脘腹胀满、食欲不振、头眩心悸、舌苔厚腻、脉滑等症。方中以半夏燥湿、降气、调中、利痰为主药；气滞则生痰，故用橘红行气和中为辅药；湿盛则生痰，故以茯苓利湿为佐药；更以甘草和中健脾为使药，加生姜之辛，以助陈、夏之利气化痰，加乌梅与甘草酸甘合化生阴，以防燥药之过燥。共成和中行气、化湿除痰之剂。

中医认为痰之本为湿。湿聚而停留则为水，湿不能气化则为饮，饮似痰而稀，可因气化不利而停滞，湿受气火之灼，可被煎灼变稠而为痰。所以前人说"稀者为饮，稠者为痰，水湿为其本也。"痰可随气升降，无处不到，变证百出。简言之，痰在肺则咳嗽，在胃则呕逆，在头则眩晕，在心则悸怔忡，在背则冷，在胁则胀，在四肢则肢节沉痛而类似痛风证，等等。对这些病症，均可灵活运用除痰之剂以治之。

本方加黄连6g、栀子6g，名连栀二陈汤，可用于治疗胸膈中有热痰，令人呕吐，吐物味苦等症。加砂仁5~6g、枳壳6~9g，名砂壳二陈汤，可用于痰盛气滞而胸腹胀满，功可行痰利气。加炒枳实9g、瓜蒌20~30g、炒莱菔子9g、焦山楂9g、焦神曲9g，名加味二陈汤，主用于食积痰盛。加苍术6~9g、枳壳9g、片姜黄9g，主治痰气上攻、眼目肿胀，以及嗜酒之人手臂重痛麻木等症。

二陈汤加胆南星9g、炒枳实9g，名导痰汤，功能燥湿豁痰，行气开郁，用于治疗顽痰胶固、头眩脘闷、呕恶少食、坐卧不安、痰盛晕厥等症。再加片姜黄9g、木香6~9g，用于治疗痰饮流入四肢、肩背酸痛、沉重、手足疲软、乏力等症。再加木香6g、香附9g，用于治疗痰气结滞、胸脘满闷、咳逆上气等症。

二陈汤加枳实6g、竹茹6g，名温胆汤，功能清胆和胃，除烦止呕，主用于痰气互阻，久郁化火，火热扰心而虚烦不眠，或大病之后，胆虚气寒，疏泄不利而致的痰涎不化而胃胀少食、苔腻脘闷等症。

二陈汤加杏仁5g、白芥子3g，名六安煎，主治风寒咳嗽、痰多不易出、胸闷气滞等症。

二陈汤加炒枳实6g、竹茹6g、胆星9g、菖蒲6g、远志9g、党参6~9g（气实者可不加），名涤痰汤。功能化痰开窍。主治中风痰迷心窍之舌强不语、神蒙错乱、手足不遂等症。

笔者曾用此方随证加减用于治疗气郁、痰结蒙蔽清窍发为失语之证。举例如下：

何某某，男，40岁。因生气而两夜未睡，就诊前1天下午突然不能说话，自觉听力减退、头晕、头胀痛、胸闷、食欲不振，舌苔黄腻，脉象弦滑。诊断为痰迷清窍之证。治法豁痰开窍。处方：陈皮6g，半夏9g，茯苓12g，枳实9g，竹茹9g，菖蒲9g，郁金9g，胆星6g，生龙、牡各15g（先煎），3剂。追访时说，取药回来，服了1剂即会说话，又服2剂即痊愈。

还曾用本方加理气药治疗梅核气，举例如下：

胡某某，男，34岁。1周来咽部有东西堵感，如有虫子在里面，常欲咽唾把物咽下或吐出。经耳鼻喉科检查正常。小便黄，胃胀如气囊隐痛，微有呕恶，舌苔白，脉细滑。诊为痰气凝结所致之梅核气。治以理气化痰。处方：陈皮9g，半夏9g，茯苓9g，厚朴6g，苏梗6g，全瓜蒌30g，麦冬9g，玄参9g，枳壳9g，共服6剂而痊愈。

总之，二陈汤是除痰剂的最基本方剂，经过历代医家加减变化，又发展出了许多除痰方剂，前面已有一些举例，还有不少由此方变化出来的方剂，不再一一列举，读者可以一隅反三地去学习。后面要讲的是明代医家张景岳先生根据二陈汤化裁出的两张方剂，因为应用较广，效果较好，故特做专门讲述。

二、金水六君煎 （《景岳全书》）

当归6~9g，熟地9~15g，陈皮5g，半夏6g，茯苓6~9g，炙甘草3g，加生姜3片，水煎服。

此方既是二陈汤加当归和血养血而益心肺，加熟地滋肾水而润肺金，又是六君子汤去参、术加归、地而成，故名金水六君煎。

本方主用于肺肾虚寒，水湿上泛为痰，湿痰内盛，咳逆多痰，或年迈阴虚，血气不足，外受风寒，咳嗽呕恶，多痰喘急，舌苔白厚腻，脉滑等症。

金水六君煎创既滋阴又化痰，治痰盛咳呕而肺肾不伤之法，临床用之确有良效。六君子汤适用于脾虚不化之痰浊壅盛、呕逆腹泄等症，金水六君煎适用于肺肾两虚、痰浊内盛、咳嗽痰多之证。但如脾虚多湿而大便不实者，可去当归加炒山药9~15g；如痰盛气滞胸膈不快者，可加白芥子3g；如阴寒内盛而咳嗽不愈，吐白稀痰者，可加细辛3g；如兼寒据半表半里，而寒热往来者，可加柴胡6~9g。

笔者曾用此方加生地、藕节炭、白茅根、旋覆花、白及等，治愈肺肾两虚所致的支气管扩张症，咳痰多，且痰中有血者，具体药方如下：当归炭 6g，熟地 9g，生地炭 20g，半夏 10g，化橘红 10g，茯苓 15g，紫菀 12g，藕节炭 30g，枇杷叶 12g，旋覆花 9g（布包），白及 9g，炒苏子 10g。共服 18 剂而痊愈。

三、苓术二陈煎（《景岳全书》）

带皮茯苓 12g，生晒术 3g，淡干姜 1.5g（炒），广陈皮 6g，泽泻 5g，姜半夏 9g，猪苓 5g，清水炙甘草 1.5g。水煎服。

此方也是从二陈汤发展而来的，其健脾利湿的力量大于二陈汤，且能温脾化气。脾胃虚寒之人，中湿容易停滞，往往出现腹泄便溏、胃气呆滞、小便少、四肢懈怠、精神疲倦、或咳嗽吐稀白痰等症。以此方治之，最为适宜。

方中以白术、半夏为主药，二苓、泽泻为辅药，陈皮、干姜为佐，甘草为使，共成健脾化痰、温中疏滞、化气利水之剂。

与金水六君煎比较，本方偏重于温脾胃、化气利水而祛湿除痰。金水六君煎则偏重于补肺肾以助水之化源而祛湿除痰。

笔者曾用本方（用量稍加大）加桂枝 6~9g 及生麦芽、广木香等，用于治疗西医诊断的胃肠神经官能症一类疾病。举例如下：

毛某某，女，42 岁。多年来食纳不好，腹中常有似流水声漉漉作响的感觉，口干不欲多饮，腹部有时发胀，有时似坠，但都不严重，长期睡眠不佳，有时心慌心跳，四肢乏力，喜暖，倦怠神疲，轻度咳嗽，吐白稀痰。体重渐渐下降，头部似发沉而欠清爽，大便有时 1 日 2 次，有时 1 次，不成形，小便少，舌苔略白水滑，脉象沉滑欠有力。曾经住过几家大医院做各种检查，均未发现阳性所见，诊为胃肠神经官能症。做对症处理，效果不佳，故请中医会诊。笔者诊为中焦虚寒、脾不健运之证。中虚水湿不化，上则为稀痰而致咳，犯心而为心悸失眠；在中则

成方活用浅悟

为水饮而走肠间，影响水谷精微的升化；下则关门不利，气化无权而尿少。后天失养，故日渐虚疲。治宜温健中焦，利湿除痰，佐以安神之法。处方如下：生晒术6g，带皮茯苓12g，陈皮6g，桂枝6g，淡干姜3g，泽泻15g，猪苓12g，姜半夏9g，清水炙甘草1.5g，生麦芽9g，广木香5g，香附6g，远志9g，炒苏子9g，杏仁9g。以此方随证加减共进50余剂（有时加党参5~9g，有时加土炒白芍6~9g，有时加吴茱萸3~5g等等）而痊愈，上班工作。

我们通过对从二陈汤加减化裁出来的许多方剂的学习，深深体会到中医学中方剂的组织配伍、加减化裁，实是一门理论深刻、涉及面广、出神入化的重要学问，必须深入学习中医理论，掌握辨证论治，才能真正体会到方剂灵活运用的深义。

四、清气化痰丸（《医方考》）

姜半夏45g，胆星45g，橘红30g，枳实30g，杏仁30g，瓜蒌仁30g，炒黄芩30g，茯苓30g，共为细末，姜汁糊丸如绿豆大。每次服6~9g，温开水送下。现在均把此方减量，作为汤剂服用。

此方为治热痰的常用方，功能清热顺气，化痰止咳。主治咳嗽，痰黄稠黏难出，痰热内蕴，气急呕恶，胸膈满闷，舌质红，舌苔黄腻，脉滑数等症。此证多属气郁化火，或偏食肥甘，嗜饮酒醴，酿生内热，灼津成痰而致。故以胆星清热化痰为主药；黄芩、瓜蒌仁清热降痰为辅药；陈皮、枳实顺气除痰，茯苓健脾渗湿，杏仁肃肺降气（二药体现着脾为生痰之源、肺为贮痰之器的理论），半夏燥湿化痰，共为佐使。而组成清热顺气、降火消痰之剂。

本方重点在于清气、顺气而达除痰之目的。因为气有余则为火，液有余则为痰，痰随火而升降，故治痰必降火，治火必顺气。半夏、南星可燥湿气，黄芩、蒌仁可平热气，陈皮可顺里气，杏仁可降逆气，枳实可破积气，茯苓可行水气。水湿火热均为生痰之本，人体之气亢则为害，气亢为火，火退则还为正气，而各安其所归，所以化痰必以清气为先，故本方名清气化痰丸。

本方与苍莎导痰丸（苍术、香附、陈皮、茯苓、枳壳、半夏、天南星、炙甘草）比较，前者功在顺气清火，使火降气清而除痰止咳；后者则功在行气导痰，主治妇女形肥体胖多痰，痰湿阻滞经脉，使月经不调而久不受孕。

本方与景岳化痰丸（胆星、半夏、礞石、枳实、麝香、硃砂）相比，前者功在清热化痰以清顺火热之气而化痰止咳；后者则功在清热化痰，镇惊开窍而安神，主治小儿痰热壅盛、喉中痰鸣、惊风抽搐等症，药力迅猛，只宜临症选用，不可久服，且久病虚证的慢惊风忌用。

本方与竹沥达痰丸（半夏、橘红、白术、大黄、茯苓、黄芩、甘草、人参、礞石、竹沥、生姜汁、沉香）比较，前者主治气火蕴热，灼津为痰，痰热壅盛而致的咳嗽、胸闷、痰稠厚难出，功能清火降气而除痰止嗽；后者主治实热老痰，蒙心则癫狂、惊悸，入肺则痰稠难出、咳嗽、胸闷气急，功能运痰从大便出而不损元气。

诸方虽然都是治痰，却各有巧妙不同，学者宜深思。

在农村巡回医疗时，曾治一小男孩，神昏抽搐，体温不高，口中吐白泡沫很多，如吹小肥皂泡。经用竹沥达痰丸方，加菖蒲、远志、全蝎、蜈蚣、钩藤而取效。

五、三子养亲汤（《韩氏医通》）

炒苏子（打碎），炒白芥子（打碎），炒莱菔子（打碎），或用同量，或依据证候所需而各选君药而加减用量，水煎服。

此方主治老年人中运力弱，湿滞生痰，或兼生气，痰壅气实而痰盛喘咳，胸闷懒食，舌苔厚腻，脉滑有力之证，故名"养亲"。老年人气

成方活用浅悟

虚而喘者则忌用。

方中紫苏子降气，白芥子除痰，莱菔子消食兼降气。三药合用，气降则痰消。气逆不顺为主症者，可用苏子为主药，用量为9~10g，余药稍减。食滞为主证者，可重用莱菔子为主药。痰积为主证者，可重用白芥子为主药。但三药皆为行气豁痰之品，用之太过则恐伤正气。故药后诸症皆平后，则宜转入治本之方，或加调补之品，以免过服而伤中气。

前人对此方治标、治本有不同看法，兹择录以供参考。吴鹤皋说："治痰先理气，此治标尔，终不若二陈汤能健脾去湿，有治本之功也"。李士材则说："治病先攻其甚。若气实而喘，则气反为本，痰反为标矣。是在智者神而明之。若气虚者，（本方）非所宜矣"。

笔者把此方与二陈汤相合，再加麻黄、杏仁，命名麻杏二三汤，用于治疗风寒感冒，肺失宣肃，气逆作咳，痰白而多之证，有良好效果。在临床上常用于急性支气管炎、喘息性支气管炎、感冒咳嗽等，表现为风寒痰盛病证者。经验方如下：

炙麻黄（表证未解者用生者）5~9g，杏仁9g，化橘红9~12g，半夏9g，茯苓12g，炙甘草1.5g（或不用），炒苏子9g，炒莱菔子9g，炒白芥子6g。咳甚者加紫菀12~15g、杷叶12~15g。每收良效，请试用。

本方主要用于实证，其主证特点为"气实痰盛，胸闷懒食"。如果是虚证（咳嗽已很久，痰很少，舌上无厚苔，气短心慌，脉无力，食思缺乏，四肢倦怠，言语声低等），则非本方所宜。

六、礞石滚痰丸（王隐君）

青礞石30g（煅），沉香15g，酒蒸大黄240g，黄芩240g。将礞石打碎，同焰硝30g共入瓦罐内，盐泥固济、晒干，用火煅至石色如金，候冷取出，与上药共研细末，水泛为丸，如梧桐子大。根据病人身体强弱服用30~50丸，临卧时生姜汤或温开水送服。

本方取煅青礞石，药性剽悍，质重性降，能攻除陈积伏匿之痰，消一切老痰积滞，为主药；大黄荡热去实，涤积除陈，开下行之路为辅药；黄芩苦寒，泻肺凉心，清上焦之火为佐药；沉香导气散结，沉降下行以导诸药，为使药。

主治实热老痰内结所致的怪证百病。吴仪洛说："风木太过，克制脾土，气不运化，积滞生痰，壅塞中上二焦，迴薄肠胃曲折之处，谓之老痰。变生诸症，不可测议，非寻常药饵所能疗也。此丸主之"。但本丸药峻力猛，必须遇大便秘结、舌苔黄厚而腻、脉滑数有力之实热证，才可应用。体虚者及孕妇不可轻用，以免伤正。

前人有"怪病皆生于痰也"之论，即指老痰、顽痰而言。老痰、顽痰致病，往往不可名状，或头目眩晕，阻滞清窍，或停留胸膈肠胃，嘈杂痞闷，咽嗌不利，或心下如停冰铁，或梦寐奇怪之状，或腰背四肢筋骨疼痛，或胸腹间如有气交纽，噫息烦闷，或发癫狂瘛疭，或毛发焦槁，月水不通等等。王隐君曾对此有所论述，特制此丸以传世治之。

笔者曾用此丸治疗精神分裂症属于中医狂证者。此病为气郁化火，木郁克脾，中湿生痰，痰火交结，蒙蔽心窍所致，故以此丸攻逐痰热，以醒心神。具体治法是汤丸同用，举例如下：

曾治一妇女 31 岁，神情狂躁，笑骂无常，手持锄、铲，人不敢近，大便干燥，舌苔黄厚，数夜不眠而神情不衰，脉滑大有力。治以消痰泻火，清心平肝，佐以开窍熄风之法。处方：生赭石 30g（先煎），半夏 12g，胆南星 10g，天竺黄 10g，化橘红 12g，茯苓 18g，川黄连 9g，郁金 12g，生明矾 3g，菖蒲 12g，远志 12g，全蝎 9g，钩藤 30g，香附 10g，黄芩 10g，带心连翘 15g，生铁落 50g（煎汤代水）。同时服礞石滚痰丸 6g，1 日 2 次。如大便不泻，丸药可再酌增其量，以大便泻为好。药后大便得泻三四次，泻后即卧而入睡。此后汤剂渐转入疏肝解郁、化痰开窍之剂，而丸药仍每日服 1 次，每次 40 丸，临卧时服，保持每日 1~2

次稀便（大便太泻时，可减为 20 丸，随证加减）。如此调治 20 余天而愈。

笔者用礞石滚痰丸结合应证汤药曾治愈多例癫、狂之证。对西医诊断的癫痫病，如见痰热实证者，也可随汤药服此丸，常取理想疗效。但本丸不宜过久服用，一般服用 1~3 周即可停服。过一段时间如认为证候需要，可再服用。笔者经过多年应用，认为本丸疗效可靠，并不十分峻烈。

把本方的大黄、黄芩减为各 180g，加橘红 60g、半夏 60g、甘草 30g，用竹沥汁（加生姜汁三四匙）和为丸如梧桐子大，名竹沥达痰丸，治证同礞石滚痰丸，但药力比较和缓。

体会：礞石滚痰丸处方精练峻利，开治老痰的一大法门，疗效可靠，为临床常用之品。凡久病顽痰、怪病难以名状者，只要不是虚证，皆可应用，往往收到满意的疗效，实为治疗老痰、顽痰所不可缺之药。

七、茯苓丸（《全生指迷方》《中国医学大辞典》引）

半夏 60g，茯苓 30g（乳汁拌），枳壳（麸炒）15g，风化硝（如一时未找到，也可用芒硝）7.5g，生姜汁为糊丸如梧桐子大。每服 30~50 丸，姜汤送服。

本方主治因停痰阻滞经络，而两臂疼痛，或抖不能举物，两手疲软无力，或不能转移，背部凛凛恶寒，脉象沉细之证。正如清代名医喻嘉言所说："痰药虽多，此方甚效。"

从病因病机来分析，认为痰饮伏留于内，停滞于中脘，脾失健运，脾主四肢，脾气滞而不下，故上行攻于两臂，令人肩臂酸痛，手指握物无力，或攻胀不适，不可误以为风邪，实为伏饮停痰所致，胖人更应注意。此时治宜祛饮除痰，可用导痰汤加木香 5g、片姜黄 10g、生明矾 3g、郁金 10g，煎服，同时送服本丸。如痰涎重者，也可改服控涎丹

（见后方）5～10 丸。攻逐停痰伏饮后，则可使两肩臂轻松，两手有力。

此方以半夏燥湿痰而和中焦为主药；茯苓渗利水湿而助脾运为辅药；枳壳宽胸行气通肠为佐药；风化硝味咸软坚去停痰坚积为使药。更用生姜汁制半夏之毒而加强半夏除痰之力。诸药相合使痰行气通，肩臂之痛胀麻疲自除。

由于目前此丸在药店中不易购得，笔者在临床上遇到此证常改用汤药，把本方的组方用药精神运用到汤药方中，也收到良好效果。笔者常用的处方如下：半夏 9～12g，茯苓 9～15g，化橘红 12g，胆南星 6～9g，炒枳壳 10g，炒枳实 6～9g，香附 10g，广木香 6g，片姜黄 10g，桑枝 20g，郁金 10g，炒白芥子 5g，生明矾 2～3g，元明粉 6g（分 2 次冲服）。

组织此方，笔者把二陈汤、导痰汤、茯苓丸、白金丸、星香散、控涎丹几张治痰方的精神，集中于一方之中，所以常收理想疗效。但如痰证严重，须用攻泻痰浊者，仍应加服控涎丹。

八、控涎丹（《三因极一病证方论》）

甘遂（去心）60g，大戟（去皮）60g，白芥子 60g。共为细末，糊丸如梧桐子大，每次服 5～7 丸，甚或 10 丸，痰盛体壮者，可适当加多丸数，临卧前淡姜汤送服。

笔者在临床上用此方时，有的患者服 10 丸即感到大便稀泄，但也有的服至 20 多丸，尚无出现泄痰之效，故关于用量，应根据具体情况而定，但需先从小量开始，慢慢增至见效的用量。药效也可能与选用的药品的质量有关，请多方面考虑应用之。还要注意服用本丸时，不可再服用有甘草的药物，因甘草与大戟、甘遂相反。

本方主用于治疗素有痰涎伏留在胸膈上下之处，令人忽然胸背、手足、腰部、颈项等处的筋骨牵引疼痛，或隐痛不止，也可能游走不定，或手脚重着冷痛；或头痛眩晕；或神志困呆多睡；或胸闷少食，痰多流涩；或脚肿重痛，不能步履；或某个肢体重着顽麻不遂等等。此乃痰涎所致，不可误为他症。明代医家李时珍曾说："痰涎为物，随气升降，无处不到，入心则迷，成癫痫；入肺则塞窍，为喘咳背冷；入肝则膈痛干呕，寒热往来；入经络则麻痹疼痛；入筋骨则牵引钓痛；入皮肉则瘰疬痈肿"。本方由仲景十枣汤中去芫花、大枣，加入白芥子改为丸剂而成，为"治痰之本"的方剂。痰之本是：水湿受气火煎灼阻滞而结成，故以大戟逐泄脏腑之水湿，甘遂攻破经隧之水湿，白芥子驱散皮里膜外之痰气，三药共成攻逐痰涎、水饮之峻剂，对痰涎伏留之实证，可建奇功。但大便素日溏泄及体虚之人，不宜使用本方。

如两脚患湿脚气，肿痛沉重，顽麻颓软，不可步履，可加槟榔 70~80g、木瓜 50~60g、松枝 60g、卷柏 60g。如惊痰为患，神呆易惊，失眠胆小，可加朱砂 30g（水飞）、全蝎 60~70g。如气郁受惊，久久不解，渐结痃癖病块，可加炙山甲 60g、鳖甲 70~80g、元胡 60g、莪术 60g。热痰之证，可加芒硝 60~70g；寒痰之证，可加胡椒 30~40g、丁香 30g、干姜 30g、肉桂 20g。用量仍可从小量渐渐增至见效剂量。

本方与礞石滚痰丸比较，本方偏用于治痰涎水湿为患，礞石滚痰丸则偏用于顽痰、老痰所致癫狂疯痫等病症。

十枣汤偏用于水饮，尤其是悬饮较常用，乃攻泻水饮之剂；本方偏用于痰涎，尤其是痰涎所致之肢体顽麻重痛，腰背、颈项牵引疼痛更为常用，乃破泄痰涎之剂。

葶苈大枣泻肺汤偏用于肺痈胸中痰水胶结，喘咳不得卧，甚则头面浮肿等病症。主治胸肺痰结、气逆、作喘、作咳、作肿之证。本方则主用于痰涎留滞于脏腑经络之疼痛、牵引、重著、顽麻等证。

此方妙在加入白芥子。白芥子为除痰利气之药，其味辛性温，善行善通，利气豁痰，尤其善于祛除两胁及皮里膜外之痰。把仲景先师十枣汤攻逐水饮之剂，转变为破泄痰涎之剂。可见陈无择先生不但对仲景方有深入研究，而且对中药的特性有深刻的认识，尤其是能把《内经》精神和病机病证及仲景辨证论治原则化为一体，而创出更广泛应用的新方，实属难能可贵，非常值得学习。

笔者在临床上用此方时，多配合应证的汤药。例如治疗早期肝硬化腹水时，常用五子五皮活瘀利水汤送服本丸8~15粒，一日2次。处方如下（自拟治肝硬化腹水经验方）：炒苏子10g，葶苈子10g，大腹子（槟榔）10g，车前子（布包）15g，水红花子10g，桑白皮12g，冬瓜皮40g，大腹皮15g，茯苓皮30~40g，陈皮10g，桃仁10g，红花10g，木香10g，抽葫芦30~40g，泽泻20~30g，莪术6g，猪苓20~30g，白术6g，生姜3片，水煎服。

结语："治痰"是中医药学的一大特点，尽管有关"痰"的一些理论，尚不能完全用现代科学方法阐明，但在临床上"治痰"法，是极为常用的方法，历代医家在"治痰"方面做出了很大贡献，发展了关于"痰"的理论，创制了不少治痰的方剂，解决了不少疑难重病，这是很值得我们继承与发扬的。希望同道们对"治痰"开展深入地研究，发扬光大，为人类的医疗卫生事业，做出新贡献。

几张疏肝解郁药方的加减运用

疏肝解郁法，在临床上最常用，其代表方剂如逍遥散、柴胡疏肝散等。但这些药方的组成，多遵仲景法变化发展而来。故本次连同仲景先师的四逆散和小柴胡汤一并介绍。这样不但可以体会到各方剂的加减变化、灵活运用的方法，而且还可以加深对《内经》治则和仲景法发展变化以及历代医家钻研创新精神的理解。

一、越鞠丸（朱丹溪）

香附（醋炒），苍术（泔浸、炒），抚芎，神曲，炒栀子。上药等份，共为细末，水丸如绿豆大。每服6~9g，1日2次。

此方也可作为汤剂使用。

本方中所用之"抚芎"为芎䓖之产于江西者。据《中国医学大辞典》载："产于江西旧抚州境者，其中心有孔。辛温无毒，开郁、宽胸、通经络。治胸膈痞满作痛。""与他处所产，迥然不同。"朱丹溪说："抚芎总解诸郁，直达三焦，为通阴阳气血之使。"（《本草纲目》引）可见丹溪先生在越鞠丸中选用抚芎，而不用川芎，是有道理的。也可以看出前人注重地道药材，是有临床实践根据的。现在一般多用川芎代之，用量可稍小些。

本方统治六郁（气、血、痰、火、湿、食），胸膈痞闷，脘腹堵胀，吞酸呕吐，饮食不消、胸脘刺痛、嗳气腹胀等症。

"越鞠"即发越鞠郁之气的意思。方中以香附开气郁，苍术燥湿邪，抚芎调血郁，栀子解火郁，神曲消食郁，气畅而郁舒。五味药治六郁，惟无治痰药，是何道理？因痰郁多与脾湿有关，有时也与气、火、食有关。今湿、气、火、食诸郁都解，痰郁随之而解，故方中不另设治痰药。六郁之中又以气郁为主，故气畅而郁舒。

方中五味药虽然原方的用量皆为等分，但是可根据某郁重则加重某药的用量。例如气郁重者可重用香附，湿郁重者可重用苍术等。另外，还常常根据某郁重而再加味，如湿郁（周身沉重或痛，遇寒即发）加茯苓、白芷，火郁（头胀、急躁、尿赤、脉数）加青黛，痰郁（动则气喘、脉沉滑、胸闷、腻苔）加南星、半夏、瓜蒌、海石，血郁（四肢无力、能食、胸脘或有刺痛）加桃仁、红花，气郁（胸膈闷胀）加木香、槟榔，食郁（嗳酸、腹胀、不能食）加麦芽、山楂、砂仁，挟寒（遇寒加重，得热则舒）可少加吴茱萸。

笔者曾多次以本方加厚朴 10g、半夏 9g、苏梗 12g、旋覆花 10g（布包）、乌梅 3~5g、金果榄 9g、茯苓 12g 水煎服，用于治疗梅核气，取得了满意的效果，请参考试用。

近些年来，也有不少医生以本方随证加减，用于治疗胃肠神经官能症、胃及十二指肠球部溃疡、慢性胃炎、消化不良、肋间神经痛等病，属于六郁所致的胸膈闷胀、脘腹疼痛、胁痛恶逆、嗳气吞酸等症。

妇女因气郁而致月经不调、行经腹痛等症者，可用本方加当归、白芍、元胡、川楝子、炒小茴香、吴朱萸等治疗。

《医学入门》六郁汤（香附 6g、陈皮 3g、半夏 3g、川芎 3g、苍术 3g、赤茯苓 2.5g、栀子 2.5g、砂仁 1.5g、甘草 1.5g、生姜 3 片）与本方均能治胸胁闷胀疼痛、脘堵嗳气、食欲不振、精神抑郁诸症。但六郁汤偏于治气郁、痰郁为主者。越鞠（汤）丸则偏于治湿郁、食郁、兼气郁为主者。

本方药味偏于香燥，故血虚、阴虚、津液不足诸证者禁用。

二、逍遥散（《太平惠民和剂局方》）

柴胡、白芍、当归、白术、茯苓各 30g，炙甘草 15g。原方（宋代）为粗末，每服 6g，水 1 大盏，烧生姜 1 块（煨姜）切破，薄荷少许，同煎至 7 分，去渣热服，不拘时候。

近代多以此方作为汤剂服用，药量可根据原方意和具体情况稍加变动。一般常以当归、白芍、白术、柴胡、茯苓各 6~9g，炙草 3~4.5g，水煎服。也有的为细末，每服 3g，生姜、薄荷少许，煎汤送服，每日 2~3 次。

据前人分析，本方中柴胡配以少量薄荷使用甚妙。因为中医理论认为胆为甲木，具少阳之气，其性柔嫩，好象嫩草穿地而未伸，此时若被寒风一郁，则不能上伸而下克脾土。惟得温风一吹，郁气始能得到畅达。木性喜风，寒则摧萎，温则发生。柴胡、薄荷辛能发散，配当归而温入少阳，温风拂郁，木气得伸，土亦得滋，无燥熇之患，金水自能相生，五脏荣泽，气血条畅，阴平阳秘，精神乃治。

《内经》说：东方青色入通于肝，东方肝木为生生之气，肝郁则害脾。方中以当归、白芍养血敛阴而柔肝，柴胡升阳散郁，合白芍以疏肝。又用白术、甘草和中益脾，助土德以升木。茯苓利湿助术、草而令心气安宁。引以煨姜，暖胃祛痰，调中解郁，薄荷辛散郁热，搜消肝风，疏郁调中。木达脾升，胆和胃降，诸郁自已，故方名"逍遥"。

本方为主治肝脾不和的常用方剂，可用于治疗血虚肝燥，头痛目眩，眼赤烦渴，口苦倦怠，抑郁不乐，两胁作痛，往来寒热，潮热咳嗽，咽干便涩，胃脘疼痛，小腹重坠，月经不调，乳房作胀，脉弦大而虚等症。

本方加丹皮（泻血中伏火）、栀子（泻三焦郁火），名丹栀逍遥散或八味逍遥散。治怒气伤肝，血虚目昏，头痛目赤，小便涩痛等症。

本方去姜与薄荷，加生地黄以滋肾养血，名黑逍遥散，用于治疗肝阴虚，气郁不疏，月经后错，行经腹痛，下午烦热等症。

笔者常以本方随证加减，用于调治月经。如月经赶前，经水量多，急躁易怒者，以丹栀逍遥散加桑寄生20g、川断炭15g、艾炭30g、棕炭30g、益母草15g。月经后错，月经量少，血暗有块、行经腹痛者，用黑逍遥散，改生地为熟地，加香附10g、川芎6g、红花9g、桃仁9g、炮姜3g、元胡6g。月经淋漓不断者，逍遥散加桑寄生30g、川断炭15g、艾炭30g、棕炭30g、阿胶珠10g、党参10g。子宫出血，血崩不止者，加桑寄生30g、川断炭20g、补骨脂10g、菟丝子10~12g、棕炭30g、艾炭30g、益母草炭20g、炮姜炭5g、党参12~15g（或人参3~6g）、赤石脂

15g（先煎）。

笔者也常用本方随证加减，治疗肝脾失和所致的慢性泄泻，症见胁部胀痛，腹部重坠，食欲不振，口干不欲多饮，舌质较红，大便溏泄，每日3~4次，四肢倦怠，饭后迟消或倒饱、面色萎黄欠泽，脉象弦细，重按乏力。笔者加减的基本方如下：土炒当归6g，土炒白芍9g，土炒白术9g，茯苓20g，柴胡6g，炙甘草3g，车前子12g（布包），炒山药12g，炒扁豆10g，芡实米12g，莲子肉6g，肉豆蔻10g，伏龙肝60g（煎汤代水）。水煎服，每收良效。适用于慢性肠炎、肠结核等病。

对于因脾胃失和而致的消化不良，食欲不振，脘胁胀痛，嗳气吞酸，大便时溏时干，悒悒不乐，胃部不适，舌苔薄白，脉象弦细或弦滑之证（本证常包括现代医学诊断的慢性肝胆疾病），笔者常用本方加减如下：柴胡9g，黄芩9g，炒川楝子9g，白芍12g，当归6g，焦白术6g，茯苓12g，泽泻9g，香附9g，青陈皮各6g，焦四仙各9g，木香6g。每收满意效果。请参考试用。

本方与四逆散（柴胡、枳实、白芍、炙草）皆为疏肝理脾之剂。二方相比，本方偏用于血虚肝燥，木郁克脾；四逆散则偏用于热郁而四肢逆冷，影响脾胃之证。四逆散改枳实为枳壳，再加陈皮、川芎、香附，名柴胡疏肝散，主治肝气郁结，胁肋疼痛，胸脘胀闷，寒热往来等症。逍遥散偏用于血虚肝郁者，柴胡疏肝散偏用于气滞肝郁者。

据近代实验研究报导，本方具有使肝细胞变性、坏死减轻的作用，并有使血清谷丙转氨酶活力下降的效能。可供临床参考。

三、四逆散（《伤寒论》）

炙甘草、枳实、柴胡、白芍各50g。共为细末，每次服3g，温开水送下，日服3次。

近代常作汤剂服，用量可参考原方酌情减量而定。

本方主治邪热内陷，传入阴经，阳气郁阻，不能达于四肢，而出现四肢逆冷之症。故方名"四逆"。《伤寒论》原文是"少阴病，四逆，其人或咳，或悸，或小便不利，或腹中痛，或泄利下重者，四逆散主之。"伤寒病，邪在三阳，则手足必热，传到太阴，手足自温，至少阴，则热邪渐深，故四肢逆而不温，至厥阴，则手足厥冷，又甚于逆。四逆散的功能主要是疏散传入阴经之热邪。

本方组方之意是遵照《内经》治热淫之法中要佐以甘苦，以酸收之，以苦发之的精神，用枳实之苦泄里热，以甘草之甘缓逆气，以白芍之酸收阴气，以柴胡之苦发散郁结之邪热、透达表热。以甘苦酸辛之品，表里交治，和合阴阳，使阳气敷布于四末而愈四逆。

近代医家以主、辅、佐、使的组方原则来分析，认为方中以柴胡既可升发清阳，疏畅气机，又能使郁热外达为主药。配以白芍养血敛阴（郁热可伤阴），与柴胡相伍，有升有敛，使郁热透而阴亦复，作为辅药。枳实行气散结，苦以降泄，与柴胡一升一降，疏导气血，且防白芍过敛，为佐药。甘草缓急和中，配白芍柔肝和脾，为使药。四药合和，共奏解郁透热、疏肝和脾之效。

近代已在原方的启发下，发展了它的立法和使用范畴，并在这四味药的基础上，衍化出不少新方，如逍遥散、柴胡疏肝散等等。凡遇肝脾（胃）不和而致的两胁胀痛、胃脘堵胀或疼痛，嗳气吞酸等症，均可用本方加减治疗。西医诊断的慢性肝炎、肋间神经痛、胃神经痛、慢性胃炎等，均可使用此方随证加减进行治疗。

笔者也曾用此方加减治疗慢性肝炎。出现肝区隐痛，食欲不振，脘腹胀闷，饭后迟消，大便偏干，舌苔白，脉象弦或弦滑等症，证属肝郁犯胃，肝胃失和者，常收佳效。加减方如下：柴胡 10g，黄芩 10g，枳实 10g，炒川楝子 10g，赤、白芍各 10g，炒莱菔子 10g，厚朴 10g，制香附 10g，泽泻 12g，焦四仙各 9g，半夏 10g，炙甘草 3g。

本方与逍遥散皆能疏肝解郁，但本方苦降理气之力大于逍遥散，逍遥散养血健脾之力优于本方。

四逆汤主治阳气虚衰，阴寒内盛所致的四肢厥逆冰冷。四逆散主治热邪内传，阳气郁阻所致的四肢逆而不甚冷。一寒一热，性同冰炭，临床时一定要分辨清楚，不可误用。一"汤"一"散"，一字之差，性命攸关，不可不慎。

阳虚阴盛所致四肢逆冷者禁忌使用。

四、柴胡疏肝散（《景岳全书·古方八阵》）

柴胡 12g，陈皮 12g，白芍 9g，枳壳 9g，炙甘草 3g，川芎 9g，香附 9g。用水 3 杯煎至 1 杯半，食前分 2 次服（原方用量比现用量少 1 半，但原方是一次服完的量，现改为 1 日服 2 次，故用量加了 1 倍。特注明，请参考）。

原方主治"胁肋疼痛，寒热往来"。在《景岳全书·杂证谟》"胁痛"论治中说："若外邪未解而兼气逆胁痛者宜柴胡疏肝散主之。"且《中国医学大辞典》说本方出自《医学统旨》，文曰："治怒火伤肝，左胁作痛，血菀于上。"又曰："吐血加童便半盅"。并指出"柴胡疏肝散"、"柴胡疏肝汤"都是本方。

本方以柴胡升散疏达，调肝解郁为主药。陈皮理气开胃，枳壳宽中消胀，香附行气疏肝，三药理气为辅药。白芍养血柔肝，川芎行血散郁，二药理血为佐药，甘草缓急，调和百药为使药，由四逆散变化而成。

笔者常用此方加减治疗急慢性肝炎、慢性胃炎，出现肝郁气滞，木郁犯土，影响食欲，脘胁胀满，两胁疼痛，或肝区隐痛、或呕恶泛酸等症者。一般常用方如下："柴胡 10~12g，黄芩 10g，炒川楝子 10g，半夏 10g，枳壳 9g，陈皮 10g，香附 10g，白蒺藜 10g，川芎 3g，赤白芍各

9g，泽泻 12g，焦四仙各 9g。

急躁易怒者去川芎加生石决明 30g（先下）、生赭石 30g（先下）；食欲不振者去焦四仙，加生麦芽、香稻芽；头晕者改泽泻为 30g，加白术 9g、钩藤 25g；舌苔厚腻者加厚朴 10g，藿香 10g；吐酸者去川芎、焦四仙，加吴茱萸 3g、黄连 5g、煅瓦楞 10g，等等。

笔者曾用本方治疗因感冒初起发热时，未及时用解表发汗法，而自购一些退热药片、丸药等治疗，当时基本上不发热了，1 周以后因生气而又发低热，每发热前，先感到怕冷，发热时体温 37.2～37.6℃，以发热待查治疗半年未愈。诊其脉弦而较细略数，观其舌质略红，苔薄白，月经量少，稍向后错。除低热以外，尚有两胁隐痛，食欲不振，大便偏干，疲乏无力等症。据此知为外邪未全解，而入于半表半里，留连不去，又因生气肝气怫郁，新旧之邪相合而发为此证，治应采用和解疏肝之法。即用本方去川芎、陈皮，加细生地 15g、玄参 12g、秦艽 12g、青蒿 20g、地骨皮 10g，进 10 多剂而痊愈。

本方对肝阳旺，肝胆有湿热结聚，火热上蒸之证，不适用。

五、小柴胡汤（《伤寒论》）

柴胡 12g，黄芩 9g，人参 5g（或党参 9～12g），甘草 6g，半夏 9g，生姜 9g，大枣 4 枚。水煎服（本方用量参考了北京中医药大学试用教材《方剂学》）。

本方主治伤寒、中风邪入半表半里而出现的少阳证。其症状为：往来寒热，胸胁苦满，食欲不振，心烦喜呕，口苦咽干，目眩，或胁下痛，或腹中痛，或渴，或利，或咳，或悸，小便不利，耳聋口苦，舌苔薄白，脉弦。并能治疗妇女产后发热，或经期感受外邪，热入血室，以及疟疾、黄疸等。

少阳经居人体半表半里之分，邪入少阳经，乃由表而传入，不可用汗、吐、下法治疗，治宜和解，勿令邪气传里。方中取柴胡升阳达表，散半表之邪为主药；黄芩降泄退热、清半里之邪为辅药；半夏和胃降逆止呕，人参（党参）、甘草味甘和中，补气扶正，以助抗邪外出，和解转枢，使邪气不得更传入里，共为佐药；生姜、大枣辛甘合化，以和营卫而助和解营卫之功，为使药。

笔者曾治一女成年病人，症状为胸胁满胀，胃脘堵闷，食欲不振，口苦耳鸣，下午低热，有时恶心，二便正常，月经正常，舌苔薄白，脉象右手滑中带弦，左手弦。病已近2个月，经西医院检查，诊为低热待查。询其病史为在一次感冒发热时，自购一些治感冒药服了几次，热渐退即上班工作，二三天后下午仍发热，并且症状越来越多，曾到几家医院诊治未效。据此症状结合脉象、病史，诊为少阳证。虽然有心下堵闷，但问其无用下法的病史，故知不是结胸，也不是痞证。仍投用和解少阳之法，以小柴胡汤加减。处方如下：柴胡 12g，黄芩 10g，半夏 10g，生姜 3 片，炙甘草 3g，枳壳 10g，枳实 6g，瓜蒌 30g，川连 5g，桔梗 6g，水煎服。进 5 剂病去大半。再以上方去枳实，加陈皮 10g、生麦芽 10g、香稻芽 10g，又进 4 剂而痊愈。

1972 年时还治一男性中年病人，主诉为反复发作性发高热已近 2 年。每于发热时先感发冷，继则发热，并咳吐血痰，体温高达 39℃以上，共烧 3~4 天或 1 周，用抗生素治疗 2~3 天，即可退热。但过 7~10 天则仍发作如前。如此反复发作已近 2 年。虽经多个医院多次做心肺等多种检查，均未见异常，亦未能治愈。本次来就诊时，已是发作后的第六七天，自觉又要发作。舌质、舌苔均未见异常，腹部无积聚，脉象双手均弦。据其定时寒热，六脉皆弦，知为邪据少阳之证。邪久郁化热，每于发热时，热邪扰血，故咳吐血痰。四诊合参，诊为少阳郁热之证，治用和解少阳、清热凉血法。以小柴胡汤加减。柴胡 22g，黄芩 12g，半夏 9g，党参 12g，地骨皮 12g，青蒿 12g，白薇 12g，生地 12g，白及

9g，水煎服，初诊投 3 剂。

方中以小柴胡汤和解表里，调和营卫；又因病久多次发热而伤阴，故加青蒿以清深入骨间、阴分之邪，引邪外出；白薇凉血清热，治发热定时；地骨皮清泻肺火以止咳血；生地甘寒益阴，凉血降火以清热止血为佐药；更以白及入肺，活瘀止血，作为使药。

二诊时，情况良好，已距上次发作 10 余天，一直未再发作，六脉弦象渐退，仍投上方，减柴胡为 12g，再服 3 剂。又过 8 天后追访，病已痊愈，未再发烧。又过 20 多天，再去家中随访，一直未再复发，也没有欲发病的感觉，正常上班，精神健旺。

本方在临床上很常用，笔者曾以本方随证加减治愈过不少疑难病证。例如疟疾（长期的定时发热），瘅疟（定时发热不恶寒）、牝疟（定时发冷）、过敏性休克（表现有少阳证者）及急、慢性肝炎等等，不去——介绍，请参看各中医药杂志及拙著《从病例谈辨证论治》一书中所附病例。

少阳证如出现口渴者，可去半夏，加天花粉 9～12g 以生津止渴。如心中发烦而不呕者，可去半夏、人参，加全瓜蒌以荡郁热。呕逆重者，可加重生姜，再加陈皮 9g 以理气散逆。咳嗽者，可去人参、大枣、生姜，加五味子 3～6g 以合肺气，加干姜 3～6g 以散肺寒。若不渴外有微热者，去人参加桂枝 9g，温覆取微汗。口渴思饮，齿燥无津，加生石膏 30g（先煎）以清胃火。下午低热加青蒿 9～15g、地骨皮 9～12g、白薇 10g，把人参改为沙参。腹中痛者，去黄芩，加白芍 9～12g 合甘草以缓急止痛。胁下痞硬，心下满闷，可去大枣，加生牡蛎 20～30g（先煎）以软坚散结。胁下痛者，加青皮 9g、白芍 12g、白蒺藜 10g 以平肝火。心下悸动、小便不利者，去黄芩加茯苓 10～20g 以淡渗利水。两侧头痛或偏头痛者，加川芎 9g、菊花 10g 以散郁除风。兼有黄疸者加茵陈 10～20g、车前子 9～12g 利湿导热。兼有里实而大便秘结或潮热大便下利不畅者，可加芒硝 6~10g 以和解攻里。

笔者治疗慢性肝炎，症见胁痛（隐痛、胀痛、刺痛）、脘闷、食欲不振、饭后迟消，大便或溏或不利，生气则症状加重，肝功检查时好时坏，或谷丙转氨酶单项高者，常用本方去人参、生姜、大枣，加炒川楝子 10g、白蒺藜 10g、红花 9g、皂刺 6g、泽泻 10~20g、炒莱菔子 10g、焦四仙各 9g、片姜黄 9g，每周 6 剂，服 4~6 周，每收满意效果，有效可以继服。肝功不正常者，最好每服 1 个月查 1 次肝功，连查 3 个月，以观察疗效。

本方合桂枝汤名柴胡桂枝汤，可治寒热交作，寒多热少，或但寒不热，定时发作。本方合白虎汤名柴胡白虎汤，治寒热交作，热多寒少，或但热不寒，定时发作。本方去半夏，加当归、白芍、大黄名柴胡饮子，用于治疗肌热、蒸热、积热，汗后余热，脉洪、实、弦、数者，亦治疟疾。本方合平胃散同用名柴平汤，可治湿疟，身痛身重，寒多热少，舌苔厚腻，脉濡滑，或弦细乏力。

近些年来也常用本方随证加减，用于治疗急性泌尿系感染（去人参，加黄柏 9g、五味子 9g、茯苓 20~30g、猪苓 10~20g、泽泻 15g、萹蓄 10~15g、车前子 10g＜布包＞、滑石块 9~12g）、急性胆囊炎（去人参、大枣，加茵陈 10~15g、枳实 10g、郁金 10g、元胡 9g、焦槟榔 10g、川楝子 10g、酒军 3~5g）、急性支气管炎（去人参加桔梗 6~9g、前胡 10g、苏子 10g、紫菀 12g、杷叶 12g）等。总之选用本方要以有少阳证为准，无少阳证者，不可用。

日本医家大塚敬节氏，曾用小柴胡汤加牡蛎，治愈多例圆形脱发症。快者 1 个月有效，慢者 1 年半治愈，禁服砂糖，尽量多食小鱼骨和蔬菜。他还用小柴胡汤合牛黄丸治愈了不明原因的高热。均资参考。

本方去人参、甘草，加白芍 9g、枳实 9g、大黄 6g，名大柴胡汤。主治少阳、阳明合病。症见往来寒热，胸胁苦满，呕不止，郁郁微烦，心下痞硬或心下满痛，大便秘结，或协热下利，大便不畅，舌苔黄厚，脉象弦而有力等。

近些年来有些医院以本方加减（去半夏，加木香、元胡、胡黄连、芒硝、蒲公英、槟榔等）用于治疗急性胰腺炎、急性单纯性肠梗阻等，取得了较好的效果。

今附小柴胡汤原方的煎服法，以资参考。"以水一斗二升，煮取六升，去滓，再煎，取三升，温服一升，日三服"。

结语：小柴胡汤本为治少阳证的主方，为什么放在疏肝解郁方剂中来谈呢？因为本方是仲景先师对"和"法的具体应用所做出的一项极大贡献。自从仲景的小柴汤在临床应用以后，后世医家在"和解"法方面，又出现了雨后春笋般的发展，相继创制出许多和解、疏肝、解郁、调肝、燮理阴阳等方面的方剂，如逍遥散、柴胡疏肝散等，皆与小柴胡汤的理论有一定的联系。所以再谈小柴胡汤，亦寓有朔本求源之意。

《金匮要略》妇科三方的应用体会

《金匮要略》"妇人妊娠病脉证并治第二十"、"妇人产后病脉证治第二十一"、"妇人杂病脉证并治第二十二"3篇中，共列药方20多首，其中最常用者为温经汤、芎归胶艾汤、当归芍药散。今将个人在临床上使用这3方的心得体会，简介如下。

一、温经汤（《金匮要略》）

吴茱萸三两，当归二两，川芎二两，白芍二两，人参二两，桂枝二两，阿胶二两，丹皮二两，生姜二两，甘草二两，麦冬一升（去心），半夏半升，上十二味，以水一斗，煮取三升，分温三服。

以上的用量为汉剂。笔者在临床上使用本方时，常将用量改为：吴茱萸9g，当归6g，川芎6g，白芍9g，党参6~9g，桂枝9g，阿胶6g（烊化），丹皮6~9g，生姜6g，甘草5g，麦冬6~9g，半夏6~9g，水煎服。

本方功能温经散寒，养血暖宫。主治妇人子宫虚寒，久不受孕，以及月经不调，或赶前，或错后，或经来过多，或逾期不潮。兼治漏血不止，下午低热，手心烦热，少腹里急，唇口干燥，以及年过50，月经仍来潮等症。凡血分虚寒而经血不调者，皆可用以治疗。

方中以吴茱萸辛热温中，疏肝燥脾，暖冲脉，祛里急，善治下腹疼痛为主药。辅以归、芍养血调血；川芎血中气药，升阳开郁，行血活瘀；人参补脾肺之气，以助生化气血；桂枝温经通脉，配白芍能调和营卫缓急定痛，配吴茱萸温经散寒。又以丹皮泻血中伏火，通脉祛瘀；麦冬清心除烦，润肺化痰；阿胶养肝滋肾，止血祛瘀；半夏和胃健脾下逆气，止呕烦，甘草补脾胃，泻心火，共为佐药。以生姜辛温行阳，宣行经络为使药。

笔者曾用本方去人参、半夏，加川断炭15~30g、赤石脂12g（先煎）、艾炭30g，水煎服，治疗妇女年已50多岁，月经仍来潮，且量多。经服上方3剂即减少，7剂即愈。为了巩固疗效，又将汤药方3剂为细末，炼蜜为丸，每丸重9g，每服1丸，每日2~3次。追访10余年未犯崩漏之症。

也曾用本方去人参、半夏、麦冬，加炮姜5g、紫石英12g（先煎）、香附9g、紫肉桂5g，治疗青中年妇女子宫寒冷、月经不调、久不受孕之症。

本方与《校注妇人良方》温经汤（当归、川芎、芍药、桂心、莪术〈醋炒〉、丹皮各 1.5g，人参、牛膝、炙甘草各 2g）比较；《金匮要略》温经汤偏于暖肝养血而温经散寒，调经、补血、止漏的效果比较好，《校注妇人良方》温经汤偏于暖肾、活血而温经散寒，活血化瘀，除血室寒凝效果较好，临床使用时用量可适当加重些。

笔者曾用《校注妇人良方》温经汤去川芎、人参、牛膝，加桃仁 9g、红花 6g、三棱 5g、川断炭 15g、炒五灵脂 10g、艾炭 20~30g，用于治疗子宫肌瘤，常收到良好效果，瘤体可缩小。无大量出血者，可去艾炭。反之如伴有子宫出血者，可再加棕炭 20~30g、阿胶珠 10g、赤石脂 12~15g（先煎）。

二、芎归胶艾汤（《金匮要略》）

川芎二两，阿胶二两，甘草二两，艾叶三两，当归三两，白芍四两，干地黄六两（原方无量，据《千金方》补入），以水五升、清酒三升，合煮取三升，去渣，内胶令消尽，温服一升，日三服。不差，更作。

以上药物用量及煎服法均为原书所记载，今人多改为今制使用。参考用量如下：川芎 6g，阿胶 9g〈烊化〉，甘草 5g，艾叶 9g，当归 9g，白芍 12~15g，生地 18~24g，水煎，分 2 次服。

本方又名"胶艾汤"，也有的称"胶艾四物汤"。功能养血调经，止血安胎。主治妇女下元不足，冲任虚损，崩漏下血，淋漓不断，或月经过多，或怀孕后下血，或妊娠腹中痛等症。方中以阿胶滋阴养血，固冲止血，艾叶暖宫安胎，止胎动下血，共为主药，故名胶艾汤，《金匮要略》文中也有此名称。当归、白芍、生地、川芎为后世的四物汤，功专养血调经，补冲任，安胎孕，且甘草配白芍更能缓急止痛，诸药共为佐使。本方的特点是主用于冲任不足的下血崩漏，胎动不安等症。

笔者曾治一中年妇人，怀孕已 4 个多月，近半个多月来子宫不断出血，腰腹略感发坠，到妇产科检查，谓胎儿正常，经注射止血剂未效。笔者诊其脉沉细滑数，舌苔略白厚微黄，诊为下元不足，阳精进入阴血（怀胎），阴受阳扰，胎前多热，血热妄行，故发为胎漏，此属血虚夹胎热之证。治法滋养下元，固冲安胎，凉血止血，方用胶艾汤加减：桑寄生 30g，川断炭 30g，炒白术 6g，子黄芩 12g，苏梗 12g，生地 30g，当归 10g，白芍 12g，艾叶 6g，阿胶 12g（烊化），黄柏炭 12g。共进 12 剂而安。

张某某，女，28 岁，素日健康，但近半年来月经赶前，每月提前约 10 天左右，经色鲜红，略有口干渴，腰腿酸困，余无大苦。舌苔薄白，舌质微红，脉细滑略数。诊为血虚生内热，热扰血海，故月经提前来潮，其色鲜红无血块，而有口干渴之证。治法调经固冲，凉血止血。方宗胶艾汤出入：生地 20g，川断 18g，炒杜仲 15g，当归 9g，白芍 12g，阿胶块 12g（烊化服），艾炭 20g，黄芩炭 12g，补骨脂 9g，水煎服。另用三七粉 2g，分两次随汤药冲服。连进 14 付，月经按期来潮。嘱下月来潮前 10 天即服上方 10 付，使月经应期而至。照此服法，连用 3 个月，均在月经来前 2 周即服上方 12 剂，使月经每月按期来潮。自此治后，诸症痊愈，月经正常。

近代临床上常将本方用于先兆流产及产后子宫恢复不全而出血、月经赶前、月经过多等病属于血虚下元不足之证者。如用于安胎时，一般常加条黄芩 9~12g、白术 6~9g、桑寄生 20~30g、川断 12~18g。

三、当归芍药散（《金匮要略》）

当归三两，芍药（白芍）一斤，茯苓四两，白术四两，泽泻半斤，川芎三两，六味杵为散，取方寸匕，酒和日三服（为细末，每服 3g 温酒送服，1 日 3 次）。

近世多把此方作为汤剂应用，其用量如下：当归 6~9g，白芍 30~

45g，茯苓 12g，白术 9～12g，泽泻 15～25g，川芎 6～9g。水煎分 2次服。

功能养血益脾。主治妇人怀孕腹中疹（绞）痛和妇人腹中诸痛。妇女怀孕后，胎须血养。如血气不足，阴乘于阳，肾反晦土，脾郁不伸，中焦气血不调，故产生疹痛（急痛）。方中以当归养血；白芍益血缓急而止痛；茯苓、白术健脾化湿，扶助中运，并固胎元；泽泻泻其脾郁所滞之水湿；川芎辛窜舒达，以畅达欲伸之血气，共达养血益脾、止痛安胎之效。

笔者常用本方治疗妇女腹中绞痛、钝痛、抽痛、刺痛等各种腹痛症。这些患者都是经过西医检查，未找到器质性改变，各种化验指标均在正常范围之内，不能确诊的腹痛待查病人。用此方随证加减，常常取得良好效果。今把经验方介绍如下，仅供参考。

当归 10g，白芍 30g，茯苓 15g，泽泻 20g，川芎 6g，元胡 9g，炒五灵脂 12g，乌药 12g，炒小茴香 6g。

痛处固定不移，刺痛不已者，加丹参 30g、蒲黄 10g（布包）、砂仁 6g。

钝痛绵绵，疼痛范围较大，不易指出疼痛点者，加白术 9g、干姜 6g。

抽痛喜暖，痛剧时自觉有气向心口攻串者，加桂枝 15g、紫肉桂 6g、炒橘核 10g、荔枝核 10g、吴茱萸 6g。

绞痛、急痛不休者，白芍加至 35～45g，再加制附片 6～10g、炮姜 5g、白术 9g、广木香 9g，元胡改为 12g。

有蛔虫者，可加乌梅 6g、川椒 6g、使君子 10g、川连 6g、广木香 6～9g、细辛 3g、干姜 6g。

月经来时疼痛加重者加桃仁 10g、红花 10g、炮姜 6g、紫肉桂 3～5g、香附 10g、莪术 6g。

月经来后疼痛明显者，可加炒白术 10g、熟地 15g、吴茱萸 6g、陈皮 10g、广木香 6g。

最有意思的是曾治疗一男性壮年患者，半年多来大约每周发作腹痛 1 次，每次 3~5 天，痛处为右腰腹部偏上些有时波及到右胁下后部，二便饮食均正常，经几家医院做多种检查均未发现异常。舌苔略白，脉象沉而略弦。四诊合参认为此亦属腹中疠痛，处方用当归芍药散加减：当归 10g，白芍 35g，泽泻 20g，茯苓 12g，柴胡 10g，炒黄芩 10g，炒川楝子 12g，白蒺藜 12g，皂刺 6g，红花 10g，元胡 10g，炒五灵脂 12g，蒲黄 10g（布包），桂枝 12g，乌贼骨 6g，焦槟榔 12g，共进 14 剂而愈。

个人体会使用当归芍药散方时，一定要注意白芍的用量要大。《神农本草经》中说本品主"腹痛"，并说"止痛"，《本草纲目》说；"白芍益脾，能于土中泻木"。况且方中还配有白术、茯苓，故本方治腹痛，并非单纯地象近代所说的功在止痛，而是能够强健中焦，使脾气足而达到扶正祛邪目的。再者，方中还重用了泽泻（用量仅次于白芍），以利水除湿，而助脾运化，扶助中焦。如《神农本草经》中说泽泻能"养五脏、益气力、肥健，久服耳目聪明。"泽泻还能泻肝肾水湿邪气，白芍也能土中泻木，说明本方不但能益中焦，而且能够调和肝脾。又有当归养肝血而调经，川芎行血郁并主"寒痹筋挛"（《神农本草经》）而温行全身血气，故对妇女腹痛实为治本之剂，能达到治中为主而益全身的功效。由于我体会本方是益脾调肝之药，故治上述男性腹痛患者时，考虑其疼痛部位虽云在腹部（脾），但其具体部位接近于肝经（右腰腹稍上方，右胁后稍下部），且其发作有定时，是与少阳经有关，故选用了当归芍药散方，并配用柴胡、黄芩、川楝子、白蒺藜调肝胆之品，因其痛处比较固定，时已半年，故又加失笑散等活血祛瘀药，肝脾同治而取效，进一步体会到了仲景先师组方之妙。

儿科常用中成药的应用体会

有些常见的小儿科疾病，有时也到内科来就诊，所以内科医师对小儿科的一些常用中成药，也应该非常熟悉，掌握其功能主治、服用方法等等，以便应诊时灵活运用。今介绍4种经常使用的儿科中成药，并谈谈笔者的应用体会，供临床参考。

一、赛金化毒散（《北京市中成药规范》）

炙乳香60g，炙没药60g，川贝母60g，黄连60g，赤芍120g，天花粉120g，大黄120g，甘草45g，共为细末，再研入：珍珠粉24g、牛黄12g、冰片15g、雄黄粉60g，共研极均匀。每管装1.2g，每次服0.6g（半管），1日2次，温开水送服，周岁以内小儿酌减。外用时，水调敷患处。牛黄现今用人工牛黄代替。

本药处方来源于明·《幼科三种痘疹金镜录》。功能清热化毒，活血消肿。主治小儿蕴积热毒，而见头痛身烧、痄腮红肿、烦躁口渴等症者。胎毒、痱毒、丹毒、疹后余毒以及疮疖溃烂等病者适用之。

方中以牛黄清心解热，通窍辟邪，川贝甘寒而宣，泻心火，散肺郁，川连苦寒泻火，解毒燥湿，共为主药；乳香、没药行气散结，消瘀定痛，祛毒护心，赤芍、天花粉清热凉血，活瘀解毒，大黄泻毒火，除积滞，推陈致新，共为辅药；雄黄解毒镇惊，甘草解诸毒且和百药，珍珠咸寒制火，镇心安魂，坠痰拔毒，共为佐药；冰片芳香走窜，通窍散火，以之为使。诸药共奏清热化毒、活血消肿之效。

笔者治疗小儿毒热火盛之证，常用此散随汤药冲服，疗效极佳。例如七八岁小儿口舌生疮，咽喉肿痛，两腮肿胀，口渴口臭，苔黄便秘，身热烦躁，脉数，此为毒火内蕴，心胃热盛之证。可用荆芥 5g，防风 6g，银花 12g，连翘 9g，蒲公英 15g，地丁 15g，黄芩 5g，黄柏 5g，栀子 3g，青蒿 10g，生地 12g，玄参 10g，生大黄 2~3g，水煎服。另用赛金化毒散 1.2g，分 2 次随汤药服。一般说，凡遇小儿因毒火而发热之证均可应用。包括西医学中的急性扁桃体炎、急性腮腺炎、急性咽喉炎、小儿肺炎、麻疹后肺炎、小儿丹毒等均可使用。

因内热蕴郁而生毒疮、火疖、无名肿毒等，除内服药外，也可用本散适量，冷开水调涂患处。

注意，疮毒痈疖破溃后则禁服本散。

二、五粒回春丹 （《北京市中成药规范》）

橘红 105g，防风 105g，胆南星 105g，淡竹叶 105g，茯苓 60g，白僵蚕 60g，甘草 60g，金银花 105g，连翘 105g，桑叶 105g，麻黄 75g，薄荷 75g，蝉蜕 75g，山川柳 45g，赤芍 75g，川贝母 75g，苦杏仁 45g，羌活 105g，牛蒡子 75g。共为细末，再研入：牛黄 12g、冰片 12g、麝香 21.6g，研合极均匀，用糯米粉熬汁，泛制为绿豆大小丸，朱砂为衣。每服 5 粒，日服 2 次，鲜芦根煎汤或温开水送服。周岁以内小儿药量酌减，10 岁以上小儿药量酌增。此方为《北京市中成药规范》中"五粒回春丹（丸）"第 2 方，第 1 方还有犀角粉 30g、羚羊角粉 30g、琥珀粉 12g。因犀牛角已禁止使用，故只介绍第 2 方。

本方由古人经验方"小儿万病回春丹"（原方载《中国医学大辞典》）加减化裁而成。功能清热解毒，透表化痰，清心开窍。主用于小儿瘟毒内热所致的头痛身热，鼻流清涕，癍疹不出，咳嗽气促，痰涎壅盛，目赤多泪，烦躁口渴，呕乳吐食，二便不利，抽风瘛疭，天吊惊厥等病证。兼有抽搐者，可用钩藤汤送下，麻疹难出者，用鲜芦根汤送下。

笔者在时疫瘟毒流行时，诊治小儿发热，表证不解，身热难退者，往往在服用应证汤药（荆芥、薄荷、桑叶、银花、连翘、大青叶、黄芩、菊花、杏仁、牛蒡子、生草）时，同时服用五粒回春丹，3~5粒，1日2次，随汤药服，可提高疗效。甚至大人发热因未及时解表，致使邪郁化热，再兼治不得法，致使身热辗转不退，邪渐深入，表里俱病，口渴咽痛，烦躁，头痛，身痛，时有汗出，不恶寒，甚或皮下瘾疹瘙痒，苔黄脉数。此时笔者常用清气凉营、由营透气、引邪出表的汤药（荆芥10g，银花15g，连翘12g，玄参12~15g，蒲公英20~30g，生石膏30g＜先煎＞，葛根12g，知母10g，生地15g，赤芍10g，白鲜皮12g，水煎服）同时加服五粒回春丹10~15粒，1日2次，随汤药服，或另服，往往取得很好的效果。

本药丸主要有清热解毒、透表散邪的作用，故在服药期间禁受风寒，忌食油腻厚味。

三、小儿至宝锭（《北京市中成药规范》）

陈皮150g，焦山楂150g，焦麦芽150g，全蝎150g，蝉蜕150g，白附子（矾制）150g，天麻150g，羌活150g，钩藤150g，槟榔150g，白僵蚕150g，川贝母15g，紫苏叶150g，滑石150g，炒白芥子120g，胆南星（酒炙）150g，茯苓600g，六神曲（麸炒）600g。共为细末，再研入：牛黄1.8g、麝香1.2g、冰片1.2g、朱砂36g、雄黄粉15g、琥珀粉9g。研合极均匀，炼蜜为锭，每锭重1.5g。每服1锭，1日~2次，温开水送服。

本药锭是据明·《婴童百问》琥珀散方改制而成。功能清热导滞，化痰祛风。主治小儿内有积热，外感风寒，停乳停食，呕吐便泻，烦躁口渴，咳嗽发热，痰涎壅盛，睡卧不安等。

小儿的特点是爱吃零食，不知冷热调节，故常常内有饮食停滞，又外受风寒侵袭而发热不食，甚至呕恶腹胀，或见泄泻等症，治疗此证与大人不同，不能单纯解表散邪，还要注意导滞化食，帮助消化，兼之小儿为纯阳之体，容易化热，所以还须兼以清热化痰。本方对这些治则兼而有之，故儿科常用，即使内科医师遇到小儿此证，也常使用。如果4~5岁的小儿患此病证时，还可适当配合服汤药，以提高疗效。笔者在临床上治疗此证，常用：荆芥3~5g，防风5g，苏叶3g，薄荷2g，银花6g，连翘5g，焦山楂3~5g，焦神曲3~5g，焦麦芽3~5g，炒内金3~5g，焦槟榔3~5g，炒黄芩3~5g，生甘草3g，水煎服。同时服小儿至宝锭2粒，一日2次，随汤药服，或另服。

由于本方内有朱砂、全蝎、钩藤、白僵蚕、牛黄、川贝等药，故也有镇惊、熄风、化痰、清心的作用，对小儿外感高热而动风抽搐、痰声漉漉者，可急化服此锭1~2锭。

四、牛黄镇惊丸（《北京中成药规范》）

天麻150g，防风150g，石菖蒲150g，川芎150g，茯苓300g，法半夏150g，蜈蚣25条，酸枣仁（炒）150g，甘草90g，全蝎150g，沉香90g，羌活150g，远志肉150g，人参150g，荆芥穗150g，僵蚕（麸炒）150g，白附子（矾制）150g，天竺黄450g，桔梗150g，乌梢蛇（酒炙）150g，白术（麸炒）150g，川乌（甘草、银花水炙）45g，细辛150g，胆南星（酒炙）150g。上药共为细末，再研入：牛黄25g、麝香23g、冰片25g、琥珀粉125g、雄黄粉20g、朱砂粉50g。研合极匀，炼蜜为丸，每丸重1.5g，每服1丸，每日1~3次，温开水或薄荷汤送服。周岁以内小儿酌减。

本方以《六科证治准绳》"幼科"镇惊丸方加减化裁而成。功能镇惊安神，祛风化痰。为治小儿高热惊风常用药。治证以小儿心火热盛，风寒闭窍而致急热惊风，头痛身热，咳嗽声哑，痰涎壅盛，气促作喘，四肢抽搐，牙关紧闭，睡卧不宁为主。

笔者在临床上遇有上述症候的患儿，常用清热解表、祛风安神的汤药（荆芥、薄荷、银花、连翘、菊花、天竺黄、蝎尾、白僵蚕、茯苓、生赭石、生石决、防风、钩藤、川连、远志，水煎服），同时服用牛黄镇惊丸 1~2 丸，1 日 2 次，效果很好。

笔者有时也用此丸配合镇肝熄风之汤药，治疗小儿各种风证。例如曾治愈 1 例弄舌风证，即用了此药，简介如下。

张某，男，10 岁，农村学生。1972 年 5 月 21 日初诊。

主诉：不停地吐舌挤眼，手足挥舞，坐立不安，已 3 个多月。半年前，曾因与同学生气，次日发生手足不自主地挥舞运动，经西医诊断为"小舞蹈病"，经注射硫酸镁等而愈。今年春节因同学在背后燃放爆竹受惊而复发，又经医院注射硫酸镁，并服用多种药物治疗，均未见效。现除不停地吐舌挤眼、两手不自主地挥舞外，头也不停地摆动，两腿也不自主地乱动。二便饮食尚正常。舌苔薄白，舌质略红，切脉时，因手乱动而不能安静诊脉，只诊到脉有弦象。诊为肝经风动、心经热盛而致的弄舌风。

治法：镇肝潜阳，熄风清心。

处方：生代赭石 21g（先煎），生牡蛎 24g（先煎），天竺黄 6g，白蒺藜 9g，钩藤 15g，全蝎 9g，防风 9g，归尾 9g，白芍 12g，桑枝 30g。水煎服。6 剂。

另：牛黄镇惊丸 12 丸，每日 2 次，每次 1 丸，随汤药服。

服上方 6 剂和丸药 12 丸，二诊时已基本痊愈，能安静诊脉，手足均不乱动，挤眼弄舌已基本停止。又进 6 剂，服丸药 12 丸，即痊愈。3 个多星期后追访，已下地干活，诸症痊愈。

注：本患儿在笔者治疗之前，跟笔者学习的医师曾抄服一本《内科手册》中治小儿舞蹈病的处方：艾叶 3g，防己 1.5g，桂枝 3g，秦艽 1.5g，防风 3g，女贞子 1.5g，菖蒲 3g，花椒 1.5g，蒙花 3g，橘叶 3g，干姜 0.9g，共服 6 剂，诸症同前，遂改请笔者治。附此以供参考。并且有力地证明中医采用西医病名、对号入座的方法，是取不到好疗效的，必须运用辨证论治的方法，才能取得良好效果。

从本例说明本丸药确有清心熄风、镇惊开窍的良好效果，但必须在辨证论治的指导下应用，才能应手取效。

牛黄抱龙丸（胆星、全蝎、僵蚕、茯苓、竺黄、牛黄、琥珀、雄黄、朱砂、麝香）也常用于治疗小儿惊风、高热神昏等症，与本丸比较，抱龙丸主要作用是熄风、清心、化痰，其散风疏解、清热开窍、熄风定搐、镇惊安神的作用则不如牛黄镇惊丸，临证时，请详细斟酌选用。

介绍几种具有一定抗癌作用的中成药

中医药学中，流传下来不少具有消散肿毒、活瘀解凝，消疮解毒作用的中成药，主治疔毒恶疮、乳痈乳岩、瘰疬、痰核、流注、恶疽等病症，常收到意想不到的良好效果。近些年来，不少医家把这些药，用于各种癌症的治疗，收到一定的效果，今介绍几种最常用者，以供临床据证选用。

一、小金丹 （《外科证治全生集》）

白胶香、草乌、五灵脂、地龙、木鳖子各 45g，乳香、没药、当归各22.5g，麝香9g，墨炭3.6g，共为细末，糊丸，每丸重0.6g，每日2次，每次2丸，病重者3丸，捣碎，用温黄酒或温开水送下。

功能消毒散结，活瘀解凝。主治气血凝结，经络不畅，而生瘰疬、鼠疮、乳痈、乳疮、乳岩、痰核、流注、横痃、贴骨疽、坚硬疼痛及一切阴疽初起等症。

临床上常把本丸用于颈淋巴结核、甲状腺瘤、乳腺增生、乳腺瘤、鼠蹊淋巴结肿大，以及胸胁四肢发生硬结肿硬、脂肪瘤等，服用本丸可使肿物缩小或消失。近来也用治于乳腺癌、食道癌、胃癌等病放疗、化疗后，或手术切除癌肿后，坚持内服本丸一段时间，不少患者使病情减轻，生命延长。经近人实验研究，本丸能抑制小鼠梭形肉瘤和肉瘤[180]的生长。即有一定的抗癌作用。

二、西黄丸（《外科证治全生集》）

西黄（原称犀黄，即上好牛黄）1g，麝香4.5g，乳香（去油）30g，没药（去油）30g，上药研细末用黄米饭30g与药相合，反复捣烂为丸，晾干（忌火烘）。用陈黄酒送服9g。病生于身体上部的，临睡时服。病生于下部的，空心时服。

此方原名西黄丸。方中以牛黄清热解毒化痰为主药；麝香辛窜通络，活血散结，并助牛黄化痰之力为辅药（现多用人工品代替）；乳香、没药活血祛瘀，消肿止痛为佐药；黄米饭养胃，陈酒活血行气以助药力，共为使药。

本品功能解毒清热，活瘀散结，主治乳岩、横痃、瘰疬、痰核、流注等症。近代多用于淋巴结炎、乳腺炎、乳腺囊性增生、乳腺癌、多发性脓肿、骨髓炎等，见有毒热结滞证者。

肿疡已破溃流脓者和体虚、阴虚火旺者，禁用本品。

近些年来经实验研究，证明本丸能抑制小鼠梭形细胞肉瘤和肉瘤[180]

的生长。故在临床上常用于各种癌症，作为抗癌药使用。

笔者治疗食道癌、贲门癌等患者时，常用本丸与启膈散、旋覆代赭石汤随证加减同服，有较好的疗效。

《外科证治全生集》中还有醒消丸（乳香、没药各 30g，雄黄 15g，麝香 4.5g，糊丸，每服 9g，服法同上丸），也用于治疗痰湿阻滞，经络不和而致生疮肿痛、红肿坚硬等外科病症。近代医家也常用于各种癌症手术后或化疗、放疗后的治疗。二药主治虽然大致差不多，但醒消丸中雄黄含有硫化砒。砒为有毒物质，故不可服用太久，以防中毒。如有中毒情况，可用防己 10g 急煎服。另外醒消丸所含雄黄虽能解毒、治疮，但其性热，故火热太重的疮痈肿毒者不宜用（本方中的麝香，近来都采用代用品）。

三、太乙紫金丹（《外科正宗》）

山慈姑 60g，五倍子 30g，千金子霜 30g，红芽大戟 45g，共为细粉，再兑研入朱砂粉 9g、雄黄粉 9g、麝香 9g，用浓糯米汤调，制成锭或丸，每服 3g，捣碎煎水服，或用粉剂 1.5g，温开水送服。功能开窍通闭，解毒辟秽。主治霍乱、痧胀、山岚障气、水土不服，或暑湿温疫之邪，弥漫蒸薰，神明昏乱，以及喉风、蛇咬、癫狂等症。

本药又名紫金锭，也称玉枢丹，为居家旅行常备之药。笔者常将它用于肾炎尿毒症，出现呕吐、恶逆不食等症时，常用玉枢丹 0.3~0.6g 随应证汤药服。

近些年来也有将本品用于抗癌的。常在食道癌、胃癌、肺癌等手术或化疗、放疗后，用本品 1~2g，分 2 次随汤药送服。

笔者在治疗食道癌、贲门癌、胃癌初起，病人吞咽有一定障碍，但尚能纳食，西医未能确诊者，常用生赭石 20~30g（先煎），旋覆花 10g（布包），半夏 10g（口渴者可不用），党参 10g，沙参 10g，丹参 15g，川贝母9g，香附10g，焦四仙各9g，生白术6~9g，茯苓10g，莪术3~6g，苏子、梗各9g，水煎服，作为基础方随证加减。同时随汤药送服玉枢丹1~1.5g，1日2次，以加强解毒散结之力，有癌可治，无癌可防。对已经做过手术，或接受过化疗、放疗的患者，也常用上方加生白芍6~12g，当归6g，舌红口渴者可再加生地9~12g。一般多再加西洋参3~9g（另煎兑入），同时随汤药送服西黄丸3g或小金丹1.5g或玉枢丹1~1.5g，1日2次，常取得较好效果，请作参考。

对肺癌手术后或化疗、放疗后，则常用麻杏二三汤、百合固金汤等随证加减．同时随汤药送服西黄丸3g，1日2次，或小金丹1.5g，1日2次。

四、飞龙夺命丹（《增补万病回春》）

蟾酥6g，冰片1.5g，轻粉1.5g，麝香1.5g，血竭9g，寒水石（煅）9g，铜绿9g，乳香9g，没药9g，胆矾9g，雄黄6g，朱砂3g（为衣），蜗牛20个，蜈蚣（酒浸炙黄）1条。上药各研为极细粉末。将蜗牛研烂加蟾酥合研成粘稠状，再加入轻粉等各药粉，反复研磨到极均匀，做成绿豆大的药丸。每次服20丸，用葱白15cm捣烂，包裹丸药，用无灰酒烧热，候能饮送服，盖被取汗。病在身体上部者饭后服，病在下部者饭前服。

本药有拔毒消肿、祛腐止痛的功能。主治疔毒恶疮、脑疽发背、对口疮疡、乳痈、乳岩、附骨阴疽，及一切无名肿毒、溃烂疼痛、麻木昏愦等病症。

本品也可外用，或用醋研开，调涂患处；或用针刀把疮刺破，把药做成锭状插入疮口内（治疗疮常采用此法），同时再内服应证的汤药。

《外科正宗》有蟾酥丸，方中无蜈蚣，余药同，用量稍不同。治证相同，可与本药互为代用。

近代医家常把古人治疗恶疮、疔毒、及恶疽的丸药、锭药、丹药，用治于今人的恶性肿瘤，常常收到较好的效果。故本品也常被用于治癌、抗癌。并且近些年有不少学者对其中的有关药物进行了实验研究，经动物实验说明本品有一定的抗肿瘤作用。尤其是其中的蟾酥，实验证明不但有很好的抗炎作用，并且有抗放射、抗肿瘤作用。用金黄色葡萄球菌造成家兔的局部感染，然后注射蟾酥注射液，则可阻止病灶扩散，使周围红肿消退。也有的报导，蟾酥对小鼠肉瘤[180]有效，在试管中对白血病细胞有抑制作用，能延长患精原细胞瘤、腹水癌和肝癌小鼠的生存期、并增强网状内皮细胞的功能，等等。本药不但含有蟾酥，并且还有多种解毒活瘀之品，故也有一定的抗癌作用。

笔者也曾让患者服用应证汤药的同时，加服飞龙夺命丹（北京的药店曾将本药改名为"痈疽消毒丸"），每次5粒（北京产），1日2次，葱白煎汤送服，用于治疗子宫颈癌、肠癌、肺癌等。

另外，《外科证治全生集》尚有梅花点舌丹（熊胆、梅花冰片、雄黄、硼砂、血竭、葶苈子、沉香、乳香、没药、珍珠、牛黄、麝香、蟾酥、朱砂、金箔。小丸，绿豆大，可内服，亦可外用），功能与飞龙夺命丹相近，功能清热解毒，消肿止痛，主治疔疮、脑疽、发背、红肿痈疖、一切无名热毒初起。但梅花点舌丹其药性偏凉，故还可用于实火牙痛、喉痛、喉蛾、喉风、口舌生疮、小儿急惊风等。凡阴疽及阴虚内热、小儿慢惊风等病者证，皆禁用。本品孕妇忌服。

前些年，在患者买不到西黄丸、小金丹、飞龙夺命丹时，也常用梅花点舌丹代替，用于各种癌症患者在服用辨证论治的汤药时，加服1~3丸，1日2次，服用时先饮水一口，将药丸放在舌上，感到口舌发麻时，再用温黄酒或温开水送下，故名"点舌"丹。

附注：以上4种药处方中的牛黄、麝香，近几年均以代用品配制。雄黄、朱砂有毒，制造时均控制为"不致受毒"的剂量，甚或减去。

治疗中风病的经验方

笔者治疗中风病，法遵仲圣，博采后世医家之长，并结合外祖父所传"中风三法"，临床50多年来，也积有一些心得体会，在治疗该病中逐渐自拟了几张经验方，临床上疗效尚属满意。

一、正颜汤

荆芥9g，防风9g，全蝎6~9g，白僵蚕10g，白附子6g，蜈蚣2~3条，白芷10g，钩藤20~30g，葛根12g，桃仁10g，红花10g，炙山甲6g。

功能：散风活络，化痰解痉。

主治：中风病中络证。风邪中于面部络脉，颜面不正，皮肌麻痹，口眼歪斜，漱水外漏，唇不能撮，眼闭不合等。适用于西医学的颜面神经麻痹病。在服药的同时，还可将药渣用毛巾包裹，热敷患部。

方义分析：本方以荆芥祛散皮里膜外之风，且兼入血分，防风宣表祛风，兼散头目滞气，共为主药。全蝎入肝祛风，善治口眼㖞斜，白僵蚕祛风化痰，其气轻浮，善治面齿咽喉等上部之风痰结滞，白附子祛风燥痰，引药力上行，善治面部百病，合全蝎、僵蚕为治口眼㖞斜名方牵正散，再配白芷芳香上达，入阳明经（其经络走头面部）散风除热，钩藤祛风舒筋，清心凉肝，蜈蚣祛风止痉（中医认为健侧痉急、患侧缓软，故口眼㖞斜），以加强药力共为辅药，葛根轻扬升发，入阳明经，解肌开腠，以利风邪外达；红花、桃仁活血散结，以奏"治风先治血，

454

血行风自灭"之效，共为佐药。炙山甲通行经络，引药直达病所为使药。诸药相合，共成散风活络，化痰解痉，善治颜面不正，口眼喎斜之有效方剂。

加减变化：兼偏头痛者，可加生石决明 20~30g（先煎）、蔓荆子 10g、川芎 6~9g。舌苔黄，口鼻发干，咽部微痛，口渴者，可加生地 15g、玄参 15g。急躁易怒，胸胁闷痛，脉象弦数者，可加炒黄芩 10g、香附 10g、生白芍 12g。大便干结，数日一行者，可加全瓜蒌 30g、酒军 3~6g、枳实 10g。

此方主用于中风病中络证，与西医诊断的颜面神经麻痹相符合。如属脑血管病造成的口眼喎斜、口角流涎之症，即中医学所说的中风病之中经、中腑、中脏诸证中所出现的口眼喎斜，则非单用本方所能治疗，须根据证候需要在辨证论治的方药中适当结合本方一部分药物进行全面治疗，不能单用本方治疗。

验案举隅：孙某某，女，50 岁，1981 年 5 月初诊，主诉近来工作忙，家务又累，心中有急火，有时贪凉而受风，突于 3 天前早晨出现漱口时右口角漏水，经照镜一看，发现右口角下垂，右眼不能完全闭合，口眼向左侧歪斜，右侧面部略感皮肤发厚（不仁），较前不灵敏，即速去某大医院诊治，诊断为颜面神经麻痹，嘱做电疗。次日又去针灸治疗，已扎针 2 天，口眼歪斜不见好转，特来诊治。询其大便较干，2~3 日 1 行，小便尚调，口略渴，不引饮，月经已停。舌苔薄微黄，脉象弦细滑略数。四诊合参知为操劳过度，性急而肝热，贪凉爽而受风，致发中风病，幸风邪未深入，仅中于络脉，发为中络证。治拟散风活络，清热熄风。处方：荆芥 10g，防风 10g，白僵蚕 10g，白芷 10g，白附子 10g，全蝎 9g，蜈蚣 2 条，红花 10g，炙山甲 6g，钩藤 30g，炒黄芩 10g，全瓜蒌 30g，菊花 10g，水煎服，7 剂。另嘱用浓茶水调白芥子粉为稀糊状，摊纱布上（薄薄一层），贴敷患侧（瘫软的一侧），夜晚敷上，早晨去掉，隔 1~2 天用 1 次。二诊时，面歪明显好转，大便通畅，上方改蜈蚣为 3 条，加皂刺 6g，又进 7 剂，外用药同前。三诊时，面部已基本看不出㖞斜，只在大笑时口略向左偏。舌苔已不黄，脉已不数，上方去菊花、瓜蒌，加丹参 15g，又服 12 剂，完全治愈。

二、三化得遂汤

生大黄 3~10g，枳实 10g，厚朴 10g，羌活 10g，全瓜蒌 30g，半夏 10g，防风 10g，桃仁泥 10g，钩藤 20~30g，元明粉 6~9g（分冲）。

功能：通腑化痰，活血通络。

主治：中风病中经证。表现为神志清楚，半身不遂，病侧肢体不能活动，肌力 0 度或 1 度。大便秘结，数日甚至 10 余日不能自行排大便。可兼见口中有热腐气味，舌苔厚腻而黄，脉象沉滑，重按有力等症。或渐渐出现神识恍惚，有欲向中腑证转化趋势。

方义分析：仲圣有"邪在于经，即重不胜（指肢体沉重不能自由活动）"之说，后世医家又有邪中于经，必归于腑之论。证之临床，中风病，邪中于经者，除半身肢体不遂，不能自己活动外，又多出现大便秘结，阳明经痰热结滞，腑气不通之证，常须同时通其阳明腑气，使大便通畅，半身不遂之情也常随大便的通利而随之明显好转，活动度逐日增加，而渐恢复正常。如大便不通，腑气闭阻，全身气血运行也因之不畅，故半身不遂之症也多不见好转，所以前人制订了三化汤（大黄、枳实、厚朴、羌活）以专主此证。然而本证不仅腑气不通，而且还有痰浊瘀血阻滞，经络血脉不通之证，故此我又在三化汤中加入化痰降浊、活瘀通络之品，而成三化复遂汤。方中以大黄荡涤肠胃，下燥结除瘀热推陈致新，枳实行气降痰，除痞消积，二药一走血一走气，共为主药，以厚朴行气除满，消痰化食，半夏除湿化痰，下逆止呕，羌活搜肝风，理游风，共为辅药。以全瓜蒌降气化痰，润肺滑肠，桃仁泥活血润燥，通大肠血秘，防风搜肝散风行滞气，钩藤舒筋活络，平肝熄风，共为佐药。元明粉咸能软坚，通腑泻热，为使药。

加减变化：上肢不遂者，可加桑枝30g、片姜黄10g、红花10g。下肢不遂者，可加桑寄生30g、怀牛膝12~15g、川断15g。大便通畅后，可减去元明粉；去元明粉后大便仍1日2~3次者，可减少大黄用量，但不可去掉；去元明粉后，大便虽能1日1次，但感到排便不太通畅，腹部略感胀满者，可另加焦槟榔10~12g消滞行痰，通降腑气。时日稍久，病入血分，瘀血症明显者，可加红花10g、鸡血藤15g、川芎6g。患肢感到有胀痛者，可加红花10g、地龙9g、地鳖虫6g、络石藤20~30g、仲筋草20~30g。舌苔厚腻、食纳不香者，可加苍术9g、藿香10g、佩兰10g、陈皮3~6g、茯苓10g。兼有言语不利者，可加全蝎6~9g（或蝎尾10~20条）、菖蒲10g、远志10g。有欲向中腑证转化者（神识有些恍惚），可加菖蒲12g、远志12g、天竺黄10g，或再加服牛黄清心丸。

验案举例：李某，男，65岁，农民，河北省遵化县某某医院住院病人。会诊日期：1978年5月10日。

4天前感到右上下肢麻木，活动不利，但尚能活动，言语声音有些改变，说话较笨。次日诸症越来越加重，即送来医院，经检查诊断为脑动脉血栓形成而收住院。经输液等治疗后，未见好转，半身不遂日渐加重，即邀请中医会诊。

患者发育正常，营养中等，意识尚清，能回答问题，但朦胧嗜睡，言语謇涩，勉强能听清楚，自诉头晕。右上肢完全瘫痪，右下肢能勉强抬离床面，不能屈伸活动。右侧面部下半部瘫软，口向左歪，右侧口角下垂流涎。大便秘结，已数日不行。舌苔白厚略黄，脉象弦滑有力，腹部切诊未见异常，四诊合参诊为中风病中经证（已向中腑证转化）。治法：祛风化痰，通腑活络。以三化复遂汤随证加减。处方：防风6g，胆南星 9g，半夏 9g，化橘红 12g，茯苓 9g，炒枳实 9g，生大黄 3g，羌活 6g，全瓜蒌 30g，红花 9g，片姜黄 9g，桑枝 30g，2 剂。

上药进 2 剂后，大便已通畅，右上肢屈伸、抬起比上次又有明显恢复，右下肢屈、伸、抬、蹬等各种活动已近于正常。但大便又干结未行，头晕已除。舌上有瘀斑，舌苔化为薄白。脉象右手弦滑，左手略弦，右手脉大于左手脉。上方去白僵蚕，加元明粉 15g（分 2 次冲服，嘱如服第 1 煎后大便通下，第 2 煎可不再冲服元明粉），大黄改为 9g，1剂。服此药后，大便通畅，诸症均有好转，又去元明粉、桃仁，进 5 剂后，患者口面㖞斜已完全恢复，言语清楚，下地可以自由行走，右半身不遂已基本恢复正常。舌苔正常，脉象略弦，病已基本治愈，又投以收功方如下：胆南星 9g，半夏 9g，茯苓 12g，生大黄 6g，羌活 6g，红花9g，桃仁 9g，赤芍 12g，白蒺藜 9g，桑枝 30g，3 剂，患者于 5 月 24日，自己走着高兴地出院，回家休养。

三、镇肝复遂汤

生石决明 25～35g（先煎），生牡蛎 20～30g（先煎），生代赭石20～30g（先煎），胆南星 10g，制半夏 10g，化橘红 12g，茯苓 15g，钩藤 30g（血压高者后下），全蝎 6～9g，桑枝 30g，红花 10g，桃仁 10g，赤白芍各 12g，菖蒲 10g，郁金 10g，炙山甲 6～9g，竹沥汁 50～60ml（临服前滴入生姜汁 2～3 滴）。分 2 次随汤药同服。羚羊角粉 1～1.5g（分冲）。

功能：镇肝熄风，化痰活络。

主治：卒然中风，神情烦躁，半身不遂，口面㖞斜，言语不利，神志尚清楚，或兼患肢抽动拘挛，属肝阳旺、肝风盛之证。适用于西医学脑血栓形成刚发病后，或突患脑溢血轻症（出血量少，未出现神志昏迷者）。可即服此方。

方义分析：本方以安魂汤和导痰汤加减化裁而成。方中以生代赭石镇肝降逆，生石决、生牡蛎养肝阴，潜肝阳，为主药；以南星、半夏、钩藤、全蝎、羚羊角化痰熄风，牛膝（配代赭石）引风阳下行，以交于阴中，共为辅药；用白芍养血柔肝，郁金舒郁化风，橘红、茯苓，健脾化湿，菖蒲开窍涤痰，红花、桃仁、赤芍活血行瘀，以应血行风自灭之理，桑枝祛风活络，通达四肢，竹沥善祛经络之痰（滴入生姜汁既助辛通之力，又防寒滑伤胃），共为佐药；以炙山甲通经活络直达病所为使药。

加减变化：半身不遂主要在上肢者，可减郁金、赤芍（以免药味太多），加片姜黄9~12g、葛根10g、羌活6g。半身不遂主在下肢者，减药同上，加桑寄生30g、怀牛膝15g、川断15g、地龙9g。言语不利明显者，可加羌活6g，改全蝎为9~12g。口眼㖞斜较重者，减药同上，加白僵蚕9~12g、白附子6g、白芷6g。大便不畅通者，加川军3~6g、全瓜蒌30g，把桃仁改为桃仁泥。患肢有时出现拘挛者，可加伸筋草30g、生苡米30g、鸡血藤15g。

验案举隅：冯某某，男，59岁，1986年4月24日初诊。

患者前天下午突然发现面部向右歪斜，流涎，很快又感到左上下肢活动不灵活，随即卧床休息，次晨左上下肢不会自己活动，口面仍㖞斜，并且有时抽动，左下肢也有时抽动，并略有拘挛之象，面部略红，神情烦躁，即送往附近医院。经CT检查，右侧脑部有梗塞灶，临床诊断为脑血栓形成。经输液、降血压等治疗，2天后病情未见好转，经家属坚决要求，同意请笔者会诊。我观其病人面部发红，神志尚清楚，但夜间有时朦胧嗜睡，左下肢和面部有时感到有抽动。血压170/100mmHg（22.6/13.3kPa），左侧半身不遂，肌力0度，左面及口角下垂，舌苔白腻，脉象弦滑有力，左手脉象大于右手。四诊合参，诊为中风病中经证，并有向中腑证转化之势。须急治以镇肝熄风，化痰活络。

以镇肝复遂汤加减治之。处方：生石决 30g（先煎），生赭石 30g（先煎），胆南星 10g，半夏 10g，茯苓 20g，化橘红 12g，钩藤 30g（后下），红花 10g，桃仁 10g，全蝎 9g，蜈蚣 3 条，郁金 10g，炒白芥子 6g，桑枝 30g，桑寄生 30g，怀牛膝 15g，羚羊角粉 2g（分 2 次冲服），3 剂。药后口面㖞斜好转，左下肢能抬离床面，用手屈腿后，能自己伸直，面红已退，神志清爽，血压 150/95mmHg，又投上方 7 剂。药后口面已恢复正常，下肢已能自主屈伸，肌力Ⅳ度，上肢亦能活动，肌力Ⅲ~Ⅳ度间，手能握，但握不紧。大便 3 日未行，舌苔仍白厚，脉象弦滑，重按有力。上方去郁金、白芥子、羚羊角粉，加全瓜蒌 30g、枳实 12g、酒军 3g（各包，大便泻下后可去掉或减半）。又投 7 剂，大便通畅后，肢体活动恢复加快。7 剂服完后，左上下肢基本恢复正常，血压 148/88mmHg（19.7/11.7kPa），舌苔化薄，脉象沉滑。上方去酒军，加地龙 9g，炙山甲 6g，又进 5 剂而痊愈出院。

四、活瘀复遂汤

桑枝 30g，地鳖虫 6~9g，红花 10g，桃仁 10g，皂刺 6~9g，赤芍 9~12g，蜈蚣 2~3 条，钩藤 30g，半夏 10g，化橘红 12g，茯苓 15g，地龙 6~9g，川断 15~18g，怀牛膝 15g，炙山甲 6~9g。

功能：活血通络，化痰熄风。

主治：中风病中经证的恢复期。症以半身不遂为主，其他症状不明显，中风后已数月（或更长时间），半身不遂之症迟迟不见恢复者。

方义分析：本方以桑枝通利四肢关节，祛风活络，地鳖虫破血逐瘀，搜剔血积，通经活络，共为主药。红花、桃仁破瘀通经，行血润燥，皂刺搜风通络，溃散壅结，赤芍散瘀，行血中之滞，蜈蚣入肝祛风，并善走散，钩藤除风舒筋，共为辅药。半夏、化橘红、茯苓化痰祛湿，和胃健脾，地龙性寒，祛湿清热，以防瘀血久郁化热，并善通下肢经络，川断补肾肝，壮筋骨，怀牛膝益肝肾，强筋骨，起足痿，共为佐药。炙山甲活血通络，引药直达病所为使药。中医学有久病入血分之说，故本方组用多种破瘀、行血、活络、祛风之品作为主要成分，又配以化痰祛湿、健脾胃、补肝肾之品，使之祛风不燥血，破瘀不伤正，标本同治，提高疗效。

加减变化：大便经常干燥者，加全瓜蒌30g、酒军5g，或加当归9g、生军3~5g（体胖痰盛者，用前者，体瘦、血虚者，用后者）。上肢不遂明显者，去地龙，加片姜黄9~12g、桂枝6~12g。言语不利者，去蜈蚣，加羌活6~9g、全蝎6~9g。兼有头晕者，去地龙，加天麻9~12g、泽泻25~30g。症情深痼者，可加水蛭3~5g。下肢不遂明显者，可加重川断、牛膝的用量，另加杜仲15g、补骨脂（或巴戟天）9~12g。足部浮肿者，加重地龙、茯苓的用量。患侧的脉象明显小于健侧脉象者，可加黄芪15~30g、当归9g。见人易哭者，去赤芍、地龙，加天竺黄9g、合欢花6g、节菖蒲9g、远志9g。吞咽时容易发呛咳者，可去赤芍、蜈蚣，加代赭石15~25g（先煎）、旋覆花10g（布包）、羌活9g、全蝎9g。健忘者，去地龙、赤芍、蜈蚣，加菖蒲9~12g、远志肉9~12g、生龙骨15g（先煎）、炙鳖甲15g（先煎）、水蛭3g。肢体沉重，舌苔厚腻。痰浊壅盛者，可加竹沥汁60ml（兑入生姜汁二三滴）分冲。

验案举隅：曹某某，男，59岁，某医院神经科会诊病人。中风半身不遂已半年多。初发病时曾出现朦胧急躁，右手足不会活动，经医院抢救治疗后，症情已经稳定，西医诊断脑血栓形成。目前患者神志清楚，右侧半身不遂，不会翻身，不能坐起，不会说话，喝水急时或喝大口水时，则发呛，食纳一般，二便尚可。舌苔白厚，脉象滑略弦，右手脉大于左手脉。四诊合参，诊为中风病中经证恢复期。乃痰浊壅盛，痰阻舌本，气血瘀结，阻滞经络，血脉不通而致半身不遂之证。治宜活瘀通络，化痰开窍。以活瘀复遂汤加减，处方：桑枝30g，红花10g，桃仁 10g，地鳖虫 9g，皂刺 6g，全蝎 9g，羌活 6g，钩藤 30g（后下），半夏 10g，化橘红 12g，茯苓 15g，菖蒲 12g，远志 12g，地龙 9g，川断 18g，炙山甲 9g，怀牛膝 12g，竹沥汁 60ml（兑入生姜汁二三滴）分冲，7 剂。另用十香返生丹 14 丸，每日 2 次，每次 1 丸，温开水送服。二诊时，诸症减轻，已能在床上自己翻身。舌苔同前，再投上方加水蛭 3g，7 剂。三诊时，家人说：现在有人稍加扶助，即可坐起。吃饭时（用左手）也可以坐在床上吃，病情大有好转，喝水已不呛。舌苔较前化薄，脉象沉滑有力。再投上方，桑枝改为 40g，羌活改为 9g，去皂刺，加片姜黄 12g，另加七厘散 1g，1 日 2 次，温开水送服，7 剂，丸药同前。四诊时，患者已能由人扶到沙发上坐，精神较前活泼，并且能说"我"、"好"等单字，全家高兴，管此床的西医住院医师也感到惊奇，向我询问了中医学关于此病的治疗原理……，观其舌苔已化为薄白，脉象沉滑，略见缓和之象，但右手脉仍大于左手脉。再投上方，去竹沥汁，加天竺黄 10g，川断改为 20g，七厘散同前，停丸药，7 剂。五诊时，患者已能由人扶着在室内行走，并能说"你好"、"吃饭"等简单语言。根据中医"效不更方"的原则，再投上方 7 剂。六诊时已能由人稍加扶助，送我到电梯口，说话也较前又有好转，舌苔正常，脉象滑，两手脉象大小差不多。上方去钩藤，加鸡血藤 18g、伸筋草 30g，7剂。七诊时，患者每天到楼道行走锻炼，说话也能说简单的句子，并且能跟人学唱"东方红"歌第 1 句。仍守上方 7 剂。八诊时，已出院回家休息，并且能不用人扶自己挂手杖行走，又投上方 14 剂，停七厘散，改用血竭粉 1g、三七粉 2g，分 2 次随汤药冲服。此后停服汤药，改服散风活络丸，到疗养院休息疗养，不用家人陪住，生活能够自理。

辨证论治心鉴

学习和运用辨证论治必须注意的问题

辨证论治是中医学的精华，每位中医都必须熟练地掌握辨证论治这一独特的医疗艺术。一般说，辨证论治水平高者，则临床疗效优良，辨证论治水平低者，则疗效不佳。所以，学习好、并运用好辨证论治，是提高临床疗效的关键。今结合临床病例，就学习与运用辨证论治应该注意的一些问题，谈点儿个人体会，希望能对同道们有所帮助。

一、先谈病例

1. 尪痹（类风湿性关节炎）

高某某，女，14 岁，学生。初诊日期：1976 年 10 月 18 日。

问诊：主诉关节疼痛、变形，不能走路已 3 年。

3 年前，先发生脚痛、脚肿，逐渐又出现右手腕关节肿痛，皮色不变。当地县医院诊断为类风湿性关节炎，治疗效果不明显。又到解放军 204 医院拍 X 线照片及验血沉等（血沉 108mm／小时），亦诊断为类风湿性关节炎，此时已不能行走。1975 年 10 月到北京某医院骨科、外科诊治，仍诊断为类风湿性关节炎，建议中医治疗。

现两足踝关节肿痛，不能行走，皮色不变。两手腕也肿痛，不能端碗、拿筷子，吃饭很困难。两膝关节肿大变形，肿痛不能行走，行动须人背着。小便多，大便正常。月经尚未初潮。

望诊：发育欠佳，营养一般，神志清楚，痛苦病容。两手腕关节肿大，疼痛、不让人用手摸。两膝关节肿大变形，左膝大于右膝。两足踝关节肿大，皮色不变。不能行动，由其父背来。舌苔薄白。

闻诊：言语清楚，声音略低。

切诊：上述肿大的关节，均不能屈伸，并且怕摸、按，但不发热、发红。脉象弦滑，尺脉沉。

辨证："风寒湿三气杂至，合而为痹也。"（《内经》）气血痹阻，经络不通，关节失荣，复感风寒湿三邪，寒邪入骨，久致筋缩骨痹，渐成尪羸之证。肾主骨，足膝亦为肾所主，观其下肢病情较重，尺脉沉，月经不潮，知为寒邪入肾，而致骨松筋挛，关节变形，月经闭止。四诊合参，诊为尪痹（自定名，指有骨质、关节变形的痹证）。

治法：补肾祛寒，活血通络，壮筋骨，利关节。

处方：补骨脂9g，骨碎补10g，熟地12g，制附片6.5g，桂枝12g，赤白芍各9g，知母10g，防风6g，牛膝10g，苍术6g，威灵仙12g，麻黄3g，红花6g，炙山甲6g，松节15g，羌、独活各9g，透骨草25g，苡米30g。水煎服，10～15剂，如有效可继续服用（虎骨用透骨草15g、自然铜6～9g、寻骨风15g代替）。

方解：本方以虎骨散（《太平惠民和剂局方》）、桂枝芍药知母汤（《金匮要略》）加减变化而成。方中用补骨脂、骨碎补、桂枝、附片补肾散寒、祛骨风作为主药。以熟地、赤白芍、防风、威灵仙、羌活、独活补肾养血、活瘀祛风为辅药。麻黄、苍术、苡米、松节、透骨草散寒祛湿、舒筋利节；红花、山甲活血通络；知母养阴清热，以防桂附生热而伤阴津为佐药。牛膝引药下行入肾、入足膝，虎骨祛风、强筋骨并能引药力入骨为使药。共成补肾散寒、祛风利湿、通经活络、强筋壮骨之剂。"虎骨"已经禁止使用。经近些年的研究、摸索，已找到不少功用相近似的代用药品。

二诊（1977年8月28日）：上方服后有效，故连续服用约100剂左右。症状明显减轻，两手腕关节已不肿，但手指尚向外侧歪斜，腕关节已不痛。左脚踝关节已恢复正常状态，不肿亦不痛。右脚踝关节尚略肿，右膝关节外形肿大，但不痛。已能自己走路，平地可走1华里，上楼可上3层。二便正常，舌苔薄白，脉象弦滑，右手略大些。仍守上方出入。

上方加防己9g、黄柏6g、泽泻9g、寻骨风12g、全蝎6g、细辛3g。原方中改防风9g、附片7.5g、牛膝12g、苍术9g、红花7.5g、炙山甲9g，余药同前。再服30剂，如效佳可继续服用。

三诊（1978年11月21日）：上方又服100多剂，诸症又有所减轻。手已能写字、上学校学习，两手腕关节虽外形稍向外侧歪斜，但两手活动灵活，毫无疼痛，能胜任洗衣等家务劳动。两腿较前有力，每日可以走4华里路到公社去上学。右踝关节已不肿，但走路多时，尚感疼痛。右膝关节尚较肿，走路太多时尚有疼痛。人较前胖了，面色也较前光润，精神转佳，月经尚未潮。舌苔正常，脉象略滑。上方已见效果，再守上方加减。

处方：桂枝15g，骨碎补10g，补骨脂10g，川断15g，桑寄生25g，制附片9g，赤白芍各9g，威灵仙14g，麻黄4g，防风8g，红花7g，炙山甲10g，松节15g，羌、独活各10g，生苡米30g，白芥子5g，透骨草25g，熟地12g，知母10g，泽兰10g，牛膝12g，苍术8g。水煎服，再进30~50剂。以后可将本方4剂。共为细末，每次服3g，每日服2次，温开水送服，较长时间的服用，以巩固疗效，并希冀去除病根。

1979年冬季追访其在京的亲属，据来信说情况很好，故今年不再到北京来诊治。1981年，其父来京探望时说，女儿正在每日到校学习，疗效很好，特来致谢。

2. 偏头痛（血管神经性头痛）

赵某某，女，65岁，北京市公共汽车公司职工家属。初诊日期：1980年8月10日。

问诊：主诉右侧偏头痛1年多。

1年多来右侧偏头痛，时轻时重。近三四个月来加重，每天均有阵阵发作，痛重时，右面部及颊部均发生疼痛。每日均有几次严重的疼痛，故每日须服用"止痛片"8~10片。曾经北京某医院神经内科检查并经X光拍摄头部照片，未见异常，诊断为血管神经性头痛，经用注射、封闭、服药等治疗未效，故来就诊于中医。现除右侧偏头痛外，尚有性情急躁易怒，食纳尚可，二便正常。有时两太阳穴附近处亦疼痛。

望诊：发育正常，营养佳，身体偏胖，痛苦病容。舌苔薄白。

闻诊：言语、呼吸无大异常。

切诊：头部检查未见异常。腹部柔软平坦，肝脾不大。脉象弦。

辨证：肝胆经之脉，行头之两侧。今感右侧偏头痛，脉见弦象，性情急躁，知为肝阳亢盛，肝风上扰所致。风阳之邪，久久不解而伤阴津，肝阴虚则肝阳更旺，互为影响，而致偏头痛缠绵不愈。脉症合参，诊为阴虚肝旺所致之偏头痛。

治法：养阴柔肝，活血熄风。

处方：生地12g，生白芍12g，生石决明30g（先煎），生代赭石30g（先煎），川芎9g，苏木20g，荆芥9g，僵蚕9g，蜈蚣3条，白附子6g，香附10g，黄芩10g。水煎服，6~10剂。

方解：本方以生地、生石决明养肝阴兼潜肝阳为主药。生代赭石镇肝降逆，白芍养血柔肝，川芎、苏木解郁活血、通络，僵蚕、蜈蚣祛风散结为辅药。香附、黄芩疏肝清热为佐药，荆芥为风药，可引药力上达于头部，白附子长于祛头面之风，故以之为使药。

二诊（8月24日）：上药服后，偏头痛明显减轻，基本上可以不用再服"止痛片"，有时1天只服1~2片即可。舌脉同前，再以上方加减。

处方：生地15g，生石决明30g（先煎），生白芍12g，生代赭石

30g（先煎），川芎 9g，苏木 20g，蜈蚣 3g，白僵蚕 9g，白附子 6g，蔓荆子 10g，香附 10g，黄芩 10g，白芷 9g，防风 9g。水煎服，10 剂，如效佳可再服 10 剂。

三诊（9 月 14 日）：上药服了 20 剂，头已不痛，牙亦感到轻松舒适（过去牙虽微痛，但头痛剧，故谈不上牙的问题），"止痛片"早已停服约有 20 天。太劳累时（如去逛万寿山等处时），有时两额角及头顶部偶有轻微不适，休息一会儿即消失。舌苔正常，脉象略滑。性情亦不急躁了。再以上方加减，并嘱按方多服几剂，隔日 1 剂即可。

处方：生地 15g，生白芍 12g，生石决明 30g（先煎），生代赭石 30g（先煎），香附 10g，炒黄芩 10g，生芥穗 9g，红苏木 20g，全蝎 8g，白附子 8g，蔓荆子 10g，川芎 10g，香白芷 9g，白僵蚕 9g，防风 9g，藁本 5g。水煎服 6~20 剂。

1980 年 11 月随访，其儿子代述：服药以后一直未发生偏头痛，牙亦舒服了，吃饭更香甜，第 3 次诊后，隔日服 1 剂，未再复发，于国庆节后喜返原籍。

3. 肠痈（急性阑尾炎）

赵某某，男，18 岁，学生。河南省商丘市某医院外科病房会诊病人。初诊日期：1969 年 12 月 22 日。

问诊：主诉腹痛近 2 天，逐渐加重。

前天上午突然感到腹痛，开始时痛在脐围，以后逐渐移到右下腹部，伴有呕吐，大便 2 日未行。即送来急诊，以急性阑尾炎收住外科病房，愿服中药治疗而请中医会诊。

望诊：发育正常，神志清楚，急性腹痛病容。舌苔白。

闻诊：言语、声音、呼吸未见异常。

切诊：六脉滑数。右下腹部疼痛拒按，屈腿卧稍舒。

西医检查：心、肺（－）。右下腹部阑尾点压痛明显，反跳痛

（＋＋），腰大肌反射（＋），肌紧张（＋＋＋）。验血：白细胞 $13 \times 10^9/L$，分类：中性粒细胞 0.95；淋巴细胞 0.05。

辨证：右下腹部疼痛拒按，喜屈腿卧，舌苔白，脉象滑数，大便两日未行，乃肠中积滞，气血壅瘀，蕴而化热，而发为肠痛之证。

治法：通肠导滞，活血散瘀。

处方：生大黄 12g，牡丹皮 12g，冬瓜子 24g，连翘 12g，归尾 12g，赤芍 15g，银花 12g，生苡米 21g，黄芩 12g，黄柏 12g，元明粉 18g（分 2 次冲服）。急煎服。

方解：本方以大黄牡丹皮汤（《金匮要略》）加减而成。方中以大黄、元明粉推荡肠中积滞以除壅塞为主药。丹皮、赤芍活瘀清热，冬瓜子利肠除壅，为治肠痛要药，归尾通经活血为辅药。银花、连翘清热解毒，黄芩清热凉血，生苡米利湿排脓为佐药。黄柏清下焦湿热为使药。

二诊（12月23日）：服上药大便泻七八次，右下腹部疼痛减轻，已能下床行走，右下腹部用手按之稍有压痛，已无明显反跳痛。舌苔白，脉弦数。上方去元明粉，改生大黄为9g，加败酱草30g。1剂。

三诊（12月24日）：右下腹已无自觉疼痛，压痛进一步减轻，反跳痛（±）。昨日查血：白细胞计数 $6.8 \times 10^9/L$，分类：中性粒细胞 0.80；淋巴细胞 0.20。舌脉同昨。再加减上方。

处方：生大黄 12g，丹皮 12g，连翘 12g，冬瓜子 30g（打碎），黄芩 12g，赤芍 21g，归尾 12g，桃仁 9g，生苡米 30g，黄柏 12g。元明粉 9g（分 2 次冲服）。水煎服，2剂。

四诊（12月25日）：昨日所开之药，已服过 3 次，尚有半剂未服。右下腹不但自觉已无疼痛，下床在屋中多次行走亦全无疼痛，大便 1 日 1 行。右下腹部腹壁柔软已无压痛，只有极力重按时，才有轻微疼痛。舌苔薄白，脉象略沉滑。再加减上方以收功。

处方：生大黄 9g，丹皮 9g，银花 12g，连翘 12g，冬瓜子 24g（打碎），黄芩 12g，当归 9g，赤白芍各 15g，生苡米 30g，元胡 9g，炒川楝子 9g，焦槟榔 9g。2 剂。

12 月底到外科病房追访，护士同志说二三天前已痊愈出院。

4. 湿热伏于少阳（发热待查）

程某某，女，48 岁，工人。初诊日期：1980 年 5 月 31 日。

问诊：主诉发热 50 天。

1980 年 4 月初，突然高热，体温高达 39℃以上，咽痛。白天体温稍降，晚间则增高。本厂医务室查血沉 80mm/小时，白细胞正常，左侧颈淋巴结肿大，疑为淋巴结核，经用阿司匹林、链霉素等治疗，体温有下降趋势（37.8～38.5℃），但烧仍不退，则于 5 月初住入某医院诊治，经肌注青霉素、链霉素、口服红霉素、阿司匹林、氢化可的松等治疗，体温仍不能控制而且血沉又上升到 102mm/小时，血红蛋白 93g/L，白细胞 11.4×10^9/L，分类：中性粒细胞 0.64，淋巴细胞 0.36，抗链"O" 1:625，血中未找到红斑狼疮细胞，尿常规：红细胞 7～8 个/HP，白细胞 5～7 个/HP。肝功能正常，心肺检查（－）。因未能确诊而于 1980 年 5 月底以"发热待查"出院，1980 年 5 月 31 日来我院门诊就诊。

现仍每日发热，体温白天 37.8～38.5℃，晚上 38.5～39℃，发热之前先感到有些怕冷，很快即发热。口苦，呕恶欲吐，汗出恶风，胸闷，食欲不振，大便干燥。

望诊：发育、营养正常，高热病容，意识清楚，体位自如。舌苔厚腻而黄。

闻诊：言语声音略低，呼吸正常。两肺听诊（－）。

切诊：左侧颈淋巴结肿大，有压痛。肝脾不大。体温 38.5℃。脉象右手滑，左手沉、滑、细。

辨证：定时寒热，月余不解，舌苔厚腻，脉见滑象，食欲不振，胸闷，呕恶欲吐，知为邪伏少阳，膜原伏湿；结喉左侧有小结肿痛，知为湿热蕴而生毒，聚而不散。综观脉症，诊为湿热伏于少阳之证。

治法：和解少阳，化湿清热。

处方：柴胡桂枝汤和白虎汤随证加减：柴胡 15g，黄芩 10g，半夏 10g，党参 10g，川桂枝 10g，白芍 10g，焦槟榔 10g，草果 10g，生石膏 40g（先煎），知母 10g，生甘草 3g，粳米 12g。水煎服，3 剂。

方解：本方以柴胡桂枝汤和解伏于半表半里之邪为主。辅以白虎汤以清弥漫于全身之邪热。又加槟榔、草果以化伏于膜原之湿浊为佐使。

二诊（6 月 3 日）：药后，发热减轻，午后及夜间自觉身体温度已下降，自汗已止，寒热亦退。舌苔黄，中部厚腻。脉象右手略滑，左手沉滑，右手脉大于左手脉。药已合宜，再守前法出入。柴胡 18g，黄芩 10g，半夏 10g，党参 6g，草果 12g，玄参 15g，蚤休 12g，生石膏 30g（先煎），佩兰 10g，青蒿 15g，知母 10g，生甘草 3g，粳米 10g。水煎服，4 剂。

三诊（6 月 6 日）：近 3 天来，白日已不发热，晚饭后仍有低热（体温 37.1~37.4℃），睡眠比前好转，恶心已除。舌苔黄，中部厚腻渐退，食纳已好。脉象沉滑，已见缓、静之意。再守前方出入。柴胡 15g，黄芩 10g，焦槟榔 10g，半夏 10g，党参 6g，草蔻 6g，草果 10g，玄参 15g，蚤休 12g，青蒿 15g，佩兰 10g，地骨皮 9g，生甘草 3g。5 剂。

四诊（6 月 10 日）：没有再发热，体温已正常，面色已现润泽，精神转佳，饮食正常，尚感有些乏力。舌质略暗，舌苔中部及根部略黄、稍厚。再以前方稍事加减。柴胡 15g，黄芩 10g，半夏 10g，党参 9g，草果 10g，草蔻 8g，槟榔 10g，青蒿 15g，藿香 10g，玄参 20g，蚤休 12g，地骨皮 10g。水煎服，4 剂。

五诊（6 月 17 日）：病情稳定，体温一直正常，颈部已不痛，左侧肿大的淋巴结已消退，不肿不痛。活动时尚感疲乏无力。舌质略暗，舌边有轻度瘀斑，舌苔已化为薄白。脉象和缓略沉，两手基本相同。投上方（加红花10g）12剂。

六诊（7月4日）：面现润泽，精神好，身体感到渐有力，舌脉无大变化，再投上方7剂。

7月15日追访：一直未再出现发热，面容光润，精神佳，无自觉症状，舌苔薄白，中部微黄。脉象沉略弦。表里已和解，发热之证已痊愈。准备过2天即回邯郸去。

1993年，我到邯郸讲学，看到本人，身体十分健壮，并说从北京回来后，很少生病。

5. 偏头痛（颈椎病）

郑某某，男，66岁，退休工人。住北京天坛东里××楼3单元。初诊日期：1980年4月15日。

问诊：主诉左侧偏头痛七八天。

1周以前感到颈部发僵，继之即觉左侧偏头痛（一跳一跳地痛），痛的程度较重，因疼痛而不能入睡。兼有头晕。经某医院用X线头部拍片检查，诊为"颈椎骨质增生"，曾肌肉注射维生素B_1、维生素$_{12}$，无效。近2日疼痛加重，夜间痛甚，又去某医院急诊，经服西药并注射止痛针，疼痛不减而来我院就诊。大便已2日未行。

望诊：发育、营养均正常。痛苦病容，舌苔黄，舌质有瘀斑。

闻诊：言语、呼吸均正常。

切诊：头颈部未发现明显异常。脉象弦。

辨证：足少阳胆脉行于头之两侧，肝与胆相表里。左侧头痛来势急骤、跳痛，脉见弦象，知为肝郁生风、肝风上扰所致。肝主风，头为人体高巅之处，惟风能达，肝风上扰，气血郁滞，经络不通，而致头痛头晕。舌上有瘀斑，知血分亦有郁滞。颈项部僵滞失灵，结合脉象六脉皆弦，又知太阳、少阳二经兼受外风所袭而内外合邪。弦脉主风、主痛、主肝胆经之病。脉症合参，诊为肝风上扰、外风袭络、经络血瘀所致之偏头痛。

治法：祛风疏肝，活瘀通络，佐以润肠。

处方：荆芥 10g，防风 10g，蔓荆子 10g，川芎 12g，当归 10g，红花 10g，夏枯草 12g，丹参 10g，菊花 10g，白蒺藜 10g，酒军 4g，瓜蒌 30g，羌活 10g。5 剂。每日服 3 次药，每次半剂，2 日服 3 剂。

方解：本方以川芎茶调散方加减变化而成。用川芎散郁活血，疏肝祛风，荆芥、防风疏散风邪兼引药上行头部为主药。蔓荆子祛肝胆、少阳之风邪，菊花、白蒺藜祛肝风，当归、红花、丹参养血活血为辅药。羌活祛太阳经之风，瓜蒌宽胸润肠，酒大黄推陈致新为佐药。夏枯草入肝经，平肝散郁、止头痛为使药。

二诊（4 月 18 日）：头痛、头晕减轻，大便已通调，颈项部也较前灵活。半个月来兼有下肢软弱乏力。舌质略暗，仍有瘀斑。脉象沉弦。药已见效，再加减上方：去酒军、菊花、当归，加胆南星 10g、桑寄生 30g、川断 15g、葛根 12g。6 剂。

三诊（4 月 25 日）：偏头痛已消除，一夜可安睡 4 个多小时，醒后尚感项部略有发僵。舌质暗，有瘀斑。脉象略弦，寸脉略滑。大便已正常。再守前方加减。荆芥穗 10g，川芎 12g，防风 10g，蔓荆子 10g，葛根 15g，桂枝 9g，川断 15g，桑寄生 20g，夏枯草 12g，胆南星 10g，羌活 10g，当归 10g，红花 10g。7 剂。

四诊（5 月 4 日）：头部一直未再发生疼痛。前天理发时，用凉水洗头后，只感左侧头部有些不适，未发生痛感。颈部亦活动自如，二便、睡眠均正常。舌质已不暗，仅左侧尚有瘀斑。脉象弦滑，左手大于右手。现除两腿仍觉发软外，又谈到过去素有阴囊潮湿之疾，今有欲作之势。要求在药方中，加以照顾。即结合三妙丸意于方中。荆芥穗 10g，川芎 6g，蔓荆子 10g，防风 10g，桑寄生 30g，川断 15g，炒黄柏

9g，苍术 9g，牛膝 12g，葛根 15g，桂枝 9g，羌活 10g，夏枯草 10g，红花 10g。6剂。

五诊（5月13日）：患者将在外院拍的 X 线颈椎照片借来，观其第4、5、6、7颈椎骨质增生明显。现头痛一直未再作，颈项亦活动自如，无异常感觉，精神佳，面色已润泽。再投上方6剂，以巩固疗效。

1981年3月5日追访，头痛病一直未再发生，情况很好。

二、谈学习和运用辨证论治要注意的问题

1. 深入理解几个重要的学术观点

学习与运用辨证论治首先需要学好中医学理论，并且对中医学理论中的几个重要学术观点，要有比较明确的认识，才会更有利于深入理解与掌握辨证论治。今谈几点个人体会，仅供参考。

（1）整体观念：中医学理论最大的一个特点就是整体观念。它通过阴阳、气血、脏腑、经络等学说，把人体的生理、病理，内外、上下，器质、功能，精神、物质，机体、环境等都统一为一个整体。例如"心"居于胸中，能运行营气，主血（内）；其华在面，发乃血之余（外）；舌为心之苗，主神明，与脑有关（上）；与小肠相表里，其经脉下络小肠（下）；心藏神，喜伤心（精神）；"血肉之心，形如未开莲花"（明·李梴），色赤，主血脉（物质）；行血、藏神（生理）；诸痛痒疮，皆属于心（病理）；脉象春弦、夏洪、秋毛、冬石（气候与机体）等等。五脏皆与此类同，不去一一举述。并且把外在环境也与机体统一起来，如寒伤肾、湿伤脾，热伤心，燥伤肺，长夏善病洞泄，秋善病风疟等等。这种把人体看作一个有机整体的朴素辩证法思想，有效地指导着对疾病的防治，并对强身、防老起着重大作用。

基于这种整体观念，在临床上见到某一局部症状时（或某一精神症状、或某一脏腑症状），都要从整体的生理病理关系去考虑，进行详细

辨证。把局部看成是整体的局部。正如《黄帝内经素问·脉要精微论篇》所说:"切脉动静而视睛明,察五色,观五脏有余不足,六腑强弱,形之盛衰,以此参伍,决死生之分"。本文病例 1 虽为关节变形、不能行走,但却是从整体考虑,认为寒伤肾,肾主骨,肾主下焦,阴寒之邪深侵入肾而致筋挛骨痹、关节变形,故不是单治关节,而是从整体入手,以补肾散寒、养血祛风治其本,利湿活血、通利关节治其标,标本同治而取效。例 3 亦不是专从阑尾论治,而是从中医理论考虑,认为肠者畅也,大小肠属于六腑,六腑以通为用,六腑不通、肠道壅郁,蕴结化热,不能通畅传导,壅结成痈,故而采用用通下法以畅其壅滞,凉血解毒以散其痈结,病现于局部,治则在全身,故很快痊愈。例 2 为偏头痛,治疗时并未头痛医头,而是从肝论治,以养阴柔肝,镇潜肝阳,活血熄风法而治愈。例 5 虽然也是偏头痛则治法是以祛风调肝,通便润肠而取效。寓有上病下取的精神。主要是从整体考虑,所以两个偏头痛,用了两种不同的治法,却都取得良好效果。例 4 为发热久久不退之证,而并未专想退热,却是从整体考虑诊为是邪据少阳经,而治以和解少阳,化湿清热之法而愈。总之,整个中医理论中,都贯穿着整体观念,在学习与运用辨证论治时,时时注意到这一点,能够提高辨证论治的水平。

(2)动变制化思想:中医学运用阴阳五行、五运六气等学说,认为天地间一切物质都在不停地运动变化。人体的生命现象也是在一刻不停地运动变化着,在内外环境的相互影响下,生理病理的斗争也在时刻进行变化。如《黄帝内经素问·六微旨大论篇》中说:"夫物之生从于化,物之极由乎变,变化之相薄,成败之所由也"。又说:"成败倚伏生乎动,动而不已,则变作矣"。又说:"故非出入,则无以生长壮老已;非升降,则无以生长化收藏。是以升降出入,无器不有。……故无不出入,无不升降。化有大小,期有远近,四者之有,而贵常守,反常则灾害至矣"。同书"天元正纪大论篇"中也说："动静相召，上下相临，阴阳相错，而变由生也"。这种古代哲学的自然观，是符合辩证唯物主义思想的。例如恩格斯就曾指出："没有任何东西是不动的和不变的，而是一切都在运动、变化、产生和消失。"在人体内部，也是每一瞬间都处在自行产生与自行解决的矛盾运动之中。中医理论认为这些运动又只有在互相制约、互相协调中，才能保持正常的变化，维持动态的平衡。正如《内经》指出"亢则害，承乃制"，"阴平阳秘，精神乃治"。笔者把这种不断运动变化的思想，称之为"动变制化"思想。基于这种动变制化思想，故在辨证时强调注意病证的转化。例如伤寒太阳病可以传入少阳或阳明，也可以转化为少阴或太阴……；温病的卫分证可以传化为气分证；营分证，也可以由营转气，也有的很快即可逆传心包等等。在论治时，也是从这种思想出发而主张．"见肝之病，知肝传脾，当先实脾"；"伤寒一日，太阳受之，脉若静者，为不传；颇欲吐，若躁烦，脉数急者，为传也"；"服柴胡汤已，渴者，属阳明，以法治之"等等。认为病证是在不断地运动变化着的。故主张"阳病治阴，阴病治阳"；"虚者补其母，实者泻其子"；"诸寒之而热者取之阴，热之而寒者取之阳"；"壮水之主，以制阳光，益火之源，以消阴翳"；"谨守病机，各司其属，有者求之，无者求之，盛者责之，虚者责之，必先五胜，疏其血气，令其调达，而致和平"等等。本文例3初诊时邪正斗争烈，腹痛、便秘、呕吐，故急投以攻下推荡、消除壅塞之剂。第二诊时诸证已转缓和，大便已畅，腹痛已减，故将大黄、元明粉的用量减轻。最后一诊，腹已不痛，诸症均近于消除，故完全去掉了元明粉这种咸寒泻下之品。例1之病，由于其为慢性病，病程较长，证候变化较慢，故在治疗上也根据这些特点而以守方为主，适当给予随证变化而取效。总之，学习与运用辨证论治，要随时注意到中医理论中的"动变制化"思想。

（3）从化理论：中医学不但十分重视疾病的动态变化，而且十分注意疾病的性质变化，在长期密切观察疾病性质变化时，而认识到不但病邪不同可以引起不同的疾病，即使病邪相同也有时可以出现不同的疾病，通过长期实践而总结出从化规律：病邪虽同，从化各异，从阳化热，从阴化寒。譬如有三个人身体健康状况相同，在同样条件下受了寒、得了病。一个人表现为头项强痛，恶寒发热，身痛无汗，气闷微喘，脉象浮紧等症而属于伤寒病的太阳表实证。另一个人表现为畏寒怕冷，不发热，腹满而吐，食不下，腹部阵阵作痛，大便稀泄，口不渴，脉象沉等症而属于伤寒病的太阴里寒证。第三个人初起时微恶风寒，很快即发热而渴，头痛，无汗，微咳，脉象浮数等症而属于温病的风温卫分证。为什么同是受了"寒"邪，而得病却不同呢？中医认为这是由于寒邪侵入之后，随着每个人当时体内阴阳虚实不同而"从化各异"。一般规律是"从阳化热，从阴化寒"。上述的第三个人，是阳性体质或当时体内已有积热，故"从阳化热"而形成了温病。第二个人为阴性体质或当时体内已伏有寒邪，故"从阴化寒"而形成了伤寒病的里寒证。第一个人则身体素壮，寒邪自外侵入，人体的卫外之气立即在机体皮表之分与寒邪抗争而形成伤寒病的太阳表实证。这仅是举寒邪为例，其余的各种病邪均有"从化各异"的情况，不多赘述。病邪不但在发病时可以从化各异，即使在疾病的发展变化过程中，也可以发生从化各异的情况。例如伤寒病的少阴证中就有寒化证的附子汤证、四逆汤证等，热化证的猪苓汤、黄连阿胶鸡子黄汤证等等的不同。厥阴证中也有厥热进退、阴阳胜复的变化等等。温病、杂病中也有这类情况，均为病邪随着当时机体内外的不同条件而"从化"不同的。正如《医宗金鉴》中说："六经发病尽伤寒，气同病异岂期然。推其形脏原非一，因从类化故多端。明诸水火相胜义，化寒化热理何难，漫言变化千般状，不外阴阳表里间"。从以上例子说明中医学很重视由于各人体质和反应性不同，而使疾病过程产生了千差万别的不同情况，故在辨证论治时必须注意到病邪对人体的损害与抗损害斗争中的不同内容及人体在一定条件下如何自己运动的规律中去辨别疾病的证候，预见疾病发展的趋势，从而帮助和调动人体内部的抗损害因素和机能而战胜疾病。本文例4，就是从舌苔厚腻而黄、脉滑、热多寒少等症中知是湿从热化。湿性粘腻，不易速已（愈），故治疗时，结合了化湿之法，在药方中加入了草果、佩兰、青蒿、草蔻、藿香等芳化之品，这就与单纯和解少阳有所不同了，故很快即取得极为满意的效果。例2为阴虚肝旺之证，阴虚与阳旺，互为影响，形成恶性循环，如不解决这一环节则头痛难愈，故采用了养阴柔肝为主的治法而头痛得到治愈。总之，中医很重视从人体内部找出其差异、变化而深入地把握病情发展转化。故在学习与运用辨证论治时，应随时结合从化学说加以分析考虑，则会对提高辨证论治水平，有很大帮助。

（4）循症求因，治病求本：中医学经过数千年的无数实践在整体观念的指导下，总结了一套通过病人症状去进一步探究人体全身变化情况的方法，后人称此为"循症求因"，而把症与因统一起来。例如"风"的症状是善行数变，痒，抽搐，掉眩，游走，常与肝有关，脉弦等；"湿"的症状是病体沉重，缠绵难愈，水肿，流水，胸闷纳呆，身热不易速退，舌苔厚腻，脉滑，常与脾有关等等。医生就可以根据这些病因症状统一的规律去"循症求因"，从分析局部病变的相互关系和症状的特点而去从整体上认识疾病的本质。本文例4，就是从定时寒热而知为邪在少阳，从舌苔厚腻、脉滑、身热缠绵难愈而知为湿热之邪而采用和解少阳、化湿清热之法，取得良好的效果。例1则从其踝、膝关节肿痛较重，骨质有变形，故知病在肾经。寒性凝涩，主疼痛，如《内经》"痹论篇"中说："寒气盛者为痛痹"。根据这些特点而知为寒邪入骨、经络痹阻、渐致筋挛骨痹、关节变形之证，肾主骨，从补肾祛寒入

辨证论治心鉴

手而得到满意的效果。总之，学习与运用辨证论治要注意"循症求因"，不要"头痛医头，脚痛医脚"，搞"对症治疗"。

在"循症求因"的同时，还要注意"治病必求于本"。明代医家李念莪在《内经知要》中对本句的注解说："人之疾病，虽非一端，然而或属虚，或属实，或属寒，或属热，或在气，或在血，或在脏，或在腑，皆不外于阴阳。故知病变无穷，而阴阳为之本"。又说："洞察阴阳，直穷病本，庶堪司命"。可见中医把人体各种结构和功能，概括成相互制约、相互促进、对立而统一的阴阳两个方面，认为阴阳在互相消长的运动中保持动态平衡。机体才能进行正常的生命活动，如果阴阳失调，就会发生疾病。因此，中医治病的根本目的，主要是调整人体阴阳的偏盛偏衰，促成"阴平阳秘"以恢复和保持阴阳的动态平衡。所以在治病法则的总体上，古代医学家非常强调着眼于调整阴阳这个根本。如《黄帝内经素问·阴阳应象大论篇》中说："审其阴阳，以别柔刚，阳病治阴，阴病治阳，定其血气，各守其乡"；唐代王冰说："益火之源，以消阴翳；壮水之主，以制阳光"；明代张景岳说："阴根于阳，阳根于阴，凡病有不可正治者，当从阳以引阴，从阴以引阳，各求其属而衰之"。本文例2的治法，即以养肝阴潜肝阳为主，又兼以活血熄风而收效。例4则以和解少阳为主，兼清化湿热而取得满意效果。例3则为阳盛化热之证，故投以泻热祛壅之剂。例1为肾阳虚而阴寒盛之证，故治以温补肾阳，祛寒活络之法而取效。总之，学习与运用辨证论治。必须注意到"治病必求于本"这个最根本的思想。

（5）治养结合　中医对于疾病，不但注意进行积极的整体治疗，并且十分注意对身体的调养。正如《黄帝内经素问·五常政大论篇》说："大毒治病，十去其六，常毒治病，十去其七，小毒治病，十去其八，无毒治病，十去其九，谷肉果菜，食养尽之，无使过之，伤其正也。"又说："必先岁气，毋伐天和"。又说："药以祛之，食以随之。"

同书"脏气法时论篇"说："毒药攻邪，五谷为养，五果为助，五畜为益，五菜为充，气味合而服之，以补精益气"。主张服药与饮食要配合得当，"气味合而服之"，以达补精益气、强身却病之效。指出病已初愈，尚有未尽之邪者，当以饮食养正而余邪自可去尽，若服药太过，则恐伤正气。基于这种思想，中医常常把饮食宜忌，随时嘱告病家，使其治养结合，令病速愈。前人对此积累了丰富的宝贵经验，并写成了不少专书，如《食疗本草》、《饮膳正要》、《随息居饮食谱》、《食鉴本草》等等，均可供医家临床参考，这也是中医的一大特点。本文例4即嘱其勿食黏腻助湿之品，如年糕、元宵、元鱼、鸭、肥肉、奶油、脂油等等，宜吃清淡饮食。例3则不能服辛辣助火之物，如辣椒、胡椒面、生蒜、生葱、牛羊肉等。例2则不宜服用助阳动风、助肝火之品，如鸡肉、鸡汤、羊肉、牛肉、辣椒、生蒜、生韭菜等等。例4则嘱其配合食用补肾、助肾阳、助热祛寒之物。如山药、干姜、红糖、狗肉、羊肉、牛肉、肉桂皮、小茴香、枸杞子、胡桃、鹿肉、韭菜花等，在下肢、关节处也要注意保暖，劳动、锻炼都要适度等等。俗话所说三分吃药七分养，即体现着治养结合的精神。总之，学习与运用辨证论治时，要注意到治养结合这一特点。

2. 关于辨证的几个问题

中医要想对疾病进行正确的治疗，就必须首先掌握正确的"辨证"方法，用以辨出疾病在目前的表现为何"证"，然后根据辨出的"证"，确定采用何种治法，再根据所订治法的要求，选用方药（以及其他治疗手段），随证变化，进行治疗。这种从整体观念出发，把"证"与"治"密切联系起来进行考虑的思维方法，就叫做辨证论治。这是中医学术的最大特点，由它构成了一种独特的医疗体系。"辨证"与"论治"是密切联系在一起、不能截然分开的，现在为了便于叙述，暂把有关辨证与论治的一些问题分开来谈谈。

（1）什么是"证"？"证"是从整体观念出发，把通过用望、闻、问、切四诊方法得来的各种材料，进行综合分析，运用八纲辨证、六经辨证、脏腑辨证、经络辨证、病因辨证、卫气营血辨证等各种理论和方法，结合病人的具体情况并联系客观条件等各种有关因素，对疾病进行"去粗取精、去伪存真、由此及彼、由表及里"的分析、归纳、推理、判断工作，进而作出对目前疾病一定阶段综合反应的认识——证。可以说"证"的确定过程，也就是对疾病的认识过程，从感性走上了理性的认识。所以"证"就不是一堆现象的罗列，而是对疾病的各种内部矛盾有了认识，对疾病现阶段邪正斗争情况进行了分析归纳而得出来的判断结果，从而形成了各种"证"的概念。"概念这种东西已经不是事物的现象，不是事物的各个片面，不是它们的外部联系，而是抓着了事物的本质，事物的全体，事物的内部联系了。慨念同感觉，不但是数量上的差别，而且有了性质上的差别。"（《实践论》）所以也可以说"证"是"论治"的前提、"论治"的依据。并且还可以通过对"证"的认识和对其变化规律的观察，进一步总结出具有多种"证"候变化规律及不同特点的"病"来。例如本文例 1 诊为寒邪深侵肾经而致骨痹筋挛的尴瘅，例 2 为阴虚肝旺、肝风上扰之证，例 3 为肠痈病初起气血壅瘀肠中蕴而化热之证，例 4 为湿热之邪据于少阳之证。这就已经不是关节疼痛、不能行走，偏头痛、性情急躁、头面阵痛．右下腹疼痛、恶心呕吐，高热不退、下午加重，食欲不振，胸闷苔腻以及脉象弦、滑、沉、数等等症状的堆积、罗列了，而是要根据"证"来进行"论治"。

（2）证、症、病的异同：知道了"证"是什么，则已经解决了主要问题。但是还应注意区分"证"与"症"和"病"的不同。有的学者提出症字与证字可以通用，其根据是古代无"症"字，只有"证"字，所以认为无须区别。这对单从一个字的考证来说是对的，我也同意。但是事物是发展的，古代没有的字现代有了，现在大家已经习惯地把"症"字指症状而言，所以我认为在医学领域里如把"症、证、病"赋以明确的含义，并逐渐地统一起来，对观察、研究疾病，对医学理论的探讨都是有利的。兹谈点个人看法，仅供参考。

证：前面已经谈过什么是证，故不再赘述。也有时把证称为"证候"，这与"症状"是不同的。

症："症"指"症状"而言。症状是人体因患病而表现出来的异常状态。一般来说，有自觉的症状和他觉的症状。自觉症状如头痛、恶寒、咳嗽、发热、腹痛、泻肚、胸闷、腹满、眩晕、目花等等。他觉症状如身热炙手、四肢厥冷、腹部压痛、目黄、目赤、口臭、舌苔黄腻、腹胀、脉弦、脉数、无脉等等。这两种症状常同时存在，有的也不能截然分开，例如腹胀、高热、腹中积块等，既是自觉的又是他觉的。总之，这些在疾病过程中表现出来的种种异常状态和不适都统称为"症状"。

病："病"是指包括一群症状，具有一定的特点，有自己的变化规律，包含有各种不同阶段的不同证的不健康状况而言。中医把这种状况总称之为"病"。例如伤寒病、温热病、疟病、痢疾、中风、霍乱等等。再举例如下：

中医独立诊治时

（以伤寒为例）

症：头痛项强，恶寒发热，自汗出，脉浮缓

证：太阳表虚证。治法；调和营卫。方药：桂枝汤加减

病：伤寒

中医诊治西医诊断的疾病时

（以急性菌痢为例）

症：腹痛，泄肚，里急后重，大便带脓血，血多脓少，身热身重，口干不欲多饮，舌苔黄厚腻，脉象滑数

证：中焦湿热积滞证。治法：清热利湿导滞。方药：芍药汤加减

病：痢疾（湿热痢）

从以上举例可以看出其中心思想是"证",有了证才能立法、选方、用药。但是,证的确定,需要根据对许多症状的分析归纳。再进一步分析,如果证是属于某病的,则对证的认识和处理以及转化趋势的分析等,就更深刻、更有规律可循。例如病例4,通过对症状的分析,诊为伤寒病,少阳证,因挟有湿邪化热,故久久难愈。根据伤寒病的病变规律,少阳证也可转化为阳明证。本例已出现热多寒少(阳明证是只热不寒)、汗出、大便干燥、舌苔厚等症状,说明已有向阳明转化之机,故在治疗时除用柴胡桂枝汤和解外,又加入白虎汤兼清欲转阳明之热,既能清热又能防止其转化,同时据证结合了化湿浊之品,进行治疗。第二诊时已无自汗出,故去掉桂枝汤,第三诊热邪已除,故去掉白虎汤,仍以小柴胡汤为主加芳化之品调理而愈。所以说症、证、病,都是人体不健康状态的反映,既互相联系着,又是有区别的。学习与运用辨证论治时,应注意区别。

(3)辨出主证和主证的特性:辨证的首要目的是要在纷繁的症状中,找出主证,并辨出它的特性。中医学认为在疾病的发生发展过程中,人体的阴阳、气血、脏腑、经络等与病邪作斗争所表现出来的各种证候,其发展变化是不均衡的,其中必然有起主要作用的证候,中医称这种起主要作用的证候为"主证"。辨出主证的方法,可参阅"什么是证"一节的有关部分,兹不赘述。找出了主证,就可以进行治疗,但还不能十分准确地给予恰当的治疗,所以辨出主证后,还要辨出主证的特性。举例来说,如果我们辨出"肝脾不和"为主证,治以调和肝脾之法,虽然也可以,但是还要进一步分辨它是因肝旺引起的呢?还是由脾虚引起的?如果是因肝旺、肝气横逆而克制脾胃所致,那么治法应是抑肝扶脾,甚至只用抑肝法就可以了。反之,如果是由于脾胃虚弱,肝乘脾虚之机来克伐脾胃,那么,治法就应是扶脾抑肝了。所以笼统地用调和肝脾法就不会取得理想的效果。再从本文的例1来看,风寒湿三气杂至，致气血痹阻，经络不通畅，关节失荣而变形是为主证，可以用祛风湿、通经络、利关节之法去治。如果是这样治法，效果就不会太好。因为只辨出了主证，并没有找出主证的特性。这个病例主证的特性是肾阳虚，寒邪（及风、湿）深侵入肾，肾主骨，寒邪入骨而致骨质变形，筋骨失去正常功能而关节变形疼痛不能行走。所以其治法必须突出补肾祛寒，并选用能入骨的药物加入方剂中，才能取得理想的效果。例2则以肝阳亢盛、肝风上扰为主证，如果只用平肝熄风的治法，效果就会不理想，因为没有辨出这一主证的特性。这个病人年龄较大，风阳之邪，久久不解就会入血、伤阴，肝阴越虚，肝阳就会越旺。所以采用了养阴柔肝，活血熄风的治法，而取得了良好效果。由此可见，辨证时，不但要辨出主证，还必须辨出主证的特性，才能进行正确的治疗。当然，主症和主症的特性，也会因各种情况的变化而变化，但是在辨证论治时要始终注意随时辨出主证的主证的特性，是非常重要的，这是提高疗效，治愈疾病的关键所在。

（4）照顾兼症：在疾病发生发展的过程中，会有许多不同的证候同时存在，在这些证候中，有主证，有兼证。诊治疾病时，当然是首先要抓住主证，辨出主证的特性，加以解决。一般说主证解决了，兼证则可随之解决。但是，有的兼证如不解决，则会反过来影响主证的发展变化。如例4既用小柴胡汤加草果、槟榔，和解少阳、芳化湿浊，以解决寒湿化热邪据少阳这一主症。但同时还加用桂枝汤以解决其自汗恶风，营卫失调的兼证；又加入白虎汤以解决热多寒少、大便干燥等（有转阳明之势）兼证。这样主证、兼证，统筹兼顾，才取得了满意的效果。当然，要注意做到有重点地统筹兼顾，而不要蜻蜓点水、面面俱到，致使立法无主次，用药东拼西凑，杂乱无章，这样，就不会取得良好的治疗效果。

（5）注意证的转化与真假：在辨证时除了注意辨出主证的主证的

特性外，还要注意证的转化与真假。中医从"动变制化"思想出发，认为疾病的证候是在不停地变化着，不要认为虚证就永远是虚证，实证永远是实证，而是要随时注意它的变化。例如高热神昏的阳盛热证，在一定条件下，可以转化为四肢厥冷、体温急剧下降、冷汗淋漓、失神不语的阳脱阴盛的虚寒证。反之，阴寒之证，在一定条件下，也可以转化为阳热之证。因此，还要注意分辨真寒假热、真热假寒等证。一般说，老年病人或久病、重病患者，如出现发热不宁，口干不欲饮，面红如妆，足膝冰冷，心烦而欲盖衣被，且能安卧，脉象沉细而弱等症状，为真寒假热证。反之，如病人出现神昏，四肢逆冷，有时怕冷而不欲盖衣被，胸腹及腋窝高热而四肢冰冷，口渴能饮凉水，烦躁，不能安卧，脉象虽沉小但重按有力等症状，则为真热假寒证。另外，还要注意到"大实见赢状，至虚有盛候"的情况。例如体壮的病人出现倦怠喜卧，食欲不振，头昏少神，肢体乏力，舌苔黄厚，大便干秘，脉象实大有力等症，此为真实假虚证。儿童易见此证，小孩本来每日到处玩耍，喜欢吃东西，很有精神，如果因不注意节食而伤食停滞，则可出现不喜玩耍，喜卧懒动，食欲不振，头昏倦怠，精神不好，脉象沉滑有力等症。这些倦怠、无精神、喜卧等症，并不是虚证而是真实证中出现的假虚症状。反之，老年人或久病、重病之人，如突然出现神志十分活跃，言语格外清楚，声音亦较前清亮，本来不能坐起的病人，突然能坐起，活动有力，过去已记不清的事，忽然全部说得很清楚，脉象虚、弱、微、散，似有似无。这种情况，俗语称之为"回光返照"，为元神虚极欲脱、真虚假实之证，是极其危险的证候。应赶紧抢救，或可救于万一。不可不知。

3. 关于论治的几个问题

论治是与辨证密切联系在一起的，论治要以证为前提，与辨证不能分开。今为了便于叙述，暂且分开来谈几点有关论治的问题。

（1）"治"为什么要"论"？"不同质的矛盾，只有用不同质的方法才能解决"（《矛盾论》）。中医的"论治"，也就是针对辨出来的这些不同质的证，经过考虑研究而确定不同质的治法，去治愈诸病证。因为治疗法则的确定，既要根据不同的"证"去考究，同时又要因人、因时、因地制宜，选方、用药都须合适，所以就必须运用中医理论深入细致地研讨研讨、考虑考虑、议论议论，因而就叫做"论治"。例如辨证为阳明腑实证，须用下法治疗。但是，不但下法中有急下、缓下、温下、清下、润下、宣肺通肠、增液推舟、调胃通腑、养血通幽等等的不同，而且还要根据病人体质的强弱，居处的南方北方，季节的春夏秋冬，性别的男女，年龄的老幼，体形的胖瘦等等不同因素以及选方的大小，用药的轻重等去作详细的考虑研究。不仅如此，还要根据辨证的要求，有的先治标后治本，有的先治本后治标，有的标本同治，有的则要上病下取，有的下病治上，有的则需阳病治阴，有的则需阴病治阳，有的以攻为补，有的要以补为攻，有的攻补兼施，有的苦寒直折，有的甘寒育阴，有的则要引火归元等等。非常细致复杂，必须经过深入探究，详细考虑，才能确定出准确的治疗法则和方药。这就是在治疗时必须要进行"论治"的道理。例如例3为肠痈病、气血壅瘀、蕴而化热之证，根据主证的特性为肠中壅瘀的实热证，结合年纪为青年、地处河南，虽已到12月，但比北方暖和等情况考虑，而采用了苦寒咸寒，通肠去壅，活血化瘀、清热解毒同用的急下法而取得了满意效果。反之，如果同是肠痈病的患者，或年龄大，或地处大西北，或为女病人……则治法与用药都要根据不同情况而作不同的调整。可见"论治"是非常重要的。

（2）"论治"的两大步骤：论治可分为两大步骤进行。第一是立法，第二是选方、用药。

①先谈立法：立法是辨证论治中很关键的一环，立法的正确与否，直接关系到治疗。立法时首先是根据辨证的要求确定治疗原则，简称

"治则"，也叫治疗大法。治则好象含有作战时"战略"的意思。《黄帝内经素问》中关于治则的记载很多，例如："寒者热之，热者寒之，温者清之，清者温之，散者收之，抑者散之，燥者润之，急者缓之，坚者软之，脆者坚之，衰者补之，强者泻之"，"微者逆之，甚则从之，坚者削之，客者除之，劳者温之，结者散之，留者攻之，燥者濡之，……损者益之，逸者行之，惊者平之，""逆者正治，从者反治"，"热因寒用，寒因热用，塞因塞用，通因通用"，"诸寒之而热者取之阴，热之而寒者取之阳"，"从内之外者，调其内；从外之内者，治其外；从内之外而盛于外者，先调其内而后治其外；从外之内而盛于内者，先治其外而后调其内；中外不相及，则治主病"，"气反者，病在上，取之下；病在下，取之上；病在中，旁取之"，"木郁达之，火郁发之，土郁夺之，金郁泄之，水郁折之"，"大积大聚，其可犯也，衰其大半而止，过者死"，"小大不利治其标，小大利治其本。病发而有余，本而标之，先治其标，后治其标。病发而不足，标而本之，先治其标，后治其本"，"因其轻而扬之，因其重而减之，因其衰而彰之。形不足者，温之以气；精不足者，补之以味"等等。后人把常用的治则归纳为汗、吐、下、和、温、清、补、消八种治疗大法，简称"治病八法"。但是，在确定了治则之后，才只完成了第一大步骤中的第一阶段。因为这才只是考虑出了治疗原则，也可说是才有了治疗的大方向，还需要进入第二阶段——即根据治则的要求，制订出具体的"治法"。有了具体的"治法"，"立法"这一大步骤才算完成。治法比治则更细致、更具体故而治法也比治则多得多，也可以说多得没有确切的数字。例如汗法中有辛温发汗法、辛凉发汗法、滋阴发汗法、引吐发汗法、益气发汗法等，下法中有急下存阴法、咸寒润下法、增液通下法、宣肺通肠法等，不多赘述。治法似含有作战时"战术"的意思。所以说治法是治则的具体体现。但在理、法、方、药中的"法"字却包含着治则与治法的统一。

制订出治法后，论治的第一大步骤——立法就算完成了。

②选方、用药："论治"的第二大步骤就是根据立法的要求去选方、用药。严格说来这一步骤，也有两个阶段。第一阶段是选方，可在古代或近代的方剂中，选择符合本治法要求而且组织精妙、切中病情、疗效高的方剂作为基础，以备随证加减之用。如找不到合适的成方，就可以按照组织药方的原则去组织新的药方。这时则随之进入第二阶段——"用药"阶段。如果选用成方，则把方中每味药物加以分析，去掉那些对病情或机体不利的药物，再选择加入一些能使方剂更符合治法、更切合病情而能进一步提高疗效的药物。如果组织新方，则根据治法的要求，按照组织药方的原则，结合病人具体情况，去深思熟虑地选择药物、组织药方。在选方、用药时，可参考前人关于七方（大、小、缓、急、奇、偶、复）、十剂（宣、通、补、泻、轻、重、滑、涩、燥、湿）、君臣佐使（现称主辅佐使）以及四气、五味、十八反、十九畏、相须、相使等组方用药的原则。例如《黄帝内经素问·至真要大论篇》中说："君一臣二奇之制也；君二臣四，偶之制也；君二臣三，奇之制也；君二臣六，偶之制也""近者奇之，远者偶之，汗者不以奇，下者不以偶，补上治上制以缓，补下治下制以急，急则气味厚，缓则气味薄"，"近而奇偶，制小其月艮也。远而奇偶，制大其服也。大则数少，小则数多。多则九之，少则二之。奇之不去则偶之，是谓重方。偶之不去，则反佐以取之"等等。用药时还可适当结合近代科研成果，依照治法要求，灵活选用。总之，既要注意做到有法有方，又要注意随证加减，灵活运用。胸中要有全局，方药要有重点，既要针对主证，又要照顾兼证，圆机活法，存乎其人。如例1，其治则为"衰者补之，客者除之"的精神，具体治法是补肾祛寒，活血通络，壮筋骨，利关节。选方为桂枝芍药知母汤合虎骨散，但又随证加减了一些药物。例4的治则是"和法"、"清法"又佐以芳化。具体治法是和解少阳，化湿清热。

选方是柴胡桂枝汤合白虎汤，又随证加了一些芳化的药品。不一一例举。

"论治"的两大步骤，至此即告全部完成。当然，辨证论治不是一成不变的，而是随着证情变化而变化的。所以辨证论治不是一劳永逸的，经过第一次辨证论治后，证情如有变化，第二次仍须仔细地进行辨证论治。对于急性病，甚至上午、下午则可出现不同的证情变化而采用不同的治法。即使是慢性病，也要不断地进行进一步的辨证论治，以便步步深入，进而根治。千万不要把本来是根据客观需要而采取的"效不更方"四个字，变为主观、懒惰、不负责任的借口而每诊皆"效不更方"。

4. 学习与运用辨证论治应注意研读的一些书籍

中医书籍浩如烟海，读起来真有让人望洋兴叹之感。所以必须抓住重点，把主要书籍进行熟读、消化、吸收，并在实践中反复应用，才能得心应手，同时再旁采诸家之长，进一步提高诊治水平。对于在临床上已经独立工作了数年的医生来说，多看些前人及近人的医案，是有很大帮助的。医案是医家诊治疾病时的临证记录，也是辨证论治的具体体现。虽然有些写得比较简略，但都能体现出理论与实践的密切结合和理、法、方、药的种种灵活变化。例如华岫云在叶天士《临证指南医案》"凡例"中说："此案用何法，彼案另用何法，此法用何方，彼法另用何方，从其错综变化处，细心参玩。更将方中君臣佐使之药，合病源上细细体贴，其古方加减一二味处，尤宜理会，其辨证立法处，用朱笔圈出，则了如指掌矣。切勿草率看过，若但得其皮毛而不得其神髓，终无益也。"从此段文字，可以看出学习医案，对学习与运用辨证论治，会有很大启发和帮助。大家比较常看的医案如：《名医类案》、《薛氏医案按》、《柳选四家医案》、《临证指南医案》、《寓意草》、《吴鞠通医案》、《全国名医验案类编》、《清代名医验案精华》、《蒲辅周医案》、

《岳美中医案》、《黄文东医案》、《老中医医案医话选》等等，可以选择阅读。如果对中医理论、各家学说有了深厚的基础，读这些医案收获就较大，如华岫云说："然看此案，须文理清通之士，具虚心活泼灵机，曾将灵素及前贤诸书参究过一番者，方能领会此中意趣。"所以我认为欲学好辨证论治应熟读《素问灵枢汇纂约注》、《灵素集注节要》、《内经辑要》、《内难选释》之类的书籍，选其中一种熟读为主，如能进而读读全部的《黄帝内经》则更好。其次为《伤寒论》、《金匮要略》，可从读陈修园《伤寒论浅注》、《金匮要略浅注》入手。近些年各中医院校均有伤寒、金匮讲义，附有白话注释，可以选用。再如《温病条辨》、《温热经纬》以及《各家学说讲义》、《叶选医衡》、《濒湖脉学》、《中药方剂学讲义》、《中医诊断学讲义》、《本草备要》、《医方集解》一类的书籍均应研习。再结合个人专业，选读各专业书籍，通过对医案的学习、理解，逐步深入，不断提高。华岫云在《临证指南医案》中说："学者苟能默契其旨，大可砭时医庸俗肤浅呆板，偏执好奇，孟浪胆怯诸弊。"可见学习好的医案，确有很大帮助。今再摘录前人两段文字，以作为本文的结束。一段是关于书写医案的要求，一段是一个治验的医案，即现代所说的病历分析。现摘抄如下：

（1）《寓意草·与门人定议病式》："某年某月，某地某人，年纪若干。形之肥瘦长短若何；色之黑白枯润若何；声之清浊长短若何；人之形志苦乐若何。病始何日，初服何药，次后再服何药。某药稍效，某药不效。时下昼夜孰重，寒热孰多，饮食喜恶多寡，二便滑涩有无。脉之三部九候，何候独异。二十四脉中，何脉独见，何脉兼见。其症或内伤、或外感，或兼内外，或不内外。依经断为何病，其标本先后何在，汗吐下和寒温补泻何施。其药宜用七方中何方，十剂中何剂，五气中何气，五味中何味……——详明，务令纤毫不爽，起众信从，允为医门矜式，不必演文可也"（清·喻嘉言）。

（2）《卫生宝鉴》过汗亡阳治验（见《杂病广要》"中湿"）："中山王知府次子薛里，年十三岁，六月十三日，暴雨方过，池水泛溢，因而戏水，衣服尽湿，其母责之，至晚觉精神昏愦，怠惰嗜卧，次日，病头痛身热，腿脚沉重。一女医用和解散发之，闭户塞牖，覆以重衾，以致苦热不胜禁，遂发狂言，欲去其衾而不能得去，是夜汗至四更，湿透其衾，明日寻衣撮空。又以承气汤下之，下后语言渐不出，四肢不能收持，有时项强，手足瘛疭搐急而挛，目左视而白睛多，口唇肌肉蠕动，饮食减少，形体羸瘦。命予治之，具说前由。予详之，盖伤湿而失于过汗也。且人之元气，起于脐下肾间动气，周于身，通行百脉。今盛暑之时，大发其汗，汗多则亡阳，百脉行涩，故三焦之气不能上荣心肺，心火旺而肺气焦，况因惊恐内蓄，《内经》曰恐则气下，阳主声，阳既亡而声不出也。阳气者精则养神，柔则养筋。又曰夺血无汗，夺汗无血。今发汗过多，气血俱衰，筋无所养，其病为痉，则项强，手足瘛疭急而挛。目通于肝，肝者筋之合也，筋既燥而无润，故目左视而白睛多。肌肉者脾也，脾热则肌肉蠕动，故口唇蠕动，有时而作。经云肉痿者，得之湿地也。脾热者，肌肉不仁，发为肉痿。痿者痿弱无力运动，久而不仁。阳主于动，今气欲竭，热留于脾，故四肢不用。此伤湿过汗而成坏证明矣。当治时之热，益水之原救其逆，补上升生发之气。《黄帝针经》曰：上气不足，推而扬之。此之谓也。以人参益气汤治之。《内经》曰：热淫所胜，治以甘寒，以酸收之。人参、黄芪之甘温，补其不足之气而缓其急搐，故以为君。肾恶燥，急食辛以润之。生甘草甘微寒，黄柏苦辛寒，以救肾水而生津液，故以为臣。当归辛温和血脉，橘皮苦辛，白术苦甘，炙甘草甘温，益脾胃，进饮食。肺欲收，急食酸以收之。白芍药之酸微寒，以收耗散之气而补肺金，故以为佐。升麻、柴胡苦平，上升生发不足之气，故以为使。乃从阴引阳之谓也。

人参益气汤：黄芪五分，人参、黄柏（去皮）、升麻、柴胡、白芍药各三分，当归、白术、炙甘草各二分，陈皮三分，生甘草二分。

上十一味吹咀，都为一服，水二盏半，先浸两时辰，煎至一盏，去粗热服，早食后、午食前各一服投之。三日后语声渐出，少能行步，四肢柔和，食饮渐进，至秋而愈"（元·罗天益）。

通过以上例子，笔者认为如果我们好好学习前人这种认真负责、一丝不苟、究理探原、全面考虑的治学精神，再结合近代的研究成果及有关内容，随证参悟，分析归纳，深入钻研，定会使我们的辨证论治水平日益提高。

望、闻、问、切
在辨证论治中的重要意义

在临床上进行辨证论治，必须能够熟练、准确地运用"四诊"（望、闻、问、切）的方法，深入了解病情采集真正有用的资料，才能为辨证论治打下良好基础。所以临床医生首先要练好"四诊"这一基本功。现结合两个病例，谈几点个人体会，仅供参考。

一、病例介绍

例1：张某，女，67岁，1961年4月17日初诊。

主诉：下腹剧痛已10天。

问诊：10天来下腹部剧痛，下腹稍偏右处有1个大肿块疼痛拒按。曾于4月12日住入某医院。诊断为"卵巢囊肿蒂扭转"，需要手术治疗，病人拒绝手术而来本院诊治。

病人下腹部剧痛，有肿块，拒按，坐卧不安，不能安睡，饮食减少，饭后脘间闷胀，口干不能多饮，夜间五心烦热，大便干结。

望诊：病人呈急性痛苦病容，虽坐卧不安但又不敢自由转侧，神态疲惫，舌红苔白。

闻诊：微有呻吟，言语声低，气息较怯弱。

切诊：下腹部膨隆且胀，脐下稍偏右处有 1 肿块呈茄形，大如儿头，疼痛拒按，较硬，压痛（＋＋＋），腹肌紧张（＋＋），反跳痛（＋）。六脉均有弦象，以关、尺较为明显，稍数。体温 37.8℃。

辨证：观其疼痛以小腹为主，肿块波及右侧少腹，知病在肝、肾二经。但根据腹肌紧张中医称腹筋弦急，肝主筋，筋失和则急；《内经》曰："肝足厥阴……是动则病……丈夫㿉疝，妇人少腹肿，甚则嗌干……"，《金匮翼》说："妇人亦有疝气，凡血涸不月，少腹有块等皆是，要不离乎肝经为病"。可见，病以肝经为主。再据《证治汇补》："凡疝久成积，盘附脐之上下左右，为癥为瘕，作痛不已"的记载和病人腹痛来势如此急骤来看，本病属于癥瘕疝痛之疾。两手脉弦既主肝经病，又主疝瘕积聚腹中急痛，如《脉经》所说："诊妇人疝瘕积聚，脉弦者生"，四诊合参诊为癥瘕疝痛。

治法：腹中虽有拒按的肿块实邪，但病人已 60 多岁，病已 10 天，食睡不好，气怯声低，又兼长途劳累，是实中有虚之证。因此，在治疗上暂施以行气活血、调肝缓急之法，等疼痛减轻、正气渐复后，再给予消块除瘕之剂。

处方：乌药 12.5g，当归 12.5g，白芍 25g，吴萸 3.5g，炒川楝子 12.5g，荔枝核（打）9g，炒橘核 9g，胡芦巴 6g，炒小茴香 9g，青皮 6g，木香 4.5g，乳香 6g，没药 6g，元胡末 4.5g（分 2 次冲服），2 剂。

方义：本方用乌苓通气汤和茴香橘核丸加减而成。方中以乌药行腹部滞气、顺肾经逆气、行气治疝作为主药。当归、白芍养肝活血、舒筋缓急为辅药。橘核、小茴香、荔枝核、葫芦巴、木香温散肝、肾两经滞气，气行则血行；乳香、没药、元胡活瘀舒筋，消肿定痛，从而调整机体功能，增强治疗效果为佐药。吴萸、青皮主入肝经，疏肝开郁、理气破结为使药。川楝子舒筋行气为治疝要药，因其性苦寒，能清小肠、膀胱、肝、肾之热，故本方中既用为治疝痛之品，又作为预防温药致热的反佐药。

二诊（4月19日）：腹痛减轻，二便通畅，夜已能安睡1小时以上。腹壁已较柔软，瘕块的压痛也略有减轻，饮食仍不多，周身乏力，说话气怯。舌同前，脉略弦。化验检查：白细胞计数 19.7×10^9/L，中性粒细胞0.82，淋巴细胞0.16，嗜碱粒细胞0.02。仍守原法，前方去吴萸，加西洋参4.5g（另煎兑入）、炙黄芪9g以扶助正气，2剂。

三诊（4月24日）：服上方后，效果很好，故又按方服两剂才来就诊。现腹痛已全部消失，夜能安睡，食纳增加，精神已好，已能坐卧和扶杖行走，小便正常，大便又5日未行。腹部切诊：腹壁已柔软，下腹稍偏右处，可清楚地摸到1个肿块，约儿头大小，稍能移动，压痛（+）。切脉："六脉略数，稍带弦滑。舌苔白厚。化验检查：白细胞计数 9.2×10^9/L，中性粒细胞0.79，淋巴细胞0.20，嗜酸粒细胞0.01。在查尿常规时发现尿糖（++），再询问病史说素有糖尿病。仍从前方加减：人参6g，白术6g，茯苓6g，炙甘草4.5g，陈皮6g，川楝子9g，炒茴香6g，荔枝核9g，香附9g，炙黄芪12g，乳香3g，没药3g，瓜蒌19g（与元明粉1.5g捣拌），元胡末3.5g（分冲），2剂。

四诊（4月26日）、五诊（5月3日）：诸症减轻，大便已通，行动自如，饮食倍增，面色较前活润，但尿糖仍为（++）。上方去瓜蒌、元明粉，加知母、生石膏、黄芩、丹参、青皮，清气血之热，兼治中消。

六诊（5月8日）：已无自觉症状，面色润，精神佳。腹部切诊：

下腹部稍偏右处的肿块尚有苹果大小，行动坐卧已无疼痛，按之亦无明显压痛，切其脉两关尺仍略有弦象。舌苔薄白。据此改用扶正消积、攻补兼施之法，用丸剂常服。即在上方基础上去黄芪加三棱、莪术、桃仁、红花、槟榔、乌药、白芍、焦山楂、焦神曲、焦麦芽等，共为细末，制为水丸如绿豆大，每次服 3~6g，日服 2 次，温开水送下。

1961 年 9 月 19 日追访；面色润泽，行动如常人，能主持家务。尿糖已阴性。腹部切诊：脐下稍偏右处，尚能摸到 1 个小肿物如杏大小，嘱仍服所配丸药。

1962 年 5 月 17 日再追访：身体健康，尿糖仍为阴性，腹部肿块已全消。

例2：薛某某，女，67 岁。1969 年 12 月 12 日初诊。

主诉：咳喘不能平卧已半个月。

问诊：患咳喘病多年，近些天因寒冷而明显加重。经某医院检查，诊断为慢性支气管炎，肺气肿，肺心病，心功能不全Ⅱ~Ⅲ度。因治疗未见明显效果，故要求中医治疗。

现在咳喘明显，心慌、气短，不能平卧，夜难入睡，痰多、清稀易出，带白色泡沫，下肢浮肿。小便少，大便尚调，食纳减少，不欲饮水，脘间发堵、微痛，有时恶心呕逆。

望诊：面色黄白不泽，下眼睑微有浮肿，倚被而坐。痰如清水，带有白色泡沫。舌苔白而水滑。

闻诊：咳嗽频频，呼吸喘促，言语声低，且气短断续。

切诊：心下痞闷，不喜重按。两下肢浮肿，按之凹陷不起。六脉皆滑、数，两寸细滑带弦，右关滑，左关弦滑，两尺沉滑略弦。

辨证：根据面色黄白不泽，言语声低，天冷季节发病，知其阳气不足。年老阳虚，脾肺功能衰减，脾运不健，肺失肃降，寒湿不化，而生痰饮。饮邪上凌心肺，故咳喘、气促、心慌，不能平卧，夜难入睡。饮邪为患，故咯痰清稀、易出、量多，带白色泡沫。湿邪停滞，中焦不化，故脘堵、不欲饮水，舌苔白而水滑。湿邪下注，而致下肢水肿；再兼水饮凌心，胸阳不振，水饮射肺，肃降、布化之令难行，不能"通调水道，下输膀胱"，故小便减少而水肿日增。再据两寸脉象细滑带弦来看，知是水饮上凌心肺，关脉弦滑为水饮停滞不化，尺脉沉滑略弦，知下焦水饮停蓄而致下肢水肿。四诊合参，诊为痰饮上凌心肺。

治法：根据"急则治其标，缓则治其本"及"病痰饮者当以温药和之"的精神，拟以降气除痰、助阳化饮之法，标本兼治。

处方：炒苏子10g，炒莱菔子9g，制半夏10g，化橘红10g，炙甘草6g，茯苓15g，猪苓15g，桂枝8g，泽泻10g，珍珠母（先煎）30g，藿香10g，元胡9g。3剂。

方义：本方用三子养亲汤、二陈汤、五苓散加减变化而成。方中苏子降气利肺以消痰，半夏健脾燥湿以化痰为主药。莱菔子、橘红理气除痰；桂枝、茯苓温阳化饮为辅药。猪苓、泽泻配桂枝以化气利水而退肿；甘草配半夏、橘红、茯苓除痰化湿而健运中焦；藿香、元胡配莱菔子调中化滞而除满祛痛为佐药。珍珠母益心潜阳、镇怯安神为使药。因脘腹部发堵且微痛，故于五苓散中减去白术，三子养亲汤中减去白芥子而易以藿香、元胡。三方相合，各有侧重，相得益彰，共达降气除痰、助阳化饮，兼益心安神之功效，

12月15日复诊：服用上方后，咳喘明显减轻，痰亦明显减少，小便增多，浮肿已消，能平卧安睡，舌苔转薄，脉略滑而和缓，又服上方3剂，其女儿特来告知，说病人已愈，嘱其再进3剂，以巩固疗效。半月后追访，病未再作。

二、体会与意义

（1）望诊时要注意"形"、"神"、"色"、"舌"、"物"、"境"这

几点。"形"即形态、体位等。"神"即神志、神情等。"色"即面色、目色、斑、疹色等。"舌"即舌形（体）、舌质、舌苔等。"物"即排泄物，如痰、便、血、呕吐物等。"境"即病人所处的环境，如居住情况以及地处南方、北方等。如例 1 望诊"形"、"神"为急性痛苦病容，虽坐卧不安但又不敢自由转侧以及下腹部膨隆，据此可知其腹部疼痛是很剧烈的。再观其神态疲惫、气怯声低，即可断定病情比较严重。在"色"的方面，如例 2 有面色黄白不泽，可知年老、病重、体虚所致，结合寒冷季节易发病等，为诊断阳虚提供了根据。在"舌"的方面，例 1 舌质红，知其病已影响到血分，提醒可在处方时酌用当归、白芍等；苔白知病虽 10 日，但并未化热，为用温散药提供了佐证。在"物"的方面，例 2 痰色白、稀水状带泡沫，与望"形"结合知为寒痰水饮所致。从"境"的方面看，例 2 虽然患病是在冬季，但在北方，其居室升有炉火，室内温暖，故虽属阳虚痰饮，也不必使用大辛大热之品，只用苏子、半夏、橘红、藿香等辛温药物，再以桂枝助阳化气，即可取得效果。

（2）闻诊要注意"息"、"声"、"味"、"语"。"息"即指注意病人的呼吸气息如何，如气息的粗、细、微、弱，有无喘息等。"声"即声音，如说话、呼吸、咳嗽、呻吟等的声音如何。"味"应读为"味儿"，不是滋味的味，而是指气味儿。即要注意病人身上、口鼻、排泄物等有何特殊气味儿。"语"即言语，指应注意患者言语是否清楚，有无谵语、言语謇涩、语无伦次、自语及不能说话等情况。如例 1 气怯声低、有呻吟，而知其病情急重。例 2 气短而喘、言语声低，知其为虚证。

（3）问诊在四诊中占有非常重要的地位，我们在临床上应注意按照中医诊治特点围绕着主诉、现症、病史以及体质、生活史等，详细询问那些有助于进行辨证论治分析的内容。例如例 1 主诉是下腹剧痛，问诊时就要问喜按、拒按、有无癥瘕病块等；还应问口干是否喜饮水，有无夜间五心烦热，大便如何，饮食如何，饭后脘间是否胀闷等对辨别虚实寒热有关的资料。例2围绕其主诉通过问诊了解到痰清稀不黏、容易吐出，小便少，脘间堵闷，不欲饮水，时有恶心呕逆，寒冷季节容易发病等情况，这些都是辨证论治、选方用药时的有力依据。另外，除了根据中医特点进行问诊以外，也应该了解现代医学关于本病的诊断和治疗，以作为辨证论治的参考和探讨中西医结合的部分资料。例如例1诊断为"卵巢囊肿蒂扭转"，须手术治疗，如能内服中药治愈，则不但可给今后用非手术治疗积累经验，而且也可说明中医不但能治疗功能性疾病，对器质性疾病也有良好效果。

（4）切诊，"切"有用手摸的意思。学习切诊除要细心学习中医基础理论中关于切诊的各种内容外，笔者认为还要注意以下两大方面：一是"切头"、"切足"、"切腹"（即用手进行全身检查，包括叩、触、按、推等）；二是"切脉"。诊两手寸关尺时，要注意进行三部九候，每部要候到脉来50至以上。不可时间太短，既要合诊（如左脉如何，右脉如何，或六脉皆如何等）也要分诊（如左寸如何，左尺如何，左关如何，右关如何等等）。一般地说，在二十八脉中首先要熟练而准确地掌握其中最常见的，如浮、沉、迟、数、虚、弱、洪、濡、弦、滑、细、大、结、促、代等，其余脉象可在实践中逐步掌握。学习切诊要注意多实践，反复体会，才能做到成竹在胸、指下分明。另外，对每种脉象也要结合其他三诊作具体分析，不可孤立对待。如例2脉见"数"象而仍用温药治疗，即是分析到此"数"象是因为心肺受水饮所阻而致，并非热象。例1亦有稍数之脉，分析是因剧痛和坐卧不安等所致，故仍用温通之剂。还有一点，即对十分危重的病人，除了诊两手寸关尺外，还应诊趺阳、太谿脉。趺阳脉（在足背最高处）可候胃气，太溪脉（在足内踝后稍下）可候肾气。古人称此为根脉，此二脉绝者，则病危难治。前述病例在切诊方面也都为辨证论治提供了很有力的依据。

例如例1通过"切腹"，知下腹部有癥块如儿头大小，疼痛拒按，故考虑为气血不通的实证；部位偏在少腹，故又知与肝经有关；脉见弦象知病属肝经；关、尺弦甚则知下腹部剧痛。例2下肢浮肿，按之凹陷不易起，知水饮停蓄很重。

（5）切脉还要注意细审脉"神"：切脉是中医的特点，前人在切脉方面，确实积累了丰富的宝贵经验，这些经验对辨证论治有很大帮助。故医生除详细分辨浮、沉、迟、数、滑、涩、虚、实……诸脉象外，还要注意详细审候脉神。脉象是指脉来的形象、形体而言，脉神则是指脉象中的神气、气氛、神情而言。例如一个人虽体高个儿大，身体魁梧，但却精神萎靡不振，目无光彩。另一个人虽然身体不高，但目光炯炯，精神很好。这表明这两个人的精神状态，即神气不同。由此可以说明辨清了脉象，只是诊到了脉来的形象，再细细地体察到脉象的脉神，才能深入细致地观察、辨别疾病轻重进退的情况。所以古人在论诊脉时强调指出："脉贵有神"，"得神者昌，失神者亡"。关于脉神的诊察，可从两个方面去体会。一是指脉象之来，整齐不乱，大小均匀，劲中有柔，软而有根，秩然有序，悠扬和缓，与四时气候变化相应（如春弦、夏洪、秋毛、冬石）者，则可谓有神，也称做有胃气。例如孙光裕论辨脉时说："所谓神，滋生胃气之神也。于浮沉迟数之中，有一段冲和神气，不疾不徐，虽病无虞，以百病四时，皆以胃气为本是也，……凡脉不大不小，不长不短，不浮不沉，不涩不滑，应手中和，意思欣欣，难以名状者，为胃气。"（《脉学辑要》引）《辨证录》中也说："看脉须看有神无神，实是秘诀。而有神无神何以别之？无论浮沉迟数，涩滑大小之各脉，按指之下若有条理，先后秩然不乱者，此有神之至也。若按指而充然有力者，有神之次也。其余按指而微微鼓动者，亦谓有神。倘按之而散乱者，或有或无者，或来有力而去无力者，或轻按有而重按绝无者，或时而续时而断者，或欲续而不能，或欲接而不得，或沉细之中倏有依稀之状，或洪大之内忽有飘渺之形，皆是无神之脉。脉至无神，即为可畏。"

二是指脉象中神气、气氛的静躁而言。一般说，脉来时，神气躁动不宁者，为病情尚未稳定，还有继续传变、复发、再作之势，必须继续抓紧治疗。例如有的高热病人，体温由39℃多虽已降至36℃，但如脉神尚疾躁数急不静者，则常常于下午或次日仍发高热。如高热已退，诊其脉神亦宁静者，则很少再发热。汉代医家张仲景在《伤寒论》中也曾指出："伤寒一日，太阳受之，脉若静者为不传。颇欲吐，若躁烦，脉急数（躁而不静）者，为传也。"后世医家也常用"脉静身凉"来描述热病向愈的情况。可见细细诊察脉神，对疾病的诊断、治疗、预后、预防，均有重大的帮助。故临床医生必须在详辨脉象的同时，还要细察脉神的变化，才能更好地进行辨证论治。当然，脉神的体察与掌握必须长期实践才能逐步掌握准确。

（6）必须注意"四诊合参"：切脉虽然是中医学的一大特点，但只凭诊脉去进行辨证论治是不全面的。因为病情与脉象有相符者，也有不相符者。故临床时必须把用望、闻、问、切四诊方法得来的材料，互相参考，互相佐证，来详辨症候，才能辨证正确，只有辨证正确，才能订出正确的治法，选出正确的方药，迅速治愈疾病。正如明代医家张景岳所说："凡值疑似难明处，必须用四诊之法详问其病由，兼辨其声色，但于本末先后中，正之以理，斯得其真。若不察此而但谓一诊可凭，信手乱治，亦岂知脉症最多真假，见有不确，安能无误，且常诊者知之犹易，初诊者决之甚难，此四诊之所以不可忽也。故难经以切居四诊之末，其意深矣。"可见临症时必须是四诊互相印证，才能比较全面地辨认证候。前人把这种诊法称做"四诊合参"或"四诊互参"、"脉症互参"等等，这是辨证论治时所必须重视的。虽然在临床上诊治疾病时，也有时"舍症从脉"，但这往往是在特殊情况下，并且也是经过"四诊合参"以后才确定的。所以千万不要片面地强调"舍症从脉",以此作为借口而忽略"四诊合参"。

总之,学习四诊可以分开来学,但在临床运用时,一定要四诊互相参证、密切结合起来应用。这是在临床上进行辨证论治时所必须注意的。四诊是辨证论治的基本功,只有熟练地掌握四诊,并能准确地运用于临床,才能学好用好辨证论治,提高疗效。

中医理论与辨证论治

"辨证论治"在临床上的具体体现是"理"、"法"、"方"、"药",其中"理"占首要地位。"理"就是运用中医理论对用四诊得来的有关材料,进行分析归纳、辨认病证,进而为立"法"、处"方"、选"药"打好基础。所以分开来说,"理"是指中医理论而言,合起来说,则"理"又贯穿在立法、处方、选药三个方面之中,理、法、方、药不可截然分开。因此,必须深入学习和钻研中医理论,才能提高辨证论治的水平。兹结合五个病例谈几点个人体会。

一、验案报告

1. 夜间遗尿

楼某某,男,22岁,司机。初诊日期:1975年3月7日。

问诊:主诉夜间尿床已近20年。

20年来,每夜于睡眠之中遗尿,甚至1夜尿2次。自己为了不尿湿被褥而常睡在木板上。多年来,曾多次服用中西药品及用针灸等治疗,均未见效果。现在除每夜尿床 1~2 次外，并感腰部酸痛、怕风、喜暖。

望诊：发育一般，神志清楚。面色及舌质、舌苔均未见异常。

闻诊：言语清楚，呼吸正常。

切诊；头面、腹部、四肢未见异常。脉象左尺略沉，右尺较弱。神经系统检查无特殊发现，膝、跟腱反射存在、对称，肛门反射存在，臀部无感觉障碍。

辨证：尿液贮于膀胱，肾与膀胱相表里，肾司二便之开合，肾虚无权，则膀胱开合失司，故睡中尿自遗出。观其脉象左尺沉、右尺弱，再结合腰痛怕风、喜暖畏冷等症，诊为肾经虚寒、膀胱开合失司之证。

立法：温补肾阳，固摄下元。

处方：桂附地黄丸方合缩泉丸方加减：熟地黄 25g，桑螵蛸 12g，制附片 6g，紫肉桂 5g，淫羊藿 12g，益智仁 9g，乌药 12g，覆盆子 12g，川断 12g，锁阳 12g，桑寄生 30g，鸡内金 12g。

方解：本方以桂附地黄丸的熟地、附片、肉桂，温补肾阳；缩泉丸的桑螵蛸补肾缩尿为主药。淫羊藿温助肾阳，乌药、覆盆子温顺膀胱冷气，补肾缩小便为辅药。川断、益智仁、桑寄生、锁阳补肝肾、燥脾湿、壮筋骨、固下元为佐药。鸡内金入膀胱、止遗尿为使药。

二诊（3 月 31 日）：因故未能及时服药，上次所开药方，目前才服了 6 剂。遗尿次数有所减少，现每周尚有 1~2 次夜间尿床。腰部仍酸痛，舌、脉同前，仍投上方，嘱其可按方多服几剂。

三诊（7 月 3 日）：上方共服 48 剂，现已近 3 个月未尿床，腰痛已减轻，只有在阴天及负重时，才有一些痛感，过度劳累时，偶有夜间尿床。现在精神健旺，信心十足（过去其父母及本人因经过很多治疗，均未见效，故对治疗此病已无信心），现在病已近愈，全家均十分高兴。现已铺被而睡，睡眠已好，但有时多梦。胃亦较前舒适，饮食很好。舌尖微红，脉象略弦，左手较右手明显些。根据其多年受尿湿侵袭，故在上方基础上加白术、威灵仙以祛湿邪。处方如下：熟地黄25g，桑螵蛸12g，制附片6g，紫肉桂5g，淫羊藿12g，川断15g，覆盆子12g，乌药12g，锁阳12g，益智仁9g，桑寄生30g，鸡内金12g，白术6g，威灵仙9g，可服10~20剂。

1975年10月随访：上方又服10余剂，病即痊愈。身体健壮，正常上班，未再复发。

2. 咳血（支气管扩张?）

徐某某，男，41岁，干部。初诊日期：1968年6月14日。

问诊：主诉咳血已七八天。

10多年来即有咳嗽、吐痰，经几个医院治疗，均诊为支气管扩张。但未做过支气管造影。近七八天来，不但咳嗽、吐痰加重而且咳血。每晨痰中带血，每晚则大咳血1次，血色鲜红，每次咳血约半痰盂，有时甚至昏厥，虽经多次治疗，均未能止血，故来我院门诊就诊。

自咳血以来，每晚须到某医院急诊室过夜，每次大咳血须经注射安络血并静脉点滴注入脑垂体后叶素，咳吐一阵以后，出些虚汗，即能睡一觉。但次日晨起仍痰中带血，白天问题不大，到晚上仍大咳血如前，仍须住到急诊室注射脑垂体后叶素等药物，才能平安过夜。因此七八天来，每晚到某医院急诊室过夜。

现感身体酸软，口发麻木。饮食无味，大便偏干。

望诊：身体发育良好，营养正常。急性焦急病容，体态、活动自如。舌苔白厚浮黄。痰色黄白相兼。

闻诊：言语清楚，声音正常，咳嗽声音响亮。

切诊：头颈、胸腹未见异常。脉象左手弦数，右手寸部洪大而数，右关、尺弦数。

辨证：朱丹溪有"先痰嗽后见红，多是痰积热"之说，联系本患者素有咳嗽，近来咳血已七八天不止，咳血鲜红，痰带黄色，舌苔黄，大便干，咳声响亮，脉象弦数有力，知为热证、实证。每到晚上即大咳血，是热在血分之象，血热生火，火性炎上，上迫于肺，肺失清肃，肺热气逆，血随气上，血热妄行而致咳血。证之右手寸脉洪大而数，知确有肺热。四诊合参，诊为血热妄行，上溢迫肺，肺失肃降之证。

治法：凉血、清热、降气，佐以活瘀、止血。

处方：生地黄 13g，生大黄 6g，生石膏 47g（先下），炒黄芩 12g，黑山栀 9g，旋覆花 9g（布包），焦槟榔 12g，天冬 12g，茅根炭 15g，藕节炭 15g，白及 9g，荷叶炭 12g，当归炭 9g，红花 6g，丹皮 6g，牛膝 9g。水煎服 3 剂。

方解：本方以生地黄甘寒凉血，生大黄苦寒泻血分火热为主药。生石膏、炒黄芩、黑山栀，气血双清为辅药。旋覆花、焦槟榔降气，使痰火随气下降；天冬滋阴、清热、降火；藕节炭、荷叶炭、茅根炭、当归炭，群药止血以治其标；红花、丹皮祛瘀生新并防止血药产生瘀血，共为佐药。白及入肺祛瘀止血，兼能生肌收敛；牛膝入血分引上逆之血下行，为使药。

二诊（6 月 17 日）：上次诊后，当日即服了中药，晚上又去某医院急诊室过夜，但一夜未咳血，所以也未再注射止血药。此后，3 天来未再咳血，也未再去某医院急诊室过夜。现在只是有时痰中带些星状小血点儿。舌苔仍有浮黄，脉象尚有弦数之象，但右寸已不洪大。上药已收显效，故再守前方稍事加减。

上方生大黄加到 9g，黑山栀加到 12g，以加强清泻血热之力。去当归炭以免辛温助热。更加玄参 12g、麦冬 12g，以加强滋阴、凉血、降火之力，与生地、天冬相伍，不但凉血，并能补益咳血所伤之阴，不但祛邪并能扶正。再服 3~5 剂。

三诊（6 月 22 日）：上药服 3 剂，咳血已完全止住。又服 2 剂，精神体力明显好转，咳嗽亦明显减轻，已能上班参加一些工作。自觉病已痊愈，准备再服几剂药，出差去做一次外调工作，故要求除拿汤药外，再拿些丸药，以备途中服用。目前尚有些嗓子痛，舌苔渐化为薄白、已不黄，脉象尚较数。再拟凉血、清热、养阴法，处方如下：生地黄21g，玄参15g，天、麦冬各9g，生石膏60g（先下），知母9g，黄芩12g，黑山栀12g，板蓝根9g，桑皮9g，地骨皮9g，白及9g，藕节15g，赤芍9g，丹皮6g。3~5剂。

另：荷叶丸14丸，1日2次，每次1丸，温开水送服。服完汤药后，接服丸药。

1968年9月，随访：早已痊愈，上正常班工作，未再发生咳血。

3. 倒经（脑动、静脉血管畸型）

韦某，女，16岁。学生。北京某医院住院病人，会诊日期：1973年8月10日。

问诊：主诉头痛、鼻衄、昏迷（蛛网膜下腔出血），经抢救，病情稳定后，已2个多月，虽神志已清，但尚不能坐起，不能下床活动。

今年2月9日，因晨起突然头痛，意识不清而急诊入院，经腰椎穿刺检查脑脊液，诊断为蛛网膜下腔出血，原因待查，颅内血管畸形待除外。因对做脑血管造影检查有顾虑，住院54天，自觉症状消除后，于4月4日出院。

出院后一般尚好。5月底时因情绪兴奋，活动较多，休息较少，于6月1日即发热（37.5~38℃），在附近医院检查无特殊发现。6月2、3两日于午睡中出现头胀痛、呕吐，症状越来越重，6月4日即又来院急诊，经腰穿检查，诊断为"蛛网膜下腔出血复发"而第2次住院。

在住院期间，经2次脑血管造影，诊断为脑动静脉血管畸形（左颞顶枕部，右枕部）。又请脑外科医师会诊，认为"血管畸形为双侧性，部位深在，并已近中线及丘脑部，主要是大脑中动脉，手术危险性太大，可致严重的残废，尤其是影响到丘脑部位，这种情况不建议手术。

主要是预防，注意不要有引起血压波动的因素，以免再出血，但再出血的可能性还是存在的。将来也有癫痫的可能，或肢体不能运动的可能。"医生把这种严重的病情告诉了家属，家属要求中医会诊。

现在虽然神志已清，但尚不能坐起，吃饭须人喂，更不能下床，只能卧床。据其母云，这两次发病均在月经应潮而过期不来的情况下发生，过去也有在月经应潮时发生鼻衄的情况。这次发病时月经又2个月未来潮，自觉后脑部发凉，影响到颈项部发僵硬，脊背亦发凉，继之头痛（后头及头顶偏左侧处）、呕吐、鼻衄渐至昏迷而来院诊治。

望诊：面色青白，卧床不起，精神不振。舌质红，舌苔正常。

闻诊：言语清楚，但声音低。

切诊：左寸脉弱，余脉沉。其他未见异常。

辨证：后头部属足太阳膀胱经，足太阳与足少阴肾相表里，后头亦属督脉经，督脉与肾经亦相联，肾督又与冲、任二脉相关，《内经》中说："女子二七而天癸至，任脉通，太冲脉盛，月事以时下，故有子。"今患者月经不能按时而下，且头痛、呕吐、鼻衄，此乃冲任之气上逆，浊阴之气不降所致之倒经证。

治法：通经活血，佐益肝肾。

处方：当归12g，川芎9g，赤芍15g，生地15g，茜草12g，羌活3g，牛膝9g，桃仁9g，香附9g，红花6g，刘寄奴9g，白茅根24g。6剂。另：大黄蛰虫丸14丸，每次1丸，1日2次。

方解：本方以当归、川芎养血通经为主药。辅以赤芍、茜草、桃仁、红花活瘀行血，以助通经之力。又用生地配当归养肝肾以助化生精血，再合川芎、赤芍调冲任以通月事，更以牛膝引血下行以通经，香附行十二经之气兼入血分，以行气而活血，刘寄奴活瘀行血，白茅根凉血而止鼻衄为佐药。又以羌活入太阳、督脉二经，与牛膝合用一升一降而能升清降浊，用以为使药。诸药共成通经活血、养肝益肾之剂。更配用大黄䗪虫丸以搜剔推荡蓄瘀干结之血，祛瘀生新以通经。

二诊（8月17日）：服中药后，已能坐起，同病室的病友反映说，坐得很好，并且能下地站一会儿。月经尚未来潮。舌苔及舌质正常，脉象沉滑数。再加减前方。归尾12g，川芎9g，赤芍15g，桃仁9g，红花9g，牛膝15g，茜草30g，乌贼骨9g，酒大黄6g，苏木30g，泽兰12g，香附12g。6剂。另：大黄䗪虫丸12丸，服法同上次。

三诊（8月24日）：服上药后，次日月经即来潮。现在自觉症状已不明显。再加减前方。当归12g，川芎4.5g，白芍12g，生地12g，茜草6g，红花4.5g，桃仁6g，香附9g，白茅根15g，菖蒲6g，牛膝9g，枳壳9g，羌活4.5g。6剂。

四诊（8月31日）：月经来潮顺利，约7天结束，如正常时一样。无头痛、头晕，一般情况均良好。自25、26日已能下床行走3~6m。今日情况更好，能步行12~15m远，不感困难。神经系统检查无局灶征。

投8月10日方，嘱可长期服用。如果月经过期不来潮，则可服8月17日方。病人于9月1日出院。

9月18日患者继续找笔者诊治。近来有头晕，头两侧跳动感，睡眠欠佳，食欲不振，口流清涎，肠鸣腹泻。舌质红瘦少苔，脉象沉弦，治以活瘀行血，处方如下：当归9g，川芎9g，桃仁9g，红花9g，生熟地各15g，赤白芍各12g，生茅根30g，丹皮9g，牛膝12g，刘寄奴9g，香附9g，土炒白术9g。6剂。

9月28日再诊：诸症减轻，再加减上方。上方去刘寄奴、丹皮、牛膝，加生赭石24g（先煎），陈皮9g，益母草12g。6~10剂。

此后即以此方稍事加减，经常服用，约60剂。并加服大黄䗪虫丸约40~50丸。

12月4日：头痛、头部跳动感轻减，月经有时能按月来潮，有时虽未按月来，但赶紧服几剂汤药即来，面色转佳，舌脉均无明显异常。乃改配丸剂服用。丸药方如下：当归45g，川芎21g，生熟地各30g，赤芍30g，红花30g，桃仁30g，牛膝24g，黄芩30g，夏枯草30g，生芥穗24g，生大黄12g，香附30g，五灵脂30g，蒲黄30g，远志30g，白蒺藜30g。共为细末，另研入麝香3g，研和均匀，炼蜜为丸，每个重9g，1日2次，每次1~2丸，白开水送服。并嘱其每于月经应来前加服汤药数剂，大黄䗪虫丸6~10丸。

1974年11月8日：上方丸药已配过3次，近来功课较多，有时头痛，月经有时过期。近又月经该来未来。舌苔薄白，脉略滑。再开汤药加服。生石决明30g（先煎），生牡蛎30g（先煎），夏枯草12g，当归9g，川芎9g，菊花9g，蔓荆子9g，牛膝9g，泽兰9g，生大黄1.5g，红花9g. 桃仁9g，茜草12g，赤芍12g。大黄䗪虫丸10丸，服法同前。

1975年8月22日：现在能跟班学习，考试成绩亦可，丸药仍断续服用，面色光润，精神佳，发育亦可，惟用功太多时，头部即感不适。舌、脉均近平。再改汤药方，每感头部不适时即可加服几剂。蔓荆子9g，生石决明21g（先煎），当归12g，赤芍15g，红花9g，桃仁9g，川芎12g，熟地12g，香附9g，茜草30g，乌贼骨12g，牛膝12g，藁本3g。

此后的丸药方，有时加生石决明、玄参、蔓荆子、地骨皮、茜草，去熟地。麝香有时用1g，有时用1.2g，以用1.2g时为多。有时去菊花、玄参、生石决明等，随证稍事出入。

1976年5月10日：精神、面色均较前明显转佳，自觉症状已出现不多。再配丸药，麝香用量稍加重（1.8g）。

1976年10月25日：高中已毕业，学习顺利，头部症状已不明显，仍配丸药，间断服用。

1978年10月17日：已担任职工英文夜校辅导工作将近2年，一般情况好，只是工作累时，有些失眠，临时服几剂汤药即好。已4~5年未发过病，非常高兴。舌尖红，脉沉细。平时一般不服任何药物，也不发病。

1980 年 10 月追访：面色红润，人较前胖了，身长又有增加，精神活泼。工作已经转正，担任某厂技术科英文资科翻译工作。一直未复发头痛、头部跳动感、鼻衄等症，自服中药以后，7 年多来未发生过脑血管病，并且感到记忆力很好。

4. 小便失禁，牙痛

王某某，男，50 岁，干部。初诊日期：1961 年 4 月 4 日。

问诊：主诉小便失禁，左侧上下臼齿疼痛已 20 多天。

20 多天来小便失禁，尿频数，尿色清，无疼痛，有时尿床，有时尿裤。左侧上下臼齿疼痛，牙龈肿痛，咀嚼时牙感动摇，故只能吃软食。两腿发软。食纳尚可，口渴能饮。自昨天发现足跗浮肿。曾多次服用石膏、黄连、黄芩、牛黄解毒丸等清热泻火之剂，均未见效。

望诊：发育正常，神情有些紧张、急躁。左侧臼齿处牙龈肿胀，不甚红。舌苔薄白、根部厚腻。

闻诊：言语、声音均正常。

切诊：右手脉象弦细数，左手虚数，两尺脉按之无力。

辨证：肾主蛰，为封藏之本，司二便之启闭。小便失禁，两腿发软，两尺脉重按无力，知为肾虚。肾主骨，齿乃骨之余，肾水不足，虚火上浮，则发为齿痛。肾主水，肾虚不能温化水湿，水湿下注则可致足跗浮肿。四诊合参，诊断为肾虚不能摄固下元，虚火上浮所致之遗尿、牙痛之证。

处方：生熟地各 9g，怀山药 12g，山萸肉 9g，益智仁 9g，桑螵蛸 9g，覆盆子 9g，金樱肉 6g，煅龙骨 12g（先煎），乌药 6g，五味子 3g，泽泻 6g，盐知柏各 5g，紫油肉桂 3g。3 剂，水煎服。

方解：本方宗知柏地黄丸、缩泉丸、都气丸等方剂的精神加减化裁而成。以生熟地滋阴补肾为主药。配以山萸补肾涩精、止尿频；山药强肾固精、益脾；五味子酸收补肾、止遗泄为辅药。更以桑螵蛸、益智仁、乌药、覆盆子、金樱子、龙骨，补肾收摄、缩尿止遗，泽泻渗泻肾湿。利湿消肿；知母、黄柏坚肾清热，并防温性诸药生热为佐药。紫油桂引火归元为使药。共成补肾固摄、引火归元之剂。

二诊（5月10日）：上药服用2剂时，即显出特效。小便能自主控制，牙亦肿消痛止，并且能吃硬物，牙齿不感动摇，腿的气力亦增加。因工作关系，上药只服了2剂，今天牙齿似有欲痛之势，故来再诊。舌象同前，脉象已不数。再守原方出入。上方加巴戟肉9g，5剂。

三诊（5月15日）：药后各症均完全消失，并且将已有1~2年的阳痿病也治好了。舌苔化为薄白，脉象较前有力。为了巩固疗效，又投原方3~6剂，以除病根。

1961年6月19日及1962年11月6日两次追访：一直上班工作，前病未再作。

5. 膀胱咳

李某某，女，55岁，工人。初诊日期：1981年1月29日。

问诊：主诉咳嗽尿裤已3个多月。

自1976年地震时期，冬季受凉感冒而咳嗽1个多月。此后，每年冬季即发咳嗽，咳甚时则尿随咳出而尿裤，约咳1个多月则渐愈，每冬复发。1980年冬季又发咳嗽，日渐加重，至今未愈，咳吐白痰，气短，自觉无底气，吸气比呼气难，咳则尿出而尿裤，稍咳即尿出，尿后放屁多。2个多月来，即未上厕所排过尿，蹲在厕所等亦无点滴尿出，但一咳尿即出。裤中经常垫尿布，十分痛苦。曾服用中西药品，并且在某医院做脱敏注射1个月，均未见效。

望诊：发育、营养均正常，略有焦急之情。舌质正常，舌苔薄白。

闻诊：咳嗽声音不甚高亢，呼吸略快，言语正常。

切诊：胸腹、四肢未见异常。脉象略滑，尺沉。

辨证：《素问·咳论篇》中说："五脏六腑皆令人咳，非独肺也。"又说："人与天地相参，故五脏各以治时感于寒则受病，微则为咳，甚则为泄为痛。乘秋则肺先受邪，……乘冬则肾先受之。"此患者咳由冬季受寒引起，不但咳嗽气短，并且感觉无底气及吸气难，前人论呼吸有："呼出心与肺，吸入肾与肝"及"肾主纳气"之说，再观其脉象尺脉沉，故知是为肾经受寒所致之咳嗽。"咳论"中还说："五脏之久咳，乃移于六腑，……肾咳不已，则膀胱受之，膀胱咳状，咳而遗溺。"此患者发病已有五冬，知肾咳已波及膀胱，故咳则遗尿。四诊合参，诊为膀胱咳。

治法：温肺祛寒，益肾固脬，佐以降气化痰。

处方：炙麻黄6g，杏仁10g，桔梗6g，紫菀15g，桑螵蛸10g，覆盆子10g，乌药12g，炒苏子10g，炒莱菔子10g，炒白芥子3g，半夏10g，化橘红12g，五味子5g，炒内金10g。7剂。

方解：本方以麻杏二三汤（自拟方）合缩泉丸方加减变化而成。方用麻黄温肺祛寒，桑螵蛸补肾缩尿为主药。以杏仁降气利肺，紫菀温肺祛寒，覆盆子益肾缩小便，乌药温肾理气，五味子收肺肾之气为辅药。莱菔子、苏子、白芥子、半夏、化橘红降气化痰为使药。鸡内金固脬（指膀胱）气、止遗溺为使药。

2月19日随访：咳嗽遗溺之病均已痊愈。服用7剂药时咳及遗尿即明显减轻，可去厕所排尿。服完第8剂时，咳嗽完全消失，遗尿也完全止住，数月痛苦全部解除。为了巩固疗效，又服用3剂，共服用11剂，则与常人无异，即停药。至今未发生咳嗽，一切如正常。

二、理论分析

1. 关于严重的夜间遗尿

肾主蛰，为封藏之本，与膀胱相表里，主水，尿为水液之余，贮于膀胱，膀胱受肾气所司而启约有节。肾阳虚则阴气盛，膀胱亦因之虚冷，人体于夜间则阳虚阴盛，睡卧时阳气衰伏，不能制阴，以致阴气独发而膀胱失约，水下不禁，尿液不觉自出而尿床。本患者脉象左尺沉，右尺弱，又有腰痛，知为肾虚，再观其腰部怕风、畏冷、喜暖，结合夜间多为阴盛阳虚，故可诊为肾虚寒证。必须温补肾阳，才能制阴，阴平阳秘，才能封藏、蛰固，约束膀胱而止遗尿。根据《内经》"善治阳者，阴中求阳"的理论，以用熟地温补肾中阴血的基础上，又用附子、肉桂、淫羊藿等大补肾阳。以川断、桑寄生、锁阳、益智仁等固摄下元，此为治本之法。又考虑到每夜尿床已近20年，应兼用补肾缩小便之品，兼治其标，标本兼顾，疗效才能既迅速又稳固。故又以桑螵蛸、覆盆子、乌药既能温补肾膀之气又能收摄缩尿（如只加龙骨、牡蛎、乌梅、诃子等，只有收涩作用，没有补肾作用的药则难有好效）。鸡内金既入小肠泌别清浊，又入膀胱，固脬气，止遗尿，故加入它引经以助疗效。例4则为肾虚，虚火上浮，下元不固而遗尿。例5则为肾咳不已传于膀胱而咳嗽遗尿，均结合固摄下元而取效。可见肾主骨，齿乃骨之余，肾与膀胱相表里，肾司二便，肾主下元，尺脉主肾病，寒伤肾等理论，是能指导临床实践的。

以上是结合例1、例4、例5的症情而谈中医理论的运用。但是遗尿不一定全是肾虚寒证。还有的属气虚，有的因肺虚不能制下，有的属热盛火动，有的是脬气不固等等，各自又有各自的特点。总之，运用中医理论要密切结合具体情况，不能机械套用。

2. 关于每晚大咳血

前人论咳血，虽有内伤、外感、阴阳虚实等分别，但一般认为属于肺热证者较多。如《赤水玄珠》中说"咳血多是火郁肺中，治宜清肺降火"。朱丹溪更有"吐血，火病也"之说。陈修园则说"凡治血证，以治火为先"。可见前人经验认为大出血之疾，火热证为多，当然要注意分辨虚火、实火、龙雷之火、无根之火（前人称灯烛之火，指灯油尽而自焚之火）等等。认为火热之邪可导致血热，血热则沸腾妄行，血不循经，从上而溢则为咳吐衄，从下而泄则为便溺崩等等。另一方面，血为阴，气为阳，阴中有阳，阳中有阴，气中有血，血中有气，血为气之母，气为血之帅，血之运行，气为之本。故前人治上部出血有"气降则火降，火降则气不上升，血随气行，无溢出上窍之患"的理论。结合这些理论，从本病人的脉症来看，属于肺胃实火、血热妄行之证。在治疗上，不是采用大量止血药去止血，而是主用凉血、清火、降气之法，遵"玉女煎"气血两清之意结合千金方治吐血生地大黄方，釜底抽薪之意，随证变化。方中以生地凉血，平血中沸腾之热，生大黄泻血分实热而釜底抽薪。更辅以生石膏大清气分火热。栀子、黄芩清泻中上二焦火热。再根据气降则火降的理论，取旋覆花降气除痰；取槟榔"性如铁石之降"的特点，以达气降火降的目的。又配天冬、玄参滋阴降火。更考虑到每晚大咳血，且七八天不止，故又遵急则治其标的法则，以茅根炭、荷叶炭、藕节炭、当归炭、白及等群药止血。又怕离经妄行之血，易生瘀血，某些炭药亦可致瘀血，故又配用少量丹皮、红花，既可去瘀又能生新（新血才易止血）。牛膝入血分引上逆之血下行。气降火消，血降热平，则咳血自止。前人告诫我们"见血勿治血，见痰勿治痰"，就是要求我们一定要遵照"治病必求其本"的要求去辨证论治，不要头痛医头，脚痛医脚。通过此例，体会尤深，愿与大家共勉。

3. 关于"治病必求于本"

《内经》阴阳应象大论中说:"阴阳者,天地之道也,万物之纲纪,变化之父母,生杀之本始,神明之府也,治病必求于本。"可见中医理论认为人体之脏腑气血,天气之风寒暑湿,疾病之表里上下,脉象之迟数浮沉,药性之温平寒热等等皆不外阴阳二义。故治病必须掌握阴阳变化的规律,要探讨疾病的发生、发展,转归变化的道理。因而把它称做"治病必求于本"。这个"本"即指阴阳而言。例如《内经》中还说:"善诊者,察色按脉,先别阴阳"。因为中医各种理论均贯穿着阴阳学说。所以在辨证论治时必须结合阴阳盛衰、消长转化等道理去分析病情,抓住疾病变化的本质,给以恰当的治疗,才能提高疗效。如第1例即抓住了肾阳虚这一本质,用温壮肾阳为主而治愈。第2例则掌握了阳盛火热而治以凉血泻火,取得良效。例4则抓住了肾阴阳俱虚、虚火上炎这个根本,而采用引火归元法而治愈,等等。皆是根据阴阳学说给疾病以动态的观察,整体的分析,辨证地看待阴阳盛衰、邪正强弱、气血升降、标本转化等关系的结果。

另外,还有"标本"之论,用标和本来说明主次的关系,阐发相对概念的关系。例如以正气与邪气来说,正气为本,邪气为标。以先发的病与后发的病来说,先发的病为本,后发的病为标。以病因和症状来说,病因为本,症状为标等等。《内经》说:"知标本者,万举万当,不知标本,是为妄行"。可见"标本"也是从阴阳学说引伸而来,我们在临床上进行辨证论治,必须熟练掌握这些理论,以提高辨证论治的水平。

4. 从整体观来观察病机变化

中医通过阴阳、脏腑、经络、气血、五行等学说,把人体的生理病理,内外上下,器质功能,物质精神等都联系成为一个统一整体。故中医的五脏并不是形态学的分类,而是通过脏象学说等理论把人体的脏器与功能等归纳成为五大类，从而把人体内部以及人体与环境都统一起来。所以中医在辨证论治时是把人体当作一个统一的整体来观察的。这与用局部观点进行观察不同，正如恩格斯在《自然辩证法》中曾高度评价过这类整体观念。他说："虽然18世纪上半叶的自然科学在知识上，甚至在材料的整理上高过了希腊古代，但是它在理论地掌握这些材料上，在一般的自然观上却低于希腊古代。"他还说："在希腊人那里——正因为他们还没有进步到对自然界的解剖、分析——自然界还被当作一个整体而从总的方面来观察。……如果说，在细节上形而上学比希腊人要正确些，那么，总的说来希腊人就比形而上学要正确些。"中医理论也有与此相类似之处，总的说来，中医理论是从整体观念出发的。如例3，西医诊断为脑动静脉畸形，而考虑把畸形的血管切除。中医则从整体观念出发，认为病虽在上，而与下的关系非常密切，上部的不该出血而出的血与下部的该来而不来的血是统一的整体，基于此观念，故诊为经闭倒经，采用了上病下取、通经活瘀之法而取得满意的疗效。再如例4，则根据齿乃骨之余，肾主骨等理论，从整体观念出发，认为是下元虚、虚火上浮而致，故采用整体治疗的方法，不去专治牙而牙痛自愈。例5亦是从整体来考虑，采用肺、肾、膀胱同治的方法，不但咳嗽痊愈，而且咳则遗溺亦很快痊愈。此例如单治咳或单治遗溺则都不会见效，进行整体治疗，则见效非常迅速。所以在临床上运用辨证论治时，对某一局部症状或某一精神症状，某一脏腑症状或某一功能障碍，都须从整体观念出发，联系整体的生理、病理等关系去观察病机变化，进行辨证论治。

5. 从运动变化中调整动态平衡

中医还有一个重要的思想，即认为人体的生命现象与疾病现象都是在一刻不停地运动变化着。如《素问·天元纪大论篇》说："动静相召，上下相临，阴阳相错，而变由生也。"同书《六微旨大论篇》说：

"夫物之生从于化，物之极由乎变，变化之相薄，成败之所由也"。又说："不生不化，静之期也"。又说："故非出入，则无以生长壮老已；非升降，则无以生长化收藏"。这种运动变化又是互相制约、互相促进、不断运动、不断变化、不断发展、不断前进的，所以说是动变制化思想。人体的生命现象、病理现象都是在动变制化过程中，有条件的一定范围内的动态平衡。中医治疗疾病也就是调整这种动态半衡。如《素问·至真要大论篇》中说："谨察阴阳所在而调之，以平为期"。同书"生气通天论"说："阴平阳秘，精神乃治。"基于这种动变制化思想，对例3考虑到虽然脑内动静脉已发生畸形，但它的存在与发生的功能障碍仍是在动变制化过程中有条件的存在的，如使其条件改变，则可改变其产生功能障碍的情况而使之得到向有利的方面改变。故此，采用调理冲任、上病下取、调经活血等治法而使其在动变制化中诱导其发生向愈的改变，渐向"阴平阳秘"方面变化而达到"精神乃治"的动态平衡。我认为以动变制化的思想去看待疾病的发生、发展，及时采用药物、针灸等治疗方法，给予整体调整，使其正在动变着的变化，转化为对机体有利的条件，促使其失去制化的动变转化为有制化的动变，而使机体恢复其应有的动态平衡，是在辨证论治时应该时时想到的。这仅是个人的一点想法，仅供参考。

治则、治法在辨证论治中的重要性

医者在运用中医理论对疾病进行辨证分析后而确定了病、证之后，就要根据病证的虚实寒热等情况，确定治疗法则，然后根据治疗法则的要求去选方、选药组织处方。在这一过程中，既要注意确定治疗总原治则，更要注意根据具体情况随证运用。所以机动灵活地随证运用治疗法则，也是辨证论治的重要环节。这一环节如果处理不好，则不但可以出现虽然辨证正确，但疗效不好的情况，甚至可以贻误病情而前功尽弃。今结合4个病例，简要地谈谈这方面的体会。

一、病例报告

1. 发热

李某，男，63岁，干部，初诊日期：1974年4月15日。

主诉：反复发作性高热已2年多。

问诊：2年多来，每隔3~7天左右即发高热1次，体温达38.5~40℃。每次发烧约持续3~4天，渐渐自行缓解退热。在发热期间曾使用过多种药物，均不能改变其发热规律。偶尔也有发热几小时而自退或隔约20天发热1次者，但这种情况很少，总以每隔1周左右即发作1次为最多。发热之前先发冷，随之即发热，有时呕吐。此次从湖南来京，住在北京某医院1月多，曾用多种抗生素、退热剂及服中药治疗，未能制止其发作。在医院除做过多种化验检查外，也做过同位素扫描、超声波、胃镜、胆囊造影等检查，但均未能确定诊断。最近医院建议做腹腔镜检查，因本人不同意而出院，遂来我院门诊。

目前发作过去已有4~5天，又将发热，现感右胁及胆囊区堵满不适，恶心，口苦，口渴，纳差，鼻塞，咳嗽，咳出较多的黄白黏痰，腰酸乏力，精神不振。

望诊：发育正常，较瘦，久、重病容，面色不华。舌苔薄而微黄。

闻诊：说话声音较低，呼吸有时气短，时有咳嗽，咳声清亮。

切诊：头颈胸腹未见异常。脉象：左手沉细，右手弦细。

辨证：据其寒热交作，定期而发，口苦，恶心，有时呕吐，右胁发满，舌苔薄，脉见弦象来看，知病邪在少阳半表半里之分。此患者发病已2年之久，知病属疟疾。根据其发作时热多寒少的特点，可诊为表里不和，营卫失调，病久内热之证。

治法：和解少阳，清热达邪。

处方：小柴胡汤合白虎加桂枝汤加减：柴胡25g，黄芩12g，党参15g，炙甘草3g，生石膏30g（先煎），赤、白芍各12g，桂枝6g，生姜3片，大枣4个，陈皮9g，茯苓12g，牛膝9g。水煎服，4~6剂。

方解：本方以柴胡和解少阳半表半里之邪热为主药。黄芩清泻少阳火热；生石膏清解气分邪热为辅药。更以党参、甘草、大枣甘缓和中，补益正气，以助抗邪之力；赤白芍益阴和营、活血清热；陈皮、茯苓化痰除湿治咳；生姜辛散，通行表里，并防黄芩、石膏之寒凝伤中；桂枝辛而甘温、解肌达表、调和营卫而助驱邪外出之力为佐药。牛膝利腰膝为使药。总之，取小柴胡汤之和解转枢，白虎加桂枝汤之清热达邪，共成和解少阳、清热达邪之剂。

二诊（4月19日）：上药已服4剂，自服药以来，距上次发热后已7~8天，未再发热，精神略有好转，已不口渴，余症大致同前。再加减上方治之。柴胡25g，黄芩12g，半夏9g，党参15g，生石膏30g（先煎），赤、白芍各12g，桂枝6g，陈皮9g，杏仁9g，茯苓12g，槟榔9g，草果9g，常山9g。水煎服，4剂。

三诊（4月22日）：自服药以来已10多天未发热，胁部不适已除，未呕恶，口苦减轻，舌脉仍同前。再投19日方3剂。

四诊（5月3日）：上方共进10剂，一直未再发热，体力也较前好转。舌苔较厚，尚有些咳嗽。仍在上方中把党参增到18g，去常山，加厚朴9g。3~6剂，效可继服。

五诊（5月17日）：上方进14剂，一直未再发热，食纳已增，咳嗽、吐痰已减少。舌苔同前，脉细之象渐退。仍守上方，将桂枝减为

4.5g，加白蒺藜9g。6剂，效可继服。

六诊（5月31日）：上药共进10多剂。患者精神振作，体力已恢复，面色已红润，自觉症状已不明显，舌苔化薄，脉象略弦滑，已无细象。仍以5月17日方把党参加到30g，去白蒺藜，加何首乌12g。3~6剂，效可继服。

七诊（6月8日）：精神、面色、体力又比上次转佳，饮食基本正常，二便调匀，舌苔尚薄黄，脉象略滑，已见缓象。患者追诉：上次诊后，自认为服药已40余剂，已50天未再发热，故拟停药1周，观察情况，但在停药期间，曾有1天发热1次（39℃），立即服所取的中药，当日即退热，此后未再停药，亦未再发热。据此情况，四诊合参，知患者正气虽已恢复，但尚未十分健壮，邪气亦尚未彻底解清，故仍在祛邪的同时加强扶正，以利康复。处方如下：柴胡25g，黄芩12g，半夏9g，党参30g，何首乌15g，生石膏30g（先煎），赤、白芍各12g，桂枝6g，陈皮9g，草果9g，茵陈12g，泽泻9g，槟榔9g，厚朴9g，杏仁9g。6剂。

八诊（6月15日）：上药进7剂，自觉精神、体力恢复得更好，未再发热，除有轻微咳嗽外已无其他自觉症状。舌苔已不黄，脉象亦渐和缓。故减少柴胡、黄芩的用量，并去掉生石膏、茵陈、泽泻祛邪之品而转入扶正为主。处方如下：柴胡18g，黄芩9g，半夏9g，党参30g，何首乌15g，桂枝4.5g，赤、白芍各9g，草果9g，槟榔9g，厚朴9g，杏仁9g，紫菀12g。6剂。

九诊（6月22日）：精神、体力均佳，一直未再发热，自觉病已痊愈，又曾停药1周，也未发热。故准备回原籍休养，要求改服丸药，以巩固疗效。查其气色、舌脉均无大异常，同意患者意见，并嘱其在等候配制丸药的期间，再服几剂汤药，以后即接服丸药。处方如下：①汤药方：上方去厚朴加茯苓12g。6剂。②丸药方：柴胡46g，黄芩25g，半夏 25g，党参 78g，何首乌 46g，桂枝 12g，赤、白芍各 21g，草果 24g，槟榔 24g，杏仁 18g，紫菀 30g，茯苓 30g，厚朴 30g，白术 15g，茵陈 15g，香附 21g，元胡 21g，泽泻 15g。共为细末，炼蜜为丸，每丸重 9~10g，每次服 1~2 丸，1 日 2 次，温开水送服。

患者持方欣然而去。

2. 癫痫、高血压

李某，女，29 岁，某医院会诊病例。初诊日期：1969 年 12 月 9 日。

主诉：左半身麻木抽搐，口眼频频抽动，言语不利已 7~8 天。

问诊：1969 年 10 月下旬，她在喂奶时，突然全身发抖，不能说话，随即昏迷倒地，口吐白沫，眼向上翻，怀中的女儿掉在地上。当即急诊住入某专区医院，查血压 150/90mmHg（20/12kPa），查血象正常，诊断为①症状性癫痫。②高血压。经服用苯妥英钠、降压灵、地巴唑、维生素 B，并注射青霉素、链霉素、叶酸、维生素 B_{12} 和 B_6 等，仍每日抽搐 3~12 次，每次 3~10 分钟。即转到郑州某医学院诊治。12 月 3 日经内科、神经科等会诊，并做脑电图、腰椎穿刺等检查，诊断意见为：右侧半球中央顶部有可疑之局灶。经过 5~6 天的治疗，仍无好转，时时抽搐。又经过各科会诊，诊断为：颅内占位性病变（脑肿瘤）？须转上海或北京做手术治疗。因患者不同意做脑手术，于 12 月 8 日又回到某专区医院，住院治疗，并要求中医会诊。

12 月 9 日会诊，当时患者左前身麻木、时发抽动，口向左歪，口眼亦发抽动，舌强，语言不利，健忘，不能记事，抽搐不分昼夜，频频发作，用苯妥英钠等不能制止发作，已数个日夜不能入睡，因而心情紧张、害怕，两手拉着爱人的手，日夜不放。

望诊：发育正常，营养一般，急重病容，神情紧张，表情焦急，面色晦暗不泽。口眼向左歪，时时抽动，四肢频频抽搐，以左侧上下肢明显。舌苔白。

闻诊：言语不清，声音低、呈半语的状态，呼吸在不抽搐时尚均匀，抽搐时测不匀。

切诊：头颈胸腹部未摸到异常，左面部可摸到抽动，左上下肢抽搐时发硬、阵阵痉挛。脉象两手均滑而带弦。

辨证：肢体、口眼频频抽动，脉见弦象，是为风动之症。"诸风掉眩皆属于肝"，知病在肝。严重健忘，彻夜不眠是神不守舍所致。舌本失灵，言语不利，苔白、脉滑，乃湿痰随风上犯，痰阻舌本，蒙乱清窍而成。风为阳邪，其性主动，善行数变，风动筋挛故肢体、口眼时时抽搐。四诊合参，知病在肝心脾而目前以肝为主，故诊为肝风内动，风痰上扰，发为瘈疯之证。

治法：平肝熄风，化痰安神，佐以开窍。

处方：自制平肝熄风汤合涤痰汤随证加减：生石决明31g（先煎），生代赭石30g，白芍12g，香附12g，白蒺藜12g，钩藤25g，全蝎9g，蜈蚣2条，化橘红9g，清半夏9g，制南星4.5g，桑枝30g，朱远志9g。3剂，有效再进3剂。

方解：方中以生石决明潜纳肝阳，生代赭石镇降肝阳为主药。白芍养阴柔肝，香附理气疏肝，蒺藜、钩藤平肝熄风为辅药。全蝎、蜈蚣止痉、定搐、祛风、橘红、半夏、南星除湿化痰，朱远志开窍安神（与决明、赭石相伍，安神之力可加强）为佐药。桑枝通达四肢，舒活经络，兼能祛风，用以为使。

二诊（12月15日）：进上药有效，连服6剂，现抽搐已停止，说话清楚，左半身麻木减轻。稍能入睡，尚健忘，舌苔、脉象仍同上次。仍守上方，加菖蒲4.5g，朱砂粉、琥珀粉各1.2g（分冲）。6剂。

三诊（12月22日）：药后一直未发生抽搐，左半身及肢体已不麻木，左上下肢尚感力弱，说话声音已恢复到正常，夜已能睡，健忘大减，精神好转，面色红润。舌苔薄白，脉象略滑。仍守上方，稍事加减。去南星，生赭石改为45g，另加天竺黄6g、茯苓12g。6剂。

嘱其服完汤药后，可改服丸药，以巩固疗效及消除病根。丸药方仍以本方5倍量（代赭石稍减量），共为细末，炼蜜为丸，每丸重9~10g，1日2次，每次1~2丸，温开水送服。

1970年7月21日追访：自1月份服丸药，约服了4~5个月，抽搐未再发，病已痊愈，并且已怀孕6个月。嘱其不要再服丸药，注意安胎、休息。并给她开了安胎养胎药方以备用。

1973年冬追访：一直未复发，并已在家属连参加工作。

1974年5月追访：没有复发过，一直在五七工厂工作，身体很好。

1978年3月追访：自治疗后8年来，没有再复发过，身体很好，能坚持全日工作，病愈后又生1个男孩，已上小学1年级，身体健康。

3. 中风（脑动脉血栓形成）

李某某，男，65岁，农民。会诊日期：1978年5月10日。

问诊：主诉右侧半身不遂，舌謇语涩已4天。

4天前感到右上下肢麻木、活动不利，但尚能活动，言语声音有些改变，说话较笨，次日诸症越来越重，即送来医院。经检查诊断为脑动脉血栓形成，入院后经输液等治疗，未见好转，半身不遂日渐加重，即邀中医会诊。

现症：意识尚清楚，能回答问题。头晕，嗜睡，舌头活动不灵，语言謇涩，勉强能听清。右上肢完全瘫痪，右下肢能勉强抬离床面，不能屈伸活动。右侧面部下半部瘫软，口向左歪，右侧口角下垂、流涎。大便秘结，已数日未行。

望诊：发育正常，营养中等，口面歪斜，朦胧嗜睡。舌苔白厚、略黄。右半身不遂。

闻诊：言语謇涩，声音不低，呼吸正常。

切诊：脉象弦滑有力。腹诊未见异常，右侧上下肢不遂如上述。

辨证：年岁已高，头晕，嗜睡，舌苔白厚，面口㖞斜，语言謇涩，半身不遂，脉象弦滑，是为肝风内动，风痰上扰，蒙乱清窍，痰阻经络，气血流行失畅所致。风为阳邪，风痰阻滞，郁而化热，热结阳明，故舌苔变黄、大便秘结不行。四诊合参，诊为中风病、中经证（已向中腑证转化）。

治法：祛风化痰，清热活络。

处方：桑枝 30g，防风 6g，胆南星 9g，半夏 9g，化橘红 12g，茯苓 9g，枳实 9g，羌活 6g，瓜蒌 30g，生大黄 3g，红花 9g，片姜黄 9g。2 剂。

方解：本方以涤痰汤和三化汤加减化裁而成。方中以羌活祛风，胆星化痰为主药。半夏、橘红化痰理气，防风、桑枝祛风活络，茯苓渗湿祛痰为辅药。瓜蒌、枳实、大黄化痰降气、清化阳明、通肠泻热，红花活血通络为佐药。片姜黄活血通经，又兼能引药入肩臂为使药。共成祛风化痰，通肠泻热，祛瘀活络之剂。

二诊（5 月 12 日）：进上药 2 剂后，大便已通畅。右上肢已能活动，能抬起离开床褥。右下肢已能屈伸自由，活动增强，但蹬力尚小。头晕还未全除。舌质略暗，尚有白苔。脉仍有弦滑之象。再守前方，稍事出入。胆南星 9g，羌活 6g，半夏 9g，化橘红 12g，茯苓 9g，桑枝 30g，瓜蒌 30g，枳实 9g，生大黄 3g，红花 9g，桃仁 9g，片姜黄 9g，白僵蚕 6g。3 剂。

三诊（5 月 15 日）：神志清楚，言语亦好转。右上肢已能屈伸、抬起，比上次又有明显恢复。右下肢屈、伸、抬、蹬等各种活动已近于正常。大便又干结未行。已无头晕。舌上有瘀斑，苔已化为薄白。脉象右手弦滑，左手略弦，右手脉大于左手脉。再守上方出入。上方去白僵蚕，加元明粉 15g（分 2 次冲服，如第 1 煎药服后，大便通下，服第 2

煎药时则去所剩的元明粉)，大黄改为9g。1剂。

四诊（5月16日）：上药服1剂，大便通畅，饮食增加。上方去元明粉、桃仁。2剂（有效再服3剂）。

五诊（5月22日）：右侧半身的肢体活动程度已接近于正常，可以下地行走。面瘫亦全部恢复。言语清楚，恢复了正常。大便1日2次。舌苔正常，脉象略弦。病已基本治愈，再服几剂以巩固疗效。处方：羌活6g，胆星9g，半夏9g，茯苓12g，瓜蒌30g，生大黄6g，红花9g，桃仁9g，地龙9g，赤芍12g，白蒺藜9g，桑枝30g。3剂。

患者于5月24日，自己走着高兴地出院，回家休养。

4. 严重失眠

汪某某，男，36岁，医生。初诊日期：1967年12月17日。

问诊：主诉彻夜不眠已三四天。

患失眠症已数年，因每晚均服安眠药，渐致服一般安眠剂如"眠尔通"等均无效，而改服水合氯醛，并且用量亦渐渐增大，常常1次服用超过一般用量的数倍，习以为常，大便经常溏泄。参加卫生部赴西北医疗队到甘肃后，仍每晚服用水合氯醛等安眠药。近六七天来因做手术多，工作过于劳累，精神紧张，故虽服大量安眠药也是通宵不能入睡。最近二三晚每于睡前一次服10%水合氯醛液100ml，也不能入睡，反而烦躁不能静卧，时而从床上下来，在地上蹲一会儿，时而开门站着吹吹风，时而到门外走一走再回来，总之一夜不能卧、不能眠，眩晕，不思食，大便1日六七次。心慌，心跳（有时达140次/分），性情烦躁。为此特由集体宿舍搬到旅馆住单人房间已数日。

望诊：发育正常，营养一般，神情紧张。舌苔白，略乏津液。

闻诊：言语清楚，声音正常。

切诊：腹诊未见异常。脉象沉细滑数，右尺弱。

辨证：肝为罢极之本，因过度疲劳而彻夜不寐、性情急躁、头目眩晕，知为肝阳偏旺，阴阳失调，阳不入于阴中所致。肝旺害脾则不思食且大便溏泄。后天失养，生化乏原而见脉细血虚，血不荣心再兼用心过度致心神不守而严重失眠，且见心慌心跳。右尺脉弱为肾阳不足，肾阳虚不能温煦中焦，中湿不化，不但加重大便之溏泄而且影响心肾之相交，亦加重失眠。综观脉症，诊为肝阳偏旺、心神不守、脾肾两虚所致的失眠症。

治法：平肝潜阳，养心安神，健脾和中。

处方：生石决明（先煎）30g，生龙牡（先煎）各15g，生赭石（先煎）25g，炒枣仁15g，朱远志9g，朱茯神12g，杭白芍9g，生白术9g，清半夏9g，北秫米9g，明天麻6g，双钩藤15g，炙甘草4g。1剂。

方解：方中以生石决明养肝阴、潜肝阳，生龙牡潜阳安神，生赭石重镇平肝并能安神为主药。以炒枣仁敛神养心，朱远志交通心肾心安神，朱茯神养心安神并能益脾，杭白芍柔肝益脾为辅药。以清半夏配北秫米和中益脾而安神，生白术配炙甘草健脾益气为佐药。以双钩藤、明天麻平肝熄风为使药。共成平肝潜阳，养心安神，和中健脾之剂。

二诊：药后夜间能静卧，据其爱人说曾睡了一会儿，昨晚服中药，只吃眠尔通2片，未服水合氯醛。大便次数增多，一日约10次，但精神好转，头晕减轻。舌苔化薄了一些。再加减前方。生石决明（先煎）15g，煅龙牡各15g（先煎），朱远志9g，朱茯神12g，清半夏9g，北秫米9g，杭白芍9g，炒白术9g，明天麻6g，双钩藤15g，炒枣仁12g，炮姜3g，炙甘草6g，诃子9g，煨葛根6g。1剂。

三诊（12月19日）：已能安卧，大便1日3次，夜间能睡一会儿，食欲增加。未服西药安眠剂亦能入睡，自觉身体有恢复，已与在北京时差不多了。舌、脉同上次，再加减前方。煅龙牡各15g（先煎），朱远志9g，朱茯神12g，炒白术9g，党参9g，白芍9g，肉豆蔻9g，诃子9g，煨葛根6g，补骨脂9g，肉桂2.5g，炙甘草5g，钩藤15g。2剂。

四诊（12月21日）：日夜均能安卧，每夜能睡2~3小时，已停服一切西药安眠剂，自动搬回医疗队集体宿舍来住。食欲好，大便1日5次，头脑清楚。舌苔已全部化完，脉神见静，已无弦数之象，略滑细。再加减上方。煅龙牡各15g（先煎），朱远志9g，朱茯神9g，炒枣仁12g，北秫米9g，炒白术9g，生白芍15g，党参9g，补骨脂9g，五味子3g，煨葛根6g，诃子9g，炮姜5g，炙甘草5g。2剂。

五诊（12月23日）：睡眠已稳，精神食欲均佳，虽已多日不服西药安眠药，仍能1次睡眠3小时左右，其他时间亦能静卧休息。仍投上方3剂，以巩固疗效。

此后精神、食欲均佳，能正常工作。

二、理论分析

1. 关于治则与治法的结合运用

严格说来，治则与治法是不同的，但二者又是密切联系在一起的，既有区别又有联系。分而言之，治则主要是指治病的总规则而言。例如《内经》所说："治病必求其本"；"谨守病机，各司其属，有者求之，无者求之，盛者责之，虚者责之，必先五胜，疏其血气，令其调达，而致和平"；"补上治上制以缓，补下治下制以急，急则气味厚，缓则气味薄，适其至所，此之谓也"；"寒者热之，热者寒之，微者逆之，甚者从之，坚者削之，客者除之，劳者温之，结者散之"；"逆者正治，从者反治"；"热因寒用，寒因热用，塞因塞用，通因通用"；"诸寒之而热者取之阴，热之而寒者取之阳"；"其在皮者，汗而发之，其慓悍者按而收之"；"因其轻而扬之，因其重而减之，因其衰而彰之，形不足者，温之以气，精不足者，补之以味"；"其高者，因而越之，其下者，引而竭之"以及标本缓急等等。治法是指具体的治疗方法而言。例如汗法、下法、和法、补法、清法等。更具体来说，如镇肝潜阳法、平肝熄风法、健脾和胃法、辛温解表法、和解少阳法、清热解毒法、活血化瘀法、急下存阴法、补气养血法等等。合而言之，治法又是治则的具体体现。所以说，二者是又有区别又密切联系在一起的。以上是从治则与治法各自的含义来谈，但如从"理、法、方、药"中"法"字的含义来谈，则这个"法"字中，既包括着治则也包括着治法。理、法、方、药之"法"，是为了解决"论治"的问题，所以立法就是治则和治法的密切结合和具体运用，以治愈疾病。如病例1，从治则来论，可以说是采用了"客者除之"的原则。邪客于少阳半表半里之分，须要除之，但从具体的"除之"之法来说，则是和解少阳、达邪外出的治法。从治法的灵活运用来说，又根据热多寒少的特点，依照"热者寒之"的治则，又结合了白虎加桂枝汤的治法，清热达表以助达邪外出之力。例2则是按照"其慓悍者按而收之"的治则而采用了潜纳重镇之品（生代赭石、生石决明、朱砂），又据患者抽搐频频不止，更进一步具体的结合肝主风、风为阳邪、主动、善变等理论，而制定了平肝熄风这个具体的治法，又据证结合了化痰开窍等法，随证运用，才取得了满意的效果。

2. 关于"痎疟"的诊断与治则

"痎疟"之名，见于《内经》。例如："夫痎疟皆生于风"（《素问·疟论篇》）；"夏伤于暑，秋为痎疟"（《素问·生气通天论篇》）等等。后世对痎疟的理解与解释，不尽相同，一般说，可有三种说法：①痎疟是疟疾的通称。②痎疟是两日一发之疟。③痎疟，指久疟、老疟。如《丹溪心法》中说："痎疟，老疟也"；《医学纲目》说："久疟者，痎疟也"。笔者认为病例1符合第三种说法。本患者身居我国南方，感受暑热之气的机会较多，如《内经》说："疟先寒而后热者，夏伤于大暑，其汗大出，腠理开发，因遇夏气凄沧之水寒，藏于腠理皮肤之中，秋伤于风，则病成矣。"（疟论）病初发时或治不及时、或治不得法、或正气不足，病邪未解而伏于少阳半表半里之分，邪正相争则病作，邪正相离则病休，反复不已。前人认为"热重于寒者，暑热多而风寒少也"，本患者发热多于发冷，甚至发热 2~3 天才解，知为郁热盛。再根据其发病时用何种退烧药也不能退其热，反之，如不治疗，届时也能自行退热。这正如《内经》"疟论"所说："夫疟者之寒，汤火不能温也，及其热，冰水不能寒也⋯⋯当此之时，良工不能止，必须自衰"之说。参证丹溪、楼英关于老疟、久疟即疟疾的说法，此人已发作二年多，可称得上久、老，故诊为少阳不和，久郁热盛的疟疾。

中国古代医家，因受历史条件所限，不能认识疟原虫，故对疟疾的定义与现在不同。古人所称的疟疾是指寒热交作，定期而发，先寒后热，或寒多热少或寒少热多，甚至有的先热后寒，或但热不寒，或但寒不热等等疾病而言。从今天看来，这些疾病中，有的是属于现代医学诊断的疟疾，检查疟原虫阳性的；但也包括了类似疟疾而检查疟原虫却为阴性的疾病。从这一点来看，古人对疟疾的认识．确实不如今人准确、精细。但值得注意的是直到今天我们按照前人论疟的理论来治疗疟疾．仍能收到满意的效果。并且单纯使用针灸治疗，也能制止疟疾发作，值得研究。

关于疟疾的治则，更引人深思。中医对疟疾的治则是"和解"，具体治法又有和解清热、和解化痰、除瘴和解⋯⋯许多密切结合证候的具体治法。值得深思的是检查疟原虫阳性的，应用和解法则，随证加减，也能治愈。具体应用法，请参看下一节。

3. 关于和解法的运用

前人认为"疟疾不离少阳"，故治疟以用柴胡剂和解少阳为主。此法属于治病八法中的"和"法。但是，使用和法治疗疟病，才只是确定了一个治疗原则，如不根据具体病人、具体病情去加减变化、灵活运用，制订出具体的和法，还是不能取得理想的效果。如第 1 例，他在来诊之前，也曾服用过中药 200 多剂，其中也有用和法的，但未见效果，这其中就有个随证加减、灵活运用问题。初看来，本病人发病已 2 年多，又是 63 岁高龄，脉有细象，面色不泽，是有正虚的一面；但仔细分析，据其每次发病热多寒少，高热 2~3 天才退，体温高达 40℃ 左右，右胁堵满，舌苔发黄，脉有弦象，是确有邪实的一面。根据本病人邪正的强弱盛衰等全面综合分析，是邪气偏盛决定了本病的性质，虽然有实中夹虚之情，但目前以实证为主，因而确定以小柴胡汤加减治疗。但用小柴胡汤来和解，仍属于一般治法，故又结合本患者发热多于发冷、热多寒少的特点而选用白虎加桂枝汤（治热多寒少或但热不寒的疟疾）法与小柴胡汤法合用，既注意了疟病治疗的共性，又密切结合了本病人发病的特性。二诊时，看到药已对证，则又加入常山、槟榔、草果加强除痰、化湿、治疟、达邪外出之力，以助成功。随着证情的变化，邪正盛衰的转化，第六诊时，见到邪气渐退，已到邪退正虚阶段，故把党参改为 30g，并且又加入何首乌，即把何人饮的治疟精神结合了进来（何人饮：何首乌、人参、当归、陈皮、生姜。治久疟体虚）而加强了扶正作用。至于厚朴、杏仁、紫菀等，皆为结合本患者有咳嗽之症而设的治标之品，有是证则加之，无是证则减之，不是重要药物。第八诊以后，邪气已退，症状已无，舌苔已化，脉见缓象，证情与前不同，故这时不但减小了柴、芩的用量，并且去掉了生石膏，转而用扶正为主的治则，以小柴胡汤合何人饮随证加减为法。在丸药方中，不但党参、何首乌的用量都有增加，而且又加白术，使之与党参、茯苓相伍，又寓有强健中焦的作用，这也是结合了前人关于"久疟证治法，只以补脾为主"的经验。因为少阳与肝相表里，少阳久郁，必影响脾胃，且脾胃为后天之本，疾病后期注意到补脾亦是扶弱抑强、调和肝脾之法，脾运健旺，人体亦容易健壮。总之，使用和解法要注意结合病人具体情况以及病程的各个不同阶段、邪正盛衰的转化等而灵活运用。正如清代名医程钟龄所说："有清而和者，有温而和者，有消而和者，有补而和者，有燥而和者，有润而和者，有兼表而和者，有兼攻而和者，和之义则一，而和之法则变化无穷焉"。

4. 关于平肝熄风法的运用

平肝熄风法主用于治疗肝风内动之证。患者肝风内动时，不但发生眩晕、震颤等症，还可以有突然昏仆、口眼㖞斜、四肢抽搐、咬牙、吊眼等症。如《内经》所说："诸暴强直，皆属于风"；"诸风掉眩，皆属于肝"；"风胜则动"等等。治疗肝风内动，一般都用平肝熄风法。但是，这只是确定了一个治疗原则，还要结合具体病情，对所选定的药方进行采摘取舍，随证加减变化，灵活运用，才能取得比较理想的治疗效果。以本文例2来说，患者虽然证属肝风内动，但却不是只用"平肝熄风汤"（生石决明、生代赭石、白芍、香附、黄芩、白蒺藜、钩藤、全蝎、蜈蚣）去治疗，而是结合本患者有脉滑、舌苔白、舌本不利、记忆力大减等症，考虑到肝病最容易害脾（古称木克土），脾受影响则中湿不化，湿聚成痰，风邪夹痰上扰，不但可助眩晕、昏仆之势，而且还可以蒙乱清窍，使人失神、失聪、健忘、昏乱，痰阻舌本可使人言语不利、舌謇失语等等。因而知其脉滑、苔白、言语不清等为风痰上扰所致，故又选用"涤痰汤"来随证应用。因热象不明显故去掉了平肝熄风汤中的黄芩。因目前风动抽搐之情严重，故二方之中又要以平肝熄风汤为主，只取涤痰汤中的半夏、橘红、南星祛湿化痰以协助成功。因健忘明显，日夜不眠，故把涤痰汤中的菖蒲易以朱远志，这样不但仍保持涤痰汤化痰开窍之意，而且加强了安神定志之力。又考虑到肢体抽搐频频，故又配以桑枝既可帮助熄风，又能通达四肢，舒利经络。二诊时，风象渐熄，健忘尚存、睡眠尚差，故加入菖蒲以助开窍醒脑；朱砂、琥珀以镇心安神。三诊时，舌苔已化为薄白，脉象已转为略滑，诸症已基本近愈，故去掉南星以防过燥，不适于久服。而加入天竺黄以深入一步去清除心经之痰；茯苓化湿健脾以除生痰之源；加重代赭石的用量以镇肝安神，同时，镇肝亦能间接助脾，中焦健运则有利于身体康复。此时已无用朱砂、琥珀之指征，且朱砂不可长服，故都去掉。

通过本例的治疗过程和治疗效果，可以看出，对于根据辨证而确定的治法，必须再密切结合病人的具体情况和具体证情，把所拟选的药方进行加减变化、采摘取舍、灵活运用，才取得了满意效果。

5. 治疗中风病的中经、中腑证时，要注意用通腑之法

中风病（包括西医的脑血栓形成、脑溢血、脑血管痉挛、脑栓塞、面神经麻痹等病），中医在临床上分为中络、中经、中腑、中脏诸证。中络证最轻，主要表现为口眼歪斜。中脏证最重，主要症状是深度昏迷、口歪流涎，肢体瘫痪，二便自遗等，前人称此证为半死半生，可见非常危重。其余两证，则介于轻重两证之间。中经以半身不遂为主，或兼有言语不利等，但无神志方面的障碍。中腑证则除有半身不遂、言语失利等症外，它的特点是还有轻度或中等度的神志障碍。这几种证候，有时可以转化，如中经转为中腑，或中腑转为中脏，或中腑转为中经，或中脏转为中腑，中腑中脏证中又有闭证、脱证之分，闭脱也可以转化等等，不去赘述，请阅专书。现在仅就个人体会，再谈谈中经、中腑证的治法特点。明代医学孙文胤遵刘河间之说，认为："中脏者，多滞九窍，故有瘫缓失音，鼻塞耳聋，目瞀便秘之症。中腑者，多着四肢，故有半身不遂，手足不随，左瘫右痪之形"（《丹台玉案》）。从临床实践来看，笔者的体会是，不但中脏证可见便秘之症，在中腑证中也常常出现便秘之症。因"六腑以通为用"，风中于腑，气血不通，腑气受阻，所以也致大便阻滞不下。从多年的临床观察来看，中腑证轻度或中度的神志障碍等症，多与阳明腑实证相似。如言语错乱，手足挥动，狂言妄语，目不识人，烦躁不宁，大便秘结，日晡潮热、症状加重，舌苔黄厚，脉象洪滑弦大等。符合汉代张仲景所说"阳明之为病，胃家实是

也"的记述。胃为六腑之海，所以治疗中腑证时，常结合治阳明腑实证的治疗法则。故元代刘河间有三化汤之制，方用厚朴、枳实、大黄、羌活，通肠泻热、活瘀祛风，使腑气传化而生新。"三化"是通过通肠泻热、活瘀祛风而使三焦通利，恢复其传导化物的功能之意。既然中腑之证"多著四肢"，说明四肢与腑气有密切关系，所以反过来看，中经证的肢体不遂症也会与腑气有关，故中经证也常常有大便秘结多日不行之症。如例3则是中风病中经向中腑转化之证，有大便秘结、数日未行之症，故以涤痰汤合三化汤随证加减，其大便保持通畅后，诸症均较快得到恢复。最近我院一位医生患脑血栓形成病，中医辨证为中风病、中经证，在早期治疗时，对其大便干少之情，未给以足够注意，左侧肢体不遂恢复得很不理想。后来在化痰祛风、活血通络的方剂中又加入大黄6g、羌活6g、瓜蒌30g、槟榔10g以通肠润便，调畅腑气，使大便保持每日1次，则患肢的运动恢复明显加快，肌力也从Ⅲ度很快恢复到Ⅳ度，服药2~3周后，即能自己扶床栏站立，可由爱人架扶练习行走10余步。又经详细询问，虽能每日大便1次，但量不多，似欠爽快，即又将大黄加至8~10g，大便即每日1次，量多而爽。自此之后，食量大增，舌苔由厚腻而化薄不腻，患肢气力增加，活动能力明显改善，经人扶臂即可行走数10步。多年来，笔者在临床上多注意这一点，也常由此而取得满意的效果。大便通畅后，腑气通顺，中焦传导运化之功能恢复，气血生化之源充足，则经络气血循行流畅，瘀血去而新血生，痰浊化而清气达，故能收到满意效果。所以笔者认为治疗中风病中经、中腑证时，注意保持大便通畅，能增快患侧肢体活动能力的恢复。但也要注意不要"通"之过甚，大便1日数次，而成为攻下法。一般说中风病人大多正气虚弱，虽出现实证，用药中病则已，不可过于攻伐。对老年人尤应注意。正如《杂病广要》"中风"篇引《医经会解》说："中风，又不可概用大戟、芫花、甘遂等味，以泻大肠，损其阴血，以至莫

辨证论治心鉴

533 ▶

救。即欲下痰，与夫便溺阻隔，特宜以顺气滑肠之品而微利之。若毒热痰火，气实脉实，清之利之可也。"我也曾接治1例老太太，患中风病、中经证，前医曾用泻下法，1日大便泻泄数次，一连数日，症无起色，病人乏力懒动。即嘱其改用祛风化痰、活血通络，佐以调中益气之法，诸症渐渐好转。可见过于攻泻则反伤正气，不利恢复，这也是必须注意的一点。

6. 关于不寐的治则治法

从中医理论来看，人身阴阳气血昼夜循环不息，夜间阳入于阴中，阴阳和合，则人卧而寐。正如明代医家张景岳所说："心藏神为阳气之宅也，卫主气司阳气之化也，凡卫气入阴则静，静则寐，正以阳气有所归，故神安而寐也"。又说："心为事扰则神动，神动则不静，是以不寐也，故欲求寐者，当养阴中之阳及去静中之动，则得之矣"。本文例4，因过度疲劳及工作紧张，致彻夜不眠，据其脉症四诊合参，诊为肝阳旺、心血虚，阳不入于阴，神不守舍之证。故用生石决明、生白芍、生牡蛎、生龙骨，养肝阴、潜肝阳，即取"养阴中之阳"之意，用生赭石重镇平肝，配酸枣仁养肝血以荣心安神，生赭石亦能养血，二药相合，养血荣心、重镇安神，即寓有"去静中之动"的精神。亢旺之阳得以潜敛而入阴，耗虚之阴血得到养育而纳阳合阴，阳入于阴则静，神得血养则安，神安则寐。据此理论，辨证论治而取得了良好效果。可见根据证候而确立的治疗法则，切忌死板呆滞，必须随证变化，例如有的失眠是因为脾胃不和，肝脾失调而致，则在治法上应采用调肝和胃、健脾安神之法，以半夏秫米汤、归脾汤、温胆汤之类的方剂，随证加减应用。总之，据证立法是辨证论治中非常重要的环节，必须注意学习，但也要注意灵活运用，才能取得理想的疗效。

治疗西医病名的疾病也要运用辨证论治

中医在诊治曾经西医诊治过的疾病时，笔者的体会是仍需要注意运用辨证论治的理论和方法去进行分析、归纳，辨出是中医的何病、何证，然后根据证情立法、选方、选药组织处方制订医疗措施。当然也可以根据具体情况和条件，注意吸取现代医学知识和现代科研成果，使之有机地结合起来进行考虑、研讨，制订治疗方案，但不要勉强拼凑。实践证明，这样做可以取得较好的疗效。结合实例，谈几点体会。

一、病例

例1：张某某，男，10岁，农村学生。初诊日期：1972年5月21日。

主诉：吐舌挤眼、手足挥舞，坐立不安，已3个多月。

问诊：半年前，因与同学生气，次日发生手足不自主的挥舞运动，经西医诊断为小舞蹈病，注射硫酸镁等而愈。春节时因爆竹响受惊而复发，又经医院注射硫酸镁等多种治疗，均未见效。现在不停地吐舌挤眼，两手不自主地舞动，两腿也不自主地乱动。二便尚正常。

望诊：发育正常，营养一般，舌头不断的吐弄，频频挤眼，头部摇摆，手舞足蹈．一刻不停，坐立不安。舌苔薄白，舌质略红。

闻诊：言语清楚，声音正常。

切诊：头颈胸腹四肢未见异常。切脉时由于手不停的动而不能详诊，只诊到脉有弦象。

当时正在进行临床实习的西医学习中医班的同学，共同商讨后，即从一本西医书小舞蹈病篇中，找到一张治疗舞蹈病的中药方，照抄如下：艾叶3g，防己1.5g，桂枝3g，秦艽1.5g，防风3g，女贞子1.5g，菖蒲3g，花椒1.5g，蒙花3g，橘叶3g，干姜0.9g。

笔者听说是从书上查来的专治舞蹈病的经验方，也未改动，嘱病人服用3~6剂。

二诊（5月29日）：上方服完6剂，症状仍同前，西医同学们仍诊为舞蹈病，要求进行中医辨证论治。

辨证：病由生气、受惊引起，舌头吐弄频频，知病在肝、心二经。肝主风，舌属心，再参脉见弦象，舌质较红，知为肝郁化热生风，肝热上燎心火所致。风、火皆为阳邪，其性主动，风动则挤眉弄眼，手足舞动，心热则舌头吐弄不休。四诊合参诊为肝经风动、心经热盛而致的弄舌风病。

治法：镇肝潜阳，熄风清心。

处方：生代赭石21g（先煎），生牡蛎24g（先煎），天竺黄6g，白蒺藜9g，钩藤15g，全蝎9g，防风9g，归尾9g，白芍12g，桑枝30g。水煎服，6剂。

另：牛黄镇惊丸12丸，每日2次，每次1丸，随汤药服。

方解：本方以生赭石、生牡蛎镇肝潜阳为主药。天竺黄清心热，白蒺藜、钩藤平肝熄风为辅药。又以全蝎伍防风增强熄风之力，归尾、白芍养血柔肝为佐药。桑枝既能治风，又能通达四肢为使药（结合归尾又寓有血行风自灭之义）。更配服牛黄镇惊丸，既能清心热、熄肝风，又能镇惊安神。

三诊（6月6日）：上方服完6剂，已基本痊愈。手足已不舞动，能安静地坐着让医生诊脉，偶见吐舌、挤眼，不注意则看不出异常。舌诊近于正常，脉象略有弦意。再投上方（生赭石、生牡蛎均改为30g）

3 剂，嘱有效可再服几剂。

6 月 30 日随访，已痊愈，未复发。

例 2：金某某，女，37 岁，工人。初诊日期：1978 年 7 月 7 日。

主诉：心慌、心悸、有时胸背痛，已 3 个多月。

问诊：今年 3 月 16 日患右侧输卵管峡部妊娠破裂而发生失血性休克，住在北京某医院妇产科进行手术抢救。当时失血约 2200ml，输血共 1800ml。术后一般情况均佳。但 3 月 20 日感到心慌、恶心，即请内科会诊，做心电图检查数次，诊断为急性心肌炎。经注射复方丹参、ATP、维生素 C，口服普萘洛尔、双嘧达莫等，以后又服中药（黄芪、党参、白术、当归、生地、麦冬、丹参、山药、石莲肉、合欢皮、远志、枣仁、尾连、陈皮、半夏、茯苓、甘草等加减出入）80 多剂，心电图仍不正常（4 月 14 日：窦性心律 103 次/分，P – R 间期 0.16 秒，Q – T 间期 0.37 秒。QRS 波各导联正常。ST：V_3 弓背形下移 0.1mV。T：Ⅰ、Ⅱ、Ⅲ、aVF、V_3、V_5 倒置，V_3 最显著、深达 1.0mV，aVL、V_1 双相、低平，aVR 直立。6 月 24 日：窦性心律。ST：Ⅰ、Ⅱ、aVF、V_3、V_5 轻度下移。T：V_3 倒置，Ⅱ、Ⅲ、aVF、V_5 低平 < 1/10R）。于 7 月 7 日来我院门诊。

目前主要感到胸闷、心慌，走路稍多则气短，有时胸背疼痛，左侧较重。恶心，食欲不振。睡眠不实，月经量多，腰部酸软乏力，精神不振。二便尚可。

望诊：发育正常，营养中等，意识清，略现神倦。舌苔白。

闻诊：说话清楚但声音欠洪亮。活动后呼吸有些短。

切诊：脉象：左手，寸弱，关、尺沉细；右手，寸、尺沉细，关沉滑细。余未见异常。

辨证：心主血，病由大失血引起，结合左寸脉弱，可知心血不足。心居于胸中，又主胸中阳气，阴阳互根，心血不足而导致胸阳不振，则症见胸闷、心慌，寸脉沉弱。胸阳不振气血流行失畅，血脉涩痹，故时有胸背疼痛。血不养心则心神不宁，睡眠不实。脾胃为生血荣脉之源，今心血不足，脉气失荣，均可影响中焦胃气，故见恶心欲呕，食欲不好，舌苔白，右手关脉沉滑。妊娠失血过多，必伤及下元，肾主下元，下元受损，冲任不固，故月经量多，腰酸乏力，精神不振。四诊合参，诊为胸痹病，心血不足，胸阳不振证。

治法：助阳开痹，养血宁心，佐以益肾脾。

处方：瓜蒌薤白白酒汤合四物汤加减：全瓜蒌 30g，薤白 10g，当归 10g，白芍 12g，生熟地各 9g，红花 5g，生牡蛎 30g（先煎），白术 9g，茯苓 12g，桑寄生 30g，炒川断 21g。水煎服，6 剂。

方解：本方以瓜蒌宽胸散结、化痰降浊，薤白辛通心胸、助阳开痹为主药。当归、白芍、生熟地养血荣心为辅药。白术、茯苓化湿调中、益脾；桑寄生、川断益肾、固冲任；生牡蛎潜安心神为佐药。又以少量红花引补血药入心，并能祛瘀生新为使药。共成助阳开痹、养血宁心、益肾安神兼能调中益脾之剂。

二诊（7 月 14 日）：用药后睡眠好转，食纳转佳。但胸闷、心慌、胸背痛、腰酸等症，未见减轻。舌苔已化为薄白，脉象沉滑为主，细象已见好转。据此脉症分析，知上方养心安神及调中的效力已到，但助阳开痹的药力尚不足，故改用瓜蒌薤白半夏汤加桂枝以助阳开痹，仍辅以益肾、调中、安神之品随证出入。全瓜蒌 30g，薤白 10g，半夏 9g，桂枝 9g，苏梗 9g，丹参 12g，远志 9g，珍珠母（先煎）30g，桑寄生 30g，川断 15g，党参 9g，白术 6g，茯苓 12g。6 剂。

三诊（7 月 21 日）：胸闷、胸痛减轻，睡眠又进一步好转，腰酸亦减轻。尚有背痛、气短、性情急躁之症。舌苔薄而浅黄，脉象略滑，已无细象。仍以上方加减：桂枝减为 6g，丹参增为 15g；去白术、川断、苏梗；加香附 9g，槟榔 9g。再服 6 剂。

四诊（7月27日）：1周来胸痛未发生，尚有时气短、心慌，体力较前好转。舌苔根部略黄，脉象沉滑。前天曾到原来抢救治疗的医院，做心电图检查（窦性心律。ST：II、V_5 稍下降。T：V_5 低平 <1/10R)，较前也有好转。仍守上方出入：瓜蒌减为25g，桂枝加至9g；去丹参、香附；加赤芍、白芍各9g，莲肉9g。6剂。

五诊（8月7日）：胸痛未再发生，有时尚有胸闷，精神明显转佳。余症已不明显。舌苔略黄，脉象略滑。仍以上方加减：瓜蒌加至30g，桑寄生减为21g；去莲肉、党参；加丹参15g，苏梗9g。可服6~10剂。

六诊（8月17日）、七诊（8月29日）、八诊（9月12日）：均以上方稍事出入，未大变动。各症均逐渐消失，胸痛未发生，精神体力均转佳。已上班将近1月，病未复发。嘱每周可服上方3~4剂，服用2~3周，以巩固疗效。9月5日，又曾去原抢救治疗的医院做心电图检查，仅T：V_3、V_5 低平 <1/10R，余已正常。

11月份曾借阅学习原进行手术抢救的医院的病历，除摘录有关心电图报告（前面已附于文中）外，兹再摘录有关的病程日志两条，以供参证：

（1）1978年8月9日 "⋯⋯在中医研究院东直门医院服中药1月多，效果良好，同意再转东直门医院（治疗）3个月"。

（2）1978年8月23日 "⋯⋯目前症状有好转，⋯⋯心电图表现已有明显好转，心脏未闻及器质性杂音"。

1979年2月随访：中药早已停服，并已上班工作，病未复发。又曾去原治疗医院做过心电图，结果正常。

1979年12月随访：身体很好，一直上正常班工作，10月、12月又曾去原治疗医院做心电图检查两次，均正常。

例3：黄疸（黄疸型急性传染性肝炎）

郭某，女，17岁。初期日期：1969年11月27日。某医院会诊病例。

问诊：主诉全身发黄、尿黄，已1个多月。

今年10月下旬，全身发黄、尿黄，不能食，全身无力，四肢酸沉，无食欲。于11月5日住入本院传染科病房，当时查体，巩膜及全身皮肤均呈黄色，无蜘蛛痣，心肺正常，腹平胆，肝大1.5～2cm，质软。脾不大。肝功化验：麝絮（TFT）6U，脑絮（CCFT）（＋＋）。谷丙转氨酶930U/L。诊断为急性黄疸型传染性肝炎，11月8日查黄疸指数50单位，谷丙转氨酶（GPT）1660U/L。经治疗3周余，诸症不减，于11月27日请中医会诊。

现在症仍感胸脘憋闷，痰不易咯出，食纳不香，小便黄少。

望诊：身黄如橘，目黄如杏，黄色鲜明。舌苔白。

闻诊：未发现异常。

切诊：腹部及四肢未见异常。脉象滑。

辨证：胸憋脘闷，胃呆少食，尿少而黄，脉滑，苔白，黄疸之色鲜明，知为中焦湿盛，脾胃壅滞，肝胃失调，疏泄不利，湿郁化热，湿热郁蒸，胆热液溢而发黄疸。四诊合参，诊为黄疸病（阳黄）湿热证。

治法：利湿清热，调和肝胃。

处方：茵陈45g，生栀子9g，黄芩12g，黄柏12g，猪苓12g，车前子（布包）12g，柴胡9g，香附9g，焦神曲12g，焦槟榔9g，生大黄1g。水煎服，6剂。

方解：本方以茵陈利湿退黄，山栀清热祛湿为主药（配生大黄为茵陈蒿汤）。黄柏、黄芩清热，猪苓、车前子利湿为辅药。柴胡、香附调肝，槟榔、神曲和胃为佐药。生大黄清热解毒，引热下行为使药。

二诊（12月2日）：黄疸见退，11月29日查黄疸指数为15U。近几天下腹部疼痛发胀，尿黄，食纳不香。舌苔白，脉滑。再加减前方。茵陈30g，生栀子9g，黄柏9g，生大黄6g，香附9g，猪苓12g，茯苓

12g, 木香9g, 白芍12g, 焦槟榔9g, 乌药9g, 元胡9g, 陈皮9g。3剂。

三诊（12月5日）：黄疸已不明显。小便少而黄，全身有憋胀感。舌苔白，脉滑。此脉症，仍为湿盛之候，拟加强利湿。茵陈30g，生山栀9g，黄芩12g，黄柏12g，猪苓12g，泽泻9g，车前子（布包）12g，苏梗6g，生大黄5g，元胡9g。水煎服，6剂。

四诊（12月10日）：舌脉同前。黄疸已全退。咽中有炙脔感，吞之不下，咯之不出，下肢尚有些浮肿。宜加重理气解郁化痰之品。上方加香附12g，苏梗改为10g，加柴胡9g，生大黄改为3g，3剂。

五诊（12月13日）：月经已来潮，腹痛，经色紫暗、块多。上方去黄芩、黄柏、泽泻、苏梗。加当归9g，艾叶9g，桃仁泥9g。3剂。

此后又以12月5日方，稍事出入。12月15日查肝功，黄疸指数4U，麝浊2U，脑絮（±），谷丙转氨酶115U/L。于12月20日痊愈出院。

例4　暑温挟湿（流行性乙型脑炎）.

张某，女，6岁。会诊日期：1971年8月1日。会诊病例

问诊：主诉高热、嗜睡已6天，今日抽搐。

6天来高热（38~40℃）不退，神情淡漠，前头痛，嗜睡，小便黄少，大便尚有。昨日来院急诊，经做腰椎穿刺，进行脑脊液检查，确诊为乙型脑炎而收住传染病房。患儿身热炙手，无汗，神昏，今晨四肢厥逆，手足发凉，时有抽搐，经用镇静剂后，抽搐方止。颈项强直。转请中医诊治。

望诊：发育尚好，营养正常，神昏不语，面部微红。舌质不红，舌苔略白。

闻诊：呼吸气粗。

切诊：手足发凉，已过肘膝，颈部僵硬，胸部热，无汗。脉象弦数。

辨证：时值暑令，湿热交蒸，暑热伤人，兼挟湿邪。湿性粘著，不易解退，故致高热多日不退，头痛无汗，身热炙手。暑热蒙蔽心窍，故神昏不语。热极动风故时有抽搐，脉见弦象。暑热郁闭不解，清阳不达四肢故肢冷厥逆。四诊合参，诊为暑温、夹湿之证。

治法：清解暑热，开窍熄风，佐以化湿。

处方：生石膏15g（先煎），葛根6g，苍术3g，香薷3g，银花12g，连翘9g，黄连3g，菖蒲6g，大青叶18g，天竺黄4.5g，全蝎3g，蜈蚣1条，钩藤12g。1剂。另：牛黄镇惊丸2丸，每次1丸，随汤药服，1日2次。

方解：本方以生石膏解肌清热，大青叶解毒清热为主药。葛根解肌透热，香薷解表祛暑化湿，苍术芳化祛湿，银花、连翘清热解毒为辅药。黄连清心除热，天竺黄清心化痰，菖蒲清心开窍，全蝎祛风定搐，蜈蚣熄风止痉为佐药。钩藤通达四肢，清心热，熄肝风，止抽搐为使药。更配以牛黄镇惊丸清心开窍，化痰熄风，共达清暑退热，开窍熄风之效。

二诊（8月2日上午6时半）：昨日将近中午时又高热至40℃，即服所开汤药及丸药，白天服完中药后，患儿较安静，夜间又加服安宫牛黄丸1丸，一直未再抽搐，亦未用西药镇静剂。今晨已能睁眼，神情好转，热亦渐退，但尚近于38℃。脉尚数。于上方中去苍术，加生芥穗3g，生石膏改为30g。1剂。另：安宫牛黄丸1丸，分2次随汤药服。

三诊（8月3日）：患儿已能睁眼，眼珠已会动，从昨天服药以后未再抽搐，热已见退，体温37.3℃，四肢较温，已无厥逆，二便皆有。舌质不红，苔薄白，脉象数。再加减前方。生石膏24g（先煎），大青叶18g，葛根4.5g，银花12g，连翘12g，天竺黄4.5g，全蝎3g，蜈蚣1条，天花粉9g，菖蒲3g，钩藤12g。1剂。牛黄镇惊丸2丸，每次1丸，随汤药服。

四诊（8月4日）：神志已经清醒，能进饮食，身热已退，体温37.1℃，二便调顺。舌质正常，舌苔白，脉象濡滑。拟投以清余邪，祛暑湿，辅以调中清心之法。处方：生石膏15g（先煎），竹叶3g，银花9g，连翘9g，天竺黄3g，黄连须3g，青蒿6g，蔻衣1.5g，菖蒲4.5g，焦神曲6g，钩藤15g。1剂。牛黄镇惊丸2丸，服法同上。西医同志配合注射板蓝根注射液2ml，肌肉注射。

五诊（8月5日）：患儿已基本恢复到病前之状，未发现智力异常和其他后遗症。再投上药。

六诊（8月6日）：因饮食过多，又略有低热，于上方中加焦山楂6g，焦麦芽6g，焦槟榔6g。1剂。

七诊（8月7日）：体温（36.2℃）稳定，精神转佳，言语清楚，各种活动如常，于今日痊愈出院。

二、体会

1."对号入座"的治法效果不好

中医、西医各有自己的特点。中医对疾病的认识、归类和诊断、治疗等，均与西医不同，有的病名虽相同，但其含义和概念也不一样，例如疟疾、痢疾、感冒等。举疟疾和痢疾来说，西医诊断疟疾以找到各种疟原虫为依据，诊断痢疾（菌痢）以培养出各种痢疾杆菌来确诊。治疗则以杀灭原虫和细菌为主要措施。中医诊断疟疾和痢疾，主要以下述内容为依据：病人定期寒热，寒热多少，寒热先后，或但热不寒，但寒不热；下痢赤白，里急后重，喜冷喜热，赤白多少，便如赤豆汁，便如鱼脑等等，以及舌诊、脉诊、面色、气味变化等全身反应。根据上述将它们分为正疟、瘅疟、牝疟、瘴疟、湿热痢、虚寒痢、疫毒痢等不同类型。在治疗方法上也不是针对原虫、细菌这些致病因子，而主要是随证采用和解少阳、调和营卫、清利湿热、调气和血等治法，帮助人体在疾病发生发展过程的不同阶段克服疾病损害、提高抗病能力和代偿能力，调整机体阴阳气血应有的动态平衡，促进机体恢复健康。因此，中医不论是用药物还是用针灸治疗疟疾和痢疾，均可取效。就此义推而广之，中医在治疗西医诊断的肝炎时，并不专治肝，治疗贫血时也不专补血，治疗肺炎时并不专治肺，治疗肾炎时也不专治肾。这是因为中西医对疾病的认识、归类，诊断、治法等不相同之故。如果中医对于西医诊断的疾病，不注意运用辨证论治的理论、方法去加以分析、归纳，进行整体治疗，而是见到肝炎就专治肝，肾炎就专治肾，胆囊炎就专治胆，这样就把两种医学对疾病不同的认识和归类等，混在一起。一病一方，"对号入座"。经过这些年来的实践证明，这样做常常效果不理想。例如病例1，初诊时笔者就犯了"对号入座"的毛病。给了专治舞蹈病的验方，没有用中医理论去辨证论治，结果无效。后来，运用中医理论进行了辨证论治，则很快见效。再如例2，因为初诊时考虑西医已诊断为急性心肌炎，故在第一诊的药方中，也是用了养血宁心的药，而助阳开痹的药力则不足，结果胸痛、胸闷、心慌、气短、乏力等症未见改善，于第2~8诊时，加重了助阳开痹药量、调整了药方，注意全身治疗，而渐渐取得满意效果。因而体会到本例并不是专从"心"和"炎"去进行治疗的，而是运用辨证论治的方法，既注意助阳开痹，又兼顾到肾、脾胃、冲任二脉等，进行了整体治疗而取效的，所以病人不但胸痛、心慌、心悸等症得以消除，并且连腰酸乏力、月经过多、食欲不振、精神倦怠等症皆得以治愈。

2. 中医不要单以西医"病名"作为治疗依据

由于中西医学各有特点，理论体系不同，所以中医治疗西医诊断的疾病时，不要单以西医的"病名"作为治疗的依据去进行治疗。如遇有高血压就专想去降血压，血小板减少性紫癜就专想去升血小饭，风湿性心脏病就专想祛风湿等等，这样往往效果不好。如第一例第一诊时由于从小舞蹈病这一病名出发，根据西医认为儿童舞蹈病以风湿所致者为多的理论，把西医的风湿与中医的风湿硬套在一起，看到药方中有桂枝、防风、秦艽、防己等祛风湿的药，就同意使用。由于没有运用中医理论进行辨证，分析病在何脏何腑，证属虚实寒热，风是内风外风……，结果无效。第二诊时，运用中医理论辨出是弄舌风，病在心、肝二经，而用镇肝、潜阳、清心、熄风之法，其效果与药证不符的第一诊明显不同。再者，第一方与第二方虽然都用了治风药，但第一方多是治外风、祛风湿的药，第二方则是治内风的药，更重要的是采用了镇肝、潜阳、清心、镇惊诸法，进行了整体治疗。可见运用中医辨证论治比单纯根据西医病名进行治疗效果明显。因而个人体会认为中医诊治西医诊断的疾病时，要注意运用辨证论治，不要单以西医病名作为治疗依据。在这里还要补充说明一点，西医学习中医班同学们从书上抄下的处方，如果运用中医辨证论治方法分析，在理法相合、药证相投的情况下使用，也会有效。所以，不是药方本身不好，而是从西医病名出发生搬硬套不好。

当然，西医诊治疾病之长，也应积极学习与吸收，以补中医之短，为中西医结合打下基础。例如第二例，通过治疗前后多次心电图检查、对比，对了解病情变化、肯定治疗效果，均有很大帮助。再者，中医的辨证论治也不能永远停留在原有水平上，应该随着科学的进步，不断向前发展。上述的看法和体会，主要指目前情况而言。今后我们一定要在党的中医政策光辉照耀下，继承和发扬中医学遗产，用现代科学方法加以整理提高，汲取现代医学成果，为早日实现我国四个现代化而做出更大贡献。

3. "中药西用"效果常不理想

近些年来，国内外不少医药工作者，对许多中药进行了现代药理学的观察与研究，做出了不少科研成果。例如对不少药物已清楚地了解到具有抗菌作用，有的具有抗病毒作用，有的能提高免疫功能，有的有抑制免疫的作用，有的能扩张冠状动脉、增加冠脉血流量；有的具有抗癌作用；有的有"适应原"样作用（适应原样作用系增强机体非特异性的防御能力。这种作用是向着对机体有利的方向进行的）等等。这都是很可喜的成就，对促进中医现代化有很大帮助。但有的同志对这些科研成果的吸收与运用，产生了不同的方法。例如有的人认为经过西医诊断是由细菌引起的疾病，则可用大量具有抗菌作用的中药去治疗；诊断是由病毒引起的疾病，则堆用许多具有抗病毒作用的中药去治疗；对于癌症则专用有抗癌作用的中药去治，而舍证（舍中医的证）从病（从西医的病）用药。故有人把这种不结合辨证论治方法、只根据西医病因、病理、病名堆用中药的方法称做"中药西用"。经过近些年的临床实践证明，"中药西用"的方法，尚不如运用辨证论治的方法选用药物（选用药物时可吸收合适的近代科研成果），组织成方剂去应用的疗效好。例如治疗传染性肝炎，如果不考虑病的证候如何，只是大量地使用蒲公英、败酱草、板蓝根、大青叶一类清热解毒、具有抗病毒作用的药去治疗，则往往肝炎症状并未见好而又出现了胃部不适、食欲更不好、大便溏泄、舌苔白厚等症状。这是因为这些苦寒之品，大量应用而伤胃所致。另如前几年曾用五味子（研粉）单味药去降转氨酶，虽当时有效，但停药后 2~3 周，则又渐渐回升。再如川芎虽有扩张血管、活血化瘀等作用，但其性味芳香走窜、辛温燥血，故单用大量川芎，则往往会出现舌红口燥，烦渴便秘，性情急躁等症状；如用于素有内热或血虚肝旺的病人，则反而加重病情。即使是对具有"适应原"样作用的人参，如不根据辨证论治的方法合理使用，只认为"是向着对机体有利的方向进行的"而采取多多益善的办法，大量、长期应用，则反而会出现头痛，牙痛，口干，便燥，鼻衄，失眠，急躁等气盛火热的症状。我曾治疗过一位因自服 180g 人参炖一只鸡，2 天吃完后，病了半年多的病人。……这都是不按理、法、方、药的原则去用药，而采取"中药西用"方法的结果。本方的例1，第一诊时的处方就没有很好地按辨证论治去用药（实际上是有点中药西用的意思），结果效果不好。例3虽然也用了黄柏、山栀、黄芩等具有抗菌、抑制病毒作用的药物，但却是在辨证论治原则指导下与利湿清热、调和肝胃之品组成方剂使用的，故效果比较理想。例4的药方中，虽然也有银花、连翘、大青叶等抑制病毒的药品，但它们并不是组方的中心部分，而是在辨证论治原则指导下，与适当的药物共同组成了清热解暑、开窍熄风（兼以化湿）之剂而取得效果的。所以我的体会是，中医诊治西医诊断的疾病时，不但要运用辨证论治的方法进行辨证、立法，而且在选药组方时，也不要采取"中药西用"的方法，而是应根据理、法、方、药的要求，适当吸收近代科研成果，把应用的新成果进行分析、选择，使之与具体病人的具体证情有机地联系起来，密切结合病情，随证选用。这样，不但能更好地提高医疗效果，而且对中西医结合、中医现代化也能打下良好的临床基础。

4. 关于辨病与辨证

目前医学界中有"辨病与辨证相结合"的提法，意思是说通过中医辨证与西医辨病的相互结合，有利于对疾病本质的认识，有利于提高诊断水平与治疗效果，从而促进中西医结合。这种想法是积极的、可取的。但是，也有些人据此即认为中医只注意辨证，不注意辨病，甚至说中医只会辨证不会辨病，这种看法是不正确的。中医诊治疾病，是通过辨证而认识疾病——即辨病，在认识了疾病的基础上，再辨出某病现在表现为何证，然后，据证立法、选方用药，进行治疗。例如《金匮要略》"胸痹心痛短气病脉证并治"篇中说"胸痹之病，喘息咳唾，胸背痛，短气，寸口脉沉而迟"；还说："阳微阴弦，即胸痹而痛。"根据这些脉证即可诊为胸痹者，用瓜蒌薤白白酒汤主治。如兼有"不得卧，心痛彻背者"，即为胸痹病中的痰涎壅塞胸中之证，即须用瓜蒌薤白半夏汤主治，以通阳散结、蠲饮降逆。如果兼有"心中痞气，气结在胸，胸满，胁下逆抢心"者，即为胸中气滞、肝胃气逆之证，则应用通阳散结，降逆平冲法治疗，以枳实薤白桂枝汤主之。如果兼有"心中痞，诸逆，心悬痛"者，则为寒饮内停之证，则应用通阳散寒、温化水饮、开结下气之法，以桂枝生姜枳实汤主之，等等。说明既要辨出是胸痹病，又要辨认胸痹病中各种不同的证候，而分别投以不同的治法与方药。也有的人说，中医既然通过辨证（如阴、阳、表、里、虚、实、寒、热、心虚、肝阳旺、胃火盛等证）就可以据证立法、选方用药，进行治疗，何必还要进行辨病呢？因为辨证只能认识到疾病目前阶段的主要病情变化，而不能认识到每种不同疾病各自不同的发生、发展、转化、传变等全部的病理过程和变化规律。例如病人有头项强痛、恶寒发热、无汗而喘、脉象浮紧这些症状，辨证属于表证，但这是伤寒病的表证。知属伤寒病，则可进一步结合伤寒病有表虚、表实、半表半里、入里化热、误治结胸、误治成痞以及太阳传阳明、太阳转少阴、阳明转太阴、太阳传少阳、合病、并病等传变与转化规律，并有寒邪易伤阳的特点等等去进行考虑。如果病人表现为头痛、微恶风寒、或不恶风寒、发热口渴、脉象浮数等症状者，虽然辨证也是表证，但这属于温病的表证。温病则可有卫分证、气分证、营分证、血分证的不同以及由气入营、由卫入气、由营转气、气营两燔、逆传心包等传变、转化规律，更有热邪伤阴的特点等等。所以既辨证又辨病、辨证与辨病结合考虑，对疾病的认识才比较全面。本文例2初诊时虽诊为胸痹病，心血不足、胸阳不振证，但用药时未密切考虑胸痹病具有"阳微阴弦"（阳虚阴盛）这一特点，助阳药用的不足，故药后胸闷、心慌、胸背痛诸症未见改善。自第二诊增加了桂枝、半夏，取枳实薤白桂枝汤和瓜蒌薤白半夏汤之意，随证变化之后，胸闷、心慌、胸背痛诸症，才见减轻进而逐渐消失。例3则自始至终注意到黄疸病（中医把黄疸称为病）阳黄证为中焦湿热蕴郁而成并可影响肝胃的特点，组方立意密切结合了这些理论而取得了满意的效果。例4则依照暑温病的变化规律和暑、热、湿的特点，投以清暑、化湿、开窍、熄风之剂，随证出入而治愈。例1也不是只对风证去治疗，而是辨认为弄舌风病，知为心热盛、肝风动，治以镇肝潜阳，清心熄风才见功效。这些例子说明，中医诊治疾病要密切结合各种病的特点，据证立法，依法选方、用药，即是说要有一个全盘考虑，并不是每次临诊时对症处理。汉代医学著作《伤寒论》、《金匮要略》中就是以"辨某某病脉证并治"或"某某病脉证并治"来立篇名，可见中医自古以来就注意到辨证与辨病相结合。笔者认为直到今天，前人这些辨病与辨证相结合的诊治方法，仍是我们深入学习与钻研的宝贵内容。当然，中医也还有许多病证，只停留在辨证的水平上，没有上升到辨病与辨证相结合的水平，尚有待今后医家不断观察、总结，逐步提高。

诚然，中医的辨病与西医的辨病是有很大不同的。并且中医对尚不能辨出病名来的一些疾病，只通过辨证也能进行治疗。所以才产生了中医辨证与西医辨病相结合的提法，这样是能互相提高的。但是也不能因此把西医的病与中医的病简单地去划等号，如果简单地去划等号而形成一病一方，没有随证变化，就会失去中医辨证论治医疗体系的特点，更重要的是因之而不能取得良好的治疗效果。所以作为中医本身来说，首先是学好中医的辨证论治——即中医辨病与辨证相结合的诊治方法。在此基础上，如有条件也要学习西医的辨病、结合西医辨病的内容，互相参证，逐步深入，按照辨证论治的精神，进一步探索新的辨治规律，是会对提高诊断水平和医疗效果，促进中西医结合，加速中医现代化的工作有利的。但要随时注意发挥中医辨证论治的特点，因为从目前的医学水平看，有些病，西医确能诊断清楚，辨出病来，但尚无良好的治疗方法，例如神经官能症、癔病、自主神经功能紊乱、类风湿性关节炎、再生障碍性贫血等等，运用中医辨证论治的方法去治疗，却都能取得一定的疗效，有的效果还是比较理想的。所以提出西医的辨病与中医的辨证相结合，也是有其实践根据的。

更值得深思的问题是在古人从辨病与辨证相结合的辨证论治医疗体系中积累的宝贵经验和理论中，有的竟能与现代发现的一些病理生理变化和处理这些变化的方法，颇有相似之处。例如对"DIC"（弥散性血管内凝血）的认识和处理，有的根据辨证论治采用活血祛瘀、清热解毒等方法而取得良好效果。再如最近几年西医学者发现对高血压病若只强调降压治疗则会走向反面，而提出在治疗时应放在积极扶持机体的自稳调节能力上。这恰与中医理论"亢则害，承乃制，制则生化"和"治病必求于本"、"谨守病机，各司其属，疏其血气，令其调达而致和平"的思想方法，是极其相似的。所以我们既要根据需要而结合西医的辨病以补中医对某些疾病认识方面的不足，但决不可丢掉辨证论治这一特点。要知道中医的辨病与辨证和西医的辨病与辨证（西医也有辨证的思想，但与中医不同罢了），都是认识疾病、治疗疾病的方法。西医诊治疾病之长，也应积极学习与吸收，以补中医之短，为中西医结合打下基础。例如例2，通过治疗前后多次心电图检查、对比，对了解病情变化、肯定治疗效果，均有很大帮助。再者，中医的辨证论治也不能永远停留在原有水平上。应该随着科学的进步，不断向前发展。

结合病例谈辨证论治的提高与发展

中医学是通过几千年来人们无数次防治疾病的医疗实践，逐步把感性认识加以集中和总结上升到理性认识而渐渐形成的。从它的内容来看，也是随着社会生产和医疗事业的发展而不断丰富起来的。正确地总结前人和今人的经验，才能提高中医学的理论水平。

笔者个人通过多年临床实践，既体会到了中医学宝库有着丰富的经验和哲理深邃的医学理论，也体会到中医学本身还有不足和缺陷之处（俗称毛病），同时也认识到自己学识的不足和某些错误（毛病）。所以，我认为应"在治病中知病"，这"病"字，包含着两重意思，一是认识疾病，二是认识毛病（不足、缺陷、错误）。更深入地认识了疾病，也看到了毛病，就能正确地向前发展。所以我认为"辨证论治"也必须在医疗实践中不断提高与发展。今结合五个病例，谈几点肤浅体会，仅供参考。

一、验案五则

1. 石淋（泌尿系结石）

王某某，男，28岁，炊事员。入院日期：1966年5月18日下午2时。

问诊：主诉左侧腰痛、左少腹痛向前阴部放射、小便淋沥涩痛已19个小时。

四五天前，左侧腰部疼痛，昨日下午7时左右，又加左少腹疼痛，并向前阴部及左大腿内侧部放射。尿频、尿急、小便涩痛不畅，尿黄赤，大便干燥。时时恶心，纳食不香，口干不欲饮水。

望诊：发育良好，营养佳。急性痛苦病容。舌边、舌尖发红，舌苔微黄。

闻诊：言语声音、呼吸均正常。

切诊：腰、腹部切按，未发现异常。脉象滑、略细。

辨证：素食肥甘，蕴而生热，湿热下注，热蓄膀胱，久受煎熬，水结化石，发为砂石淋痛。《诸病源候论》石淋候中说："肾主水，水结则化为石，故肾客砂石。肾虚为热所乘，热则成淋。其病之状，小便则茎里痛，尿不能卒出，痛引少腹，膀胱里急，砂石从小便道出，甚者塞痛令闷绝。"本病人舌边、舌尖发红，舌苔黄，知为热证，脉滑主有湿邪。四诊合参，诊为石淋病，膀胱湿热证。

经 X 线拍摄腹部平片证实，左侧腰部第 3 椎横突处，有 1.0cm ×0.8cm 结石 1 块。印象为左侧输尿管结石。

治法：清利下焦湿热，滑窍、活瘀、消石。

处方：海金沙 15g（布包），金钱草 60g，萹蓄 15g，滑石块 15g，车前子 12g（布包），路路通 9g，生大黄 6g，元胡粉 1.5g（分冲）。1 剂。

方解：本方以海金沙散加减而成。方中用海金沙清利膀胱湿热；金钱草利尿排石为主药。辅以滑石，利湿滑窍；萹蓄清热利尿。佐以车前子利湿益肾而不伤阴；生大黄活瘀清热、推陈致新；元胡活血兼能理气而止痛。更以路路通行气活血通络为使药。共成清热利湿，清窍、活瘀、消石之剂。

二诊（5 月 19 日）：上药进 1 剂，症状无变化，上方去元胡、生大黄、路路通，加川牛膝 9g、炒杜仲 9g、生甘草 5g，以增强益肾、活血、缓急之力。

三诊（5 月 23 日）：上方进 4 剂，腰及少腹部已不疼痛，尿量增多，但排尿后尿道仍痛。舌、脉无大变化。仍守上方，改生甘草为生草梢。2 剂。

患者于上午 9 时以后，即未排尿，至下午 5 时，小腹胀满疼痛。立即进行 X 线拍片检查，发现原输尿管之结石，已下移至膀胱下口、尿道上口处，堵塞尿道口，因而尿闭，小腹胀痛甚剧。急煎中药：滑石块 30g、冬葵子 15g、川牛膝 9g。1 剂，立即服用。并注射杜冷丁、阿托品各 1 支，疼痛略缓解，排尿约 50ml。

四诊（5月24日）：昨夜仍尿闭，今上午又注射杜冷丁和阿托品，小腹胀痛仍不减。于中午11时45分，施行膀胱穿刺术，排尿800ml，小腹胀痛即止，又急煎下方：滑石块30g，金钱草60g，冬葵子24g，川牛膝15g，赤芍15g。1剂，即服。

下午3时30分，参照X线照片中结石所在之部位，用手指（戴指套、涂油）从肛门顺沿尿道上口处向下方轻轻按摩2~3分钟，其后尿道流出稀淡血液2滴。继服前开之汤药。

晚8时30分，病人欲排尿，即用力排尿，从尿道排出结石1块，长圆形，似瘦小的花生米状，褐色之中带有微黄。结石排出后，立即去放射科进行X线拍片检查，结石阴影已不见，膀胱、尿道均正常。

五诊（5月25日）：输尿管结石已排出，诸症皆消除，精神佳，舌脉已平，再进中药3剂予以调理。处方：海金沙9g，金钱草15g，滑石块15g，怀牛膝9g，炒杜仲9g，茯苓12g，炒白术9g，陈皮6g，生甘草6g。3剂，带走2剂，回家服用。

病人于5月26日痊愈出院。

2. 头痛、心悸（第Ⅲ度房室传导阻滞）

孙某某，男，38岁。初诊日期：1974年10月27日。

问诊：主诉头昏、头痛、心慌，心跳慢已10余年。

自1961年夏天开始出现头痛、头晕、心慌、气短、全身乏力等症状，逐渐加重，1964年曾住入山东某专区医院，诊断为Ⅲ度房室传导阻滞，经过治疗，渐渐恢复正常。1965~1968年期间，因过度劳累，又头痛剧烈，心慌憋气，心率36次/分，而再度住入某专区医院，治疗未效，于1969年4月转到中国医学科学院北京某医院住院治疗，诊断为"Ⅲ度房室传导阻滞"，因疗效不理想，于9月份出院。此后，1970~1974年上半年这段时间内，又曾经住过山东某医院、上海市某人民医院、中国人民解放军某医院等医疗单位，经用中西药物治疗，均未见明显好转。所住过的各医院都建议安装心脏起搏器，以免发生危险。病人仍愿用药物治疗而来我院就诊。

目前主要症状是：头昏、头晕、头痛（前头部空痛），痛甚时可致昏厥。记忆力明显减退，心慌气短，胸部憋闷，心跳慢，身全无力，打不起精神来，畏冷，多梦，饮食一般，二便尚调。

望诊：体格发育正常，营养一般，慢性病容，面色晦暗无华，精神不振。舌质略暗，舌根部有白苔略厚。

闻诊：言语清楚，声音较低，说话时气短。

切诊：手足较凉，两手脉象迟而力弱。

辨证：心主血脉，其华在面；心居膈上，主胸中阳气。肾为作强之官、藏精、生髓（脑为髓之海），乃人身真阳所居之处。阳主动，阴主静。本病过劳成疾，头部昏晕发空，全身疲乏无力，精神不振，全身畏冷，是肾阳不足之象。心慌、气短、心跳缓慢、胸部憋闷，是为心阳不振之候。心肾之阳俱虚，精血不能上荣故头部发空而昏晕厥痛，面色晦暗无光泽。心肾不能交通共济，故健忘、多梦。心肾阳虚，血脉流行不佳，故舌质发暗，脉迟力弱。四诊合参，诊为心肾阳虚之证。

治法：温助心肾之阳，益气活血。

处方：炙麻黄5g，制附片9g，细辛3g，薤白9g，熟地15g，山萸9g，山药12g，紫肉桂3g，五味子6g，麦冬9g，茯神9g，红花9g，川芎9g，白人参粉1.8g（分2次冲服）。6剂。

方解：本方取麻黄附子细辛汤加薤白，以温助心阳为主药。熟地、山萸、肉桂、山药温补肾阳，为辅药。又佐以人参、麦冬、五味子益心气、养心阴、调血脉；茯神养心安神，红花活血行瘀。更使以川芎辛香走窜，上行头胸，下走膝腹，行血中之气，配合附子温经散寒，而通行十二经以助回阳之力。共成温助心肾阳气、益气活血之剂。

二诊（11月4日）：上药进7剂，症状无大变化，但亦无不良反应。舌质仍暗，脉仍迟。再加减前方。麻黄5g，附片6g，白芥子5g，熟地24g，紫肉桂5g，鹿角霜12g，苏子9g，杏仁9g，党参12g，香附9g，炙甘草6g，川芎9g。6剂。

另：云南白药3瓶。每次服1/8瓶，1日4次。

三诊（11月12日）：上方服8剂，症状仍未见明显改变，仍有头晕、少寐、胸闷等症。舌脉亦同前。改投宽胸助心阳、益肾活瘀之剂，以振奋全身阳气。处方：全瓜蒌30g，薤白15g，桂枝12g，紫肉桂6g，鹿角霜12g，炙甘草6g，党参15g，红花9g，苏木12g，川芎12g，珍珠母24g（先煎），钩藤15g，天仙藤12g，天仙子0.9g。6剂。云南白药改为1日服3次。

四诊（11月25日）：上方服12剂，仍感头晕、前头痛、全身疲乏无力，睡眠多梦，健忘。舌质红，苔黄腻，脉迟（35次/分）。再进行辨证分析，仍诊为心、胸、肾阳虚、血流不畅之证。服前药症状虽未见明显改善，但舌质已由暗变红，是为可喜之征兆，说明亦有一定效果，故仍守上方稍事出入，加重药力。全瓜蒌30g，薤白15g，桂枝24g，鹿角霜12g，紫肉桂5g，白芥子6g，党参15g，川芎15g，苏木15g，红花9g，天仙藤12g，白芷9g，珍珠母30g（先煎），炙甘草6g。6剂。

本方以瓜蒌薤白白酒汤去白酒加桂枝、白芥子助胸阳、开胸痹、降浊痰为主药，又辅以肉桂、鹿角霜补肾中真阳，以助全身阳气的恢复。并佐以红花、苏木、天仙藤、活血通经络；党参、炙草益气以和血；珍珠母养心阴而安神；更重用川芎促血分药通行十二经以化瘀生新，鼓舞气分药以帅血行。白芷辛温香窜，其气上升入阳明经，以治前头痛，作为使药。

五诊（12月3日）：上方进8剂，头痛、头晕减轻，心跳也有时稍见增快（曾有时38次/分）。病人喜形于色，自觉有希望。症状尚有全身疲乏，多梦，健忘，食欲不振。舌质红润，舌苔黄腻。脉仍迟慢（35

次/分）。仍以上方出入。全瓜蒌 30g，薤白 15g，桂枝 30g，白芥子 9g，鹿角胶 9g，紫肉桂 5g，熟地 15g，麻黄 3g（与熟地同捣），红花 9g，苏木 15g，天仙藤 15g，党参 15g，珍珠母 30g（先煎），川芎 15g，白芷 9g。6 剂。

本方除加重了桂枝、白芥子的用量外，又加了熟地麻黄同捣的用法。用了白芥子、鹿角胶、肉桂，便在瓜蒌薤白加桂枝汤的基础上，又寓有阳和汤之意，以加强补阳、通滞、散结、活瘀的作用。

六诊（12月9日）：本周头痛未作，其余症状亦均有减轻，心跳有时可增到 38～39 次/分。近日有些腰痛。上方去白芷，加川断 12g。6 剂。

病人说，欲于近日带着药方回山东继续服用，即嘱本方可较长时期服用。

1975 年 2 月中旬，接到病人来信。信中说，回家后，每日服汤药 1 剂（12月9日方），连同在北京时所服的汤药，共约一百余剂。于过春节后不久，有 1 天突然心跳增快为 80 次/分，患者立即去原来住过的某专区医院做心电图检查，并请原来主治过患者的病的医生进行心脏听诊，均为正常。此后，虽偶尔有时心跳减到 50 次/分，但很快即能转为 80 次/分，心中大喜，特写信告知。

笔者回信约他有时间再来北京复查。

1975 年 10 月 9 日，病人来北京复查。病人精神很好，满面春风，较前稍胖，身体健壮。早已上班工作，此次出差去张家口，顺便来京复查。携有 1975 年 4 月 14 日心电图及 1975 年 7 月 20 日心向量图，为"正常心电图"、"大致正常向量图（心率 76 次/分）"。当即在我院又做心电图检查，亦为正常心电图。

1980 年 6 月追访，6 月 11 日病人回信说："回来后一直很好，心率很正常，均在 60～70 次/分范围以内，同时，其他部位也没有什么反响。……我现在工作单位离泰山很近，每天早起爬山登峰，爬 300m 高的山，1 个小时上下。感觉有劲，饮食也很好，工作起来总觉得有用不完的劲。……现在心电图仍为正常心电图，血压也正常"。

3. 悬饮（渗出性胸膜炎）

唐某某，男，27 岁。初诊日期：1972 年 6 月 16 日。

问诊：主诉左侧胸痛，憋气，咳嗽，已 10 余天。

10 多天来左侧胸胁痛，憋气，咳嗽时疼痛加重，不能向右侧卧，睡眠只能向一侧卧，午后发热，食纳尚可，二便正常。

望诊：急性病容，呼吸急促。发育正常，营养一般。舌苔白。胸部 X 线透视，左侧第 4 肋间下胸腔积液。

闻诊：时有咳嗽，声音不扬。胸部听诊，左侧呼吸音低，叩诊呈浊音。

切诊：脉象滑。余未见异常。

辨证：肺主气，司呼吸，肺失宣降，遂生咳嗽、憋气、胸胁痛、发热等症。肺为水之上源，有通调水道、下输膀胱的功能，肺气失宣，功能失调，水饮不能正常宣化而聚积于胸胁。舌苔白，脉象滑，均为水湿停聚之象。四诊合参，诊为悬饮病。

治法：宣肃肺气，利水化饮。

处方：川椒目 9g，瓜蒌 30g，冬瓜皮 30g，桑白皮 9g，泽泻 9g，茯苓皮 12g，车前子 30g（布包），杏仁 9g，紫菀 9g，桂枝 4.5g，百部 9g。6 剂。

方解：本方以《医醇賸义》"椒目瓜蒌汤"加减化裁而成。方中用川椒目利水除饮，瓜蒌宽胸化痰为主药。桑皮、茯苓皮、冬瓜皮、泽泻、车前子利水化湿为辅药。紫菀、杏仁、百部宣肃肺气、降气化痰为佐药。桂枝温阳化气以助水饮之气化而利水为使药。

二诊（6 月 30 日）：上方连服 12 剂，同时注射链霉素，口服雷米封。现在自觉症状已消失。胸部 X 线透视复查，胸腔积液全部吸收。嘱再服几剂，以巩固疗效。

本例中西药结合应用，迅速控制了炎症的发展，促进了积液的吸收，缩短了治疗的时间。

4. 胸痹（冠心病、心绞痛）

辛某某，男，41 岁，解放军某部团长。初诊日期：1962 年 9 月 24 日。

问诊：主诉胸部闷痛已 1 年半。

1 年半以来胸部闷痛，心前区有压抑感。睡眠不稳，易惊，有时心悸怔忡，登高时则目眩，食纳尚可，两下肢有时浮肿，二便正常。曾经河北省石家庄某医院和北京某医院做心电图等检查，诊断为冠心病，心绞病。

望诊：发育正常，营养佳，面色略暗。舌苔根部垢厚略黄。

闻诊：言语、声音、呼吸未发现异常。

切诊：腹部、四肢正常，脉象略数。

辨证：胸部为阳气宣发之域，胸阳不振，气血郁滞，不通则痛。心气不畅则有压抑发闷之感，心血失荣则致易惊、怔忡、失眠等症。四诊合参，诊为胸阳不振所致之胸痹病（胸阳不振证）。

治法：宽胸助阳，宣畅气血，兼佐安神。

处方：全瓜蒌 12g，薤白 9g，炒枳壳 9g，川桂枝 3g，川厚朴 4.5g，九菖蒲 3g，朱远志 6g，朱茯神 9g，酸枣仁 9g，焦神曲 9g，广木香 1.5g。6 剂。

方解：本方以瓜蒌宽胸化痰、甘苦润降，薤白助阳开痹、辛散气血为主药。枳壳畅胸中滞气，桂枝助心胸阳气，厚朴消胀除闷为辅药。远志交心肾而安神，菖蒲畅胸膈而开窍，酸枣仁甘酸敛神，朱茯神甘淡宁心，焦神曲助消化而和中为佐药。少用木香以行冷滞之气，气行则痛定为使药。

二诊（9月30日）：药后平平，症无进退。舌苔白，脉象略沉。处方：瓜蒌皮12g，炒枳壳9g，清半夏6g，北秫米9g，九菖蒲3g，朱远志6g，制乳没各3g，杭白芍9g，白蒺藜9g，广藿梗9g，生熟枣仁各12g，沉香粉1.2g（分2次冲服）。3剂。

三诊（10月5日）：药后胸痛、胸闷减轻。睡眠较佳，尚有时惊悸。目眩、下肢浮肿，心区压抑感，均减轻，舌上黄苔较前化薄，脉象略数，再守前法，处方：瓜蒌皮12g，当归身4.5g，炒枳壳9g，炒枳实6g，白蒺藜9g，广藿梗9g，生熟枣仁各9g，北秫米9g，法半夏7.5g，白芍12g，朱远志6g，青龙齿12g（先煎），沉香粉1.5g（分2次冲服）。5剂

四诊（11月1日）：服完上药5剂后，胸闷基本消失，只在走累或登高时才出现。但因工作关系而去外地，故停药。现心前区之疼痛每日发作1~10次，劳累时则多，休息时则少，疼痛发作时可波及到左腋窝。睡眠多恶梦，大便偏燥。舌苔白略腻，脉象略数。①再投10月5日方6剂。②苏合香丸3丸，1日2次，每次半丸，随汤药服。

五诊（11月6日）：药后睡眠安稳，心痛次数减少，各症均减轻。舌苔黄腻之情较前化薄，小便色黄。脉略滑。再投10月5日方（去当归、枳实，加菖蒲6g），3剂。苏合香丸3丸，1日2次，每次半丸，随汤药服。

六诊（11月9日）：药后心胸痛已不明显，余症基本消失。惟舌苔尚黄厚（自谓与吸烟太多有关），大便近日干燥，食欲不振，脉象略细数。因工作关系，须到外地去一段时间，要求带常服药方及药。

（1）药方：瓜蒌皮12g，薤白头6g，紫丹参9g，炒枳壳9g，炒枳实9g，白蒺藜9g，广藿梗12g，生熟枣仁各9g，北秫米9g，九菖蒲3g，条黄芩9g，天竺黄6g，赤芍12g，沉香粉1.2g（分2次冲服）。6剂。

嘱有效可以此方常服。

（2）苏合香丸6丸，疼痛发作时，服1丸。嘱用完后，再在当地购服。

七诊（1963年7月13日）：上药服用约3个多月，苏合香丸约服用30余丸。胸痛、胸闷、心前区压抑感均消失，虽然偶有欲作之势，但极轻微，故未再服药。停药后，工作正常。面色比以前润泽，精神及说话声音均较前转佳。近在北京某医院做心电图检查，心电图正常，血胆固醇240mg%（6.2mmol/L）。舌苔尚黄（自谓吸烟太多之故），脉已近平。仔细望其面部，两颧微有略青之色，下口唇有少数瘀斑。拟用养血活瘀、助心阳之法收功。

处方：瓜蒌皮9g，薤白头3g，南红花6g，全当归4.5g，紫丹参12g，赤白芍各6g，化橘红6g，制黄精9g，藿香梗6g，朱茯神6g，炒枳壳6g。每周服3～4剂。嘱坚持3个月左右。

1966年3月23日追访：二三年来，心绞痛未再发作，中药也二三年不服用了。今年1月在北京某医院作心电图检查，心电图正常。

5. 眩晕、头痛，柔痉（肾性、恶性高血压）

王某某，男，30岁，干部，沈阳人。北京某医院急诊观察室住院病人。会诊日期：1976年2月26日。

问诊：主诉头痛、恶心1个月。

自今年1月24日无明显诱因突然头痛，按感冒处理后疼痛缓解。2月3日再次发作，头痛比前加剧，伴有恶心、呕吐。此后头痛呈进行性加剧，自觉实在难以忍受时则欲撞墙，呕吐不止，自2月6日至9日滴水未进。头痛时大汗淋漓，面色苍白，不欲讲话，神志有些不清。当时血压为190～210/110～130mmHg。查尿蛋白（＋＋＋）。当地某医学院附属医院诊断为恶性高血压，经治疗无效。2月12日，小便时突然晕倒。2月17日来北京。2月18日在北京某医院测血压170/110mmHg

（22.6/14.6kPa），服西药治疗。2 月 20 日血压突然降至 100/60mmHg（13.3/12kPa），排尿时仍有晕倒现象（当时被陪人抱住，未跌倒）。2 月 23 日收住于急诊观察室。做肾图检查：双肾功能极差。胸部 X 线透视：心肺未见异常。眼科会诊：双眼高血压视网膜小动脉痉挛。2 月 24 日，集体讨论，目前考虑：肾性高血压（恶性）；嗜铬细胞瘤待除外。继续服用降压药。25 日，后头部麻木，睡眠欠佳，饮食差，仍头晕，即停服降压药。头晕与体位有明显关系，站立时则头晕眼黑而致晕倒。站立时血压较卧时为低。今夜 12 时因起立排尿时，感到头晕不能支持，即赶紧躺倒在床上往裤中排尿，自己虽知道正在往裤中排尿，但因头晕、难受而不能自止。后头部不适，颈项部发紧、向后紧张，自感烦热，不怕冷，尿清长。

望诊：发育正常，面色较苍白。舌苔白。卧床而不敢起立。有焦虑害怕神情。

闻诊：言语清楚，语调稍低。

切诊：胸腹未见异常，腰部两侧有叩击痛，右侧明显。脉象弦，跌阳脉尚好。

辨证：督脉经行于人体之后上于头部，足太阳经亦行于背后而上头部，手阳明经上肩、出髃与太阳经会于大椎。《素问·骨空论篇》中说："督脉为病，脊强反折。"《金匮要略》论痉病时说："太阳病，发热汗出，而不恶寒，名曰柔痉。"痉者，项背急也。此病人头痛、头晕颈项部向后背发紧而急。故知为督脉，太阳经之病，并波及于阳明之经。督脉督管一身之阳气，阳气不振，气化不利，经络不和，营卫失调，故欲作柔痉而项背发紧。阳虚故尿清而长，不能自止。督脉和足太阳经均与肾脉相通，肾虚故见脑转头晕、尿出、腰痛诸症。《金匮要略》说"夫痉脉，按之紧如弦，直上下行"。今病者六脉皆弦，故四诊合参诊为督脉、太阳二经阳虚欲作柔痉之病。

治法：助阳气，和营卫，益肾督。

处方：桂枝9g，葛根30g，羌活6g，鹿角霜9g，白芍12g，桑寄生30g，川断12g，制附片3g，钩藤15g，天花粉15g，木通6g。水煎服，6剂。

方解：本方综合瓜蒌桂枝汤、桂枝加葛根汤、桂枝加附子汤之意，再加升助督阳之品而组成。方中以桂枝通助太阳、督脉之阳气，葛根解阳明经项背之紧急为主药。羌活、鹿角霜升助督脉阳气，附片振奋全身阳气，为辅药。桑寄生、川断补肾而益督，钩藤祛风而治晕，白芍配桂枝而和营卫，瓜蒌根（天花粉）生津，濡养筋脉，为佐药。木通宣通血脉为使药。

二诊（3月4日）：用中药后，头晕明显减轻，颈项强紧之状也减轻，未再尿裤，尚口渴，喜冷饮，腰痛，腿软，尿多。舌苔根部发黄，脉象略弦。药已合宜，病情减轻。观其腰痛、腿软、尿多，知为肾虚。其口渴，喜冷饮，实为尿多及以往汗出淋漓，津液耗伤所致，并非实热之证，故仍守前法，去花粉、木通，易以生地、石斛等，加强补肾养液之力。桂枝9g，葛根24g，羌活6g，鹿角镑9g，桑寄生30g，川断15g，附片5g，覆盆子12g，生地12g，石斛12g，白芍12g，钩藤15g，生麦芽12g。水煎服，6剂。

附：病程日志择录：3月5日：肾区叩击痛减轻，腰痛较前好转。血压转前稳定，体位性差异已无，卧时血压132/80mmHg（17.6/11.2kPa），立时血压130/84mmHg（17.3/11.2kPa）。告嘱家属准备出院。3月8日：腰不痛但酸，右侧肾区叩击痛不明显。3月10日：自昨天开始，食欲好转，1日约食6两。

三诊（3月11日）：病人已能自己走到大门口，来回走亦不头晕，后头部不适及项紧亦均消除，已无明显自觉症状。食纳增加，1日约7~8两。精神、面色均转佳。舌苔根部微黄。脉象沉、略弦。血压稳定

140~150/90~100mmHg（18.6~20/12~13.3kPa）。法药合拍，病已近愈，再守原法，稍事出入。桂枝9g，葛根24g，羌活6g，鹿角镑9g，桑寄生30g，川断15g，制附片5g，覆盆子9g，生地12g，白芍12g，钩藤15g，生苡米15g，炒山药15g，生麦芽12g。水煎服，6剂。前3日，每日1剂。后3日，隔日1剂。可以出院。

次日病人出院，与陪来之人等高高兴兴回沈阳而去。

附注：治疗期间曾服用一些西药如呋喃坦啶、氯霉素等消炎药，主要是使用中药。

二、关于提高与发展辨证论治的体会

1. 四诊须充实客观指标，或发展为五诊六诊

几千年来历代医家运用四诊方法解决了对疾病的辨证论治问题，并且使它的内容越来越丰富，直到今天仍是中医战胜疾病的主要武器，这是十分肯定的。但今天来看，它也存在着不足之处和缺点。概括起来说，主要是不易掌握、不易普及、缺乏客观指标。例如望面色的"晦暗"、"无光泽"、"面黄"、"面青"等；望舌的"红"、"绛"、"紫"、"暗"、"淡"，在科学不发达的过去，只好跟随师傅在病人身上慢慢去体会，需要多年才能掌握运用。在科学发达的今天，就需要各方面的科学家与中医共同研究，发明创造光、电检查仪，能把上述这些变化记录下来，或做更详尽的分类、对比等。在教学时能够用幻灯或彩色荧光屏、录象仪等显示出来，便于学习。在进行检查时能够记录下来，以便作治疗前后或病情变化的前后对比，这将对总结经验、提高理论水平、促进医学发展，有极大的帮助。另如中医的诊脉，也非常不易掌握，前人传下来的28脉象，有的不易分辨，诊脉时容易带有主观性，所以没有十几年或几十年经验，很不易熟练掌握，甚至有的医生，一生也见不全28脉。因而非常需要创造能够反映中医学诊脉特点的脉象仪器来提

高诊脉质量和教学质量。总之，望诊、闻诊、切诊，都需要提高到有客观指标的水平，才有利于辨证论治的发展提高。即使是问诊，也要随着历史的发展而增加新的内容。另一方面，科学发展到今天，只用原来的四诊方法来诊断疾病，已感到明显的不足，必须随着历史的发展而加以补充。例如病例1，如果不加用X线检查，则不知为输尿管结石，只知是石淋，不知石在何处，只能说膀胱积热，渐灼成石。治疗时如不知道结石已经排到膀胱下口，嵌顿于此处而导致尿闭，不针对此情采取及时的治疗措施，则必然会影响疗效，增加病人痛苦。例2，如果没有反复多次的心电图检查及各医院的诊疗意见，则不会对其严重性有如此了解，亦不能引起如此重视，治疗后也不会很好地去进行总结，没有治疗前后心电图的对比，也不能更好地肯定治疗效果。例3，如不经过X线胸部透视，则不能清楚地了解到胸腔积液的多少、有无。例5如不经过查尿、查眼底、做肾图、测血压，则不能确诊为肾性、恶性高血压，等等。这些现代检查方法和治疗措施，补充了中医学之短缺，增加辨证论治以新的内容，从而也更有利于经验的总结和疗效的提高。因此，目前希望大家除了共同努力继承发掘中医学宝贵的遗产外，还要努力研究如何利用光学、电学、超声波、红外线、电子计算机、分子生物学、仿生学、气象学等等近代科学方法，创造能够反映出中医学辨证方面客观指标的新仪器，同时吸收西医的长处，努力提高辨证的准确性，丰富检查方法，结合中医特点从而发展成五诊或六诊。如望、闻、问、切、检（各种物理检查）或望、闻、问、切、检、验（实验室化验）等等。以充实发展辨证论治。

2. 在论治方面也要取长补短，向前发展

中医学在治疗方面，有许多方法，几千年来在与疾病作斗争方面作出了伟大贡献。但在科学十分发达的今天来看，还有不足之处，还应吸收西医某些治疗法之长，以补中医学之短。例如注射、鼻饲、给氧、输

血、输液、人工呼吸、人工营养、灌肠、洗胃、预防注射、电离子透入等等，这些方法如能结合中医特点，加以适当运用，则能补中医之短而提高治疗效果。如例1在结石堵住尿道口而发生尿闭时，除加用止痛剂外，还采用了膀胱穿刺、肛门内按摩等方法，再加上急煎中药而取得了满意的效果。例2西医则认为无特效药，须安装起搏器，经过中医细心辨证，大胆治疗；病愈后又通过多次心电图及心向量图检查，确已恢复正常。这就给这种疾病提供了药物治愈的可能性，使对安装起搏器有顾虑的病人看到了光明。当然，在病情需要时，安装起搏器，还是一种好办法，补充了药物治疗的不足。从这个病人来看，中医的治疗发挥了辨证论治的特长，又吸收了西医检查方法（心电图、心向量图、心脏听诊等）的特长，从而取得了良效。例3则用西药抗结核，中药治水饮，共同取得良效。例5通过西医验尿、查眼底、做肾图而确诊为"肾性高血压（恶性）"，这就给用中药治好痉病、眩晕后，嘱其回东北后，应再继续治疗肾炎，取得了客观依据，等等。

当然，我们也不能把个别的例子作为一般规律，要知道具体事物是多样性的。对疾病的千差万别的具体情况，要求我们做具体分析，而不能生搬硬套。所以我们在临床上一定要深入、全面地学习和运用中医学完整的辨证论治方法。发挥它的特长，更好地治愈疾病。

在中医队伍中，流传着一句前人的经验之谈："熟读王叔和，不如临症多。"意思是鼓励后人学习中医时，既要熟悉中医理论，更重要的是还要多从事临床实践，所以前面所说的取长补短也好，发展成为五诊、六诊也好，创制新仪器也好，吸收新方法也好，都要注意密切结合医疗实践，解决临床实际问题，不断提高辨证论治水平，从而促进中医学向前发展。

3. 发挥主观能动性，提高辨证论治水平，为中医现代化和做好中西医结合工作而努力奋斗

作为一个中医工作者，在目前阶段，除了很好地学习中医学理论，提高辨证论治的水平外，还要在理论与实践的密切结合中，总结经验，为提高辨证论治水平积累资料。例如例1有沿输尿管向前阴部发射性的疼痛，这种疼痛，通过中医辨证，认为腰及少腹属于肝肾二经，故在治疗上，除了用清热、滑窍、排石等品外，还加入川断、杜仲、牛膝等益肝肾的药物而取得较好的疗效。我多年来在治疗泌尿系结石时，常根据证情加用益肝肾之品，不单用清利之品去组织药方，疗效有所提高，仅供参考。例2有头部空痛和心跳慢、全身乏力、无精神等症，根据中医理论作了探本求源的辨证分析，认为不只是心阳的不足，还有胸阳、肾阳（真阳）的不足，并且久病可入血分，从而运用前人助心、胸、肾的阳气及兼顾活血通络、益气等治法，取得了理想的效果。例5有严重的眩晕和颈项部向后发紧等症，根据中医理论辨析，诊为肾督阳虚，营卫失和，欲作"柔痉"之病治以益肾督、助阳气，和营卫而收良效。通过这上述三例的总结，体会到运用中、西医各自的长处，就必然能提高现在的诊治水平，给过去认为"无特效药"的疾病，提供了药物治愈的可能性。当然，我们也要看到，前人关于辨证论治的理论即使是反映了客观规律，也还只是认识的历史长河中一定阶段的经验总结，它还有待于在实践中检验和不断深化，并不是穷尽了真理。因此，不能把有限的经验或理论看成是不可逾越的极限，或是固定不变的定论。如果把相对的东西极度夸大了，就反而会把本来是正确的结论变为错误，成为人们进一步认识真理的障碍。所以我们既要承认真理的客观性，又要看到它还有相对的一面。目前我们中医工作者，既要深入学习中医学理论，并在实践中很好地运用和检验这些理论；同时还要好好学习马列著作，做自觉的辩证唯物论者，在医疗实践中充分发挥主观能动性，更好地认识疾病的客观规律，及时总结，提高辨证论治的水平。有条件的同志，还要学习近代科学知识和现代医学知识，中西医密切合作，做好中西医结合工作。更希望有条件的单位，对中医学开展多学科综合研究，赋于辨证论治以新内容，为促进中医事业的向前发展，为早日实现我国的四个现代化和中医现代化而努力奋斗。

总之，我们仰首欢迎天、地、生，数、理、化，声、光、电，文、史、哲、西医学、分子生物、核磁医学以及各边缘科学的专家学者，共同参加中国医药学这个伟大宝库的发掘整理工作，使它的内容更丰富，理论更高深，疗效更理想；使中医学得到长足的发展，辨证论治的水平得以飞速提高，为全世界人类的医疗保健，做出更大的贡献。

辨证论治心鉴